陳存仁編校

皇漢醫學叢書

十三

上海科学技术文献出版社

第十三册

陳存仁編校

皇漢醫學叢書

尾臺逸士超著

醫餘

醫餘

提要

醫餘三卷。東醫尾台逸士超著。分命數、養生、疾病、治術、四篇。自漢史至諸子百家。有言涉醫者。分類選錄。遇會意處。加以評語。附以箋注。不但爲醫家必讀之書。亦係儒家參考之籍。曩昔醫儒本不分途。卽降至近世。如徐靈胎陳修園輩。胥於文學具有根柢。蓋胸無點墨者。決不能讀岐黄仲景之書。詎可懸壺問世。然則吾同道烏得屏儒家言而不寓目哉。

醫餘序

自吉益東洞唱我醫復古之學。而世醫肇知用長沙之方法矣。夫復古之學。實發於周漢之醫說。周漢之醫說得復古之學。而後其義益明。是東洞所以爲有古書醫言之著也。尾臺士超繼之。撰醫餘三卷。周官漢史以至諸子有言涉醫者。靡不鈔錄。每遇會意處。輒加評語。附箋注。士超以古人之學。行古人之術。老而益勤。學與術化。故周漢之醫說。卽士超之醫說。世之目無簡冊護拙古方者。與夫一知半解捏造成篇者。聞士超之風可以省悟矣。聞士神之師傳岑氏之業。岑氏出於東洞之門。此其學術淵源所由。及業之成。乃有藍青冰寒之稱。蓋不誣也。初予與淺田識此黑田子友爲文字交。因二子以知士超。識此子友少於予數歲。士超年次最長。而毫無衰憊之氣。近日西洋醫方盛行於世。唱古方者寥寥尠聞。而士超雄視於其間。矯不相下。殆所謂巋然魯靈光者也。予則老憊日加。不能復讀書作文。視三子勤勵不已。各有撰述。能無愧於懷乎哉。而士超不以爲無狀。屬序於予。固辭不得。乃弁詹言云。

文久二年壬戌季秋中浣拷窗拙者多村直寬識

醫餘序

今之所謂醫者。我知之矣。華其室屋。麗其門牆。使望之者謂由扁倉之技。以致朱頓之富。出則貴籃輿。盛傔從。東奔西馳。來往如織。使觀之者謂技售術行。日不暇給。聞其業則曰醫者意也。學古讀書。俾拘而不通。還用之妙。存於一心。蠹簡奚爲。師以此自欺。弟子以此自便。習以爲俗。恬莫之異。蓋都下業軒岐者。不下數千萬人。而爲此言此態者。十居八九焉。以我所識尾臺士超則不然。士超北越人。本小杉氏。弱冠來江戶。學醫於尾臺淺嶽。以師命嗣其家。時家道尙微。士超嘗辛茹苦。拮据經營。方啓處之不遑。而偷閑以讀書。未嘗張望後觀。以釣虛譽。今則鬱然成大家。餘力所及。有醫餘一書。是編搜羅經子百家言涉醫理者。分爲四篇。間附評語。以闡其蘊。發新意於文字之外。裁古義於今日之用。不拘泥。不執滯。以意逹志。如燧取火。如湯灌雪。使各書異條意志相發。經緯貫通。至其鈎章棘句。訓詁以釋之。考据淹博。折衷的確。有學究專門不易及者焉。余與士超交也晚。不及知其少壯之時。甞聞其同窗友之言矣。某曰吾與士超學於龜田氏。鑽堅鈎深。議論出人意表。嚼秀咀華。落毫成章。醫而儒者也。某曰士超精神滿腹。其讀書老而益彊。學追年進。術隨學長。可謂學術合一矣。吾觀於此書以信某某之言。因將鳴諸天下。而曰運用之妙。自問出學有士超之學。然後士超之術可得而致焉。世之張望佟觀不學自欺者。其亦知所儆矣哉。

文久二年壬戌秋八月中浣江門鹽谷世弘撰

醫餘目錄

醫餘

命數篇

尾臺逸士超著

何謂命。何謂非命。子夏曰。商聞之矣。死生有命。富貴在天。蓋舉夫子言也。孔子曰。君子修道立德。不爲困窮而改節。爲之者人也。生死者命也。是夫子語正命也。孟子曰。無之爲而爲者天也。無之致而至者命也。夭壽不貳。修身以俟之。所以立命也。君子行法以俟命而已矣。是孟子語正命也。孔子曰。人有三死而非其命也。己自取也。夫寢處不時。飲食不節。逸勞過度者。疾共殺之。居下位而上干其君。嗜欲無厭而求不止者。刑共殺之。以少犯衆。以弱侮強。忿怒不類。動不量力。兵共殺之。此三者死非命也。人自取之。若夫智士仁人。將身有節。動靜以義。喜怒以時。無害其性。雖得壽焉。不亦宜乎。孟子曰。知命者。不立于巖墻之下。盡其道而死者。正命也。桎梏而死者。非正命也。是孔孟語正命與非命也。揚子雲曰。或問命。曰。命者天之令也。非人爲也。人爲不爲命。請問人爲。曰可以存亡。可以生死。非命也。命不可避也。或曰。顏氏之子。冉氏之孫。曰以其無避。若立巖墻之下。動而徵病。行而招死。命乎命乎。就此數言觀之。則天命非命之義。了然明矣。

書曰。惟天監下民。典厥義。降年有永有不永。非天夭民。民中絕命。（高宗肜日）

孔安國曰。言天之下年與民。有義者長。無義者不長。天非欲民夭。民是不修義以致絕命。世之不中。絕命者能有幾。噫。

大戴禮曰。人之生。百歲之中。有疾病焉。有老幼焉。（曾子疾病篇）

百歲曰上壽。列子楊朱篇曰。百年壽之大齊。（齊限也楊朱篇曰。不知崖畔之所齊限。）蓋人壽短長皆天也。非人之所得而能也。不由賢愚。不係聖凡。不爲堯舜長。不爲跖蹻短。彭祖顏淵之相去。誰知其故。唯能修身養性以終天年。謂之正命也。若自釀疾病而致短折。行暴逆而招禍害。謂之非命。故曰形和則無疾。無疾則不夭。（漢書公孫弘傳）

論語曰。伯牛有疾。子問之。自牖執其手。曰亡之。命矣夫。斯人也而有斯疾也。(雍也篇)

此楊子所謂無所避者。

又曰。季路問事鬼神。子曰。未能事人。焉能事鬼。敢問死。曰未知生。焉知死。(先進篇)

聖人通死生之故。幽明之變。立神道以設教。其於天道性命鬼神。豈有所不知乎。然其所謂教者。在日用彝倫之間。學問脩爲之上也。論語曰。子罕言利與命與仁。(子罕篇)夫子之言性與天道。不可得而聞也。(公冶長篇)務民之義。敬鬼神而遠之。可謂智矣。(雍也篇)是夫子之所以不告也。

史記曰。高祖擊布時。爲流矢所中。行道病。病甚。呂后迎良醫。醫入見高祖。向醫曰。病可治。於是高祖嫚罵之曰。吾以布衣。持三尺劍取天下。此非天乎。命乃在天。雖扁鵲何益。遂不使治病。(高祖本記)

高祖起於編戶。以馬上取天下。非天命豈能然乎。是其死生固繫於天。非人力所能。如高祖可謂能達天人之理矣。

孔叢子曰。夫死病不可爲醫。(嘉言篇)

又曰。死病無良醫。(報節篇)

鹽鐵論曰。扁鵲不能肉白骨。微箕不能存亡國也。(非鞅篇)

後漢書曰。良醫不能救無命。彊梁不能與天爭。故天之所壞。人不能支。(蘇文傳)

國之存亡。人之死生。有係乎天者。有由乎人者。係乎天者。無可如何。由乎人者。猶可挽而回之。扁鵲曰。越人不能生死人也。是當自生者。越人使之起耳。自得於心者。其言皆同。

戰國策曰。良醫知病人之死生。而聖主明於成敗之事。(秦策)

知死生知治不治也。

荀子曰。人主不能不有遊觀安燕之時。則不得不有疾病物故之變焉。(君道篇)

疾病物故者。人之所必有也。然遊觀無節。安燕過度。以速疾病死亡。非正命也。富貴之人。尤宜慎也。按死亡曰故。漢書蘇武傳曰。士馬物故。註曰不欲斥言死。但言所服用之物皆已故。索隱曰。魏臺問物故何義。高堂隆答曰。物無也。故事也。言死者無所復能于事也。此説難從。

説苑曰。民有五死。聖人能去其三不能除其二。飢渴死者可去也。凍寒死者可去也。罹五兵死者可去也。壽命死者不可去也。癰疽死者不可去也。飢渴死者中不充也。凍寒死者。外勝中也。罹五兵死者德不忠也。壽命死者歲數終也。癰疽死者血氣窮也。故曰。中不正。外淫作。外淫作者多怨怪。多怨怪者疾病生。故清淨無爲。血氣乃平。（説叢篇）

三死者。賢君猶可得而去之。不俟聖人。至數已盡。雖和扁安能起之哉。如癰疽使良醫。蚤從事。未必死也。至血氣旣窮。精神已竭。假令處療得當。無驗不特癰疽也。外淫怨怪。即六淫蠱惑也。

潛夫論曰。與死人同病者。不可生也。與亡國同事者。不可存也。豈虛言哉。何以知人且病也。以其不嗜食也。何以知國之將亂。以其不嗜賢也。是故病家之廚。非無嘉饌也。乃其人弗之能食。故遂於死也。亂國之官。非無賢人也。其君弗之能任。故遂於亡也。夫生飰秔粱旨酒甘醪以養生也。而病人惡之。以爲不若菽麥糟粕欲淸者。此其將死之候也。尊賢任能。信忠納諫。所以爲安也。而闇君惡之。以爲不若姦佞闒葺讒諛者。此其將亡之徵也。（思賢篇）

國非賢能忠諫不治。人非穀肉果菜不能活。其理一也。故國君不任賢能國必亡。病人不欲穀肉命必殞。關尹子曰。人將病也。必先不甘魚肉之味。太倉公曰。安穀則過期。不安穀則不及期。可以見矣。欲淸疑澹泊之意。闒葺無才能之稱。見賈誼傳。與死以下四句。見韓非子孤憤篇。淮南子說林訓作與死者同病難爲良醫。與亡國同道難與爲謀。文子上得篇作難爲忠謀。王符蓋衍其義也。

呂氏春秋曰。桓公曰。常之巫審於死生。能去苛病。猶尚可疑耶。管仲對曰。死生命也。苛病失也。君不任其命。守其本。而恃常之巫。彼將以此無不爲也。（知接篇）

不任命。貳乎天壽也。不守本。不知脩身也。而欲恃巫覡以全軀命。豈不左乎。

白虎通曰。死之爲言澌也。精氣窮也。（崩薨篇）

人之所以保持性命者。獨以有精氣也。精氣者。穀肉果菜之所生也。素問金匱眞言論曰。精者身之本也。經脈別論曰。精氣生自穀氣平人氣象論曰。人以水穀爲本。故人絕水穀則死。靈樞刺節真邪論曰。真氣者所受於天與穀氣幷而充身也。人之所以保持性命者。豈非以得精氣乎。故雖平人絕水穀卽死。以精氣澌也。況病人乎。

論衡曰。天養物能使物暢至秋。不得延之至春。吞藥養性能令人無病。不能壽之爲仙。（道虛篇）素問五藏大政論曰。藥以袪之。食以隨之。苟如此則庶可以畢天數矣。仙豈藥食所能爲乎。況避穀長生乎。蘇東坡曰。藥能治病。而不能養人。食能養人而不能醫病。亦至言也。

又曰。子夏言死生有命。富貴在天。聞歷陽之都。一宿沈而爲湖。秦白起坑趙卒於長平之下。四十餘萬同時皆死。萬數之中必有長命未當死之人。遭時之衰微。兵革並起。不得其壽。人命有長短。時有盛衰。衰疾病被災蒙禍之驗也。宋衞鄭陳同日並災。四國之民。必有祿盛未當衰人。然而俱災國禍陵之也。故國命勝人命。壽命勝祿命。又曰歷陽之都。長平之坑。其中必有命善祿盛之人。一宿同塡而死。遭逢之禍大。命善祿盛不能卻也。（命義篇）

仲任之論。可謂纖悉矣。然孟子無之爲而成者天也。無之致而至者命也之言盡之。

又曰。慈父之於子。孝子之於親。知病不祀神。病痛不和藥。又知病之必不可治。治之無益。然不肯安坐待絕。猶卜筮以求祟。召醫和藥者。惻痛慇懃。冀有驗也。旣死氣絕。不可如何。升屋之危。以衣招復。悲恨思慕。冀其悟也。（明雩篇）

和齊和也。危屋棟也。禮喪大記。升自東中屋履危。疏曰踐履屋棟高危處。史記趙謂魏曰。殺范痤。吾獻地。魏捕痤。痤上屋騎危。曰以死痤市。不如以生痤市。（趙世家）衣服精神所寓。故以此招魂也。悟寤通覺也。轉爲甦醒之義。

又曰。命盡期至。醫藥無効。（順効篇）

此孔叢子所謂死病無良醫也。（報節篇）

又曰。良醫能治未當死之人命。如命窮壽盡。方用無驗也。故時當亂也。堯舜用術。功終不立。命當死矣。扁鵲行方。不能愈病。（定賢篇）

又曰。賢君能治當安之民。不能化當亂之世。良醫能行其鍼藥使方術驗者。遇未死之人。得未死之病也。如命窮病困則雖扁鵲末如之何。夫命窮病困之不可治。猶夫亂民之不可安也。藥氣之愈病。猶教導之安民也。皆有命時。不可令勉力也。（治期篇）

至必死之病。雖良工不能救。若夫凡工不能救。可救者往往斃人於非命。故術不可不慎且修也。程子曰。病而付之於庸醫。比之不慈不孝。醫家病家不可畏且慎耶。

又曰。夫死者病之甚者也。（論死篇）

又曰。人病不能飲食則身羸弱。羸弱困甚。故至於死。（同上）

病之甚者。自不能飲食。是以精氣減耗。胃氣衰弱。不能運布藥氣。以抵排邪氣。故方用無効。其窮必至于死。是死病之常態。不可如何也已。

又曰。人之所以生者精氣也。死而精氣滅。能為精氣者。血脈也。人死血脈竭。竭而精氣滅。滅而形體朽。朽而成灰土。何以為鬼。（論死篇）

而猶則也。滅猶絶也。此條與東方朔罵鬼書其意略同。阮瞻郁離子亦不信鬼。是皆好智而不好學之弊也。夫聖人有廟兆之設。祭祀之禮。鬼神何可誣蔑。王充於解除篇反覆談鬼。此篇謂無鬼。此何言之矛盾。鬼之為禍福。歷歷有徵。子產曰。鬼有所歸不為厲。可謂知言矣。

王隱晉書曰。郭文舉得疫癘危困。不肯服藥。曰命在天不在藥。（太平御覽引）

命在天不在藥。固矣。然不服藥而委命。過矣。世之愚者多類此。可歎。

文子曰。老子曰。人有三死。非命亡焉。飲食不節。簡賤其身。病共殺之。樂得無已。好求不止。刑共殺之。以寡犯衆。以弱凌強。兵共殺之。（符言篇）

此必泗洙之遺言。王肅剽襲入於家語中。然其辭不如文子之簡。

養性篇

養性由于修身修身在于守道。凡人之所以致疾病。罹天横。未嘗不因失此道也。蓋不修身養性。徒從其心情。則放僻邪恣淫溺惑亂。無所不至。故聖人設立禮義以制心情作爲音樂以宣導堙鬱。使人修身養性。無虧殞天年者。經傳所載。諸子所述。歷歷可見矣。今援其十一略解文義以發其意與聖人之旨同其歸者。雖道家之言亦收之。不以人廢言也。然至虛無淸淨恬澹無欲之說。一切無取焉。

易曰。需于酒食貞吉。（需九五）象曰。需于酒食。貞吉以中正也。

人而貞其於飲食自無有過失。夫飲食者。人之所資以生也。然如失其節。不特困亂。致中傷。取死亡。其害不可勝言也。故聖王立饗食飲酒之禮以教之。所以導中正也。奉遺體者可不愼乎。

又曰。噬臘肉遇毒。（噬嗑六三）象曰。遇毒。位不當也。

王弼曰。處下體之極。而履非其位。以斯食物。其物必堅。豈唯堅乎。將遇其毒。噬以喻刑人。臘以喻不服。毒以喻怨生。如王氏所解。是語不過譬喻耳。然准而言之。人有幼稚老壯。而資質之與腑臟。又各有強弱。故臘脯雖非毒而或受其害。食之可愼如此。

又曰。君子以愼言語。節飲食。（頤象）

王弼曰。言語飲食猶愼節之。況其餘。

又曰。有孚于飲食。无咎。濡其首。有孚失是。（未濟上九）象曰。飲酒濡首。亦不知節也。

不知節。則有孚猶失是。況不孚乎。

書曰。訓有之。內作色荒。外作禽荒。甘酒嗜好。峻宇彫牆。有一于此。未或不亡。（五子之歌）

孔安國曰。迷亂曰荒。嗜甘無厭足。此六者。棄德之君。必有其一。有一必亡。況兼有乎。可移以爲養性之法矣。

又曰。惟茲三風十愆。卿士有一于身。家必喪。邦君有一于身。國必喪。（伊訓）

三風十愆。大之喪國家。小之亡性命。何可不猛省。

又曰。天降威。我民用大亂喪德。亦罔非酒惟行。越小大邦用喪。亦罔非酒惟辜。（酒誥）

孔安國曰。天下威罰。使民亂德。亦無非以酒爲行者。言酒本爲祭祀。亦爲亂行於小大之國。所以喪亡。亦無不以酒爲罪也。夫百禮之會。非酒不行。酒爲可惡。唯留連沈湎。遂至于此耳。誥瑟之言。其意深哉。

又曰。惟耽樂之從。自時厥後。亦罔克壽。（無逸）

孔安國曰。過樂謂之耽。惟樂之從。言荒淫以耽樂之故。自是其後。亦無克壽者。世之淫溺惑亂。以死非命者。無不自耽樂訓致者。聖人之言。蓍龜不啻。讀者思之。

又曰。出入起居。罔有不欽。（冏命）

聖人之於修身。雖一事之微。其嚴如此。

韓詩外傳曰。能治天下者。必能養其民也。能養民者。爲自養也。飲食適乎藏。滋味適乎氣。勞佚適乎筋骨。寒暖適乎肌膚。然後氣藏平。心術治。思慮得。喜怒時。起居而遊樂。事時而用足。夫是之謂能自養者也。（卷三）

佚不勞也。適猶安便也。欲養其民者。必當先爲自養。猶欲治國家者。先修其身也。養生如此。疾病禍害。將安從來。

周禮曰。食醫掌和王之六食六飲六膳百羞百醬百珍之齊。（六食食音嗣。下食齊食同。齊才細反。下同。）

鄭玄曰。和調也。按六食以下。并膳夫所掌。醫食調和而已。六食六穀稌黍稷粱麥苽也。六飲。水醬醴酤醫酏也。六膳六牲。牛羊豕犬雁魚也。羞出於六牲及禽獸。以備滋味。謂之庶羞。羞進也。醬醯醢也。膳夫職醢人。共醢六十甕。醯人共醯六十甕。八珍淳熬淳母炮豚炮牂擣珍漬熬肝也。王昭禹曰。齊者調和其味。使多寡厚薄。各適其節也。又按六膳。膳夫職。禮記內則并有馬無魚。

凡食齊眂春時。羹齊眂夏時。醬齊眂秋時。飲齊眂冬時。

鄭玄曰。飯宜温。羹宜熱。醬宜涼。飲宜寒。温熱涼寒。通四時爲言。眂猶比。言四時之齊。和比四時也。王應電曰。五穀食之主。故宜温。羹所以調食。故宜熱。醬所以致滋味。故宜涼。飲解渴。故宜寒。

凡和春多酸。夏多苦。秋多辛。冬多鹹。調以滑甘。

鄭玄曰。各尚其時味。而甘以成之。猶水火金木之載於土。賈公彥曰。木味酸屬春。火味苦屬夏。金味辛屬秋。水味鹽屬冬。各尚其時味者。多一分者也。必多其時味者。所以助時氣也。中央土味屬季夏。五行以土爲尊。五味以甘爲上。滑者通利往來。所以調四味。故曰調以滑甘。王昭禹曰。春令發散。多酸以收之。夏令解緩。多苦以堅之。秋令揫歛。多辛以散之。冬令堅栗。多鹹以耎之。

凡會膳食之宜。牛宜稌。羊宜黍。豕宜稷。犬宜粱。雁宜麥。魚宜苽。

鄭玄曰。會成也。謂其味相成。鄭司農云。稌稉也。爾雅曰。稌稻。苽彫胡也。賈公彥曰。凡會膳食之宜者。謂會。成膳食相宜之法。王應電曰。凡物性有同類。以助其生者。有相待以洩其過者。合食則能益人。有相反而爲忌者。合食則能害人。

凡君子之食恆放焉。（食醫職）

鄭玄曰。放猶依也。賈公彥曰。上六食六飲一。經據共王不通於下。凡食春多酸已下至魚宜苽已上。齊和相成之事。雖以王爲主。君子大夫已上亦依之。故云恆放焉。蓋飲食之於人。所係至重。故立食醫之職。以掌其事。酒正有酒人漿人籩人醢人醯人。膳夫有庖人亨人內饔外饔。各守其職。以謹其制。如內則所記齊和制造之法。亦可謂詳而悉矣。是不特爲禮數之備焉。苟齊和失宜。必有害于性命也。

禮記曰。禮儀也者。人之大端也。所以講信修睦而固人之肌膚之會。筋骸之束也。（禮運）

人不由禮義。則放逸惰慢。淫惑溺亂。其不致疾殞生者殆希。

又曰。仲夏之月。君子齋戒。處必掩身。毋躁。止聲色。毋或進。薄滋味。毋致和。節耆欲。定心氣。（月令）

月令一歲十二月之政令。視時候以授人事也。鄭玄曰。掩猶隱翳也。躁猶動也。進尤御見也。聲謂樂也。薄滋味。毋致和。爲其氣異。此時傷人。節耆慾。定心氣。微陰扶精。不可散也。

又曰。仲冬之月。君子齋戒。處必掩身。身欲甯。去聲色。禁嗜慾。安形性。事欲靜。以待陰陽之所定。（同上）

鄭玄曰。甯安也。聲謂樂也。愼起居聲色。節飮食嗜慾。修身養生之道。莫切焉。四時皆當如此。而特言之仲夏仲冬者。舉其要也。

左氏傳曰。夫禮天之經也。地之義也。民之行也。天地之經。而民實則之。則天之明。因地之性。生其六氣。用其五行。氣爲五味。發爲五色。章爲五聲。淫則昏亂。民失其性。是故爲禮以奉之。（昭二十五年）

淫者過也。淫則失其性。故制禮防之。

春秋繁露曰。君子察物之異。以求天意。大可見矣。是故男女體其盛。臭味取其勝。居處就其和。勞佚居其中。寒暖無失適。饑飽無過平。欲惡審度理。動靜順性命。喜怒止於中。憂懼反之正。此中和常在乎其身。謂之得天地泰。得天地泰者。其壽引而長。不得天地泰者。其壽傷而短。短長之質。人之所由受于天也。是故壽有短長。養有得失。及至其末之大卒而必讎於此。莫之得離。故壽之爲言猶讎也。（循天之道篇）

物之異者。謂物之異於常情也。如男女應。迨其盛壯。室家之念方動而合之。其或過年。或不及年。均爲異常。非欠生育。則因致疾病。非天地生物之意必矣。他臭味居處勞佚饑飽。皆得中和。無有過不及。夫人壽長短。固有定分。然養得其道。短者或可引而長。養失其道。長者亦可傷而短。若持其身。如董子所論中和常在乎其身。不但盡定分。或可以延乎其外矣。其末之末。讀如召誥王末有成命。中庸武王末受命之末。指人之末年。讎猶報也。應也。詩曰。無言不報。左傳曰。無喪而慼。憂必讎焉。杜註。讎對也。人能養性節欲。則必有報應。天意大可見矣者是也。

又曰供設飲食。候視疢疾。所以致養也。委身致命。事無專制。所以致養也。（天地之行篇）

供設飲食選設與疾病相得者也。委身致命。修身俟命也。事無專制。守禮義。秉中和也。專制與呂覽壼數篇擅行同。此條與荀子修身篇。申鑒俗嫌篇并觀。其義益明。

論語曰。食不厭精。膾不厭細。食饐而餲。魚餒而肉敗。不食。色惡不食。臭惡不食。失飪不食。不時不食。割不正不食。不得其醬不食。肉雖多。不使勝食氣。唯酒無量。不及亂。沽酒市脯不食。不撤薑食。不多食。（鄉黨篇）

精。精鑿也。食饐而餲。飯傷熱濕而味變也。餒爛也。敗腐也。色惡臭惡。雖未敗而色臭已變也。失飪。失烹調生熟之節也。不時。謂物非其時也。醬古者有數種。各有所宜。若不相得。恐有害。故不食也。量。限量也。主客酬酢之間。或不得爲限量。然以醉爲節。不至困心志喪威儀也。沽酒市脯。恐有醞釀不正。制造不潔。故不食也。不撤薑食。不多食。人性各有好惡。如屈到嗜芰。曾皙嗜羊棗。但不縱其所嗜。所以爲夫子也。一說撤敢誤。薑彊誤。言其所不好。固不敢彊食。雖所嗜亦不多食也。按薑本作䕬。以字形似誤乎。呂氏春秋曰。凡食無彊厚味。無以烈味重酒。凡食無饑無飽。是之謂五藏之葆。夫飲食能養人。亦能傷人。故聖人致愼其嚴如此。

史記曰。音樂者。所以動盪血脈。通流精神而和正心也。故宮動脾而和正聖。商動肺而和正義。角動肝而和正仁。徵動心而和正禮。羽動腎而和正智。故樂所以內輔正心。而外異貴賤也。（樂書）

禮樂者。所以養人之德。和人之心志。導之中正也。至漢代禮樂崩壞。不可得而詳。子遷渡索遺言。作禮樂二書。然如此條以五聲配五藏。恐非三代之舊也。

前漢書曰。桑間濮上。鄭衛宋趙之聲並出。內則致疾損壽。外則亂政傷民。（禮樂志）

孔子曰。關雎樂而不淫。哀而不傷。左氏曰。淫則昏亂。民失其性也。淫聲之可懼如此。

國語曰。厚味實臘毒。（周語）

韋昭曰。厚味。喻重祿也。臘。亟也。讀如廟昔酒焉。味厚者。其毒亟也。按周禮酒正昔酒。鄭注曰。今之酋久白酒。賈疏曰。晉語厚味。實昔毒酒。久則毒也。又鄭語毒之酋。臘者其殺也。滋速。韋昭曰。精熟爲酋。臘極也。周語註極作亟。

荀子曰。凡用血氣意志思慮。由禮則治通。不由禮則勃亂提僈。食飲衣服居處動靜。由禮則和節。不由禮則觸陷生疾。（修身篇）

又曰。人莫貴乎生。莫樂乎安。所以養生樂安者。莫大乎禮義。人知貴生樂安。而弃禮義。辟之是欲壽而歿頸。愚莫大焉。（修身篇）

勃與悖通。提緩也。僈與漫同。觸陷。觸刑陷禍也。荀子以禮義爲修身之要。其論精確。深邃有味。後儒以性惡一言概乎排之。非通論也。

又曰。彊本而節用。則天不能貧。養備而動時。則天不能病。修道而不貳。則天不能禍。故水旱不能使之饑渴。寒暑不能使之病。（天論篇）

荀子天論。至言尤多。非後儒所及也。

管子曰。滋味動靜。生之養也。好惡喜怒哀樂。生之變也。聰明當物。生之德也。是故聖人齊滋味而時動靜。御正六

氣之變也。（戒篇）

滋味適可。動靜以時。所以養生也。六情無節。必至于淫。淫則沈溺惑亂。疾病隨生焉。聰明當物。則不失中和。所以爲生之德也。御控御也。六氣氣猶情也。

鹽鐵論曰。手足之勤。腹腸之養也。（忠貴篇）

手足之不勤者。必溺於酒肉。淫於聲色。呂覽以酒肉爲爛腸之食。韓非子亦曰香美脆味。厚酒肥肉。甘口而疾形。（揚榷篇）與此言相發。

說苑曰。君子以禮正外。以樂正內。內須臾離樂。則邪氣生矣。外須臾離禮。則慢行起矣。（修文）

漢去周未遠。三代敎法。猶有存者。於今得窺古聖之道者。漢儒之功爲多。後儒目以訓詁之學。可謂寃矣。

申鑒曰。或問曰。有養性乎。曰養性秉中和。守之以生而已。愛親愛德愛力愛神之謂嗇。否則不宣。過則不澹。故君子節宣其氣。勿使有所壅閉滯底昏亂。百度則生病。故喜怒哀樂思慮。必得其中。所以養神也。寒暖盈虛消息。必得其中。所以養神也。善治氣者。由禹之治水也。若夫導引蓄氣。歷藏內視。過則失中。可以治疾。皆非養性之聖術也。夫屈者以乎伸也。蓄者以乎虛也。內者以乎外也。氣宜宣而遏之。體宜調而矯之。神宜平而抑之。必有失和者矣。夫善養性者。無常術。得其和而已矣。鄰臍二寸謂之關。關者所以關藏呼吸之氣。以稟授四體也。故氣長者以關息。氣短者其息稍升。其脈稍促。其神稍越。至於以肩息而氣舒。其神稍專。至於以關息至氣衍矣。故道者常致氣於關。是謂要術。凡陽氣生養。陰氣消殺。和喜之徒。其氣陽也。故養性者崇其陽而絀其陰。陽極則亢。陰極則凝。亢則有悔。凝則有凶。夫物不能爲春。故候天春而生。人則不然。存吾春而已矣。藥者療也。所以治疾也。無疾則勿藥可也。肉不勝食氣。況於藥乎。寒斯熱。熱則致滯陰。藥之用也。唯適其宜。則不爲害。若已氣平也。則必有傷。唯針火亦如之。故養性者不多服也。唯在乎節之而已矣。（俗嫌篇）

愛親疑愛身誤。歷猶練也。內視心不外馳也。矯擅也。促數也。論雖似道家之言。非剿襲也。藥者療也以下。與吾古疾醫道全然相符。實爲確論。足以破魏晉以降藥餌補養之說矣。

韓非子曰。天有大命。人有大命。夫香美脆味。厚酒肥肉。甘口而疾形。曼理皓齒。說情而捐精。故去甚去泰。身乃無

害。（揚榷篇）

小䙳易斷之謂脆。曼澤也理膚理也。飲食男女人之大欲存焉民中絕命。職此之由。周語曰。厚味實腊毒。養生之術。亦莫善於寡欲。

又曰。嗜欲無限。動靜不節。則痤疽之爪角害之。（解老篇）以痤疽比猛獸。故曰爪角也。博雅曰。痤癰也。

呂氏春秋曰。肥肉厚酒。務以相強。命之曰爛腸之食。（本生篇）舉梃擬面。則按劍而應之。以其將害己也。爛腸之害。豈啻舉挺擬面哉。然務以相強。則害以爲愛己。嗜欲之溺人如此。

又曰。聖人深慮天下莫貴於生。夫耳目鼻口。生之役也。耳雖欲聲。目雖欲色。鼻雖欲芬香。口雖欲滋味。害於生則止。在四官者不欲。利於生者則不爲。由此觀之。耳目鼻口。不得擅行。必有所制。譬之若官職不得擅行。必有所制。此貴生之術也。（貴生篇）

口鼻耳目。所以養性命之具也。然嗜欲無厭。則以其所以養者反害其生。故欲全其生。必先節四者之欲。欲節四者之欲。必先制其心。仲虺曰。以義制事。以禮制心是也。

又曰。天生人而使有貪有欲。欲有情。情有節。聖人修節以止欲。故不過其情也。俗主虧情。故每動而亡敗。耳不可贍。目不可厭。口不可滿。身盡府腫。筋骨沉滯。血脈壅塞。九竅寥寥。曲失其宜。雖有彭祖。猶不能爲也。（情欲篇）

七情者。性之欲也。縱之則昏亂百度以敗亡軀命。故聖人立禮義之教以節制之。虧者毀也。府腫與胕腫同。病毒貫盈之狀。寥者空也。九竅寥寥。九竅失職不爲用也。曲猶悉也。爲猶治也。言雖有彭祖之壽。不可治也。

又曰。天生陰陽寒暑燥濕。四時之化。萬物之變。莫不爲利。莫不爲害。聖人察陰陽之宜。辨萬物之利。以便生。故精神安于形。而年壽得長焉。長也者。非短而續之也。畢其數也。畢數之務。在于去害。何謂去害。大甘大酸大苦大辛大鹹五者克形則生害矣。大喜大怒大憂大恐大哀五者接神則生害矣。大寒大熱大燥大濕大風大霖大霧七者動情則生害矣。故凡養生莫若知本。知本則疾無由至矣。（盡數篇）

五味失和。偏嗜任欲。必害形體。五情無節。六氣觸冒。必害精神。務去其害。則疾病無繇生。能畢其數。此之謂知本也。

又曰。凡事之本。必先治身。嗇其大寶。用其新。棄其陳。腠理遂通。精氣日新。邪氣盡去。及其天年。此之謂真人。（先已篇）

大寶。性命也。節飲食。愼起居。則腠理宣達。九竅通利。新陳代謝。精氣日新。邪氣不能留滯焉。及者。至天數之限也。

又曰。昔陶唐氏之始。陰多滯伏而湛積。水道壅塞。不行其原。民氣鬱閼而滯著。筋骨瑟縮不達。故作爲舞以宣道之。（古樂篇）

湛沈也。原本也。淮南墬形訓曰。黃水三周復其原。瑟縮。拘急不自如也。舞者所以節八音而行八風也。滯塞可通。瑟縮可暢。不曰樂而曰舞。亦足以觀其世矣。

又曰。飲食居處適。則九竅百節千脈皆通利焉。（開春篇）

又曰。凡人三百六十節。九竅五藏六府。肌膚欲其比也。血脈欲其通也。筋骨欲其固也。心志欲其和也。精氣欲其行也。若此則病無所居。而惡無由生矣。病之留。惡之生也。精氣鬱也。故水鬱則爲汚。樹鬱則爲蠹。草鬱則爲蕢。國亦有鬱。主德不通。民欲不達。此國之鬱也。國鬱處久。則百惡並起。萬災叢至矣。（達鬱篇）

比密也。通宣也。固堅也。和猶安也。行流也。惡慝也。人苟精氣流行。支體堅固。病蕁無繇生。蕢義未詳。亢倉子則作草鬱爲腐。按淮南子原道訓曰。堅強而不鞼。張湛曰。音貴。折也。蕢疑鞼之訛也。此條疾病之原由。治亂之胚胎。議論適切。實爲至言。

淮南子曰。喜怒者。道之邪也。憂悲者。德之失也。好憎者。心之過也。嗜欲者。性之累也。人大怒破陰。大喜墜陽。薄氣發瘖。驚怖爲狂。憂悲多恚。病乃成積。好憎繁多。禍乃相隨。是故以中制外。百事不廢。中能得之。則外能收之。中之得則五藏寧。思慮平。筋力勁強。耳目聰明。疏達而不悖。堅強而不鞼。（原道訓）

心術正而思慮平者。情不妄動。故無有大怒以下之失。所以無禍疾也。中者心也。外者情也。鞼折也。

又曰。起居時。飲食節。寒暑適。則身利而壽命益。起居不時。飲食不節。寒暑不適。則形體累而壽命損。

又曰、養生以經世、抱德以終年、可謂能體道矣。若然者。血脈無鬱滯。五藏無蔚氣。（叔真訓）

血脈無鬱滯、五藏無蔚氣。則精神內守、肉腠外拒、雖有厲風苛毒。不能侵之。雖道家之言、亦至論也。家語蔚作鬱、文字作拆、

又曰、聖人勝心、衆人勝欲。君子作正氣。小人行邪氣。內便於性、外合於義、循理而動、不繫於物者。正氣也。重於滋味、淫於聲色、發於喜怒。不顧後患者、邪氣也。邪與正相傷、欲與性相害、不可兩立、一置一廢。故聖人損欲而從事於性、目好色、耳好聲、口好味、接而說之、不知利害嗜欲也。食之不寧於體、聽之不合於道、視之不便於性。三官交爭、以義爲制者心也。割痤疽非不痛也。飲毒藥非不苦也。然而爲之者。便於身也。渴而飲水、非不快也。饑而大餐。非不贍也。然而弗爲者、害於性也。此四者、耳目鼻口、不知所取去、心爲之制。各得其所、由是觀之。欲之不可勝明矣。凡治身養性。節寢處、適飲食、和喜怒。便動靜。使在已者得而邪氣因而不生。豈若憂瘕疵之與痤疽之發而豫備之哉。（詮言訓）

此修身養性之至言要道也。勝任也。盡也。

又曰、今夫道者、藏精於內、棲神於心、靜漠恬淡、訟繆胸中。邪氣無所留滯。四肢節族。毛蒸理泄。則機樞調利。百脈九竅、莫不順。比其所居神者、得其位也。豈節拊而毛脩之哉。（泰族訓）

寡欲而循理者皆然。非獨道家而能也。訟容也。謬靜也。訟繆文子道原篇作悅穆。似長。

又曰、立明堂之朝。行明堂之令。以調陰陽之氣。以和四時之節。以辟疾病之菑。（同上）

又曰、神清志平。百節皆寧。養性之本也。肥肌膚。充腸腹。供嗜欲。養生之末也。（同上）

寡欲則神志不期而自清平。百度無有昏亂。若夫養小體者。焉知養生之道乎。

列子曰、晏平仲問養生於管夷吾。管夷吾曰。肆之而已。勿壅勿閼。（楊朱篇）

肆者緩也。肆之而已。心性舒緩。則形體安和。故精氣自不壅滯閼鬱也。按書大誥曰。王曰。嗚呼肆哉。孔安國曰。肆放也。欲其舒放而不畏縮也。是亦舒緩之意也。晏與管相去殆百年。列子成於僞撰。此不必辨。

又曰。周諺曰。田父可坐殺。晨出夜入。自以性之恆。啜菽茹藿。自以味之極。肌肉麤厚。筋節㟗急。一朝處以柔毛綈幕。薦以粱肉蘭橘。心痟體煩。內熱生病矣。商魯之君。與田父侔地。則亦不盈一時而憊矣。（同上）

㟗音媿。筋急貌。㟗急猶云強勁。痟音淵。煩鬱也。通作悁。又憂也。侔均也。憊羸困也。

又曰。若觸情而動。耽於嗜欲。則性命危。（同上）

氓之蚩蚩。不觸情而動。任欲而招害者。蓋希其得壽者。幸已非數。

亢倉子曰。始生之者天地也。養成之者人也。草鬱則為腐。樹鬱則為蠹。人鬱則百慝並起。

孟子曰。夫人必自侮。然後人侮之。家必自毀。而後人毀之。國必自伐。而後人伐之。（離婁篇）信矣。

莊子曰。平易恬淡。則憂患不能入。邪氣不能襲。（刻意篇）

又曰。君將盈嗜欲。長好惡。則性命之情病矣。君將黜嗜欲。掔好惡。則耳目病矣。（徐無鬼篇）

平易恬淡。則心志安和。憂患不入。然非聖人之道也。人固不能斷欲。俱以禮義治心情。則自然寡欲。聖人之教為然。如虛無恬澹。槁木死灰之教。非所以施於人間也。掔音慳。郭注掔牢也。按正字通音慳。牽去也。與黜字相對。郭注恐非是。

文子曰。老子曰。萬物之總。皆閱一孔。百事之根。皆出一門。故聖人一度循軌。不變其故。不易其常。放准循繩。曲因其直。直因其常。夫喜怒者。道之邪也。憂悲者。德之失也。好憎者。心之過也。嗜欲者。心之累也。（道原篇）

喜怒以下。脩身之要訣。而養生之道寓焉。雖言出於道家。不宜一概廢之。

又曰。老子曰。古者之聖人。仰取象於天。俯取度於地。中取法於人。調陰陽之氣。和四時之節。察陵陸水澤肥墽高下之宜。以立事生財。除肌寒之患。辟疾疢之災。（同上）

墽墝磽通。瘠土也。此條與淮南子泰族訓其義略同。余著命數養性二篇者。欲人之全性命以終天數也。人情無不愛生惡死者。而舍彼取此。嗜欲害之也。若奉聖賢之教。守道以脩身。則焉有疾疢橫夭之災耶。夫人與天地參。豈不知所以永保軀命。而共天職報天意而可乎。

疾病篇

疾之爲物。有得於天者焉。有成乎人者焉。成乎人者常多。得於天者常少。雖得於天者。要亦多人之所自致。其義已於命數養性二篇論之。凡古人論病源。其說紛紛。無有歸一。今略辨說其義。以仰來哲是正云。

韓詩外傳曰。人主之疾。十有二發。非有賢醫。莫能治也。何謂十有二發。痿厥逆脹滿支膈肓煩喘痺風。此之謂十有二發。賢醫治之何。曰省事輕刑。則痿不作。無使小民饑寒。則厥不作。無令貨財上流。則逆不作。無令倉廩積腐。則脹不作。無使府庫充實。則滿不作。無使羣臣縱恣。則支不作。無使下情不上通。則膈不作。上材恤下。則肓不作。法令奉行。則煩不作。無使賢伏匿。則痺不作。無使百姓歌吟誹謗。則風不作。夫重臣羣下者。人主之心腹支體也。心腹支體無疾。則人主無疾矣。故非有賢醫。莫能治也。人皆有此十二疾。而不用賢醫。則國非其國也。詩曰。多將熇熇。不可救藥。終亦必亡而已矣。故賢醫用則衆庶無疾。況人主乎。（卷三）

　良相治未亂。良醫治未病。其事雖異而理則同。此條論政事得失。形病原病狀處。醫喻極切極妙。上材一本作上振。國非其國。所以深戒之也。人皆之人。人主也。

又曰。太平之時。無瘖聾跛眇尪蹇侏儒折短。父不哭子。兄不哭弟。道無襁負之遺育。然各以其序終者。賢醫之用也。（同上）

　使天下之民。熙熙如登春臺者。非得明君賢相之燮理。安能致之哉。

禮記曰。孟春行秋令。則其民大疫。（鄭玄曰。申之氣乘之也。七月初殺。高誘曰木仁金殺而行其令。故民多疫疾也）季春行夏令。則民多疾疫。（鄭玄曰。未之氣乘之也。六月宿直鬼爲天尸。時又有大暑也。高誘曰。行夏炎陽之令。火干木。故民多疾疫）仲夏行秋令。則民殃於疫。（鄭玄曰。大陵之氣來爲害也。高誘曰。非其時氣。故民疾疫。）季夏行春令。則民多風欬。（鄭玄曰。辰之氣乘之也。未屬巽。辰又在巽位。二氣相亂爲害。高誘曰。春木王。故民多風欬上氣也。）孟秋行夏令。則寒熱不節。民多瘧疾。（鄭玄曰。瘧疾寒熱所爲也。高誘曰。夏火王而行其令。金氣火氣寒熱相干不節。使民瘧疾。寒熱所生。今本禮記瘧疾作疾疫。）季秋行夏令。則民多鼽嚏。（鄭玄曰。未之氣乘之也。六月宿直東井。氣多暑雨。高誘曰。火金相干。故民鼽窒。鼻不通也。鼽讀曰怨仇之仇。）仲冬行春令。則民多疥癘。（鄭玄曰。疥癘之病。孚甲象也。呂覽作疾癘。高誘曰。水木相干。故民多疾癘）季冬行春令。則民多固疾。（鄭玄曰。生不充性。有久病也。）

政令有失。則藏氣必致乖沴。故聖王重之。蓋聖人之道。法象天地。禮樂刑政。以至凡百之事。無非奉天道者。使天下之民。得免夭昏札瘥者。以此也。

又曰。成子高寢疾。慶遺入請曰。子之疾革矣。如至乎大病。則如之何。（檀弓篇）

革者亟也。急也。變也。檀弓曾元曰。夫子之疾革矣。鄭玄曰。革與亟同。謂病進亟也。

又曰。禿者不免。傴者不袒。跛者不踴。非不悲也。身有錮疾。不可以備禮也。（問喪篇）

鑄銅鐵以塞隙。謂之錮也。以譬病毒閉塞之狀。月令篇作固疾。新書大都篇西京雜記并作痼疾。錮痼皆從固。病毒固結沈滯不動之義。

左氏傳曰。晉公疾病。求醫于秦。秦伯使醫緩爲之。未至。公夢疾爲二豎子曰。彼良醫也。懼傷我。焉逃之。其一曰。居肓之上。膏之下。若我何。醫至曰。疾不可爲也。在肓之上。膏之下。攻之不可。達之不及。藥不至焉。不可爲也。（成十年）

居肓膏之間。謂病之入深。猶言在骨髓也。非可攻治。故曰不可達者。以針砭達之也。不至者。藥力不及也。爲治也。申鑒曰。夫膏肓近心而處阨。針之不達。藥之不中。攻之不可。二豎藏焉。是謂篤患。

又曰。叔豫曰。國多寵而王弱。國不可爲也。遂以疾辭。方暑。闕地下冰而牀焉。重繭衣裘。鮮食而寢。楚子使醫視之。復曰。瘠則甚矣。而血氣未動。（襄二十一年）

人罹疾病。則血脈亂而諸證見焉。論衡別通篇曰。血脈不通。人以甚病。中論考僞篇曰。内關之疾。云云。期日已至。血氣暴竭。遭之者不能攻也。今診之以血氣未動。知雖瘠。其非真病。非良工而豈能然哉。按扁鵲傳曰。趙簡子疾。五日不知人。扁鵲曰。血脈治也。而何怪。其意正同。闕與掘通。穿也。復。反命也。

又曰。臧孫曰。季孫之愛我。疾疢也。孟孫之惡我。藥石也。美疢不如惡石。夫石猶生我。疢之美。其毒滋多。（襄二十三年）

藥石。毒藥砭石也。美疢即疾疢。其謂惡石者。對美疢云爾。

又曰。晉公有疾。鄭伯使公孫僑如晉聘、且問疾。叔向問焉。曰。寡君之疾病。卜人曰。實沈臺駘爲祟、史莫之知。敢問此何神也。子產曰。此二者不及君身。山川之神。則水旱癘疫之災於是乎禜之。日月星辰之神。則雪霜風雨之不時。於是乎禜之。若君身則亦出入飲食哀樂之事也。山川星辰之精又何爲焉。僑聞之。君子有四時。朝以聽政。晝以訪問。夕以修令。夜以安身。於是乎節宣其氣。勿使有所壅閉湫底以露其體。茲心不爽而昏亂百度。今無乃壹之。則生疾。（昭公元年）

祟說文曰神禍也。正字通曰。凡國家物怪人妖皆曰祟。江充傳曰。祟在巫蠱由乖氣致戾。人自所召。非神出以警人也。禜永定切音詠祭名。正字通引左傳此文曰。周禮春秋禜亦如之。今以子產之言觀之。晉侯之疾。百度昏亂。精氣壅閉。湫底之所致也。是乃美疢不如惡石者。豈禜祭之所與乎。湫集也。底滯也。露謂形體羸瘠。筋骨呈露。列子曰。口形甚露是也。爽明也。正義曰。節宣以時。節宣散其氣也。節卽四時是也。凡人形神有限。不可久用。神久用則竭。形大勞則斃。不可以久勞也。神不用則鈍。形不用則痿。不可以久逸也。固當勞逸更遞。以宣散其氣。朝以聽政。久則疲。疲則易之以訪問。訪問久則倦。倦則易之以修令。修令久則怠。怠則易之以安身。安身久則滯。滯則易之以聽政。以後事改前心。則亦所以散其氣也。

又曰。晉侯求醫於秦。秦伯使醫和視之。曰疾不可爲也。是謂近女室。疾如蠱。非鬼非食。惑以喪志。良臣將死。天命不祐。公曰。女不可近乎。對曰。節之。先王之樂所以節百事也。故有五節。遲速本末以相及。中聲以降。五降之後。不容彈矣。於是乎有煩手淫聲。慆堙心耳。乃忘平和。君子弗聽也。物亦如之。至於煩。乃舍也已。無以生疾。君子之近琴瑟。以儀節也。非以慆心也。天有六氣。降生五味。發爲五色。徵爲五聲。淫生六疾。六氣曰陰陽風雨晦明也。分爲四時。序爲五節。過則爲菑。陰淫寒疾。陽淫熱疾。風淫末疾。雨淫腹疾。晦淫惑疾。明淫心疾。女陽物而晦時。淫則生內熱惑蠱之疾。今君不節不時。能無及此乎。出告趙孟。趙孟曰。誰當良臣。對曰。主是謂矣。主相晉國。於今八年。晉國無亂。諸侯無闕。可謂良矣。和聞之。國之大臣。榮其寵祿。任其大節。有菑禍興而無改焉。必受其咎。今君至於淫以生疾。將不能圖恤社稷。禍孰大焉。主不能禦。吾是以云也。趙孟曰。何謂蠱。對曰。淫溺惑亂之所生也。於文皿蟲爲蠱。穀之飛亦爲蠱。在周易女惑男風落山謂之蠱。皆同物也。趙孟曰。良醫。厚其禮而歸之。（同上）

蠱心志惑亂之疾。昏狂失性皆是也。凡貴人之疾。非飲食勞佚之失。則淫溺惑亂之由。爲古今之通患。要皆因大臣苟固祿位。而不納規諫。阿諛逢迎。以成其惡焉耳。其罪安歸。醫和之言。眞醫國之論也哉。慆慢也。堙塞也。煩手淫聲以慢塞心耳。所以忘平和也。按書湯誥曰。凡我造邦。無從匪彝。無卽慆淫。孔安國曰。慆慢也。無從非常無就慢過禁之。

論語曰。父母唯其疾之憂。（爲政篇）

孝子之事親無所不至。父母將何憂。唯疾乎。不能保無死。此所以遺父母之憂也。爲人子者。如曾子之臨終。而後可以無憾矣。

又曰。子之所愼。齊戰疾。（述而篇）

齊所以事鬼神也。不可不極其誠敬。戰國之存亡係焉。故曰國之大事。在祀與戎。而疾疢也者。死生之所判。此夫子所以尤致愼於三者也。

釋名曰。疾病者。客氣中人急疾也。病並也。客氣並與正氣在膚體中也。（釋疾病篇）

客氣。邪氣也。謂客氣與正氣並居。要亦一偏之解耳。

史記曰。若君疾。飲食哀樂女色所生也。（鄭世家）

飲食哀樂女色能害人殺人。畢竟自取之耳。

國語曰。偏而在外。猶可救也。疾自中起。是難。（晉語）

外謂外表四肢也。疾雖重劇。猶可瘳矣。中謂腹心。其病係于九藏。重劇則難救治。

又曰。平公有疾。秦景公使醫和視之。出曰。疾不可爲也。是謂遠男而近女。惑以生蠱。非鬼非食。惑以喪志。良臣不生。天命不佑。若君不死。必失諸侯。趙文子聞之曰。武從二三子以佐君。爲諸侯盟主。於今八年矣。內無苛慝。諸侯不二。胡曰良臣不生。天命不佑。對曰。自今之故。和聞之曰。直不輔曲。明不規闇。㭱木不生危。松柏不生埤。吾子不能諫惑。使至於生疾。又不自退而寵其政。八年謂之多矣。何以能久。文子曰。醫及國家乎。對曰。上醫醫國。其次疾人。固醫官也。文子曰。子稱蠱何實生之。對曰。蠱之慝。穀之飛實生之。物莫伏於蠱。莫嘉於穀。穀與蠱伏而章明者也。故食穀者。晝選男德以象穀明。宵靜女德以伏蠱慝。今君一之是。不饗穀而食蠱也。是不昭穀明而皿蠱也。夫文蠱皿爲蠱。吾是以云。（晉語）

爲治也。遠男而近女。遠師傅近女色也。鬼鬼神也。食飲食也。惑於女以喪其志曰蠱。和聞之四句。蓋古語也。西山經。其陰多榣木。郭璞曰。榣木大木也。危高險也。墔下濕也。此二句以喻文子不能久保寵祿也。止其淫惑。故曰醫國。官猶職也。慝惡也。蠱害穀。穀爲之飛。猶女色惑人。人生疾疢也。物莫伏於蠱以下。言平公荒淫致疾。以終其義。與左傳文異而意互相發。孔穎達曰。志性恍惚。不自知者。其疾名蠱。以藥藥人。令人不自知者。今律謂之蠱。

管子曰。思索生知。慢易生憂。暴傲生怨。憂鬱生疾。疾困乃死。思之而不捨。內困外薄。不蚤爲圖。生將巽舍。（內業篇）

思之而不捨。過慮之謂也。與思索不同。太史公曰。使聖人預知微。能使良醫得蚤從事。則疾可已。身可活也。亦此章之意也。

潛夫論曰。歷觀前世貴人之用心也。與嬰兒等。嬰兒有常病。貴人有常禍。父母有常失。人君有常過。嬰兒常疾傷飽也。貴人常禍傷寵也。父母常失在不能已於媚子。人君常過在不能已於驕臣。哺乳太多。則必掣縱而生癇。貴富太極。則必驕佚而有過。（忠貴篇）

孫思邈曰。癇者由乳養失理。血氣不和。風邪所中也。病先身熱掣縱。驚啼叫喚。而後發癇。凡嬰兒之疾。多由乳食失節。不獨癇也。按常病之常。猶曰必有也。又管子曰。食常疾。收孤寡。莊子上有大役支離。以有常疾不受功。此謂沈痾癈疾。與此條常病其義自別。

申鑒曰。膏肓純白。二豎不生。茲謂心寧。省闥清淨。嬖孽不生。茲謂政平。夫膏肓近心而處阨。針之不達。藥之不中。攻之不可。二豎藏焉。是謂篤患。（雜言上篇）

人君心正則國家治平。心不正則國家壞亂。嬖孽卽二豎也。人君寵嬖孽。則其國必亡。荀悅之言。寘人君頂門之一針。禁中曰省。禁門曰闥。

中論曰。斯術之於斯民也。猶內關之疾也。非有痛癢煩苛於身情志慧然。不覺疾之已深也。然而期日既至。則血氣暴竭。故內關之疾。疾中之中夭。而扁鵲之所甚惡也。以盧醫不能別而遘之者。不能攻也。（考僞篇）

此論與越絕書請羅內傳其義全同。誠人君其意深矣。內關之疾。見史記倉公傳。

易林曰。六藝之門。仁義俱存。鎡基逢時。堯舜爲君。傷寒熱溫。下至黃泉。（蹇之否）

傷寒之名。見于儒書。此爲始。漢書崔寔傳曰。熊經鳥伸。雖延曆之術。非傷寒之理。人或以此爲始者誤也。熱溫。熱病溫病也。

墨子曰。墨子病洗鼻。問曰。先生以鬼神爲明。福善禍惡。今先生聖人也。何故病。墨子曰。人之所得於病者多方。有得之寒暑。有得之勞苦。今有百門而閉其一。賊何處不入。（公孟篇）

病有受於外。有發於內。二者皆有感應于己者。而發爲萬病。爲感應者。非鬱毒則精虛也。

呂氏春秋曰。流水不腐。戶樞不螻。動也。形氣亦然。形不動則精不流。精不流則氣鬱。鬱處頭則爲腫爲風。處耳則爲挶爲聾。處目則爲䁾爲盲。處鼻則爲鼽爲窒。處腹則爲張爲府。處足則爲痿爲蹷。輕水所多禿與癭人。重水所多尰與躄人。甘水所多好與美人。辛水所多疽與痤人。苦水所多尪與傴人。凡食無彊厚味。無以烈味重酒。是以謂之疾首。食能以時。身必無災。凡食之道。無饑無飽。是之謂五藏之葆。口必甘味。和精端容。將之以神氣。百節虞歡。咸進受氣。飲必小咽。端直無戾。今世上卜筮禱祠。故疾病愈來。譬之若射者。射而不中。反修於招。何益於中。夫以湯止沸。沸愈不止。去其火則止矣。故巫醫毒藥。逐除治之。故古之人賤之也。爲其末也。（盡數篇）

腫頭瘍也。風頭風也。聾釋名云。籠也。如在蒙籠。以聽不察也。挶土擧也。義與聾同。䁾目不明也。義與昧同。鼽齆鼻不聞香臭也。窒鼻塞不通也。張膨脹也。府與腑同。水腫也。尰與瘇𤸃同。足腫也。痤癰也。尪曲脛也。傴傴僂也。疾首猶曰病原也。葆古寶字。史記魯世家。毋隊天之降葆命。葆命卽寶命也。素問有寶命全形論。寶命全形相對。謂寶重其命。和精。調和精神也。端容。端正容儀也。將養也。又奉行也。受氣之氣謂神氣。神氣卽精氣也。招標的也。夫卜筮禱祠。所以避禍求福也。然修養之不慎。徒務卜筮禱祠。果何益。精鬱則爲毒。毒之所在。病必生焉。其發也。或自外而觸冒。或自內而感動。病之已成。千狀萬態。不可端倪。然如其大本不外于此。實千古不易之論。組以水之輕重甘辛。論疾不足信據。

論衡曰。癰疽之發。亦一實也。氣結閼積。聚爲癰。潰爲疽。創流血出膿。豈癰疽之所發。身之善穴哉。營衛之行適不通也。(幸遇篇)

營衛。氣血之別稱也。氣血留滯鬱閼。必成廢瘀。爲癰爲疽。勢之所必至也。癰者毒外漏。故曰潰。疽者毒內陷。故曰創。二者固爲大患。然畢竟鬱毒致潰敗者。以故治法中肯綮。則可轉禍爲福。此方伎所以爲生生之具也。

又曰、人傷於寒。寒氣入腹。腹中素溫。溫寒分爭。激氣雷鳴。(雷虛篇)

腹中素有寒飲者。或自外而感。或自內而動。必爲雷鳴。爲腹痛。爲逆滿嘔吐。爲痞鞕下利。如擬其治法。屬寒者附子粳米湯。人參湯。大建中湯之類。屬熱者。半夏瀉心湯。生薑瀉心湯之類。宜隨其證。今仲任以此直爲寒氣入腹之所致者誤矣。

又曰。氣不通者。強壯之人死。榮華之物枯。血脈不通。人以甚病。夫不通者。惡事也。(別通篇)

血脈流通。和煦如春。精神內守。則病無由生。百疾千病。皆自精氣虧虛菀閼生。其窮至血脈閉塞以致死。若悟此理。可以養性。亦可以除病。

西京雜記曰。高祖初入咸陽宮。周行府庫。有方鏡廣四尺。高五尺九寸。表裏有明。人直來照之。影則倒見。以手捫心而來。則見腸胃五藏。歷然無硋。人有疾病在內。掩心而照之。則知病之所在。(卷三)

扁鵲傳曰。言疾之所在。素問三部九候論曰。何以知病之所在。調經論曰。其病所居。隨而調之。靈樞衛氣失常篇曰。候病之所在。古人療法以診得病之所在爲要。西京雜記僞托葛稚川者也。然古言間存可喜。歷然明貌。

列子曰。秦人逢氏有子。少而惠。及壯而有迷罔之疾。聞歌以爲哭。視白以爲黑。饗香以爲朽。嘗甘以爲苦。行非以爲是。意之所之。天地四方。水火寒暑。無不倒錯。楊氏告其父曰。魯之君子多術藝。將能已乎。汝奚不訪焉。其父之魯過陳。遇老聃。因告其子之證。(周穆王篇)

太平御覽引此條。惠作慧。惠慧通。湯問篇曰。甚矣汝之不惠。論語曰。好行小惠。越絕書曰。惠種生賢。癡種生狂。漢書昌邑王傳曰。清狂不惠。陸機弔魏武文知惠不能去其惡。韓非說林惠子作慧子。可以徵矣。慧曉解也。正者爲德慧。早見事幾者爲智慧。任機械者爲小慧。迷罔失心也。此固寓言耳。然猶足見古人療病。專隨證以爲治矣。仲尼篇龍叔謂文摯曰。子之術微矣。吾有疾。子能已乎。文摯曰。唯命所聽。然先言子所病之證。亦是。

治術篇上

醫之爲術。自古有其法。仲景氏蒐羅論述。以立規矩準繩。學者變而通之。活而運之。則可制萬病於掌握矣。如經傳諸子言醫事。不過假以論國政。談養性耳。然其言古奧深邃。與後世醫流浮空煩瑣之論。判然不同矣。學者誦而則之。化而裁之。則裨益吾道。蓋非淺少也。

易曰。无妄之疾。勿藥有喜。（无妄九五）象曰。无妄之藥。不可試也。

王弼曰。藥攻有妄者也。而反攻無妄。故不可試也。藥攻有妄。可以見古者療病之法矣。試用也。

又曰。損其疾。使遄有喜。无咎。（損六四）

王弼曰。疾何可久。故速乃有喜。損疾以離其咎。有喜乃免。故使速乃有喜。有喜乃無咎也。楚語曰。誰無疾眚。能者蚤除之。亦此意也。

書曰。若藥弗瞑眩。厥疾弗瘳。（說命）

說命本屬僞書。然楚語一引之。孟子再引之。王符三引之。則爲古尚書之文明矣。按申鑒曰。或問厲志曰。昔殷高宗能葺其德。藥瞑眩以瘳疾。藥瞑眩以瘳疾。即厲志以修德也。葺說文曰修補也。

又曰。樹德務滋。除惡務本。（泰誓）

孔安國曰。立德務滋長。去惡務除本。言受爲天下之惡本。此剿竊左傳伍員之語者。然養性療疾。理亦如此。

周禮曰。醫師掌醫之政令。聚毒藥以共醫事。（天官冢宰下）

鄭玄曰。毒藥。藥之辛苦者。藥之物恆多毒。孟子曰。若藥不瞑眩。厥疾不瘳。

劉彝曰。醫之政。謂物產之宜。採取之候。治煉之方。攻療之制。悉預知之。然後可以共醫事。

逸按。藥者偏性之物也。偏性之物皆有毒。毒雖有酷薄大小。要無非毒者。毒即能。能即毒。毒者藥之性也。能者藥之才也。其能萬不同者。以毒萬不同也。毒萬不同者。以性之偏也。故勿論草木金石凡可以供治疾之用者。總謂之毒藥。不特辛苦物也。毒藥字見于素問異方法宜論。移精變氣論。寶命全形論。湯液醪醴論。藏氣法治論。示從容論。疏五過論。靈樞九針十二原篇論。通篇又見于墨子。鶡冠子。呂覽。淮南子。劉子新論。史記。前漢書等。其義詳于拙著橘黃醫談。

凡邦之有疾病者。有疕瘍者造焉。則使醫師分而治之。(同上諸本脫下有字今從唐石經及宋王與之訂義本)

鄭玄曰。疕頭瘍。亦謂禿也。身傷曰瘍。分之者醫各有能。

方苞曰。疾醫職曰。凡民之有疾病者。分而治之。而此職曰邦。蓋雖統萬民。而以王宮百官府爲主也。以是推之。則王后世子公孤六卿之病。必醫師親治可知矣。

逸按職雖分四。食醫唯掌飲食。其職近于膳宰。獸醫不與人相干。畢竟疾瘍二科耳。至治療之法。雖疾醫不可不通瘍科之伎。瘍科亦不可不知疾醫之術。然各修其業。以守其職。故分而治之耳。賈公彥云。疾醫知疾而不知瘍。瘍醫知瘍而不知疾。泥矣。

歲終則稽其醫事以制其食。十全爲上。十失一次之。十失二次之。十失三次之。十失四爲下。(同上)

鄭玄曰。食祿也。全猶愈也。以失四爲下者。五則半矣。或不治自愈。

王安石曰。鄭氏謂全猶愈也。人之疾固有不可治者。苟知不可治而信。則亦全也。何必愈。

王昭禹曰。晉侯有疾。醫緩曰。疾不可爲也。在肓之上。膏之下。公曰。良醫也。晉公果卒。

逸按稽醫事醫師通考疾醫瘍醫等終年之案記。觀治療議論之當否失得。以制食祿也。疾醫職云。死終則各書其所以。而入于醫師是也。十全非治。十得十也。謂治法十全。無失誤也。夫治之與不治。雖由伎之巧拙。病有難易。時有得失。且死生命也。雖良工不能起死者。苟治法十全而死。是孟子所謂盡其道者。非非命也。程伊川曰。周官醫以十全爲上。非謂十人皆愈爲上。若十人不幸皆死。病則奈何。但知可治不可治者。十人皆中節。即爲上。

右三節。言醫師職掌政令。

又曰，疾醫掌養萬民之疾病。四時皆有癘疾。春時有痟首疾。夏時有痒疥疾。秋時有瘧寒疾。冬時有嗽上氣疾。（同上）

鄭玄曰。癘疾。天氣不和之疾。痟酸削也。首疾。頭痛也。嗽咳也。上氣喘逆也。五行傳曰。六癘作見。

逸按流行之疾。古稱之癘疾。疫癘。疾疫。此條特就其多者言之。非謂年年四時如此也。讀者宜不以辭害意矣。

鄭玄曰痟酸削也。而不釋其狀。賈疏王解亦不解其義。予別有攷。六癘。六氣之沴也。

右一節。論癘疾所以行。

以五味五穀五藥養其病。（同上）

鄭玄曰。養猶治也。病由氣勝負而生。攻其贏。養其不足者。五味。醯酒飴蜜薑鹽之屬。五穀。麻黍稷麥豆也。五藥。草木蟲石穀也。其治合之劑。則存乎神農子儀之術云。

逸按人之生疾感邪。或由精氣鬱遏。或因精氣虧虛。故精氣充盈宣通者。瘀濁不生。癥癖不結。是以內患無由而生。外邪不能得而侵焉。與孟子所謂人必自侮。然後人侮之。家必自毀而後人毀之。國必自伐。而後人伐之。正一理也。至疾病已成。則精氣益致衰亡。素問評熱論曰。邪之所湊。其氣必虛。玉機真藏論曰。邪氣勝者。精氣衰也。是故假饒以藥攻病。不飲食養之。精氣焉得保續旺復乎。五常政大論曰。藥以祛之。食以隨之。藏氣法時論曰。毒藥攻邪。五穀為養。五果為助。五畜為益。五菜為充。可見藥食相須而後病可得而治。精可得而復矣。是經文所以養字括之也。鄭玄特云疾由氣勝負而生者誤矣。藥不止五類。而云五藥者。其概耳。

以五氣五聲五色眡其死生。（同上）

鄭玄曰。三者劇易之徵見于外者。五氣。五藏所出氣也。肺氣熱。心氣次之。肝氣涼。脾氣溫。腎氣寒。五聲言語宮商角徵羽也。五色面貌青赤黃白黑也。察其盈虛休王。吉凶可知。審用此者。莫若扁鵲倉公。

逸按氣謂氣息亢脫盛衰。色謂面目四體潤澤慘悴。聲謂言語聲音清濁低昂正錯。三者劇易之徵。見於外者。可以斷吉凶。推生死矣。眡猶察也。不曰知而曰眡。古義為然。素問玉機真藏論曰。形氣相得。謂之可治。色澤以浮。謂之可已。陰陽應象大論曰。善診者察色按脈。先別陰陽。審清濁而知部分。視喘息。聽聲音而知所苦。觀權衡規矩。而知病所主。鄭玄云。五氣五藏所出。五色青赤黃白黑。五聲宮商角徵羽。泥矣。凡如云五味五穀五藥五毒。亦皆概擧大略耳。不可拘執。

兩之以九竅之變。參之以九藏之動。（同上）

鄭玄云。兩參之者。以觀其生死之驗。竅之變謂開閉非常。陽竅七。陰竅二。藏之動。謂脈至與不至。正藏五。又有胃膀胱大腸小腸。脈之大候。要在陽明寸口。能專是者。其秦和乎。岐伯榆柎。則兼彼數術者。

逸按兩參之者。氣色與聲。其候在外。如九竅之變。證涉於表裏。九藏據於胸腹。故至九藏之動。其候一于裏。起斃係于此。治不治判於此。蓋氣色聲音九竅之失常。皆疾病擾亂九藏之所致也。故已驗之表。又徵之裏。回互錯綜。而後控制救治之術可得而施矣。此醫之所贊化育也。陽明衝陽。一名趺陽。寸口大淵。切按可以決府藏動否矣。張湛曰。疼痾結於藏府。疾病散於肌體者。必假脈診以察其盈虛。投藥石以攻其所苦。亦此義也。

左四節。言疾醫治法。

凡民之有疾病者。分而治之。死終則各書其所以而入於醫師。（同上）

鄭玄曰。少者曰死。老者曰終。所以謂治不愈之狀也。醫師得以制其祿。且爲後治之戒。

逸按疾醫瘍醫。各錄其治療無効之狀。而入於醫師。醫師觀施設之精粗。得失而進退之。敎督之。以勉勵之也。所以。所爲也。詳見經傳釋詞。

右一節。復言醫之政令以結之。

又曰。瘍醫掌腫瘍潰瘍金瘍折瘍之祝藥劀殺之劑。（同上）

鄭玄曰。腫瘍癰而上生創者。潰瘍癰而含膿血者。金瘍刃創也。折瘍踠跌者。祝當爲注讀如注。病之注聲之誤也。注謂附著。藥劀刮去膿血。殺謂以藥食其惡肉。

逸按腫瘍謂腫痛含膿者。潰瘍謂潰爛腐蝕不止者。如附骨疽瘻瘡結毒是也。金創折傷。亦有成膿者。故又謂之瘍。瘍創瘡義同。鄭玄曰。注謂附著藥。按附著之藥。有消散漫腫者。有柔和焮痛者。有圍固瘡邊者。有食惡肉破頑毒者。敷藥膏藥皆然。意者古昔治法亦當然也。而不言者。含在中耳。

凡療瘍以五毒攻之。(同上)

鄭玄曰。止病曰療。攻治也。五毒。五藥之有毒者。今醫方有五毒之藥作之。合黃堥置石膽丹砂雄黃礜石慈石其中燒之三日三夜。其煙上著。以雞羽掃取以注創。惡肉破骨則盡出。

逸按此條。專就膿潰者腐蝕者言之。

以五氣養之。以五藥療之。以五味節之。(同上)

鄭玄曰。旣刮殺而攻盡其宿肉。乃養之也。五氣當爲五穀字之誤也。節。節成其藥之力也。

逸按上條言外施之術。此條言內治之法。祛病養精之道盡矣。

右三節。言瘍醫治法。

凡藥之酸養骨。以辛養筋。以鹹養脈。以苦養氣。以甘養氣。以滑養竅。(同上)

鄭玄曰。以類相養也。酸木味。木根立地中似骨。辛金味。金之纏合異物似筋。鹹水味。水之流行地中似脈。苦火味。火出入無形似氣。甘土味。土含載四者似肉。滑滑石也。凡諸滑之物。通利往來如竅。

王昭禹曰。素問酸收辛散鹹軟苦堅甘緩。夫肉以骨爲體。骨收則強。故以酸收之。肉以筋爲節。節散則不攣。故以辛散之。脈所以行血脈。軟則和。故以鹹軟之。氣所以充體氣。堅則實。故以苦堅之。肉緩則不壅。故以甘緩之。竅利則不滯。故以滑利之。此說似優。

右一節。言疾醫瘍醫用藥之法。

韓詩外傳曰。扁鵲過虢侯世子暴病而死。扁鵲造宮曰。吾聞國中卒有壤土之事。得無有急乎。曰。世子暴病而死。扁鵲曰。入言鄭醫秦越人能治之。庶子之好方者出應之曰。吾聞上古醫曰弟父。弟父之爲醫也。以莞爲席。以芻爲狗。北面而祝之。發十言耳。諸扶輿而來者。皆平復如故。子之方豈能若是也。扁鵲曰。不能。又曰。吾聞中古之爲醫者。曰俞跗。俞跗之爲醫也。搦木爲腦。芷草爲軀。吹竅爲腦。死者復生。子之方豈能如是乎。扁鵲曰。不能。中庶子曰。苟如子之方。譬如以管窺天。以錐刺地。所窺者大。所見者小。所刺者巨。所中者少。如子之方。豈足以變童子哉。扁鵲曰。不然。事故有昧投而中蟁頭。掩目而別白黑者。夫世子病所謂尸蹶者。以爲不然。試入診。世子股陰當溫。

耳焦焦如有啼者聲。若此者。皆可活也。中庶子遂入診世子以病報。虢侯聞之。足跣而起至門曰。先生遠辱幸臨。寡先生幸而治之。則糞土之息得蒙天地載長爲人。先生弗治。則先犬馬塡壑矣。言未卒而涕泣沾襟。扁鵲入砥針礪石。取三陽五輸爲先。軒之竈八拭之。陽子同藥。子明灸陽。子游按磨。子儀反神。子越扶形。於是世子復生。天下聞之。皆以扁鵲能起死人也。扁鵲曰。吾不能起死人。直使夫當生者起。死者猶可藥。而況生乎。悲夫。罷君之治。無可藥而息也。詩曰。不可救藥。言必亡而已矣。（卷十）

與史記扁鵲傳所記頗有異同。其義則於扁鵲傳解之。死者猶可藥以下。韓氏傷時政之言也。

禮記曰。君有疾飮藥。臣先嘗之。親有疾飮藥。子先嘗之。醫不三世。不服其藥。（曲禮下）

飮服也。嘗猶試也。孔穎達曰。父子相承。至三世。是愼物調劑矣。吳大倫曰。醫三世治人多矣。用物熟矣。功已試而無疑。然後服之。亦謹疾之至也。方慤曰。醫之苟非祖父子孫傳業。則術無自而精。術之不精。可服其藥乎。逸按古者巫醫世業。而又有醫師督課黜陟之。故傳世久者。其業必精。且古無醫籍。其有者父以傳子。子以傳孫。故世業至三可知其技之精。不特醫。周禮保章氏馮相氏等陰陽星曆之類。凡以技成家者。皆令世其業。不三世不服其藥。以此也。後世醫籍日多。故雖非世業。亦有獨造之人。人或因疑此條。未深攷耳。

又曰。凡執技以事者。祝史射御醫卜及百工。凡執技事上者不貳事。不移官。出鄉不與士齒。（王制）

凡百技術。非自少至老。一意專心攻其事。不能至其極。所以不移官也。然人之才能。各不同。有長於彼。而短於此者。有巧乎此。而拙乎彼者。是以相傳之技不必巧。首唱之業不必拙。要在其人。夫子所以畏來者也。

左傳曰。樹德莫如滋。去疾莫如盡。（哀公元年）

樹樹植也。言欲樹德者。當務蕃滋。猶欲去疾者。期於除盡。其理相反。而意反切。與下條使醫除疾。而曰必遺類爲者。未之有也。其義相發。

又曰。吳將伐齊。越子率其衆以朝焉。王及列士皆有饋賂。吳人皆喜。唯子胥懼。曰是豢吳也夫。諫曰。越在。我心腹之疾也。壤地同而有欲於我。夫其柔服。求濟其欲也。不如早從事焉。得志於齊。猶獲石田也。無所用之。越不爲沼。吳其泯矣。使醫除疾。而曰必遺類焉者。未之有也。（哀公十一年）

外順內忌。餌之以利。曰豢腹心之疾。雖輕不可忽也。況其重者乎。石田磽确也。

春秋繁露曰。子曰。人而不曰如之何。如之何者。吾末如之何也已矣。故匿病者不得良醫。羞問者聖人去之。(執贄篇)

有匿病者。有忍疾者。是不特終身不能脫病患。或至于死。豈不悲乎。楚語曰。誰無疾眚。能者蚤除之。

論語曰。康子饋藥。拜而受之。曰丘未達。不敢嘗。(鄉黨篇)

孔安國曰。未知其故。故不敢嘗。禮也。物茂卿曰。饋毒於人令死。古者謂之饋藥焉。是所以無饋藥之禮也。孔子之時。禮失俗變。貴人問疾。或饋之藥。時人亦必嘗之。依賜食之禮也。皆非禮也。

方言曰。凡飲藥傳藥而毒。南楚之外謂之瘌。北燕朝鮮之間謂之癆。東齊海岱之間謂之眠。或謂之眩。自關而西謂之毒。瘌痛也。(卷三)

藥也。逐病也。無不眠眩。此其所以爲藥也。後人懼眠眩。甚於疾病。而篤癃大患。尚且欲以平淡泛雜之劑治之。終使可生者斃。可不深思耶。

史記曰。毒藥苦於口。利於病。忠言逆於耳。利於行。(范雎傳)

前漢書淮南王傳。張良傳。并同。家語六本篇。韓非子外儲說傳。說苑敬慎篇。俱作良藥。良以藥能言。毒以藥性言。毒卽能。能卽毒。以毒藥攻病毒。所以眠眩而疾愈也。三代醫法爲然。秦漢以降。道家長生延年之說。混于疾醫。始有不老久視之方。補虛益氣之藥。千歲之下。往而不返。雖卓絕之士。尚不能脫其窩窟。可不歎哉。

又曰。語有之矣。貌言華也。至言實也。苦言藥也。甘言疾也。夫子果肯終日正言。鞅之藥也。(商君列傳)

此卽上條毒藥利於疾之義。與臧孫美疢惡石之言。其意正同。

又曰。扁鵲者。勃海郡鄭人也。(徐廣曰。鄭當作鄚。鄚縣名。今屬河南。)姓秦氏。名越人。少時爲人舍長。舍客長桑君過。扁鵲獨奇之。常謹遇之。長桑君亦知扁鵲非常人也。出入十餘年。乃呼扁鵲私坐。間與語曰。我有禁方。欲傳與公。公毋泄。扁鵲曰。敬諾。乃出其懷中藥予扁鵲。飲之以上池之水。三十日當知物矣。乃悉取其禁方書。盡與扁鵲。忽然不見。殆非人也。扁鵲以其言飲藥三十日。視見垣一方人。以此視病。盡見五藏癥結。特以診脈爲名耳。(

董其授受。以貴其方法。神其人以奇其術。方技方術。諸傳皆然。是史家常態。註家欲實其事。回護旁搜爲說。可謂迂矣。）爲醫或在齊。或在趙。在趙者（者猶曰）名扁鵲。當晉昭公時。諸大夫彊而公室弱。趙簡子爲大夫。專國事。簡子疾。五日不知人。大夫皆懼。於是召扁鵲。扁鵲入視病。出。董安于問扁鵲。扁鵲曰。血脈治也。而何怪。昔秦穆公嘗如此。七日而寤。寤之日。告公孫支與子輿曰。我之帝所甚樂。吾所以久者。適有所學也。帝告我。晉國且大亂。五世不安。其後將霸。未老而死。霸者之子且令而國男女無別。公孫支書而藏之。秦策於是出。夫獻公之亂。文公之霸。而襄公敗秦師於殽。而歸縱淫。此子之所聞。今主君之病與之同。不出三日必間。間必有言也。居二日半。簡子寤。語諸大夫曰。我之帝所甚樂。與百神遊於鈞天。廣樂九奏萬舞。不類於三代之樂。其聲動心。有一熊欲援我。帝命我射之。中熊。熊死。有羆來。我又射之。中羆。羆死。帝甚喜。賜我二笥。皆有副。吾見兒在帝側。帝屬我一翟犬。曰及而子之壯也。以賜之。帝告我。晉國且世衰。七世而亡。嬴姓將大敗周人於范魁之西。而亦不能有也。董安于受言。書而藏之。以扁鵲言告簡子。簡子賜扁鵲田四萬畝。（扁鵲傳）

此條文士修飾之言。不足爲模範也。唯血脈治也。而何怪七字。可以爲疾醫之規則焉。夫人身不過氣血也。故氣血之宣閉治亂。可以斷疾之輕重治不治矣。左傳襄公二十一年。楚子使醫視叔豫。復曰。瘠則甚矣。而血氣未動。論衡別通篇曰。血脈不通。人以甚病。是可以見其義矣。虢太子破陰絕陽之色已發。脈亂猶且得活。故血脈治者。雖篤患必生。診處之間。可痛着眼於此以下手。

又曰。扁鵲過虢。虢太子死。扁鵲至虢宮門下。問中庶子喜方者。曰太子何病。國中治穰過於衆事。（正義曰。中庶子。古官號也。後漢書百官志云。太子中庶子六百石。註職如侍中。方方術也。治穰。修穰祀也。說文禳祀除癘殃也。徐曰禳之爲言攘也。左傳昭公二十六年。齊侯禳彗。晏子曰。天之有彗。以除穢德也。君無穢德。又何禳焉。若德之穢。禳之何損。史記齊世家彗星見。晏子曰。百姓愁苦以萬數。而君令一人禳之。安能勝衆口乎。）中庶子曰。太子病。血氣不時。交錯而不得泄。暴發於外。則爲中害。精神不能止邪氣。邪氣畜積而不得泄。是以陽緩而陰急。故暴蹷而死。（交錯猶言錯行也。鬱毒抑遏。則氣血不能錯行。故邪氣侵入。而精氣不能拒止邪氣。邪氣畜積。內外鬱閉。以發暴蹷也。陽緩陰急。猶云外虛內實也。蹷蹶厥瘚義同。氣逆也。韓詩外傳作瘚曰。無使小民飢寒。則瘚不起。）扁鵲曰。其死何如時。（何如猶曰幾何。其可生不可生。蓋在于此。）曰鷄鳴至今。曰收乎。曰未也。（收謂棺斂）其死未能半日也。（扁鵲於是決其可生）言（言使中庶子報虢君也）臣齊勃海秦越人也。家在於鄭。（按鄭當作鄚未嘗得精光侍謁於前也。（精光顏色也。精光之上。當添拜字看。）聞太子不幸而死。臣能生之。（扁鵲聞中庶子言。知其可救。是不出千里而決者。）中庶子曰。先生得無誕之乎。（誕大言也。謂欺之。）何以言太子可生也。臣（臣說苑作吾）聞上古之時。醫有俞跗。（應邵曰黃帝時醫也。）治病不以湯液醴釃。（汁滓相將曰醴。而去滓漉曰釃。）鑱石橋引案杌毒熨。（鑱石鑱針砭針也橋撟誤。撟矯蹻通。撟引矯。揉強急而導引之也。杌抗誤。抗動搖也。詩小雅正月篇。天之抗我。毛萇曰。抗動也。案抗按摩閉滯而動搖之也。素問異法方宜論曰。其病多痿厥寒熱。其治宜導引按蹻。太素作按矯毒熨。見素問壽夭剛柔篇。以毒藥熨帖病處也。）一撥見病之應。因五藏之輸。（撥謂開衣見。猶曰知應病之表候也。靈樞九針十二原篇曰。覩其應而知五藏之害是也。）乃割皮解肌。訣脈結筋。搦髓腦揲荒爪幕。（訣決通。搦按也。揲閱持也。或曰荒肓同。膈也。爪荒之下體誤分也。幕膜同。說苑作束肓。莫肓膜見素問痹論。割解訣結搦揲六字。形容譬諭極奇。下文湔浣漱滌練易亦然。）湔浣腸胃。漱滌五藏。練精易形。（素問湯液醪醴論曰。疎滌五藏。故精自生。形自盛。骨肉相保。巨氣乃平。是雖非急病。治法理則同。腸胃五藏互言耳。）先生之方（方方術也）能如是。則太子可生也。不能若是。而欲生之。曾不可以告。咳嬰之兒終日。（曾乃也。咳讀爲孩。不可終日。謂暫時被厭苦。言嬰兒無知。猶喻其詐也。）扁鵲仰天歎曰。夫子之爲方也。若以管窺天。以郄視文。（以中庶子之論爲管隙之見。所以奪其膽也。）越人之爲方也。不待切脈望色聽聲寫形。言病之所在。（切診脈之陰陽虛實也。望觀血色之榮枯浮沈也。聽聞聲音之清濁盛衰也。寫照形體之虛實肥瘠也。靈樞榮衛失常篇曰。無陰無陽。無左無右。候病之所在。夫切望聽寫。固診候之樞要也。然至術如扁鵲。有不必待四診而決病證者。待竢也。假也。莊子逍遙游曰。雖免于行。猶有所待。可見有待者。未足言其極矣。）聞病之陽。論得其陰。聞病之陰。論得其陽。病應見於大表。不出千里決者至衆。不可曲止也。（聞陽得陰。聞陰得陽。聞彼知此。聞此察彼也。故雖未診。太子中庶子一言之下。巳知其可生。此所以不出千里決者。至衆也。曲猶小也。言吾術如此。不可以小見而止之也。）子以吾言爲不誠。試入診太子。當聞其耳鳴而鼻張。循其兩股以至於陰。當尙溫也。（陰脈上爭。故有耳鳴鼻張之應。陽脈下墜。故有股陰尙溫之徵。）中庶子聞扁鵲之言。目眩然而不瞚。舌撟然而不下。乃以扁鵲之言入報虢君。（瞚與瞬同。說文曰。瞚開闔目數搖也。撟然舌舉貌。）虢君聞之大驚。出見扁鵲於中闕。曰竊聞高義之日久矣。然未嘗得拜謁於前也。先生過小國。幸而舉之。偏國寡臣幸甚。有先生則活。無先生則棄捐填溝壑。長終而不得反。言未卒。因噓唏服臆。魂精泄橫。流涕長潸。忽忽承睞。悲不能自止。容貌變更。（中闕宮門也。舉之。猶曰不棄之也。董份曰。寡臣太子也。棄捐填溝壑。甚言死也。噓唏與歔欷同。悲泣氣咽貌。服與愊膈通。方言臆滿也。郭璞註愊臆氣滿也。泄橫謂魂精失守之狀也。索隱曰。長潸長垂淚也。忽忽。通惚惚。水涌貌。睞睫也。承睫。謂淚垂於睫也。止禁也。靈樞論勇篇曰。失氣。驚悸顏色變更。虢君以下。極言渴望推獎之意。言未卒以下寫盡哀痛慘怛之狀極妙。）扁鵲曰。若太子病。所謂尸蹶者也。（尸蹶。謂蹶而如尸也。）夫以陽入陰中動胃。（中內也。血氣不錯行。邪氣闌入內擾動胃府。是上文暴發於外爲中害者。）纏緣中經維絡。別下於三焦膀胱。（纏緣謂邪氣纏繞也。中猶穿也。別下言更入。）是以陽脈下遂。陰脈上爭。會氣閉而不通。（遂墜也。陽脈下墜。陰脈上爭。故血氣乖亂。致會氣閉而不通。會氣元真也。金匱要略曰。五藏元真通暢。人即安和。客氣邪風。中人多死。又曰不遺形體。有衰病則無由入其腠理。腠者是三焦通會元真之處。爲血氣所注。理者。是皮膚臟腑之文理也。）陰上而陽內行。下內鼓而不起。上外絕而不爲使。上有絕陽之絡。下有破陰之紐。破陰絕陽之色已廢。脈亂故形靜如死狀。太子不死也。（陰上而陽內行。覆說陽脈下遂陰脈上爭也。鼓疑破誤。紐亦絡也。上下內外拒格破絕。不能振起。又不能相使也。破絕二字。形容之語。不可做實字看。廢徐廣曰一作發。是也。血色已變。形如死狀。然脈動未絕。而生機尙存。所以云不死也。）夫以陽入陰支蘭藏者生。（太子之病是也。）以陰入陽支蘭藏者死。凡此數事。皆五藏蹶中之時暴作也。良工取之。拙者疑殆。（以陽入陰。上文所謂以陽入陰也。支拄也。蘭遮也。藏即五藏。舉藏府在其中。邪氣橫騖。遮拄府藏營運之機。是以會氣破閉。不得通暢。鬱極而疊暴。數事謂上件諸證。暴蹶所由而發也。取謂刺取血。見素問瘧論。刺瘧論靈樞等泄鬱通閉。使氣血循環流通之術。）扁鵲乃使弟子子陽厲針砥石。以取外三陽五會。有閒。太子蘇。（厲砥皆磨石也。針鐵針也。石砭針也。三陽五會。甲乙經以爲百會一名。肘后方亦曰尸蹶刺百會。蓋發泄鬱閉。宣通陽氣之法。）乃使子豹五分之熨。以八減之齊和煮之。以更熨兩脇下。太子起坐。更適陰陽。但服湯二旬而復故。（五分之熨。疑摺布爲厚五分。浸八減之齊。以熨之也。或曰減鹹通。鹹味八物和合以煮之也。更熨更互熨兩脇也。復故復舊也。陰陽是一篇主意。曰闓陽得陰闓陰得陽。曰以陽入陰。曰陽脈下遂陰脈上爭。曰陰上而陽內行。曰破陰絶陽。曰以陰入陽。曰適陰陽。以陰陽立論。以陰陽終論。條理井然。文辭絶妙。）

此事又見于韓詩外傳。劉向說苑。而稍有異同。司馬遷因韓詩外傳。更搜索異聞。潤色鋪張。作扁鵲傳。然裨益醫事。獨此條而已。如趙簡子齊桓公事。不足爲醫家之典型也。

又曰。扁鵲過齊。齊侯客之。（扁鵲齊人。不可言過齊。疑是別一扁鵲。司馬遷以爲秦越人耳。）入朝見曰。君有疾在湊理。不治將深。桓侯曰。（侯當作公。下皆同。新序可證。）寡人無疾。扁鵲出。桓侯謂左右曰。醫之好利也。欲以不病者爲功。後五日。扁鵲復見曰。君有疾在血脈。不治恐深。桓侯曰。寡人無疾。扁鵲出。桓侯不悅。後五日。扁鵲復見曰。君有疾在腸胃間。不治將深。桓侯不應。扁鵲出。桓侯不悅。後五日。扁鵲復見。望見桓侯而退走。桓侯使人問其故。（故事因也。左傳隱公元年。潁考叔曰。敢問何謂。公語之故。）扁鵲曰。疾之居湊理也。湯熨之所及也。在血脈。針石之所及也。其在腸胃。酒醪之所及也。其在骨髓。雖司命無奈之何。（天官書曰。文昌宮六星。四曰司命。索隱曰。春秋元命包曰。司命主災咎也。張衡思玄賦。死生錯而不齊兮。雖司命其不晰。）今在骨髓。臣是以無請也。後五日。桓侯體病。使人賦召扁鵲。扁鵲已逃去。桓侯遂死。使聖人預知微。（微幾微也。）能使良醫得蚤從事。則疾可已。身可活也。人之所病。病疾多。而醫之所病。病道少。（病患也。言人患疾疢之多。醫患治法之少。）故病有六不治。驕恣不論於理。一不治也。（凡事循理必治。不論於理。謂不循於理。）輕身重財。二不治也。（所謂忘軀狥物之類。）衣食不能適。三不治也。（適當也。中也。靈樞師傳篇。難經十四難可并考。衣食不能適。多在貧困。然亦有縱情肆欲。自失其適者。）陰陽并藏氣不定。四不治也。（素問調經篇曰。血氣未并。五藏安定。陰與陽并。血氣以并。病形以成。）形羸不能服藥。五不治也。（形神羸憊者。胃氣已困極。故假令能服藥。不能運布藥氣。是亦多不治。）信巫不信醫。六不治也。（歆望巫祝者固也。委付凡醫者。亦足以取死。）有此一者。則重難治。（有一于此。則輕者亦至難治也。況有二有三者。何以得治之。）扁鵲名聞天下。過邯鄲。聞貴婦人。即爲帶下醫。（邯鄲趙都。

其俗貴寵婦人。故爲帶下醫。帶下腰帶已下經血諸疾也。以下文例推之。聞下恐脫趙人二字。）過洛陽。聞周人愛老人。卽爲耳目痺醫。（周重養老尙齒之禮。餘風猶存。痺病毒凝閉不通之義。疑耳聾目𥈭之證。）來入咸陽。聞秦人愛小兒。卽爲小兒醫。（明板太平御覽作顱顖醫。與上文帶下耳目痺同類。似可從。中古巫方立小兒顱顖經。見病源候論。五庫全書總目載顱顖經二卷。論顱顖之義甚詳。）隨俗爲變。（伎之妙無所不能。非釣名射利之爲。）秦太醫令李醯自知伎不如扁鵲也。使人刺殺之。（人之有伎。媢疾以惡之。是聖賢所深戒也。醯何者至敢行殺吾。於是乎知世醫妬忌排擠之不足怪也。噫。）

此事本出韓非子喩老篇。古人假醫事論國家治亂成敗。諷諭君相者甚多。如夫事之禍福。亦有腠理之地。故聖人蚤從事焉。（韓非子）使聖人預知微能。使良醫蚤從事。則疾可已。身可活也。（本傳）其意可見矣。人之所病以下。司馬遷補葺以成傳之體耳。世醫以腠理骨髓之言爲扁鵲眞訣。或以三條年世隔異爲疑者。抑末傳中惟尸蹶一條。爲扁鵲眞面目。其治術卓絕。自有不可磨滅者。可以爲醫家之寶典。夫若神而明之。在其人耳。

又曰。太倉公者。齊太倉長。臨留人也。姓淳于氏。名意。少而喜醫方術。高后八年。更受師同郡元里公乘陽慶。（公乘官。陽姓慶名。）慶年七十餘。無子。使意盡去其故方。更悉以禁方予之。（故方倉公舊所學之方也。）傳黃帝扁鵲之脈書。五色診病。知人死生。決嫌疑。定可治。及藥論甚精。（周禮疾醫職曰。以五氣五聲五色眡其死生。素問移精變氣論曰。余欲論病人。觀死生。決嫌疑。說文曰。嫌不平於心也。一曰疑也。）受之三年。爲人治病。決死生多驗。然左右行游。諸侯不以家爲家。或不爲人治病。病家多怨之者。文帝四年。中人上書言意。以刑罪當傳西之長安。（傳驛遞也。）意有五女。隨而泣。意怒罵曰。生子不生男。緩急無可使者。（緩字帶說。意在急。袁盎傳曰。一旦有緩急。游俠傳曰。緩急人之所時有也。）有是少女緹縈。傷父之言。（傷痛也。）乃隨父西上書曰。妾父爲吏。齊中稱其廉平。（初爲太倉長。故曰爲吏。廉不貪也。）今坐法當刑。妾切痛死者不可復生。而刑者不可復續。雖欲改過自新。其道莫由。終不可得。妾願入身爲官婢。以贖父刑罪。使得改行自新也。書聞。上悲其意。此歲中亦除肉刑法。意家居。詔召問所爲治病。（爲去聲。爲人治病也。）死生驗者幾何。人主名爲誰。詔問故太倉長臣意。（

已去官。故曰故。）方伎所長。及所能治病者。有其書無有。皆安受學。受學幾何。歲嘗有所驗。何縣里人也。何病醫藥已其病之狀皆何。如具悉而對。曰。自意少時喜醫藥。醫藥方試之多不驗者。至高后八年。得見師臨菑元里公乘陽慶。慶年七十餘。得見事之。謂意曰。盡去而方書非是也。（而汝也。是猶善也。）慶有古先道遺傳黃帝扁鵲之脈書。五色診病。知人死生。決嫌疑。定可治。及藥論書甚精。我家給富。心愛公。欲盡以我禁方書悉教公。臣意即曰。幸甚。非意之所敢望也。臣意即避席再拜謁。（謁請也）受其脈書上下經五色診奇咳術。（素問示從容論。雷公曰。臣請誦脈經上下篇。咳歌開切。音該。與侅胲該通。說文曰。奇侅非常也。方言曰。非常曰侅。事漢書藝文志有五音奇胲。用兵二十三卷。五音奇咳。刑德二十一卷。淮南子兵略訓曰。刑德奇賌之數。賌即胲。張註奇賌。奇祕非常術也。廖百子曰。咳當從胲。譌作咳。未可謂從與胲同。）揆度陰陽外變。（醫和所稱六淫之類。）藥論石神論。（疑當作藥石神論）接陰陽禁書。（或者以爲房中術書）受讀解驗之。可一年所。（所許也。年也。）明歲。即驗之。有驗。然尚未精也。要事之三年所。（要約也。受讀以來。約略三年也。）即嘗已爲人治診病。決死生。有驗精良。（嘗試也。或曰已以也。此說難從。）今慶已死十年所。臣意年盡三年。年三十九歲也。

倉公所受楊慶脈書藥論禁方書等不一存。是以治驗數十條。病論治法。其義不可得而詳。故今不載錄。

治術篇下

前漢書曰。醫經者。原人血脈經絡骨髓陰陽表裏。以起百病之本。死生之分。而用度箴石湯火所施。調百藥齊和之所宜。至齊之得。猶慈石取鐵。以物相使。拙者失理。以瘉爲劇。以生爲死。（藝文志）

醫經七家合二百十六卷。今皆不傳。晉皇甫謐以素問九卷。針經九卷。合爲內經。唐王冰以素問九卷。靈樞九卷。爲內經。然二家之說。皆無據證。說詳于拙著橘黃醫談。

又曰。經方者。本草石之寒溫。量疾病之淺深。假藥味之滋。因氣感之宜。辨五苦六辛。致水火之齊。以通閉解結。反之於平。及失其宜者。以熱益熱。以寒益寒。精氣內傷。不見於外。是所獨失也。故諺曰。有病不治。常得中醫。(同上)

經方十一家。二百七十四卷。亦不一存焉。通閉解結。反之於平。古昔治法。要歸此二語。可謂至言矣。人以精氣為本。故其受傷。尤致意焉。不可深思乎哉。有病不治。常得中醫。漢代之盛。乏良醫尚如此。使孟堅見今世之所謂中醫者。將謂之何。本草石之寒温。疑藥書名本草義亦如之。

又曰。方技者。皆生生之具。王官之一守。大也。古有岐伯俞拊。中世有扁鵲秦和。蓋論病以及國。原診以知政。漢興有倉公。今其技術晻昧。故論其書。以序方技為四種。(同上)

觀班氏言。今技術晻昧。益知良工不世出。不獨後代也。雖曰分方技有四種。其實不過醫經經方二家。如房中神仙。不與疾醫同道。故今不採錄。

後漢書曰。郭玉者。廣漢雒人也。初有老父。不知何出。常漁釣於涪水。因號涪翁。乞食人間。見有疾者。時下針石。輒應時而效。乃著針經診脈法傳於世。(診候也)弟子程高尋求積年。翁乃授之。高亦隱跡不仕。玉少師事高。學方診六微之技。(六微字見于金匱臟腑經絡先後篇。義似不同。)陰陽隱側之術。(側測通)和帝時。為太醫丞。多有效應。帝奇之。仍試令嬖臣美手腕者。與女子雜處帷中。使玉各診一手。問疾苦。玉曰。左陰右陽。脈有男女。狀若異人。(異別也)臣疑其故。帝歎息稱善。玉仁愛不矜。雖貧賤廝養。必盡其心力。而醫療貴人。時或不愈。帝乃令貴人羸服變處。一針即差。(羸困也。羸服猶曰貧服也。)召玉詰問其狀。對曰。醫之為言意也。腠理至微。(腠者。三焦通會元真之處。為血氣所注。理者。皮膚臟腑之文理也。)隨氣用巧。針石之間。毫芒即乖。神存于心手之際。(神猶言妙際交會也。)可得解而不可得言也。夫貴者處尊高以臨臣。臣懷怖懾以承之。其為療也。有四難焉。自用意不任臣。一難也。將身不謹。(將行也。率也。)二難也。骨節不強。不能使藥。(舉骨節身體在中)三難也。好逸惡勞。四難也。針有分寸。時有破漏。(裴松之曰。破漏日有衝破也。未知是非。)重以恐懼之心。加以裁慎之志。(裁節也)臣意且有不盡。何有於病哉。此其所以為不愈也。帝善其對。年老卒官。(郭玉傳)

說文曰。醫治病工也。郭玉曰。醫之為言意也。是特就針術言之耳。唐許胤宗亦曰。醫者意也。是亦脈理為言者。固非本義也。說詳于拙著橘黃醫談四難之弊。不獨尊高人。雖卑賤者亦有之。醫人脫重稍之念。希是以阿媚容悅。甘言巧辭。以求售。假饒不懷怖懾。恐懼不遑。盡心於治療。何以得至精妙之域。世之不出良醫。不亦宜乎。

又曰。華佗字元化。沛國譙人也。一名旉。(音孚。三國志裴註曰。古旉字與佗相似。寫字者多不能別。尋佗字。元化其名爲孚也。）游學徐土。兼通數經。曉養性之術。年且百歲。而猶在壯容。（數經疑術數之書。猶魏志作貌。）時人以爲仙。沛相陳珪舉孝廉。太尉黃琬辟。皆不就。精於方藥。處齊不過數種。心識分銖。不假稱量。針灸不過數處。若疾發結於內。針藥所不能及者。乃令先以酒服麻沸散。既醉無所覺。因刳破腹背。抽割積聚。若在腸胃。則斷截湔浣。（截本字斷也。）除去疾穢。既而縫合。傅以麻膏。四五日創愈。一月之間皆平復。

佗嘗行道。見有病咽塞者。因語之曰。向來道隅有賣餅人蓱虀甚酸。（三國志蓱作蒜。）可取三升飲之。病自當去。即如佗言。立吐一蛇。乃縣於車而候佗。時佗小兒戲於門中。逆見。自相謂曰。客車邊有物。必是逢我翁也。及客進。顧視壁北懸蛇以十數。乃知其奇。

又有一郡守篤病久。佗以爲盛怒則差。乃多受其貨而不加功。（三國志功作治。）無何棄去。又留書罵之。太守果大怒。令人追殺佗。不及。因瞋恚吐黑血數升而愈。

又曰。病者詣佗求療。佗曰。君病根深。因當剖破腹。（三國志作當破腹取。）然君壽亦不過十年。病不能相殺也。（三國志無相字也。下有君忍十歲壽俱當盡不足故自刳裂之十四字。）病者不堪其苦。必欲除之。佗遂下療。應時愈。十年竟死。

廣陵太守陳登。忽患胸中煩懣。面赤不食。佗脈之曰。府君胃中有蟲。欲成內疽。腥物所爲也。即作湯二升。再服。須臾吐出三升許。蟲頭赤而動。半身猶是生魚膾。所苦便愈。佗曰。此病後三期當發。遇良醫可救。登至期疾動。時佗不在。遂死。曹操聞而召佗。常在左右。操積苦頭風眩。佗針隨手而差。（三國志針下有鬲字。）

有李將軍者。妻病呼佗視脈。佗曰。傷身而胎不去。（三國志傷身作傷娠。身娠通。）將軍言聞實傷身。胎已去矣。佗曰。按脈胎未去也。將軍以爲不然。（三國志然下有佗舍去三字。）妻稍差。百餘日復動。更呼佗。佗曰。脈理如前。是兩胎。先生者去血多。故後兒不得出也。胎既已死。血脈不復歸。必燥著母脊。（三國志脊下有故使脊痛句。）乃爲下針。并令進湯。婦因欲產而不通。佗曰。死胎枯燥。埶而不生。（埶勢通。）使人探之。果得死胎。人形可識。但其色已黑。佗之絕技。皆此類也。爲人性惡難得意。且恥以醫見業。又去家思歸。乃就操求還取方。因託妻疾。數期不反。（三國志數下有乞字。）操累書呼之。又敕郡縣發遣。佗恃能厭事。猶不肯至。操大怒。使人廉之。（廉察也。

三國志作往撿。）知妻詐疾。乃收付獄訊。考驗首服。荀彧請曰。佗方術實工。人命所懸。宜加全宥。（三國志全作舍）操不從。竟殺之。佗臨死。出一卷書。與獄吏曰。此可以活人。吏畏法不敢受。佗不強與。索火燒之。（三國志有佗死後。太祖頭風未除。太祖曰。佗能愈此。小人養我病。欲以自重。然吾不殺此子。亦終當不爲我斷此根原耳。乃後愛子倉舒病困。太祖歎曰。吾悔殺華佗。令此兒彊死也。六十五字。）初軍吏李成苦欬。晝夜不寐。（三國志有時吐膿血。以問佗。佗言君腸臃咳之所吐。非從肺來也。五句無佗以爲癰句。）佗以爲腸癰。與散兩錢服之。卽吐二升。膿血於此漸愈。乃戒之曰。後十八歲。疾當發動。若不得此藥。不可差也。復分散與之。後五六歲。有里人如成先病。請藥甚急。成愍而與之。乃故往譙。更從佗求。適值見收。（三國志值下有佗字）意不忍言。後十八年。成病發無藥而死。廣陵吳普。彭城樊阿。皆從佗學。普依準佗療。多所全濟。佗語普曰。人體欲得勞動。但不當使極耳。動搖則穀氣得消。血脈流通。病不能生。譬猶戶樞終不朽也。是以古之仙者。爲導引之事。熊經鴟顧。（熊經若熊之攀枝自懸也。鴟顧身不動而迴顧也。莊子曰。吐故納新。熊經鳥伸。此導引之士養形之人也。）引挽腰體。動諸關節。以求難老。吾有一術。名五禽之戲。一曰虎。二曰鹿。三曰熊。四曰猨。五曰鳥。亦以除疾。兼利蹏足。以當導引。體有不快。起作一禽之戲。怡而汗出。（白虎通曰也禽鳥獸總名。言熊人禽制也。三國志怡而作沾濡。）因以著粉。身體輕便而欲食。普施行之。年九十餘。耳目聰明。齒牙完堅。阿善針術。凡醫咸言背及匈藏之間。不可妄針。針之不可氣過四五分。而阿針背入一二寸。巨闕匈藏。乃五六寸。而病皆瘳。阿從佗求方。可服食益於人者。佗授以漆葉青黏散。漆葉屑一斗。（三國志斗作升）青黏十四兩。以是爲率。言久服去三蟲。利五藏。輕體。使人頭不白。阿從其言。壽百餘歲。漆葉處所而有。青黏。生於豐城彭城及朝歌閒。（青黏一名地節。一名黃芝。三國志豐城作豐沛閒。下有云字。（華佗傳）

華佗之伎古今稱卓絕。然其治法奇異。頗難可依准。皇甫謐謂華佗存精於獨識者。殆是歟。魏志方伎傳。其文與本傳有少出入。今查對抄取。補入行間。魏志更有治案八條。此不收錄。

又曰。桓帝元嘉元年。詔舉獨行之士。涿郡崔寔至。公車不對策而退。著政論。其略曰。昔孔子作春秋。褒齊桓。懿晉文。歎管仲之功。夫豈不美文武之道哉。誠達救弊之理也。故聖人能與世推移。而俗士苦不知變。以爲結繩之約。

可復理亂秦之緒。干戚之舞。足以解平城之圍。夫熊經鳥伸。雖延歷之術。非傷寒之理。呼吸吐納。雖度紀之道。非續骨之膏。蓋爲國之法。有似理身。平則致養。疾則攻焉。夫刑罰者。治亂之藥石也。德教者。與平之粱肉也。夫以德教除亂。是以粱肉理疾也。以刑罰理平。是以藥石供養也。

攻疾以毒藥。養精以穀肉果菜。其義見素問藏氣法時論。五常政大論亦曰藥以袪之。食以隨之。是古昔養生治疾之大經法。千歲不可易者。崔實之論信而有徵。唯養生者養誤其法。攻疾者攻不得其方。則殞身殺人。故術不可不慎也。崔實與張仲景同時人。漢季雖醫道陵夷。古法尙存。故張子之書如彼。崔實之論如此。後之以藥石議滋補者。皆道家之支流餘裔耳。熊經鳥伸見莊子刻意篇。淮南精神訓。又華佗傳有熊經鴟顧之語。

又曰。是爲癰疽伏疾。留滯脇下。如不誅。轉就滋大。（段熲傳）

逸周書曰。伐亂伐疾伐疫。武之順也。（武稱解）

瀆武則逆。故曰順也。上條曰誅。此條曰伐。古者治療之法。其義可見矣。按靈樞脈度篇曰。盛而血者疾誅之。

又曰。公貨少多賑賜窮士救瘠補疾。賦均田布。（允文解）

救瘠補病。給恤之謂也。非以藥物補之也。註曰。主施赦布政也。可以見其義矣。

東觀漢記曰。太醫皮巡獵上林還。暮宿殿門下。寒疝病發。時訓直事聞巡聲。起往問之。巡曰。冀得火以熨背。訓身言太官門爲求火不得。乃以口嘘其背。復呼同廬郎共更嘘。至朝遂愈。（鄧訓列傳）

邊境僻地之民。卒發腹痛背痛腰痛惡寒等。則不問感冒疝瘕積聚霍亂蛔痛血氣痛。直熱火劇烘腹背。發汗取愈。其效甚速。鄧訓與同廬郎更嘘其背。匆卒之際。機警敏捷。洵可歎賞矣。蹙唇吐氣曰吹。虛口出氣曰嘘。吹氣出於肺。屬陰。故寒。嘘氣出於丹田。屬陽。故溫。

戰國策曰。醫扁鵲見秦武王。武王示之病。扁鵲請除。左右曰。君之病在耳之前。目之下。除之未必已也。將使耳不聰。目不明。君以告扁鵲。扁鵲投其石曰。君與知之者謀之。而與不知者敗之。使此秦國之政也。則君一舉而亡國矣。（秦策）

鹽鐵論相刺篇曰。扁鵲不能治不受針藥之疾。賢聖不能正不食諫諍之君。石砭石也。使此秦國之政。言使秦國之政如此也。

越絕書曰。苦藥利病。苦言利行。（外傳計倪）

苦藥。卽毒藥。

荀子曰。良醫之門多病人。檃括之側多枉木。（法行篇）

又見於說苑雜言篇。下有砥礪之旁多頑鈍七字。又莊子人間世篇曰。醫門多疾。

孔叢子曰。宰我使於齊而反。見夫子曰。梁邱據遇虺毒三旬而後瘳。朝齊君。齊君會大夫衆賓而慶焉。弟子與在賓列。大夫衆賓並復獻攻療之方。弟子謂之曰。夫所以獻方。將爲疾也。今梁邱已療矣。而諸夫子乃復獻方。方將安施。意欲梁邱大夫復有虺害。當用之乎。衆坐默然無辭。弟子此言何如。夫子曰。汝說非也。夫三折肱爲良醫。梁邱子遇虺毒而獲療。猶有與之同疾者。必問所以已之之方焉。衆人爲此。故各言其方。欲售之以已人之疾也。凡言其方者。稱其良也。且參據所以已之之方優劣耳。（嘉言篇）

爲治也。療愈也。瘳百子曰。良醫三折肱。謂歷病痛多。以喩人經歷事變也。按左傳定公十三年。齊高彊曰。三折肱知爲良醫。又說苑雜言篇曰。孔子曰。語不言乎。三折肱而成良醫。陳蔡之閒。丘之幸也。二三子從丘者。皆幸人也。因是觀之。高彊孔子皆誦古語也。按楚辭惜誦篇作九折臂而爲良醫兮。售與讐通。讐對也。又度量也。韓非子曰。主讐法則可也。註較量可否也。又按校勘書籍曰讐。比言兩本相對覆如仇也。售之謂比較衆方。以選其良。據按也。參據卽參考耳。

新語曰。制言者因其則。服藥者因其良。書不必起仲尼之門。藥不必出扁鵲之方。合之者善。可以爲法。（術事篇）

孔子。聖之聖者也。越人。醫之聖者也。能合孔子之言。符越人之方者。雖古無之。亦可以爲法。

新書曰。失今弗治。必爲痼疾。後雖有扁鵲。弗能爲已。悲夫。（大都篇）

楚語曰。誰無疾眚。能者蚤除之。憂國脈衰廢。其意深矣。

鹽鐵論曰。扁鵲撫息脈而知疾所由生。陽氣盛則損之而調陰。陰氣盛則損之而調陽。是以氣脈調和。而邪氣無所留矣。夫拙醫不知脈理之腠。血氣之分。妄刺而無益於疾。傷肌膚而已。（輕重篇）

誤藥濫投。其害甚於妄刺。而天下不勝。拙醫之多所以橫天載塗也。乏疑當作之。

又曰。用針石調均有無補不足。亦非也。上大夫君與治粟都尉管領大農事。灸刺稽滯。開利百脈。是以萬物流通。而縣官富貴。（同上）

百病皆生于鬱毒稽滯。血氣不和。故藥石針焫。無非排達開利之用。如後世滋補之方。何以得能拔病根反之於平乎。

又曰。藥酒苦於口而利於病。忠言逆於耳而利於行。（國病篇）

又曰。藥酒病之利也。正言治之藥也。（能言篇）

以上二條。即毒藥利於病之意。古者治疾以酒醪。故有此語。

又曰。所貴良醫者。貴其審消息而退邪氣也。非貴其下針石而鑽肌膚也。（申韓篇）

消減也。息猶增也。謂審陰陽氣血之增減而祛邪氣也。又有斟酌之意。故藥劑飲食衣服用度。各適其宜。亦謂之消息。公羊傳昭公十九年曰。樂正子春之視疾也。復加一飯。則脫然愈。復損一飯。則脫然愈。復加一衣。則脫然愈。復損一衣。則脫然愈。何休曰。脫然病愈貌。言消息得其宜也。按消息與將息同。醫書始見于傷寒論。蓋消息之於醫事。所係不小。故醫而疎於消息。疾必不治也。晉書曰。張苗雅好醫術。善消息診處。又史朓善診處。明消息。（王隱晉書太平御覽引）古人重消息。可以見矣。

又曰。扁鵲攻於腠理。絕邪氣。故癰疽不得成形。聖人從事於未然。故亂原無由生。是以砭石藏而不施。法令設而不用。斷已然鑿已發者。凡人也。治未形觀未萌者。君子也。（大論篇）

治疾治國。其理一也。故古人多假以發其義。蓋以譬喻之言易入也。攻絕謂藥治。斷鑿謂針刺。凡人。凡醫也。

新序曰。扁鵲見齊桓公。立有間。扁鵲曰。君有疾在腠理。不治恐將深。桓公曰。寡人無疾。扁鵲出。桓公曰。醫之好利也。欲治不疾以爲功。居十日。扁鵲復見。曰君之疾在肌膚。不治將深。桓公不應。扁鵲出。桓公不悅。居十日。扁鵲復見。曰君之疾在腸胃。不治將深。桓公不應。扁鵲出。桓公又不悅。居十日。扁鵲復見。望桓公而還走。桓公使人問之。扁鵲曰。疾在腠理。湯熨之所及也。在肌膚。針石之所及也。在腸胃。火齊之所及也。在骨髓。司命之所無奈何也。今在骨髓。臣是以無請也。居五日。桓公體痛。使人索扁鵲。扁鵲已逃之秦矣。桓公遂死。故良醫之治疾也。攻之於腠理。此事皆治之於小者也。夫事之禍福。亦有腠理之地。故聖人蚤從事矣。（雜事篇）

立侍立也。文與史記扁鵲傳有異同。錄以備校證。末段六句。子政假以諷政事也。腠理解見上篇虢太子尸蹶條。

說苑曰。今夫辟地殖穀以養生送死。銳金石雜草藥以攻疾。（建本篇）

嘉穀養生。藥石攻疾。古之道也。銳金石。磨針砭也。雜草藥。作方劑也。

又曰。吾聞病之將死也。不可為良醫。國之將亡也。不可為計謀。（權謀篇）

可與論衡定賢篇治期篇參考。

潛夫論曰。凡治疾者。先知脈之虛實。氣之所結。然後為之方。故疾可愈而壽可長也。（述敍篇）

審脈之虛實。視精氣之留滯。與邪氣之結轖。而為之措置。則疾病可得而治。橫夭可得而壽矣。

又曰。扁鵲之治疾病也。審閉結而通鬱。虛者補之。實者瀉之。（實邊篇）

閉結謂邪氣閉結。鬱謂精氣鬱閼。邪氣閉結。則精氣必鬱閼。疾醫之治疾。無非通鬱閼。解閉結者。班固曰。經方者。本草石之寒溫。量疾病之淺深。假藥味之滋。因氣感之宜。辨五苦六辛。致水火之齊。以通閉解結。反之於平是也。瀉之補之。即素問藥以祛之。食以隨之之義也。（五常政大論）

中論曰。夫惡猶疾也。攻之則益悛。不攻則日甚。（虛道篇）

悛改也。疾之不可不攻。其義益明。

韓非子曰。扁鵲之治疾也。以刀刺骨。聖人之救危國也。以忠拂耳。刺骨故小痛在體。而長利在身。拂耳故小逆在心。而久福在國。故甚病之人。利在忍痛。猛毅之君。以福拂耳。忍痛故扁鵲盡方。拂耳則子胥不失。壽安之術也。病而不忍痛。則失扁鵲之巧。危而不拂耳。則失聖人之意。如此長利不遠垂。功名不久立。（安危篇）

拂猶戾也。上言聖人之救危國也。而下引子胥。所以為韓非也。

又曰。夫良藥苦口。而智者勸而飲之。知其入而已己疾也。忠言拂耳。而明主聽之。知其可以致功也。（外儲說傳）

勸悅從也。已愈也。

又曰。夫彈痤者痛。飲藥者苦。爲苦憊之故。不彈痤飲藥。則身不活。病不已矣。（六反篇）

針刺者必先以指彈之。故曰彈痤癰也。

又曰。慈母之於弱子也。愛不可爲前。然而弱子有僻行。使之隨師。有惡病。使之事醫。不隨師。則陷於刑。不事醫。則疑於死。慈母雖愛。無益於振刑救死。則存者非愛也。（八說篇）

弱子。稚子也。愛不可爲前。謂愛之甚。註曰。不可先以愛養也。恐非。惡病。謂險惡之病。死生不可幾。故曰疑於死。辭婉而妙。存者所存於心也。

墨子曰。譬之如醫之攻人之疾者。然必知疾之所自起。焉能攻之。不知疾之所自起。則弗能攻。（兼愛篇）

疾之所自起。其根本也。能視病根。則雖奇恠萬變。治法不徬。

鶡冠子曰。積往生跂工以爲師。積毒成藥工以爲醫。（環流篇）

又曰。卓襄王問龐煖曰。夫君人者亦有爲其國乎。龐煖曰。王獨不聞俞跗之爲醫乎。已成必治。鬼神避之。楚王臨朝。爲隨兵。故若堯之任人也。不用親戚。而必使能。其治病也。不任所愛。必使舊醫。楚王聞傳暮攜在身。必待俞跗。卓襄王曰。善。龐煖曰。王其忘乎。昔伊尹醫殷。太公醫周武王。百里醫秦。申麃醫郢。原季醫晉。范蠡醫越。管仲醫齊。而五國霸。其善一也。然道不同數。卓襄王曰。願聞其數。煖曰。王獨不聞魏文侯之問扁鵲耶。曰。子昆弟三人。其孰最善爲醫。扁鵲曰。長兄最善。中兄次之。扁鵲最爲下。魏文侯曰。可得聞邪。扁鵲曰。長兄於病視神。未有形而除之。故名不出於家。中兄治病。其在毫毛。故名不出於閭。若扁鵲者。鑱血脈。投毒藥。副肌膚間。而名出聞於諸侯。魏文侯曰。善。使管子行醫術以扁鵲之道。曰桓公幾能成其霸乎。凡此者不病病。治之無名。使之無形。至功之成。其下謂之自然。故良醫化之。拙醫敗之。雖幸不死。創伸股維。卓襄王曰。善。寡人雖不能無創。孰能加秋毫寡人之上哉。（世賢篇）

治未病易。治已病難。至俞跗雖已病必治之。故鬼神懼而避之也。楚王臨朝爲隨兵。楚王每臨朝。以俞跗爲隨兵。以備疾病也。聞傳至在身。文義不明。必有訛謬。卓當作悼。此趙悼襄王也。申麃疑申包胥。原季趙衰。國語曰。

晉文公使原季爲卿是也。數術也。副剖也。韓非子顯學篇曰。嬰兒不剔頭則腹痛。不揊痤則寖益。註揊痤癰也。以小兒喻愚民。當揊剔以除其疾。勿姑息使養癰滋毒也。正字通曰。副揊疈擘通曰桓。之曰疑衍。伸引也。猶言增維牽攣也。此書錯誤殊多。殆不可讀。韓昌黎讀鶡冠子曰。文字脫謬。爲之正三十有五字。乙者三。滅者二十有三。注者十有二字。自唐至今。傳寫不知幾何。所以訛謬益多也。

呂子春秋曰。若用藥者然。得良藥則活人。得惡藥則殺人。義兵之爲天下良藥也亦大矣。（蕩兵篇）

藥者。凶毒也。兵者。凶器也。善用則爲良藥。爲義兵。不善用則爲惡藥。爲不義之兵。後之爲醫者其思之。

又曰。治國無法則亂。守法而不變則悖。悖亂不可以持國。譬之若良醫。病萬變藥亦萬變。病變而藥不變。嚮之壽民。今爲殤子矣。（察今篇）

方隨證者也。故不察其轉機而爲之治。不特疾不愈。亦使輕者重。重者斃。仲景氏曰。隨證治之至哉。

淮南子曰。天下之物。莫凶於雞毒。然而良醫槖而藏之。有所用也。（主術訓）

又曰。物莫所不用。天雄烏喙。藥之凶毒也。良醫以活人。（同上）

良工用毒藥。猶明主驅使姦雄。王良駕馭騂馬。其能盡才能。立大功。正在茲。

又曰。大戟去水。亭歷愈脹。用之不節。乃反爲病。（同上）

用藥之道。節度不得宜。反受其害。不特戟歷。

又曰。良醫者常治無病之病。故無病。聖人者常治無患之患。故無患也。（說山訓）

又曰。治未病。治未亂。治之至者。病者寢席。醫之用針石。巫之用糈籍。所救鈞也。狸頭愈鼠。雞頭已瘻。蝱散積血。斲木愈齲。此類之推者也。（同上）

糈祭神米也。籍祭籍也。鼠鼠咬也。瘻頸腫也。雞頭雞壅也。一名雁頭。即芡也。蝱蟲治瘀血。積血即瘀血。此條與莊子徐無鬼一意。

又曰。病熱而強之餐。救暍而飲之寒。救經而引其索。拯溺而投之石。欲救之反爲惡。（同上）

又見于人間訓及文子微明篇。文有小異。

又曰。醫若旱歲之土龍。疾疫之芻狗。是時爲帝者也。（說林篇）

又曰。蝮蛇螫人。傅以和堇則愈。物故有重而害反爲利者。（同上）

物得其用爲貴。莊叟所謂雞壅豕苓時爲帝。堇及桔梗互爲宰也。

論衡曰。夫百草之類。皆有補益。遭醫人采掇。成爲良藥。（幸偶篇）

藥物之祛疾。猶嘉穀之養生。此其所以補益于人也。與道家補虛益氣之旨。其義自不同。

又曰。古貴良醫者。能知篤劇之病所從生。起而以針藥治而已之。如徒知病之名而坐觀之。何以爲奇。夫人有不善。則乃性命之疾也。無其敎治。而欲令變更。豈不難哉。（率性篇）

人之爲不善。必有所惑。能審其所惑而後敎可得而施。爲病之於人亦然。必有原由。故非診得病由病情。病決不可治也。變更遷善改過也。

又曰。道家或以服食藥物。輕身益氣。延年度世。此又虛也。夫服食藥物。輕身益氣。頗有其驗。若夫延年度世。世無其效。百藥愈病。病愈而氣復。氣復而身輕矣。（道虛篇）

精氣爲病毒所抑遏。則百患萌生。能除病毒。則精氣宣流。爽然脫苦患。

又曰。病作而醫用。禍起而巫使。如自能案方和藥。入室求祟。則醫不售而巫不進矣。（程材篇）

能養性命者。無待於巫醫矣。

又曰。子路使子羔爲費宰。孔子曰。賊夫人之子。皆以未學不見大道也。醫無方術。云吾能治病。問之曰。何用治病。曰用心意。病者必不信也。吏無經學。曰吾能治民。問之曰。何用治民。曰以材能。是醫無方術。以心意治病。百姓安肯信嚮。而人君任用使之乎。

方術。謂方術之書也。漢書平帝紀曰。始元五年。舉天下通知方術本草者。樓護傳曰。護少誦醫經本草方術數十萬言。傷寒論序曰。精究方術。皆是也。不學方術而爲治療。猶不由聖經而行政治。安得平。

又曰。醫能治一病。謂之巧。能治百病。謂之良。是故良醫服百病之方。治百人之疾。大才懷百家之言。故能治百族之亂。扁鵲之衆方。孰若巧之一技。（別通篇）

扁鵲之方雖善。其得效取驗。獨在運用巧拙。猶文武之道。存乎其人服用也。

又曰。天地之有湛也。何以知不如人之有水病也。其有旱也。何以知不如人之瘅疾也。禱請求福。終不能愈。變操易行。終不能救。使醫食藥。冀可得愈。命盡期至。醫藥無効。堯遭洪水。春秋之大水也。聖君知之。不禱於神。不改於政。使禹治之。百川東流。夫堯之使禹治水。猶病水者之使醫也。然則堯之洪水。天地之水病也。禹之治水。洪水之良醫也。（順鼓篇）

感虛篇曰。旱火變也。湛水異也。明雩篇曰。一湛一旱。時氣也。湛霪也。瘅素問脈要精微論。瘅成爲消中。王冰曰。濕熱也。消中之病善食而消食飲也。奇病論脾瘅。王冰曰。瘅謂熱。食藥飲藥也。漢書曰于定食酒一石。

又曰。微病恆醫皆巧。篤劇扁鵲乃良。（恢國篇）

輕微之病。夫人皆能奏功。故凡醫似巧。至篤癃劇患。非絕技不能起之。

又曰。夫聖賢之治世也有術。得其術則功成。失其術則事廢。譬猶醫之治病也。有方篤劇猶治。無方毚微不愈。夫方猶術。病猶亂。醫猶吏。藥猶教也。方施而藥行。術設而教從。教從而亂止。藥行而病愈。治病之藥。未必惠於不爲醫者。然而治國之吏。未必賢於不能治國者。偶得其方。適曉其術也。治國須聖以立功。亦有時當自亂。雖用術功終不立者。亦由時以自安。雖無術而功獨成者。故夫治國之人。或得時而成功。或失時而無功。術人能因時以立功。不能逆時以致安。良醫能治未當死之人。如命窮壽盡。方用無驗矣。堯舜用術。功終不立。命當死扁鵲行方不能愈病。（定賢篇）

雖有知慧。不如乘勢。雖有鎡基。不如待時。醫事亦然。值順境則恆醫麤工猶能取効。苟遇逆境。雖達練之士不能立功。況於命當死者乎。毚疑纔誤。狀留篇曰。纔微輒停。惠慧通。說見於疾病篇。

又曰。夫賢君能治當安之民。不能化當亂之世。良醫能行其針藥。使方術驗者。遇未死之人。得未死之病也。如命窮病困。則雖扁鵲末如之何。夫命窮病困之不可治。猶夫亂命之不可安也。藥氣之愈病。猶教導之安民。皆有命時不可勉力也。（治期篇）

神異經曰。南方有肝蔗之林。其高百丈。圍三尺八寸。促節多汁。甜如蜜。咋嚙其汁。令人潤澤。可以節蚘蟲。人腹中蚘虫。其狀如蚓。此消穀蟲也。多則傷人。少則穀不消。是甘蔗能減多益少。凡蔗亦然。

晉書顧愷之傳曰。顧愷之噉蔗自尾至末。云漸至佳境。鄭樵通志曰。蔗有三種。赤崑崙蔗。白竹蔗。亦曰蠟蔗。小而燥者荻蔗。又曰竹蔗。似粗竹長。其汁爲砂糖。通雅曰甘蔗。亦曰藷蔗。曰都蔗。曰諸蔗。或作竿蔗。正字通竿字條曰。小說假作竿蔗。按蔗有數種。故曰凡蔗亦然。謂蚘消穀蟲。殊非理也。

尸子曰。有醫竘（音驅王反）者。秦之良醫也。爲宣王割痤（音在戈反）爲惠王療痔。皆愈。張子之背腫。命竘治之。謂醫竘曰。背非吾背也。任子制焉。治之遂愈。竘誠善治疾也。張子委制焉。治身與國亦猶此。必有所委制然後治。（太平御覽引）

病者之於醫。有自用不委制者。有眩死生不委制者。受治如張子。而後醫能盡其術矣。

關尹子曰。聖人大言金玉。小言桔梗芣苢。用之當。桔梗芣苢生之。不當。金玉斃之。（九藥篇）

與莊子徐無鬼淮南子說林訓一意。

列子曰。宋陽里華子中年病忘。朝取而夕忘。闔室毒之。謁史而卜之弗占。謁巫而禱之弗禁。謁醫攻之弗已。魯有儒生自媒治之。華子之妻子以居室之半請其方。儒生曰。此固非卦兆之所占。非禱請之所禱。非藥石之所攻。（周穆王傳）

張湛曰。疹痾結於臟府。疾病散於肌體者。必假脈診以察其盈虛。投藥石以攻其所苦。若心非嗜欲所亂。病非寒暑所傷。則醫師之用宜廢也。王充曰。有癡狂之疾。歌啼於路。不曉東西。不睹燥濕。不覺疾病。不知飢飽。性已毀傷。不可如何。前無所觀。却無所畏也。（論衡率性篇）至失心如此。非藥石所治也。

又曰。龍叔謂文摯曰。子之術微矣。吾有疾。子能已乎。文摯曰。唯命所聽。然先言子所病之證。龍叔曰。吾鄉譽不以爲榮。國毀不以爲辱。得而不喜。失而不憂。視生如死。視富如貧。視人如豕。視吾如人。處吾之家。如逆旅之舍。觀吾之鄉。如戎蠻之國。凡此衆疾。爵賞不能勸。刑賞不能威。盛衰利害不能易。哀樂不能移。固不可以事國君。交親友。御妻子。制僕隸。此奚疾哉。奚方能已之乎。文摯乃命龍叔背明而立。文摯自後向明而望之。既而曰。嘻。吾見子之心矣。方寸之地虛矣。幾聖人也。子心六孔流通。一孔不達。今以聖智爲疾者。或由此乎。非吾淺術所能已也。（仲

尼篇）

又曰。吳楚之國有大木焉。其名爲櫾。碧樹而冬青。實丹而味酸。食其皮汁。已憤厥之疾。齊州珍之。渡淮而北。化爲枳焉。

櫾與柚同。審其所說。是橘非柚也。書禹貢揚州厥包橘柚。孔安國曰。小曰橘。大曰柚。以其同類略言之耳。憤胸中氣滿也。厥氣逆也。橘皮能利膈下氣。消痰。觀仲景氏用橘皮諸方而可見矣。橘皮枳實生薑湯曰。胸痺。胸中氣塞短氣。橘皮湯曰。乾嘔噦。手足厥者。橘皮竹茹湯曰。噦逆者。茯苓飲曰。心胸間虛氣滿不能食。可以證矣。

又曰。魯公扈趙齊嬰二人有疾。同請扁鵲求治。扁鵲治之。既同愈。謂公扈齊嬰曰。汝曩之所疾。自外而於府藏者。固藥石之所已。今有偕生之疾。與體皆長。今爲汝攻之如何。（同上）

又曰。季梁得疾。七日大漸。其子環而泣之。請醫。季梁謂楊朱曰。吾之不肖如此之甚。汝奚不爲我歌以曉之。楊朱曰。天其弗識。人胡能覺匪佑天弗孽由人。我乎汝乎。其弗知乎。醫乎巫乎。其知之乎。其子弗曉。終謁三醫。一曰矯氏。二曰俞氏。三曰盧氏。診其所疾。矯氏謂季梁曰。汝寒溫不節。虛實失度。病由飢飽色欲。精慮煩散。非天非鬼。雖漸可攻也。季梁曰。衆醫也。亟屏之。俞氏曰。女始則胎氣不足。乳湩有餘。病非一朝一夕之故。其所由來漸矣。弗可已也。季梁曰。良醫也。且食之。盧氏曰。汝疾不由天。亦不由人。亦不由鬼。稟生受形。既有制之者矣。亦有知之者矣。藥石其如汝何。季梁曰。良醫也。重貺遣之。俄而季梁之疾自瘳。（力命篇）

列子以無爲自然爲宗旨。故并擧三氏之論以歸重於盧氏。自固寓言耳。然古人論病源。非如後人煩瑣。亦可想見矣。湩乳汁也。

莊子曰。夫子曰。治國去之。亂國就之。醫門多疾。願以所聞。思其則庶幾其國有瘳乎。（人間世篇）

又曰。古之真人。得之也生。失之也死。得之也死。失之也生。藥也。其實堇也。桔梗也。雞壅也。豕零也。是時爲帝者也。何可勝言。（徐無鬼篇）

物當其用。則可以制命。故曰是時爲帝者也。堇卽毛芹。一名毛茛。有毒。或曰烏頭苗。鷄壅芡實也。豕零猪苓也。當與關尹子九藥篇淮南子說林訓參看。

又曰。靜然可以補病。眥搣可以休老。（外物篇）

補猶養。又治也。禮喪服四師。苴衰不補。註補猶治也。林西仲曰。眥搣一說以手按目四眥。令眼神光明老形之兆發於目眥皺紋。此可以沐浴老容。

又曰。先生既來。曾不發藥乎。彼所小言。盡人毒也。（列禦寇篇）

發宣也。乃不宜發石之言乎。怪而問之也。列子黃帝篇。發作廢。廢置也。亦通。張湛曰。曾無善言以當藥石也。

又曰。秦王有病。召醫破癰潰痤者。得車一乘。舐痔者得車五乘。所治愈下。得車愈多。子豈治其痔耶。何得車之多也。子行矣。（同上）

醫之諛媚貪利。古尚有如此者。韓非子備內篇曰。醫善吮人之傷。含人之血。非骨肉之親也。利所加也。嗚乎。今之釣名貪利者。亦獨何心乎。

跋醫餘

岳武穆論兵曰。運用之妙。存乎一心。醫亦然。吾友臺尾士超。篤信仲景。其用方也。如良將行兵。神機妙用。不失分寸。非得運用之妙者。豈能然哉。此編業餘所爲。凡經史百家言涉醫事者。採擇無遺。每條加評隲。以示運用之方。至如其論命說攝生。又可謂能補仲景之闕焉耳。讀者細嚼回味。足以見士超有靈心獨得。以能運用其所讀之書矣。若徒稱其淹博。恐非知士超當作之意者也。

文久二年壬戌仲冬素行黑田惟孝識

跋

尾臺士超輯醫餘四篇。首以命數。命有正有非。數盡期至。越人不能使之起。而天下斃於非命者十九。雖庸醫之或令誤。然其所以致之。皆因任情縱欲。不能嗇其大寶。故次以養性。聖人設教。大而禮樂。小而日用事爲。無非具養性葆和之至理。而或忽之。於是災祥生焉。疾疢作焉。故以疾病治術終焉。世未嘗無良醫。而甜痔者五車。世道之所以日降。士超所感蓋深矣。豈獨醫餘云乎哉。

文久二年歲次玄默閹茂病月栗園田惟常

陳存仁編校

皇漢醫學叢書

丹波元簡著

醫賸

醫賸

提要

本書爲櫟蔭拙者丹波元簡氏所著。分上中下三卷。末附考正六論。全文敍述。皆屬筆記。編纂成帙。故名醫賸。誌其平素之心得。以揚醫學之餘蘊。類皆記其所未見。述其所未聞。尤其辨誤以解惑。間多發揮以補闕細玩文義。頗覺精要。洵能增長醫林之學識。而屬寶貴之名著也。

醫賸目次

余辛酉冬。被黜于外班。公事頗閑。然日省病家。不遑寧處。唯每燈火可親之候。取壯時所筆記。爲之編刻。顏曰醫賸。以仰正于來哲。櫟蔭拙者。

卷上

卷中

下卷

附録

醫賸卷上

櫟蔭拙者　著

神農嘗藥

孟子。載爲神農言者許行。而不言及醫藥。神農嘗百草製醫藥。世多引淮南子爲證。余嘗考淮南文。殊不然矣。曰古者民茹草飲水。采樹木之實。食蠃蠬之肉。時多疾病毒傷之害。於是神農乃教民播種五穀。相土地宜燥濕肥墝高下。嘗百草之滋味。水泉之甘苦。令民知所避就。當此之時。一日而遇七十毒。此其嘗百草。爲別民之可食者。而非定醫藥也。乃神農之所以稱農也。陸賈新語曰。民人食肉飲血衣皮毛。至神農以爲行蟲走獸。難以養民。乃求可食之物。嘗百草之實。察酸苦之味。教民食五穀。亦可以證矣。而其云神農定百藥者。昉見世本。太平御覽引。而鄭玄周禮註。神農子儀之術。蓋其說之來尙矣。而孔叢子云。伏羲嘗味百藥。乃在神農之前。楊朱云。五帝之事。如覺如夢。矧於三皇之事。要之不可知。亦不可窮而已。及讀劉靑田醫說。曰天地闢而人生蠢蠢焉。聖人出而後異於物。於是垂衣裳。造書契。作爲舟車網罟弧矢杵臼之器。載在易經。不可誣也。凡可以前民用者。聖人無不爲之。而況於醫乎。辨陰陽於毫毛。決死生於分寸。其用心之難。

又豈直舟車網罟弧矢杵臼而已哉。吾固有以知其作於神農黃帝無疑也。此言極是。芸窗私志。至謂神農聞獸語而知藥。怪誕極矣。

先天後天

先天後天。在易則不過論大人之德矣。而干寶周禮注云。伏羲之易小成。為先天。神農之易中成。為中天。黃帝之易大成。為後天。似無謂焉。迨至宋儒。以伏羲之易為先天。以文王之易為後天。遂作之圖。最無謂也。元明以來。醫家亦立元氣先後天之目。牽強殊甚。然其理則固有焉。經云。真氣者所受於天。與穀氣并而充身也。

三陰三陽

太少陰陽。原是四時之稱。董仲舒云。春者少陽之選也。夏者太陽之選也。秋者少陰之選也。冬者太陰之選也。易乾鑿度云。易始於太極。太極分而為二。故生天地。天地有春秋冬夏之節。故生四時。虞翻解易則云。四象。四時也。而後世說易者。專用此論蓍策之數矣。以陽明厥陰。合稱三陰三陽者。醫家之言也。靈樞云。兩陰交盡。故曰厥陰。（王冰注素問云。厥。盡也。按厥。蹷同。漢食貨志。師古注。蹷。盡竭也。又按晏子云。陰冰厥陽。冰厚五寸。厥字。蓋與此同義也。）兩陽合於前。故曰陽明。而後世運氣家。強以此為天之六氣矣。

內經之文似諸書

余嘗著素問解題一篇。論其爲漢人之作。證以前賢之數說。頃刀圭之暇。緍繹子史。文間有與此相似。古人雖不必剽襲。然足觀時世之所以令然。茲舉其一二。以證非與漢以前之筆矣。上古天眞論云。美其食。任其服。樂其俗。老子八十章云。甘其食。美其服。安其居。樂其俗。又云。以酒爲漿。漢書鮑宣傳。漿酒藿肉。四氣調神論云。渴而穿井。戰而鑄兵。晏子春秋云。臨難而遽鑄兵。噎而遽掘井。陰陽應象大論云。因其輕而揚之。因其重而減之。因其衰而彰之。呂氏春秋盡數篇云。精氣之來也。因輕而揚之。因走而行之。因美而良之。陰陽別論云。一陰一陽結。謂之喉痺。春秋繁露云。陰陽之動。使人足病喉痺。六節藏象論云。立端於始。表正於中。推餘於終。而天度畢矣。文元年左傳云。先王之正時也。履端於始。舉正於中。歸餘于終。又云。草生五色。五色之變。不可勝視。草生五味。五味之美。不可勝極。孫子兵勢篇云。聲不過五。五聲之變。不可勝聽也。色不過五。五色之變。不可勝觀也。味不過五。五味之變。不可勝嘗也。此語又見文子。脈要精微論云。陰盛則夢涉大水恐懼。陽盛則夢大火燔灼。陰陽俱盛則夢相殺毀傷。上盛則夢飛。下盛則夢隨。甚飽則夢予。甚饑則夢取。列子穆王篇云。陰氣壯則夢涉大水而恐懼。陽氣壯則夢涉大火而燔焫。陰陽俱盛則夢生殺。甚飽則夢與。甚饑則夢取。氣穴論云。發蒙解惑。未足以論也。枚乘七發云。發蒙解惑。未足以言也。營衛生會篇云。上焦如霧。中焦如漚。下焦如瀆。白虎通引禮運記云。上焦如竅。中焦如編。下焦如瀆。本神篇云。生之來。謂之精。兩精相搏。謂之神。隨神往來者。謂之魂。並精而出入者。謂之魄。所以任物者。謂之心。心有所憶。謂之意。意之所存。謂之志。因志而存變。謂之思。因思而遠慕。謂之慮。因慮而處物。謂之智。此一節。全見子華子。其他文勢語氣。類淮南者多。聶吉甫云。既非三代以前文。又非東都以後語。斷然以爲淮南王之作。豈其然與。

巫醫

人而無恆。不可以作巫醫。蓋巫醫唯是醫已。周禮。有巫馬。卽馬醫。汲冢周書。鄉立巫醫。具百藥以備疾災。畜五味以備百草。呂覽云。巫醫毒藥逐除治之。故古之人賤之。爲其末也。後漢許楊。及王莽篡位。乃變姓名爲巫醫。逃匿它界。皆非巫與醫之謂。山海經。開明東。有巫彭巫抵巫陽巫履巫凡巫相。郭璞注云。皆神醫也。世本曰。巫彭作醫。楚辭曰。帝告巫陽。又呂氏春秋。巫彭作醫。世本。巫咸堯臣也。以鴻術爲帝堯之醫。說苑云。上古之爲醫者。曰苗父。苗父之爲醫也。以菅爲席。以芻爲狗。北面而發十言耳。請扶而來。輿而來者。皆平復如故。素問有移精變氣論。上古之醫。必爲祝由。則所以有巫醫之稱也。

伊尹湯液

皇甫謐甲乙經序云。伊尹以元聖之才。撰用神農本草。以爲湯液。蓋伊尹負鼎。言負才也。乃謂庖人。遂作湯液。原出于扈寓。而後人取附會耳。素問。有湯液醪醴論。俞跗治病。不以湯液醪醴。並非湯藥之謂。而漢書藝文志。湯液經法十六卷。豈伊尹所作耶。活人書桂枝加葛根湯方後云。伊尹湯液。桂枝湯中加葛根。今監本用麻黃。誤矣。又衛生寶鑑伊尹湯液論云。大黃黃連瀉心湯三味。今監本無黃芩。脫落之也。所謂湯液。雖今無傳。其出於後人依托明矣。

醫學

晉以上無醫學之設。及劉宋元嘉二十年。太醫令秦承祖奏置醫學。以廣教授。後魏及隋。有太醫博士助教。唐貞觀三年九月。諸州置醫學。開元元年。諸州置助教。十一年。諸州置醫學博士。宋醫學隷大常寺。神宗時始置提舉判局官。及教授一人。學生三百人。政和五年正月。州縣置醫學。元世祖中統二年夏五月。太醫院使王猷吉言醫學久廢。後進無所師授。竊恐朝廷一時取人。學非其傳。爲害甚大。乃遣副使王安仁。授以金牌。往諸路設立醫學。吳澄宜黃縣三皇廟記云。醫有學。學有廟。廟以祀三皇。肇自皇元。前所未有也。夫上古聖人。繼天心。立民命。開物創法。以爲天下利。至于今賴之者。莫如三皇也。然歷代以來。未聞立廟以祀。唐天寶間。制立三皇廟。與五帝廟同置。命有司以時祭享。蓋曰祠古聖云爾。非如今日醫學之專廟特祭也。當今路州府縣儒學。有孔子廟。皆因其舊。醫學立三皇廟。與儒學孔子廟等。則新制也。乃知醫學之制。至于元而始備矣。明初置醫學提舉司。設提舉副提舉醫學教授學生官醫提領等官。尋改爲太醫監。設少監監丞。吳元年。改監爲院。設院使同知院判典簿等官。而各地醫學。府正科一人。州典科一人。縣訓科一人。然似不如元之重醫學也。故丘濬大學衍義補云。今世之業醫者。挾伎以診療者有之矣。求其從師以講習者何鮮也。我太祖內設太醫院。外設府州縣醫學。醫而以學爲名。蓋欲聚其人以教學。既成功而試之。然後授以一方衞生之任。由是進人。以爲國醫。其嘉惠天下生民也至矣。臣願究成周所以謂之醫師。國朝所以立爲醫學之故。精擇使判以上官。聚天下習醫者。俾其教之養之。讀軒岐之言。研張孫之技。試之通而後授之職。因其長而專其業。稽其事以制其祿。則天下之人。皆無夭閼之患。而躋仁壽之域矣。是亦王者仁政之一端也。今依此言而推之。當時醫學之衰廢。可以知也。而嘉靖十五年。建聖濟殿于文華殿後。以祀先醫。二十二年。從侍醫之請。又建景惠殿于太醫院。以祀先醫。令大臣春秋主祀。蓋未始於醫學建三皇廟也。清因之。雍正元年。覆准行文直省巡撫查所屬醫生。詳加考試。課有類經註釋。本草綱目。傷寒論三書者。指名題請。授爲醫學官教授。每省設立一員。准其食俸三年。如果勤愼端方。貢入太醫院。授爲御醫。凡所屬州縣儒習醫人。令其訪明考試。即將三書教習。有精通醫理者。呈報巡撫。給咨太醫院考試。上者授以吏目醫士等官。其有年力不能赴京者。留爲本省教授待缺。其致祭三皇於太醫院之景惠殿。順治元年定。（儀註詳出會典。）然醫學之制。未得其詳。享和癸亥冬。蘇門民醫胡振兆新。來寓於崎嶴。因使譯官問之。胡乃覆曰。儒學者設立教官。專管在學諸生。衙署學宮之傍。凡讀書人。考取秀才。則知府知縣。送入學內。教官迎進。拜孔聖。後即拜教官。爲老師。所謂進學之稱也。醫學者不過本地醫家。寒士寂寞。官長強點充任。雖名醫官。實以備承應傳喚。兼治罪犯之人。每年俸穀無多。仍可在家診治。並無學宮。亦不課教子弟。蓋閭閻醫士。一切衙門。俱不承應。俱讀書人爲多。官長延請。須用名帖。所以醫學之不屑爲也。三皇廟者寺院也。非學也。有道士承應供奉。醫家朔望進香。此蓋就蘇門一地而言之。如兩直隸。恐不如此也。

三皇廟

洪武四年詔曰。三皇繼天立極。開萬世教化之原。汨於藥師可乎。天下郡縣。毋得褻祀。而至嘉靖二十二年。建三皇廟於太醫院北。名景惠殿。又至隆慶四年。禮部侍郎王希烈建言。三皇既祀于歷代帝王廟。又祀于文華東室。乃又雜之醫師。使共俎豆。不亦瀆且褻乎。且官廨中止宜有祠。不宜有殿。穆宗不欲改先帝之制。報罷。萬曆十八年。詹景鳳脩南京太醫院三皇廟。謂三皇之稱。於醫無取。更額曰聖醫廟。事詳于其所彙刻醫學集覽序。按聖醫廟之稱。爲協其實焉。然今清朝。猶仍元明之舊制。

醫科

醫之立科。歷代不同。周四科。疾醫。瘍醫。食醫。獸醫。見周禮。唐七科。體療。少小。耳目口齒。角法。按摩。咒禁。見六典。宋設三科教之。曰方脈科。針科。瘍科。見選舉志。又太醫局有丞。有教授。有九科。見職官志。而九科無考。金十科。亦無考矣。元十三科。大方脈雜醫科。小方脈科。風科。產科。兼婦人雜病科。眼科。口齒兼咽喉科。正骨兼金鏃科。瘡腫科。鍼灸科。祝由科。見輟畊錄。案得效方同。唯除祝由科。輟畊錄云。出聖濟總錄。今聖濟無考。可疑。續文獻通考。無風科。婦人產科爲一科。有傷寒科。按摩科。事物紺珠。古十三科。更有獸醫。又名牛醫。明十三科。大方脈科。傷寒科。小方脈科。婦人科。口齒科。咽喉科。外科。正骨科。痘疹科。眼科。鍼灸科。出明會典。按鄭曉吾學編十三科。曰大方脈。曰小方脈。曰婦人。曰瘡瘍。曰針灸。曰眼。曰口齒。曰接骨。曰傷寒。曰咽喉。曰金鏃。曰按摩。曰祝由。按摩。以消息導引之法。除人八疾。祝由。以咒禁祓除邪魅之爲厲者。二科今無傳。考會典凡十一科。乃除按摩祝由二科也。古今醫統。古十四科。更有脾胃科。李樓小仙雜錄。與吾學編同。無按摩科。以口齒咽喉爲一科。有風科養生科。清十一科。曰大方脈。小方脈。傷寒科。婦人科。瘡瘍科。鍼灸科。眼科。口齒科。咽喉科。正骨科。痘疹科。今痘疹歸小方脈。咽喉口齒共爲一科。現設九科。見淸會典。王子接十二科古方選註。傷寒科。內科。女科。外科。幼科。痘疹科。眼科。咽喉科。折傷科。金鏃科。祝由科。符禁科。此十二科。欠針灸科。王棠知新錄。無金鏃按摩祝由。有痘科疹科。分針與灸爲二科。未知何據也。

呂元膺論醫

呂元膺論歷代諸醫。其文倣梁袁昂書評體。譬喻切當。爲後學之楷則。其言曰。扁鵲醫。如秦鑑燭物。姸媸不隱。又如弈秋遇敵。著著可法。觀者不能測其神機。倉公醫。如輪扁斲輪。得心應手。自不能以巧思語人。張長沙醫。如湯武之師。無非王道。其攻守奇正。不以敵之大小。皆可制勝。華元化醫。如庖丁解牛。揮刀而肯綮無礙。其造詣自當有神。雖欲師之而不可得。孫思邈醫。如康成註書。詳制度訓詁。其自得之妙。未易以示人。味其膏腴。可以無饑矣。龐安常醫。能啓扁鵲之所祕。法元化之可法。使天假其年。其所就當不在古人下。錢仲陽醫。如李靖用兵。度越縱舍。卒與法會。其始以顱顖方。著名于時。蓋因扁鵲之因時所重。而爲之變爾。陳無擇醫。如老吏斷案。深於鞫讞。未免移情就法。自當其任則有餘。使人代治則繁劇。許叔微醫。如顧愷寫神。神氣有餘。特不出形似之外。可摸而不可及。張易水醫。如濂溪之圖太極。分陰分陽。而包括理氣。其以古方新病自爲家法。或者失察。剛欲指圖爲極。則近乎畫蛇添足矣。劉河間醫。如槖駝種樹。所在全活。但假冰雪以爲春。利於松柏。而不利於蒲柳。張子和醫。如老將對敵。或陳兵背水。或濟河焚舟。置之死地而後生。不善效之。非潰則北矣。其六門三法。蓋長沙之緒餘也。李東垣醫。如獅弦新組。一鼓而竽籟並熄。膠柱和之。七均由是而不諧矣。無他希聲之妙。非開指所能知也。嚴子禮醫。如歐陽詢寫字。善守法度。而不尚飄逸。學者易於摹倣。終乏漢晉風。張公度醫。專法仲景。如簡齋賦詩。每有少陵氣旨。王德膚醫。如虞人張羅。廣絡原野。而脫免殊多。詭遇獲禽。無足算者。見戴九靈滄州翁傳。

天醫

范成大問天醫賦序云。案晉書。卷舌六星。其一曰天讒。主巫醫。而孫氏千金書。以日辰推天醫所在。其是歟。田汝成西湖志云。天醫院錢唐名醫朱應軫建以奉陶吳許三眞君。錢希言獪園云。天醫有十三科。今在天曹屬陶許兩眞人職掌。月令廣義引潛居錄云。八月朔。古人以此日爲天醫節。祭黃帝岐伯。壽域神方有八代天醫名銜。

解臚穿胸

抱朴子。淳于解臚以理腦。又初學記。引抱朴子云。文摯愆筋以療危困。仲景穿胸以納赤餅。王冰寶命全形論壞府註。引此文。又皇甫謐釋勸論。岐伯剖腹以蠲腸。乃不特俞跗華佗能斯術。

扁鵲墓

酉陽雜俎云。盧城之東。有扁鵲冢。云魏時鍼藥之士。以卮腊禱之。所謂盧醫也。范成大攬轡錄云。伏道有扁鵲墓。墓上有幡竿。人傳云。四傍土可以爲藥。或於土中得小圓黑褐色石。可以治病。徐氏筆精。可療饑。疑傳聞之訛。石湖集載其詩云。活人絕技古今無。名下從教世俗趨。墳土尙堪充藥餌。莫嗔醫者例多盧。樓攻媿北行日錄云。乾道五年十二月十四日。車行四十五里。過伏道。望扁鵲墓。前多生艾。功倍於他艾。王兆雲揮麈新譚云。扁鵲墓在河間任丘縣。其祠名藥王祠。前有地數畝。病者禱神。乃以珓卜之。許則云從其方取藥。如言掘土。果得藥。服之。無弗愈者。其色味不一。四方來者。日掘千窟。越宿俱平壤矣。文安王公守蘇。爲陸給事子兪言如此。朱國禎湧幢小品云。鄚州土城無門扉。相對如闕。中有藥王廟。王卽扁鵲。州人也。封神應王。神廟玉體違和。慈聖皇太后禱之。立奏康寧。爲新廟。建三皇殿於中。以歷代之能醫者附焉。周石𥓓東京考云。扁鵲墓在閶闔門外西北菩提東原在子城內。唐元和十五年。宣武節度使張弘靖徙葬於此。相傳四傍土。可以爲藥。禱而求之。或得丸如丹劑。神仙通鑑云。扁鵲死於商都之陰。時年九十七。陽厲趨至死所。哀哭殮葬於路旁。有病者至墓禱求。撮土煎湯服之卽愈。或得小丸如丹。雖危證可救。墓旁多生艾草。能灸百病。後人爲之立廟。吳震芳述異記云。山西潞城縣。民病不服藥。亦無醫。縣南十餘里。有盧醫山上有盧醫廟。皆石壁石柱石瓦。遠近病者。持香燭楮錢。請廟道籍貫。述病緣。用黃紙空包壓香爐下。禱畢。紙包角動。開視得紅丸者。入口病即愈。白丸者淹纏數日可愈。病不起者無藥。再四瀆焉。即與黑丸。服之亦死。無益也。廟門夜有二黑虎守之。傍晚即相戒。不敢上山矣。按諸書所載如此。雖是理之渺茫者。大抵不得死于當時。而其遺靈赫赫于千載之後者。關壯繆岳武穆之儔皆是。若我扁鵲。其技實曠古一人。而遂爲醯被殺。其亦宜如此。不足深惟也。元好問嘗作扁鵲廟記。詳論此事。近沈歸愚德潛亦有題扁鵲墓詩云。蕩蕩蕩陰里。荒荒扁鵲墓。積此終古恨。草生不復青。當年活人多。到處留令名。活人轉見殺。忌者爭相傾。毋怪後世醫。庸庸保其生。又陶西圃鏞詩云。一坏尚起膏肓疾。九死難醫嫉妒心。又乾隆御製有數首。

黃帝時有倉公

嵇康養生論李善註云。經方小品。倉公對黃帝曰。大豆多食。令人身重。予謂此陳遠公石室祕錄之祖。泊宅編。漢武帝病渴。仲景爲八味丸。已任編。張仲景立八味丸。治漢元帝三陰瘧。疎謬亦甚。

三折肱

王棠知新錄云。三折肱知爲良醫。謂屢折其臂。能參考其方之優劣也。後人謂三次曲肱而思愼。於下藥。此說非也。楚辭九章云。九折臂而成醫兮。吾今而知其信然。豈亦下藥而用九次思索乎。簡按據王氏此說。三蘇暫切。去聲。三字九字皆虛用。作實數也。屢折其臂。卽折傷之義。於左傳原文。爲確當焉。陸儼山解孟子折枝云。枝肢古通用。折枝猶折腰也。折腰敬長。卽孩提常事。於長者義親切。知後說折字乃與折腰之折同義。似不穩當。參方之優劣。見孔叢子梁丘據遇虺毒章。孔子語。

以偏得名

醫說。載藏用匣中三斛火。陳承篋裏一盤冰。（六帖。陳承。作劉寅。）浙江通志云。嚴觀仁和人。不拘古方。頗有膽略。用薑汁製附子。是以用獲奇效。人稱之曰嚴附子。倘湖樵書云。近有陳姓醫人。不問何疾。專用石膏。時人呼爲陳石膏。又會稽縣志云。張介賓號景岳。年十三。隨父至京。學醫於金英。盡得其傳。暇卽研窮書史。醫法東垣立齋。喜用熟地黃。人呼爲張熟地。此皆以偏得名也。

王叔和

程郊倩後條辨。詆王叔和書其字。而鄭漁仲氏族略。王叔姬姓。周襄王之子。王叔虎之後也。然則王叔氏。和其名。亦不可知也。清儲大文存研樓集云。今王叔和墓在峴山下。未知地志有載此者否。

王冰

李濂醫史。王冰一作王砅。乾隆四庫總目云。冰名見新唐書宰相表。稱爲京兆府參軍。林億等引人物志。謂冰爲太僕令。未知孰是。然醫家皆稱王太僕。習讀億書也。其名。晁公武讀書志作王砅。杜甫集有贈重表姪王砅詩。亦復相合。然唐宋志皆作砅。而世傳宋槧本素問。亦作冰。或公武因杜詩而誤歟。予按晁公武讀書志作王砅。沈作喆寓簡。載侗六書故之類並同。而考杜詩。作王砅。砅披冰切，音砯。砅理罽切。厲同。即深則厲之厲。砅砅字遞別。作次註者疑非杜之重表姪。然實應之時杜猶在。與王冰同時。況砅砅一點之差。則其果然否。亦不可知也。

朱葛齊名

陸采都公譚纂云。元江浙行省有某平章者。將之任。道間忽染中風。四肢不舉。延吾鄉葛可久治之。可久登其舟。金華朱彥修先在。二公素相聞。而不相識。見之甚歡。乃共脈平章。彥修曰。疾已殆。不可藥矣。可久曰。吾固知其殆。然尚有一鍼法。彥脩曰。君之鍼第可運其二肢。無益也。左右強可久鍼。鍼入。如彥修之言。彥修問平章家道里遠近。以指計之。謂左右曰。即回尚可抵家。稍遲無及矣。後平章還。果以及門而卒。又徐禎卿異林云。朱彥修嘗治浙中一女子瘵。且愈。頰上兩丹點不滅。彥修技窮。謂主人曰。須吳中葛公耳。然其人雄邁不羈。非子所致也。吾遣書往彼必來。主人悅。具供帳舟楫以迎。使至。葛公方與衆博大呌。使者俟立中庭。葛公瞪目視之曰。爾何爲者。使者奉牘跪上之。葛公省書。不謝客行。亦不返舍。遂登舟。比至。彦修語其故。出女子視之。可久曰。法當刺兩乳。主人難之。可久曰。請覆以衣。援鍼刺之。應手而滅。主人贈遺甚豐。可久笑曰。吾爲朱先生來。豈責爾報耶。悉置不受。按二書所載。葛朱之技自無軒輊焉。而明世說則曰。葛脈一人曰。子三年疽發背不救矣。朱教以日飲梨汁。不致大害。後果無恙。葛知其故。嘆曰。竟出朱公下。何醫爲。悉取平生所論著焚之。曰。留之適以禍人。此與夷堅志所載楊吉老茅山道士之事相類。疑歸美于朱之溢談耳。

運氣

運氣之宗。昉于素問。見褚澄遺書。褚南齊人。然則運氣之混于素問。在于六朝以前乎。褚書蓋蕭淵所依托。得於古冢中云者。乃欲托汲冢古書耳。隋蕭吉作五行大義。上自經傳。下至陰陽醫卜之書。凡言涉五行者。莫不網羅蒐輯焉。特至五運六氣勝復加臨之義。則片言隻字。無論及者。其起于隋以後。確乎可知矣。而其說湊合緯醫二書所立。正是一家。未知創于何人。豈所謂玄珠先生者乎。但至王冰。採而竄入素問篇內。其說始顯。然竟唐代猶未聞有言之者。後及宋劉溫舒沈括楊子建輩篤信之。精詣其理。各有所發明。而當時泗州楊吉老嘗謂黃魯直曰。五運六氣。視其歲而爲藥石。雖仲景猶病之也。此言極是。伊川朱子亦嘗論其淺近焉。而傷寒論卷首所載運氣諸圖。未知出於何人之手。黃仲理云。南北二政。三陰司天在泉寸尺不應。交反脈圖。并圖解運氣圖說。出劉溫舒運氣論奧。又六氣上下加臨補瀉病症圖。并汗差棺墓圖歌括。出浦雲運氣精華。又五運六氣加臨轉移圖。并圖說。出劉河間原病式。後人采附仲景傷寒論中。夫溫舒浦雲守眞三家之說。豈敢附于仲景之篇。特後人好事者爲之耳。繆仲淳論運氣云。予從敝邑見趙少宰家藏宋版傷寒論。皆北宋善版。始終詳檢。並未嘗載有此說。六經治法之中。亦並無一字及之。予乃諦信予見之不謬。而斷爲非傷寒外感之說。按趙少宰蓋趙開美。與仲淳同海虞人。今所傳宋版傷寒論。乃係于開美翻鐫。而無運氣諸圖。正與仲淳言符矣。予家藏元板成無己註解本。亦不載此諸圖。知是出成氏以後之人也。

對脈

舊唐書。柳太后病風不能言。脈沈而口噤。新唐書作脈沈而難對。按宋太平老人袖中錦云。宮中以診脈爲對脈。蓋難對。謂脈沈伏而診得之難也。又唐裴庭裕東觀奏記云。上（宣宗）自不豫。宰輔侍臣無對見者。瘡甚。令中使徃東都太僕卿裴詡宣索藥。中使徃返五日。復命召醫瘡方士院士。對於寢殿。院言可療。既出。不復召矣。所謂對於寢殿。亦診脈於寢殿也。

息數不同

人一日一夜。凡一萬三千五百息。方以智云。窮之蓋洛書之數也。而考諸書其數不一。張景醫說一萬三千五百二十息。小學紺珠。引胡氏易說。一萬三千六百餘息。朝鮮金悅卿梅月堂集云。人一日有一萬三千六百呼吸。一呼吸爲一息。則一息之間。潛奪天運一萬三千五百年之數。一年三百六十日。四百八十六萬息。天經或問。二萬五千二百息。呂藍衍言鯖云。一氣之運行出入於身中。一時凡一千一百四十五息。一晝夜計一萬三千七百四十息。釋氏六帖。引醫意經云。一日有三萬六千五百息也。何夢瑤醫編云。內經曰。脈一日一夜五十營。營運也。經謂人周身上下左右前後。凡二十八脈。共長一十六丈二尺。五十運。計長八百一十丈。呼吸定息。脈行六寸。一日夜行八百一十丈。計一萬三千五百息。按此僞說也。人一日夜。豈止一萬三千五百息哉。據何之言。佛說西說。並多於一萬三千五百。未知以何爲實數也。

輕身延年

論衡云。道家或以服食藥物。輕身益氣。延年度世。此又虛也。夫服食藥物。輕身益氣。頗有其驗。若夫延年度世。世無其效。百藥愈病。病愈而氣復。氣復而身輕。凡人稟性。身本自輕。氣本自長。中於風濕。百病傷之。故身重氣劣也。服食良藥。身氣復故。非本氣少身重。得藥而氣乃長。身更輕也。稟受之時。本自有之矣。故夫服食藥物除百病。令身輕氣長。復其本性。安能延年至於度世。有血脈之類。無有不生。生無不死。以其生故知其死也。仲任之言。極爲直切。蓋當時其說盛行。故具論如此。陶隱居云。本草後漢時書。今閲之無藥而不有延年輕身之說者。時勢令然也。

藥物所出

陶弘景云。本經所出郡縣。乃後漢時制。疑仲景元化等所記。又顏氏家訓云。本草神農所述。而有豫章朱崖趙國常山奉高眞定臨淄馮翊等郡縣名。出諸藥物。由後人所羼。非本文也。又證類本草滑石條云。赫陽縣先屬南陽。漢哀帝置。明本經所注郡縣。必是後漢時也。今考本經。一無言所出者。惟女蘿柳華二條僅有焉。蓋愼微修證類時。誤爲黑字耳。及時珍作綱目。猶且不察。以舊經所載地名。爲別錄文。此襲證類之誤也。唯太平御覽所引神農本草經。每藥下載所出地名。且文字與盧復本頗異。此乃舊經之文矣。

王冰引月令

寓簡云。王砅註素問敍氣候。仲春有芍藥榮。季春有牡丹華。仲夏有木槿榮。仲秋有景天華。皆今月令曆書所無。又以桃始華爲小桃華。王瓜生爲赤箭生。苦菜秀爲吴葵華。戊寅曆皆有之。按晁公武讀書志。唐月令一卷。

唐明皇改黜舊文。附益時事。號御刪月令。升爲首卷。意是王氏所引。乃唐月令而已。郎瑛以爲淮南文。田藝蘅以爲僞撰。俱不考耳。

背陽腹陰

金匱眞言論云。言人身之陰陽。則背爲陽。腹爲陰。或曰。陰陽二字互誤已。人南面則腹乃爲陽。背乃爲陰。老子曰。萬物負陰而抱陽。又陰陽離合論曰。聖人南面而立。前曰廣明。後曰大衝。况於其文。南主夏。故腹字从夏肉。背爲北。故背字从北肉。朱子云天地東西南可見而北不可見。人之瞻視。亦前與左右可見而背不可見。此皆其明證也。予謂此説不必也。凡物有體質。有功用。以功用言。則背陰腹陽也。而以體質言。背陽腹陰也。蓋天地之道。大爲陽。小爲陰。高爲陽。卑爲陰。外爲陽。内爲陰。易云。立天之道。陰與陽。立地之道。剛與柔。又云。乾剛坤柔。今夫以大小視之。背大而腹小。以高卑視之。背位于上。而有覆幬之勢。乃天之象。腹居于下。而有受載之形。乃地之象。以剛柔外内言之。背剛堅而在于外。腹柔輭而在于内。且男生而覆。女生而仰。其溺水亦然。背爲陽腹爲陰。而陽經行於背。陰經行於腹者。體質之勢也。人之於走獸飛禽魚鱉蟲豸之屬。雖伏走飛翔浮游蚑行。其狀各異。然至其禀天地陰陽之氣。各具其體則一也。今夫背陰腹陽。於人猶可言耳。至如走獸飛禽魚鱉蟲豸之屬。謂之背陰腹陽而可邪。且如背字。說文云。从北肉聲。然如腹字。則偏旁从夏。而非夏。况易以腹爲坤。豈可爲夏肉乎。夏肉果爲腹。則背字當是冬肉。北肉果爲背。則腹字當是南肉。滑是水之骨。坡是土之皮。字學家說。豈足據乎。寺因謂背腹陰陽。有功用體質之別。必不可拘於一說矣。

動氣

近有傳荷蘭學者云。人脊骨裏面。有一條大動脈。乃百脈之源也。揣人腹上。惻惻跳手者。即其動也。寺考靈素已有其言。不特昉於荷蘭焉。按五音五味篇云。衝脈循背裏爲十二經之海。歲露篇云。衞氣之行風府。日下一節。二十一日。下至尾骶。二十二日。入脊肉。注於伏衝之脈。瘧論作伏膂之脈。天眞論云。太衝之脈盛。月事以時下。全元起。太素。甲乙。並作伏衝之脈盛。逆順肥瘦篇云。夫衝脈者。五藏六府之海也。五藏六府皆稟焉。海論云。夫衝脈者。五藏六府之海也。動輸篇云。衝脈者十二經之海也。與少陰之大絡起於腎。靈素諸篇。所論如此。曰衝脈。曰伏衝。曰大衝。曰伏膂之脈。皆其所謂大動脈者是也。則亦其所謂百脈之源者是也。又百病始生篇云。虛邪之中人也。其著於伏衝之脈者。揣之應手而動。擧痛論云。寒氣客於衝脈。衝脈起於關元。隨腹直上。寒氣客則不通。脈不通則氣因之。故喘動應手。（喘蠕。音輭。）此論其動之發于外者。所謂動氣是也。噫。經言何有所無。乃知不昉于荷蘭矣。又嘗考呂廣註難經腎間動氣云。氣衝之脈者。起於兩腎之間主氣。故言腎間動氣。按所謂五藏六府之本。十二經之根。與靈樞云五藏六府之海。十二經之海者。所指必同。且陰陽離合論云。太衝之地。名曰少陰。動輸篇云。與少陰之大絡起於腎。則呂氏之說有所據焉。今驗之。衝脈之見。有虛實之分。凡人之腔裏。一處有罅隙之地。則脈動發洩。或左或右。虛之所在。隨而應手焉。而又其有食積留飲痃癖癥瘕等物。則物與脈相抵觸。實之所在。亦隨而應手焉。傷寒論原于十六難。立動氣在於左右上下者。不可汗下之戒。蓋其一端已。

記性

汪訒菴云。金正希先生。嘗言人之記性皆在腦中。凡人外見一物。必有一形影。留在腦中。小兒腦未滿。老人腦漸空。故皆健忘。愚思凡人追憶往事。必閉目上瞪。而思索之。此即凝神于腦之意也。（出于本草備要辛夷註。）王惠源醫學原始亦云。人之一身。五藏藏於身內。止爲生長之具。五官居於身上。爲知覺之具。耳目口鼻聚於首。最顯最高。便與物接。耳目口鼻之所導入。最近於腦。必以腦先受其象而覺之。而寄之。而剖之。而存之也。故云。心之記。正記於腦耳。黃庭內景。亦言腦爲泥丸宮。元神居焉。是必有本。何惑之有。予按荷蘭說。人之精神在于腦中。故人斷頭立死。亦與內景之說符矣。而五雜沮。談薈。載頭斷而不死者數則。此皆人妖耳。

解剖藏府

朱載堉律學新說云。岐伯曰。夫八尺之士。皮肉在此。外可度量切循而得之。其死可解剖而視之。蓋太古時風俗淳朴。死則棄之於野。初無衣衾棺槨之葬。故使爲醫術者。可得剖而視之。亦無所禁。後世聖人取諸太過之象。始製棺槨。由是之後。國有殘毀屍體之禁。無敢剖而視之者。以此推之。知彼醫經。其來之遠。又奚止於三代而已。此說非也。趙與旹賓退錄云。廣西戮歐希範及其黨。凡二日。剖五十有六腹。宜州推官靈簡。皆詳視之。爲圖。以傳于世。王莽誅翟義之黨。使太醫尚方與巧屠共刳剝之。量度五藏。以竹筳導其脈。知所始終。云可以治病。然其說今不傳。又晁公武郡齋讀書志。載存眞圖一卷。皇朝楊介編。崇寧閒。泗州刑賊於市。郡守李夷行遣醫幷畫工往視。決膜摘膏肓。曲折圖之。盡得纖悉。介校以古書。無少異者。比歐希範五藏圖過之遠矣。實有益醫家也。又聞見後錄載無爲軍醫張濟能解人。而視其經絡。則無不精。因歲饑疫人相食。凡視一百七十人。以行針。無不立驗。按明程式亦嘗解倭人。檢視藏府。詳見其醫彀中。近世斯邦醫家。亦好剖解。驗以荷蘭內景書。頗極精微。然有益於外科。而無裨於內科矣。

少腹

王冰註氣交變大論云。少腹謂臍下兩傍髎骨內也。劉熙釋名云。自臍以下曰水腹。水汋所聚也。又曰少腹。少。小也。比於臍上爲小也。病源候論。以少腹爲⿰月屬腹。未詳何義。

玉房

病源候論。玉房蒸。男則遺瀝。女則月候不調。又曰。精藏於玉房。交接太數則失精。玉房未知何處。明李君實紫桃軒雜綴云。銅人鍼灸圖。載藏府一身俞穴。有玉環俞。不知玉環是何物。張紫陽玉清金華祕文。論神仙結丹處曰。心下腎上。脾左肝右。生門在前。密戶居後。其連如環。其白如綿。方圓徑寸。包裹一身之精粹。此卽玉環也。醫書論諸種骨蒸。有玉房蒸。亦卽是玉環。其處正與臍相對。人之命脈根蒂也。按今鍼灸圖。玉環作白環。

性命之根

陸文量菽園雜記云。回回其俗善保養者無他法。惟護外腎。使不著寒。見南人夏著布袴者。甚以爲非。恐涼傷外腎也。云夜臥當以手握之令煖。謂此乃生人性命之本根。不可不保護。此說最有理。張文潛明道雜志云。洛陽劉几年七十餘。精神不衰。體幹淸健。猶劇飲。予素聞其善養生。因問之。曰。煖外腎而已。以兩手掬而煖之。默坐調息。至千息。兩腎融液如泥。淪入腰間。此術至妙。馮夢禎快雪堂集。與何民部書云。昨視丈病體。大都虛火上騰。火降卽安矣。弟所善方士張君善用救命索。其法惟緊縛外腎。雖垂絕之症。可以立甦。現有一人。症與丈同。行此法而愈。試驗非一。特爲送致諸。努力珍護。以待平復。祝允明蘇譚云。口瘡無問新舊。遇夜臥。將自己兩睪丸。以手櫪緊。左右交手。揉三十五遍。每夜睡覺輒行之。愈於服藥。諸書所載如此。予聞北人冒雪而行。必以稻稈打揉包外腎。必不凍死。又人多誤撲損外腎立殞者。乃其爲性命之本根明矣。然宮刑男子割勢。勢。外腎也。韻會云。外腎爲勢。刑德經云。勢。陰核也。折骨分經云。外腎。睪丸也。李時珍綱目人部。載人勢。爲陰莖。未見所本。所謂宦者去其宗筋是也。而騸馬。宦牛。羯羊。閹猪。潔鷄。善狗。淨猫之屬。事物紀原云。漢文始閹潔六畜。亦皆劇其勢者。云此易肥焉。又種樹書有騸樹之法。人畜去其性命之本根而不死者。猶樹木之騸。而不凋枯耶。予弱冠時。見一商家僕。年二十餘。陰囊腫痛十餘日。隱忍不語人。忽一日破裂。失血數升。昏冒困憊。吐蚘五條。湯藥皆嘔。予因與單甘草湯而嘔止。家人以爲便血。方其除穢見之。雙丸墜在于蓐上。家人驚惶。急邀外科療之。凡百日許而痊。尋歸其鄉於江州。後數年問之江州人。乃云。渠今猶無恙。所墜睾丸。常綿裹藏于匣中。若寒日啓之。體忽淋慄。若誤置之于高處。眩瞀顛暈。苦楚叵耐。蓋彼此氣之相應也。枯骨寒而脛脚疼。柯古雜俎嘗記之。況於性命之根。理宜然矣。

診脈借菽

難經。以菽況診脈之輕重。前人註解。率不得其旨。蓋菽之在莢。纍纍相連。與脈動指下者相類。以此意推之。言三菽之重者。非三菽加於寸關尺之上。一指下各有一菽之重也。通稱三部。則三菽也。六菽之重者。三部各有二菽之重也。九菽之重者。三部各有三菽之重也。十二菽之重者。三部各有四菽之重也。以三乘之可以見耳。今如一部有三菽之重。則於與皮毛相得者。爲甚重矣。且何不言三菽四菽五菽。而必以三累加之乎。弘前醫官服子溫艮。著難經愚得。其說如此。可謂發千古之祕蘊矣。其書未及脫藁。子溫沒。殊可惋惜也。

手檢圖

脈經第十卷首標曰。手檢圖三十一部。明袁表校本及沈際飛本作二十一部。袁表後序曰。末篇有手檢圖二十一部。今觀其文。則皆覆論十二經脈。與奇經八脈三部二十四種形證所屬。無圖可見。豈叔和所著。故有圖。久不復傳耶。乃宋臣林億劄中。則稱世之傳授。其別有三。隋巢元方時行病源。爲第十篇。以第五篇分上下。而撮全經之文。別增篇目者。億嘗據素問九墟靈樞太素難經甲乙仲景諸書。校其脫漏。仍爲十篇以傳。則知末篇傳疑已久。億但補正其文。而所謂手檢圖二十一部云者。直存舊目。無從考證耳。袁氏所論如此。今閱脈經十卷之首。以氣口一脈。分爲九道。以論三陰三陽奇經之脈。其義未太明。且不及手三陽任督衝之六脈。知是不止其圖失傳。其文亦殘闕。不可復尋繹焉。而李東璧奇經考。以手太陽合手太陰。以手陽明合手太陰。採脈經第二卷文。增任督衝之三脈。因作九道圖。自謂洩千古之祕藏。而猶鈌手少陽之一位。將何以合三十二部之數。疎謬亦甚矣。吳山甫云手檢圖脈法。惟通融之士。能知能行。亦未知圖與經文既亡且鈌也。嗚呼。一寸之口。配乎五藏六府。猶且太煩。縱令古手檢圖如李氏所撰。豈可得更辨所謂九道者。以定奇經八脈之病乎。前年有人問于予者。因以此答焉。

詹王論脈

詹東圖明辨類函云。醫者之審病。曰望。曰聞。曰問。曰切。蓋以切脈。驗之望問聞也。先審之有形聲。以終審之無形聲。內外本末。具知之矣。脈之有浮沉弦數固矣。然浮沉弦數之中。其端各又至煩。苟非問以證聞。聞以證望。原始要終。以求其是。既參又伍。以求其當。脈之所指冥冥。雖求必失之矣。古人置切脈于望問之終。非謂其症斷盡于脈耶。而脈之不可無望聞問審矣。又云。切脈而斷之不差者。所恃先有望也聞也問也。予謂問尤急焉。欲得其身之所疾病。與疾之所自始。詳在問也。今之醫者。自負其明。故不問而切脈。一以脈斷。卽病者欲以其故告。訑訑然曰。我切得之矣。無煩言也。如斯而得一當。且爲不免爲倖中。萬一失之。如病者何。故醫而自負恃。不求細詳。最爲大病。人命生死在茲。可以輕試而漫投也。王北雲湖海搜奇亦云。脈理吾惑焉。蓋自太史公作史記。已言扁鵲飲上池水。三十日能隔垣視見人五藏。特以診脈爲名。則其意固可見矣。今以兩指按人之三部。遂定其爲某府某藏之受病。分析七表八裏九道。毫毛無爽。此不但世少其人。雖古亦難也。世不過彼此相欺耳。二氏之論。宜爲診家之正眼矣。

初學診脈

初學診脈之際。心以爲弦。則如弦。既又以爲緊。則如緊。除浮沉小大滑濇等之外。皆爲爾。譬之靜坐聞鶺鴒聲。心認脫布袴而聽之。則莫聞而不脫布袴。認德不孤而聽之。則莫聞而不德不孤。蓋心預有所期也。王叔和曰。心中易明。指下難晰。方此際。洗盡胸次所蓄。寓孔神于三指頭。自然得矣。

劉菽

福建通志載。劉菽者。邑諸生也。因善病成醫。醫多奇中。嘗自言負病時。獨居一室。設木案。置瓦瓶食器。雞飛其上。器展轉欲墜地。不爲動色。於是療者曰。病可治。故其爲醫也。亦以此法愈人。於本草丹溪肘後諸方。多所發明。於貧者不受謝。人以此益歸之。經曰。精神進。志意定。故病可愈。宜乎其病愈焉。而及之於人也。

千金方

葉夢得避暑錄話云。孫眞人爲千金方兩部。說者謂凡修道養生者。必以陰功協濟。而後可得成仙。思邈爲千金前方時。已百餘歲。固以妙盡古今方書之要。獨傷寒未之盡。似未盡通仲景之言。故不敢深論。後三十年。作千金翼。論傷寒者居半。蓋始得之。其用志精審。不苟如此。今通天下言醫者。皆以二書爲司命也。按千金傷寒門云。江南諸師。祕仲景傷寒要方不傳。然則方其著千金前方。未曾研其全書也。後及撰翼方。所採撫。亦非今所傳傷寒論。其文字大抵與玉函經同。知唐以前傷寒論原自非一通也。翼方世多傳乾隆重刊王肯堂校本。不啻誤文數行尋墨。刊脫數十頁。予常恨焉。聞城東白醫家藏元版。予百計索之不敢許。丙午冬。米價騰躍。渠不能支。遽欲售之。予因鬻雜書數十帙而購之。乃大德乙巳梅溪書院所刊。文字端正。首尾完備。與肯堂本異。予既得之喜劇。明年六月。浪華木世肅孔恭。不量以元版前方千里郵致以貽。於是儼然雙璧始具于插架。古人云。好學之篤。又有好書濟其求。不堪欣躍。聊筆于此。

聖濟總錄

政和聖濟總錄二百卷。宋藝文志。藝文略。玉海。晁陳二氏。並不載其目。南宋諸方書。未見引据者。蓋此書之成。在於徽宗之季年。聖濟經和劑局方之後。洪景盧容齋隨筆云。宣和殿大清樓龍圖閣所儲書籍。靖康蕩析之餘。盡歸于燕。考之宋史則云。靖康二年。少帝在青城。金人盡索國子監書版。三館祕閣四部書。大晟禮物。大成樂舞。明堂大內圖。以至乘輿服御珍玩之物。輦致軍前。意者如此書。鏤版纔成。未及頒布。亦在其中。爾後南北殊界。彼此不通。故南宋之士。不得覯之。遂至有併其目而無知者。及金世宗大定中。取所俘于汴都。重刊頒行。因傳于今矣。嗚呼。是書成于北宋。而晦于南宋。不傳於中國。而存於夷狄。而徽宗慈心之所寓。得不泯于千載之後者。抑亦奇矣。清程雲來云。大德重校聖濟總錄。元朝奉詔頒行者。大版大字。每卷首篇署元耶律楚材五字。今吉醫官及予家所藏大德重校本。亦大版大字。然無耶律楚材五字。原文書法端雅。蓋爲宋版之舊。但每卷首頁。大德重校聖濟總錄卷第某數字。書刻並劣。係于元人改刊無疑矣。

活人書

宋樓攻媿鑰序增釋活人書王作肅著。云。嘗聞之老醫京師李仁仲之子云。前朝醫官。雖職在藥局方書。而階官與文臣同。活人書旣獻於朝。蔡師垣當軸。大加稱賞。即令頒行。而國醫皆有異論。蔡公怒。始盡改醫官之稱。不復與文臣齒，樓之言如此。宜乎世之言傷寒者。至知有活人書。而不知有長沙之書也。及明陶節菴六集書出焉。又至並活人書而無知者。今如斯邦。天下莫不知有長沙之書而讀焉。然而其微言大義殆熄矣。

儒門事親

驪恕公忠嘗言儒門事親一書。前三卷。議論精確。文亦俊逸。後八卷。乃體裁殊異。必是別一種書。或出于門人之手焉。後閱心印紺珠經云。子和金宛丘人氏張。戴人是也。有儒門事親三十篇。十形三療一帙。治病百法一帙。三復指迷一帙。治心要一帙。三法六門世傳方一帙。今考之於醫統正脈所收本。從第一卷七方十劑繩墨訂。至第三卷水解。凡三十篇。此卽儒門事親也。自第四卷至第五卷。別是一書。自第六至第十一。乃十形三療也。自第十二至第十五。乃三法六門世傳方也。尋借元版於西京伊良子氏而抄之。凡三卷。首有中統年間高鳴序。及金人張頤齋序。後有金人無名氏跋。篇數與紺珠經所載符矣。恕公沒十餘年。惜不見此書焉。朝鮮所輯醫方類聚。多引十形三療。三法六門。今正脈本儒門事親中並有之。

妄改書名

汪穎著食物本草。而改爲東垣食物本草。王永輔著惠濟方。而改爲簡選袖珍方。艾元英著如宜方。而改爲回生捷錄。李東璧作脈學。而改爲張孔受脈便。程雲鵬著慈幼筏。而改爲張介賓慈幼新書。陳司成著黴瘡秘錄。而附之于竇夢麟瘡瘍全書。凡此類不一而足。皆使人眩惑。乃因書估欲易售耳。

中風

傷寒論。中風。乃是傷寒中之一證。宋以後呼爲傷風者是也。而金匱中風。乃靈素所謂偏枯。後世中風之稱昉于此。夫傷寒論金匱元是一書。而同成仲景之手。理宜無以一中風之名。互稱兩種之疾。然魏志註引曹瞞傳云。魏太祖陽敗面喎口。叔父怪而問其故。太祖曰。卒中惡風。叔父以告嵩。嵩驚愕呼太祖。太祖口貌如故。嵩問曰。叔父言汝中風。已差乎。太祖曰。初不中風。魏武與仲景氏同漢末人。知當時有此語。又按後漢朱浮與彭寵書。伯通獨中風狂走。此以狂爲中風。後世狂風風狂心風等之稱。蓋有所由。均之東漢語。所指遞殊。不可不知也。若夫後世紫白癜風。落架風。食迷風之類。風字竟不可窮詰焉。蓋風善行而數變。凡病變動移易不定者。以風呼之耶。錄以俟識者。

痰

痰五飲之一。王氏脈經。作淡飲。宋黃伯思法帖刊誤。載初月帖中云。淡悶干嘔。淡方淡液之淡。干古干濕之干。今人以淡作痰。以干作乾。非也。予考之佛典大般若經初分願品云。身病有四。一者風病。二者熱病。三者痰病。四者風等種種雜病。又唐慧琳一切經音義云。淡飲。徒甘反。下於禁反。謂匈上液也。又云淡陰。謂匈上液也。醫方多作淡飲。又云痰癊。上音談。下陰禁反。案痰癊字無定體。胸鬲中氣病也。津液因氣凝結不散。如筋膠。引挽不斷。名爲痰癊。四病根本之中。此一能生百病。皆上焦之疾也。又義楚六帖云。四百四病。百一風。百一黃。百一熱。百一痰等。乃知後世以痰飲爲諸飲之總稱。以爲十病九痰。或百病生于痰之類。皆原於內典也。而痰癊二字。在我醫方。始見肘後。乃痰飲耳。而聖惠方。三十六黃中。有癊黃一證。此卽巢源所載陰黃。唯从疒者。與痰癊之癊自異。療痔病經。有癊痔。蓋亦陰痔已。

醫賸卷中

櫟蔭拙者　著

病分左右

王文正筆錄。載太祖與張永德洎當時宿將數人。同從周世宗。征淮南。戰於壽春。獲一軍校。欲全活之。而被瘡已重。且自言素有癱風病。請就戮。及斬之。因令部曲視其病患之狀。既而覩其藏府及肉色。自上至下。左則皆青。右則無他異。中心如線直分之。不差髮毫焉。按以理揆之。風屬木。木色青。此宜然也。蓋人身一氣脈也。今及其感病。左癱者不及右。右瘓不及左。麻痺亦有如此者。又有汗出偏于左右者。又有瘡瘍左不淫于右。右不浸于左者。又有偏腸毒。自首至踵。平分寒熱者。見船窗夜話。雖則一氣脈。其有界限如此。筆錄所載。恐不虛誕也。

草子

范成大桂海虞衡志云。草子。卽寒熱時疫。南中吏卒小民。不問病源。使人以小錐刺脣及舌尖出血。謂之挑草子。實無加損于病。必服藥乃愈。又王棐指迷論瘴瘧云。南方謂之中箭。亦謂之中草子。此蓋沙病而已。

吹霎

癸辛雜識云。吹霎二字。見劉長卿用之。作傷寒感冷意。問之則謾云。出漢書。然莫可考也。繼閱方書。於香芎散證治云。吹霎傷風。頭疼發熱。此必有所據也。予考諸書。香芎散證治。未見有載此二字者。唯十便良方。傷寒門首云。傷風吹霎附。乃似指感冒。又和劑指南云。凡傷風者。皆因脫衣感冒。被風吹霎。著則洒然骨寒毛起。惡風自汗者。乃是傷風證也。凡風吹則體自寒。惡風無汗者傷寒證也。

病從口鼻入

仁齋直指云。暑氣自口鼻而入。凝之於牙頰。達之於心胞絡。如響應聲。此暑自口鼻而入也。吳崑升麻葛根湯考云。冬月應寒。而反大溫。民受其濕厲之氣。名曰冬溫。非時不正之氣。由鼻而入。皮毛未得受邪。故無汗。又疫瘧五神丸。塞鼻法考云。以疫氣無形。由鼻而入。故亦就鼻而塞之。此冬溫疫氣。并自鼻而入也。又太無神朮散考云。山嵐瘴氣。謂山谷間障霧。濕土敦阜之氣也。濕氣蒸騰。由鼻而入。呼吸傳變。邪正分爭。又醫學全書云。瘴氣之病。東南兩廣。山峻水惡。地溼溽熱。春秋時月。外感霧毒。寒熱胸滿少食。此毒從口鼻入也。此瘴氣自口鼻而入也。廣筆記云。傷寒溫疫三陽證中。往往多帶陽明者。以手陽明經屬大腸。與肺爲表裏。同開竅於口。凡邪氣之入。必從口鼻。故兼陽明證者獨多。此陽明病從口鼻而入也。張錫駒傷寒直解云。霍亂者。不從表入。不涉形層。大邪從口鼻而入。直中於內。爲病最急。又云。痧者。卽天地間不正之氣。濕熱熏蒸。從口鼻而入。不吐不瀉。腹中絞痛。俗所謂絞腸痧是也。此霍亂及痧。幷自口鼻而入也。沈明宗金匱註云。中惡之證。俗謂絞腸痧。卽臭穢惡毒之氣。直從口鼻。入於心胸腸胃臟腑也。此中惡從口鼻而入也。諸書所載已如此。世人徒因吳又可之言。而知瘟疫自口鼻而已。

瘴名不一

巢源。嶺南瘴。猶如嶺北傷寒也。外臺引備急。嶺南率稱爲瘴。江北總號爲瘧。此由方言不同。非是別有異病。按後漢書馬援傳。軍吏經瘴疫。又宋均傳。則云。及馬援卒於師。軍士多溫濕病。由此觀之。瘴卽溫濕之氣。特以南方嶺嶂之地。此氣最酷烈。故謂之瘴氣也。其名稱頗繁。今以余所知錄左。

黃芒瘴。黃茅瘴。南方草木狀 青草瘴。巢源 黃梅瘴。新禾瘴。桂海雜志 黃茆瘴。番禺雜記 蝦蟆瘴。黑脚瘴。芳草瘴。朴蛇瘴。鎖喉瘴。蛇瘴。聖濟總錄 冷瘴。熱瘴。中箭。瘴瘧論 烟瘴。嵐瘴。黃瓜瘴。蚺蛇瘴。蚯蚓瘴。烏蜂瘴。迴頭瘴。攪腸瘴。管見良方 梅瘴。摭遺 鸚鵡瘴。北戶錄 啞瘴。嶺南衛生方 花風瘴。醫林集要 烏脚瘴。漳州志 人瘴。使緬錄 炎瘴。楸頭瘴。體仁彙編 桂花瘴。泉州府志 暑濕瘴。毒水瘴。孔雀瘴。江米瘴。證治大還 頸瘴。滇幢小品 香花瘴。毒淫瘴。廣東新語 菊花瘴。粵述

瘴母有二

嶺表錄異云。有物自空而下。始如彈丸。漸如車輪。遂四散。人中之卽病。謂之瘴母。管見良方云。腹脇間。有一癖塊而痛者。名曰瘴母。蓋錄異瘴母者。乃颶母之屬。良方瘴母者。乃瘧母之類。名同遞異。

寒熱異治

鄺湛若赤雅云。炎方土脈疎。地氣外泄。人爲常燠所爍。膚理不密。兩疎相感。草木之氣通焉。上脘鬱悶。虛煩。下體凝冷。吐之不可。下之不可。用藥最難。但宜溫中固下。升降陰陽。及灸中脘氣海三里。或灸大指及第五指。皆能止熱。予試立驗。如用大柴胡湯。及麻黃金沸草散。青龍湯。是膠柱鼓瑟也。尠不敗矣。而椿園西域聞見錄云。溫都斯坦。亦西域回國之大者也。大黃尤爲至寶。以黃金數十倍兌換。蓋其地之一切疾病瘡瘍。得大黃卽愈。百不失一。貴客來及大筵宴。皆以大黃代茶。若經年不服大黃。則必死。故雖貧苦小回。亦必有一半兩大黃。囊繫胸前。舌舐而鼻嗅之。考二書所載。乃內經所謂腠理開閉之異。寒方以寒。熱方以熱之義。亦不可不知也。

瘰癧

先友篁墩吉處士（安）嘗問予。瘰癧何病。予茫然不能答。後讀唐張彥遠法書要錄云。陶隱居梁武帝啓云。治瘰癧一紙。凡二篇。並是謝安衛軍參軍任靖書後又治癆瀝狸骨方一紙。是子敬書。亦似摹迹。又宋董逌廣川書跋云。狸骨方。今官帖中定爲王右軍書。唐人謂此本苟輿治勞方。右軍臨之。至今謂狸骨帖。梁武帝嘗以古書雜蹟二卷問于陶隱君。對以狸骨方。是子敬書。亦似摹迹。就二書所載考之。癆瀝乃勞之謂。外臺引蘇遊論云。因虛損得。名爲勞極。吳楚云淋瀝。巴蜀云極勞。按癆淋一聲。癆瀝即淋瀝。又巢源云。尸疰病者。嶺南中瘴氣。土人連歷不差。變成此病。連歷。乃綿連歷久之義。正與淋瀝同。蓋江左時。用方言書。唐人乃改作勞也。閱千金等書。古方多用狸骨治勞。而後世用貓頭。方藥池物理小識。論之詳矣。

胏焦黃胖

孔毅父談苑云。賈山谷采石人。石末焦胏。胏焦多死。陸儼山農田餘話云。作園士。治蔬圃。其人必病黃。日與穢惡之氣相近。蓋五藏之內脾香。臭惡氣入脾。以害脾也。今斯邦人亦云。石匠年老。多發乾欬。此以積年石末飛入腹裏。傷臟所致。醫不能療。又云。黃胖以常觸糞穢所發。乃與二書之言符矣。而醫書不言及者何諸。

鬾記鬾之訛

鬾。音奇。玉篇。小兒鬼也。故小兒繼病。謂之鬾。菊坡叢話云。今小兒乳哺時。値母有孕。輒眉心青黃泄瀉。此俗謂之記。乃鬾之訛也。巢源千金誤本。或作魃。故保嬰撮要云。魃病。又名鬾病。夫魃者。旱神也。何干小兒之疾。而萍洲可談云。世傳婦人有產鬼形者。不能執而殺之則飛去。夜復歸就乳。多瘁其母。俗呼旱魃。亦分男女。女魃竊其家物以出。男魃竊外物以歸。予按此亦鬾之訛。遂呼爲旱魃耳。又書影云。今中土大旱。輒謠某婦產旱魃。聚衆捽婦。用水澆之。名曰澆旱魃。嗚呼。魃之爲魃。遂令產婦受澆水之苦。隻字之訛。一至于此。良可懼矣。澹寮方。載治小兒鬾方云。音其。卽解顱也。用錢氏鐵箍散局方安腎圓。此說亦誤。（醫學啓蒙。謂之魃病。誤甚。）

辜姑

顔師古匡謬正俗云。或問曰。小兒羸疾。謂之辜姑。何也。答曰。此謂巫蠱爾。轉爲辜姑。此病未卽殞斃。而惙惙不陰。有似巫祝壓蠱之狀。故祭酬出之。或云。漢武末年。多所禁忌。巫蠱之罪。遂及貴戚。故其遺言。徧于三輔。至今以爲口實也。胡侍眞珠船云。韻會。辜姑小兒羸疾。今云無辜。聲之訛也。方以智通雅云。凡物頭員謂之孤都。俗以愁苦尖喙曰孤都。因以欒欒孤獨可憐之狀。黃公紹曰。小兒羸疾曰辜姑。是也。規模作規撫。無有摸音。則辜姑之聲。亦從無辜來。辜之爲罪。正謂其粗惡堪憐也。予考數說。類似牽紐焉。按諸書引玄中記。無辜病。爲無辜女所病。一名天帝少女。一名女鳥。一名姑獲鳥。一名夜行遊女。一名乳母鳥。曰女。曰姑。曰母。無辜之訛。而辜姑亦爲鳥名明矣。又按蕪荑、治小兒疳疾。爾雅一名無姑、無既有蕪音。蕪姑卽疳疾。因意無姑之得名。因治無姑之病、猶百合之於百合病耶、並錄俟考。

痎

吳處厚青箱雜記云。蜀有痎市。而間日一集。如痎瘧之發。則其俗又以冷熱發歇爲市喻。謝肇淛五雜組亦云。西蜀之市。謂之亥。亥者痎也。痎者瘧也。言間日一作也。吳註素問。引方言書。夜市謂之痎市。與二書所言異。按說文。痎。二日一發瘧也。吳說恐是杜撰。

讓

急就篇。消渴歐逆欬懣讓。顏師古註。讓。大便節蘊積而利也。讓卽聖惠方。所謂裏利。幼幼新書所謂釀瀉。劉昉云。釀者如酒之意。皆疳積爲病是也。通雅、以爲五泄之大瘕泄。誤。

鄭聲

鄭聲、重語也。義未明晰。田藝蘅留青日札云。鄭聲淫。今考鄭詩非淫。鄭聲則淫。淫者聲之過也。猶雨之過者曰淫雨、水之過者曰淫水。故曰溢也。左傳曰。煩手淫聲。慆堙心耳。乃忘和平。謂之鄭聲。許愼五經通義云。鄭重之音。使人淫過也。得之而義自見。

登豆瘡

林恒齋（以良）云。巢源登豆瘡。登當是豋字訛。考字書。豋與豌同。楊升菴引唐六典。有豋豆音彎。卽豌豆。外臺引巢源曰。其瘡形如豌豆。亦名豌豆瘡。可以證矣。恒齋元祿中醫官。博覽羣籍。著書數種。予藏其病名續錄。怪痾續抄。並有益于學者。

社公

續醫說、引席上輔談云。今人指髮眉如雪。而肌肉純白者。以爲社日受胎。故男曰社公。女曰社婆、閱宋人衞生總微論、不治病胎內十二症中、有社老。又書影云。人之賦形有羊白。星家。金羊鬼宿次未。冢宅偏感其氣。則人羊白。是乃此邦呼爲白子者。

野鷄

外臺。小兒野鷄。下部痒悶。程衍道云。野鷄未詳。按草木子云。漢呂后諱雉。改雉名野鷄。人患痔者。名野鷄疾、因知本草拾遺、蛇婆主治。五野鷄病。卽五痔爾。而直指方云。大便下血日久。多食易飢。腹不痛。裏不急。名曰野鷄。又醫說云。以大便艱難。爲野鷄痔。謂欲便而復止故也。此則不干呂后之諱。別是痔中之一證。

臘梨

白禿臘梨。蓋臘梨者。臘月之梨。所謂凍梨也。頭生白禿。其狀類此。故亦呼臘梨焉。堅瓠集載臘梨賦云。葫蘆之質。油灰之色。盔頭以擺錫爲裝。燈籠以梅花爲式。又有臘梨歌。並爲此瘡作耳。外科奇救方作辣離。醫法指南。作鬎鬁。事物紺珠作喇哩。皆因音而轉訛也。

狐臭

胡侍眞珠船云。洪芻香譜。金磾香。洞冥記。金日磾入侍。欲衣服香潔。變胡虜之氣。自合此香。由是言之。今謂腋氣爲狐臭。狐當作胡。又壽域神方云。胡者。謂胡人之臭。俗稱狐臭誤矣。按肘後方。人體及腋下。如狐狖氣。巢源亦作狐臭。則不必改作胡也。教坊記。謂之慍羝。崔氏海上方。謂之鵶臭。全幼心鑑。謂之猪狗臭。南史宋後廢帝記。謂之蒜氣。類書纂要。謂之狖臭。此皆不過以其臭之相似呼之而已。

悶臍生

陳眉公聞見錄云。太原王相公始生。冷無氣。母驚謂已死。有隣嫗徐氏者。反覆諦視良久。笑曰。此俗名臥胞生。吾能治之。當活。活則當貴。但不免多病累阿母耳。趣使治之。其法用左手掬兒。右手搯其背百餘。逾時噓下而醒。又周亮工書影云。今北方難產者。落無聲。若熟寐然。以火氣熏接其臍。或從旁擊竟。以引其聲。始能啼。謂之草寐。十只有一二生全。按育嬰家祕云。兒纔生下。卽氣絕不啼哭。俗名悶臍生。卽寤生也。必是難産。或冒寒所致。物理小識作悶寂生。亂産全書。謂之夢生。彙聚單方。謂之夢胎。推拿祕法。謂之草迷。並同。

癇

王符潛夫論云。嬰兒常病傷飽也。父母常失在不能已於媚子。哺乳太多。則必掣縱而生癇。徐嗣伯曰。大人曰癲。小兒曰癇。巢源云。癇者小兒病也。十歲已上爲癲。十歲已下爲癇。此癇卽宋以後所謂驚風也。（始見聖惠。）而大人之病。亦可稱癇。隋許智藏。診秦孝王俊曰。疾已入心。卽當發癇。不可救也。（見隋書本傳。）時孝王已爲大人。又外臺大人方中。有癇門。可以見耳。

䁥

炮炙論序。目辟眼䁥。䁥字無考。容齋隨筆引作臃。亦未詳其義。何鎭本草必讀作眼矔。註云。矔音貫。張目視。及轉目視也。張目視。與轉目視。豈是病目乎。按䁥疑是睢之訛。病源候論。有目睢候。其皮緩縱。垂覆於目。則不能開。世呼爲睢目。漢書注。睢。仰視貌。蓋皮垂覆。則不得不仰視。故謂之目睢。

瘨

徽瘡祕錄。有或瘨爪甲語。又萬氏家抄。瘡名蟮瘨頭。本草彙言。有軟瘨瘡。瘨字。檢字書無考。但品字箋爲首上毒瘡。而其義未允當。原病集釋音。疲。

音貢瘖疾痠瞖。知是與痠同。腫起之義。小兒袖珍方。痶字亦同。

文字从疒

醫書文字。瘟疫之爲瘟疫。水腫之爲㽷瘇。鼓脹之爲臌痮。消渴之爲痟瘍。勞瘵之爲癆瘵。霍亂之爲癨亂。歷節之爲癧癤。哮嗽之爲痚瘶。眩暈之爲痃瘒。鼠漏之爲癙瘺。痄腮之爲痄𤻌。便毒之爲㾖毒。發背之爲發𤸷。辣離之爲瘌𤼝。休息痢之爲㾢瘜痢。凡此類強从疒者。郭忠恕所謂。飛禽即須安鳥。水族便應著魚。正是此之謂也。

護項

人之惹風。必自風府。項間颯然。噴嚏隨出。次之以惡寒發熱。寒日宜護而避之。資生經云。岐伯對黃帝之問曰。巨陽者。諸陽之屬也。其脈連於風府。故爲諸陽主氣也。然則風府者。固傷寒所自起也。北人皆以毛裹之。南人怯弱者。亦以帛護其項。俗謂三角是也。予少怯弱。春冬須數次感風。自用物護後無此患矣。凡怯弱者。須護項後可也。鍼灸聚英云。北人以毛皮裹之。今之護風領。南人怯弱者。亦以帛護其領。今護領。乃云。蔽垢膩。實存名亡矣。又朱輔溪蠻叢笑云。朱漆牛皮。以護頭頸。名固項。蓋固項。即護領。不止北人爲然。按道書。以腦後爲風窩。亦由此。

賊風

醫壘元戎俗云。賊風者。牕牖之風。非也。予按以窻牖之風。解經之賊風。固非也。然此攝生家之所最可避也。嘗閱明陳龍正幾亭外書云。孔隙風。名爲賊風。何也。曰平面風。如開口之呵。簷下風。如嘬口之吹。呵溫而吹冷。吹已不可不避。况孔隙風乎。鐵之爲物。方圓平厚。可坐可凭。惟刀錐不可近。薄與尖故。縫風如刀。隙風如錐。可謂能近取譬矣。

露首溫足

予夜寢必覆被沒頭。否則不能穩睡。數十年以爲常矣。內典云。欲得老壽。當溫足露首。又應璩詩。下叟前致詞云。暮眠不覆首。嘗日中坐地讀書。見頭上有影二三尺。蒸蒸如遊絲。蓋陽氣之從玄府上騰也。方知露首所以得壽。而下叟之言不偶然。然不能頓止。

羹上肥

瞥瞥如羹上肥。世人多不解。井金峨先生。嘗謂予云。瞥瞥財見難認之義。肥謂肉之脂液浮乎羹面者。凡羹中有肉。則其面有小輪無數。光彩不定。瞥瞥然相逐。此卽肥也。後予得數證以質先生。稱善。後漢郡國志。引博物記。記石腦油云。其水有肥。如煮肉洎。羕羕永永。如不凝膏。脈經圖說曰。羹上肥。猶肥珠在于羹面。病源候論。有肥目候云。似羹上脂。致令目暗。外臺載范汪五淋方云。氣淋者。下如羹上肥。

劑頭

劑頭而還。無明解。按劑。劑限之義。而還。猶謂以還。言劑限頭以還。而頭汗出也。脈經有劑腰而還之文。又尸子云。莒國有名蕉原者。廣尋。長五十步。臨百仞之谿。莒國莫敢近也。有以勇見莒子者。獨却行劑踵焉。此所以服莒國也。劑頭。劑腰。劑踵。皆限劑之義耳。

消息

傷寒。皇格云。消息。謂損益多少也。錦城大田公幹元貞嘗謂云。公羊昭十九年曰。樂正子春之視疾也。復加一飯則脫然愈。復損一飯則脫然愈。復加一衣則脫然愈。復損一衣則脫然愈。何休註。脫然。疾除貌也。言消息得其節。傷寒論消息二字。得之而義自明。此說得之。

索餅

來元成倘湖樵書云。今俗以麥麵之綿索而長者。曰麵。其團塊而匾者。曰餅。考之古人。則皆餅也。劉禹錫贈進士張盥詩曰。憶爾懸弧弓。余爲座上賓。舉筯食湯餅。祝辭添麒麟。湯餅而舉筯食之。馬永卿云。即世之長命麵。此唐人以麵爲餅之一證也。漢張仲景傷寒論云。食以索餅。餅而云索。乃麵耳。此漢人以麵爲餅之一證也。尋按。龐安時總病論。煮餅是切麵條。湯煮水淘過。熱湯漬食之。即索餅也。方有執改作素餅。誤。千金作餺餅。

黃龍湯

仲景之方。配四獸。曰白虎。曰青龍。曰玄武。曰朱雀。十棗湯。一名朱雀湯。見外臺痰飲門。先友山田宗俊正珍著傷寒考。詳論之。而丹鉛總錄云。余嘗疑天有五行。星有五緯。地有五嶽。人有五事。而二十八宿。何獨無中央之宿也。後觀石氏星經云。中宮黃帝。其精黃龍。爲軒轅。又按張衡靈憲。軒轅黃龍於中。則是軒轅一星。與蒼龍白虎朱雀玄武四獸爲五矣。余於是謂方已取名於四獸。則必有配中宮一星者。後讀千金方。勞復篇小柴胡湯名黃龍湯。乃並四方。以應五獸焉。此當補傷寒考。

震氣

菽園雜記云。凡空屋久閉者。不宜輒入。先以香物及蒼朮之類焚之。俟鬱氣發散。然後可入。不然感之成病。久閉智井窨窖。尤宜愼之。御醫徐德夫寓京日。家人方春入花窖。窖深。久不起。疑之。又使一人入焉。亦久不起。燃炬照之。二人皆死其中。蓋鬱毒中之也。按輟畊錄。枯井有毒一則。與此事相類。又熊三拔太西水法。載避震氣說云。地中之脈。條理相通。有氣伏行焉。強而密理。中人者。九竅俱塞。迷悶而死。凡山鄉高亢之地。多有之。澤國鮮焉。此地震之所由也。故曰震氣。凡鑿井遇此。覺有氣颯颯侵人。急起避之。俟洩盡更下鑿之。欲候知氣盡者。縋燈火下視之。火不滅。是氣盡也。今東都造麴家窨中。時或有發氣。燭必滅。以蒼朮一塊障火。則不滅。至其甚。人中之而死。救療之法。具于先考所輯濟急方。

砒毒

秋燈叢話。載萊郡劉某。遇僧授海上方。多効。其解砒毒。尤爲神驗。戚某屢求不與。御之。乃置酒延劉。食畢。扃其戸謂曰。爾已中砒毒矣。速語我方。爲爾療。劉不信。頃覺腹中潰動。乃曰。何惡作劇如是。可疾取白礬三錢來。戚如言取至。調水飲之。立解。因惡其吝也。榜其方於通衢。享和中。東都木挽街。有醫西良菴。製截瘧丸子。入砒者。盛囊攜出。而行醫百餘里外。數十日後歸家。搬移之際。丸子滾轉。雜于烟中。西不知之。一日解裝出烟飲之。忽覺口中異常。妻及兒子亦飲之。復然。少選三人心腹大痛。苦楚不可名。因開烟檢之。見有丸子。大駭。急服解毒藥數種。並無寸效。遽呼隣家仙臺醫官永井元菴而議之。元菴無計可出。偶記叢話用白礬事。如法用之。三人便云藥下胸。頓覺心腹一道開豁矣。竟得救三人之命。予親聞之永井氏。實神驗方也。時輯救急選方。因收其方。嗚呼爲醫者。小說雜記。亦安可不寓目哉。

八月生子

董含蒪鄉贅筆。載俗傳七月生子生。八月生子死。西隣有朱氏。妻八月產一子。妾七月產一子。妾產者週歲而殤。妻所生至今無恙。醫書以胎成七月。屬太陰脾經脈。內屬於肺。土能生金。故壽。八月屬手陽明脈。內屬於大陽。生氣交於洩氣。故夭。此論似不足執以爲據也。按張志聰註素問六元正紀云。七月所生小兒能育而亦多長壽者。蓋七月乃肺藏司養。肺屬天。而主氣主血。天一生水。感天地之氣而生。故育。九月十月。乃少陰太陽所主。皆感陰陽水火而生。若夫八月。乃陽明大腸主氣。感陽明之府氣而生。故雖生而不育。董氏所引醫書。未有所考。與隱菴之言少異。要之此說不足信據。然世人多知之。故錄此。

古方

古方二字。唐人有於詩中用之者。如盧綸寂寞日長誰問疾。料君惟取古方尋。又雍陶新句有時愁裏得。古方無效病來拋是也。天下皆知學古方書矣。見宋陳振孫書錄解題。外臺祕要部。

復古

李東陽云。予恆病天下之藝。未復于古。而醫爲甚。今如斯邦。則不然。天下之藝。無不復于古。而醫爲甚。昔者病其不復于古。而今則病其復于古。何居。其以爲古者。非所謂古也。先師井金峨先生嘗謂曰。自伊物二公首倡復古。海內靡然嚮風。雖小道。亦必倣之。遂有廢陰陽。排五行。去素靈諸家。

直講張仲景書者。動輙云。是非仲景之語也。夫素靈固出於後人。而漢儒之學。原于陰陽五行。仲景生於其後。焉知今所謂古學者乎。故有陰陽五行之說。無害其爲仲景也。謂之仲景之誤則可。謂之後人攙入。則不可。且易說陰陽。書載五行。六氣見於左氏。豈與先天後天理氣體用。無稽之言同乎。唯其於治病。無所當。則置而不言。固其所已。至其謂之復古。則既無徵於前。後何所復之有。此可以砭近來醫流之謬也。

藥劑

茅元儀野航史話云。余嘗怪岐黃家製方。必窮析分釐。而置劑者。每以手爲度。必不能合。欲以已疾。焉得不踈。古之名醫。止華佗置劑。心識分銖。不假稱量。他能剖腹破背。湔洗腸胃。此可倣做乎。斯邦醫家。亦坐于此弊。然數十人數百裹之藥。每藥必較量錢分。殆不勝煩瑣。是不得已之勢也。

診腹

臨病必診按其腹。詳見於四十九難。揚玄操丁德用註。此醫家四診之外。不可缺之事也。但歷代醫書。未見有詳論者。張志聰傷寒論集註云。中胃按之而痛。世醫便謂有食。夫胃爲水穀之海。又爲倉廩之官。胃果有食。按必不痛。試將飽食之人按之。痛否。惟邪氣內結。正氣不能從膈出入。按之則痛。又胃無穀神。藏氣虛而外浮。按之亦痛。若不審邪正虛實。槩謂有食。

傷人必多。又按者輕虛平按。若按不得法。加以手力。未有不痛者。此纔輓近診腹之一證也。而近聞吳中醫士。寓于崎嶴者。獨診脈。而不及腹。予心訝之、甲子冬、使譯官問之于蘇門胡振、振覆曰。唐山診治。但有按脈。而無按腹之說。況古來亦並無此法、然亦有之。或患腫脹腹滿之症者。視其腹之形色、按其腹之堅軟耳、再或幼科童稚。未免傷於食者。故亦按之、其他癥瘕痞塊病。人自能詳述。亦毋庸按之也。蓋此彼邦近代之弊習爲然。振不考諸古今醫書。漫爲之答、亦何陋也。

靨字音

痘瘡收靨結靨、世醫或爲掩音。或爲葉音。未詳何是。嘗閱林恒齋（良以）劄記。定爲掩音。曰痘靨。或作痘黶。又作痘厴。全幼心鑑痂疕瘡黶。醫學綱目瘡厴曰痂是也。又通作厴。見本草敗茅條。合諸說考之、原是大學厭然之厭。康成註厭讀爲黶。陸音烏簟反。痂有閉藏之意。黶之爲痂。乃本于此。予按準繩云。痘瘡收靨。圓淨堅厚。如螺靨者上也。品字箋瘡痂。俗曰瘡靨。正字通瘡弇。瘡痂也。螺厴草。養痾漫筆。作螺掩草。時珍海嬴釋名。厴音掩。閉藏貌。乃知黶靨厴弇通用。而音掩。皆可以證恒齋之說矣。又王氏易簡方。作收擫、擫於琰切。音黶。要之會意假借。展轉不一如此。又楊氏家藏方。攤膏藥於紙花。謂之藥靨。靨字之義。亦可見也。

福醫藥案

龔氏回春、載南方人有患病者、每延醫至診視、後止索一方、令人搆藥于市正。聞彼土風俗。今猶爲然。天明壬寅歲、浪華船商十數人、飄泛到福州地。留月餘。其內一人染時疾。縣司差醫日就客館診。醫不自調藥。唯疏其方而去、衙卒乃攜方案買之藥鋪。而其煎藥將鐵蕉十餘本。搕根收土。投諸水中。攪澄用之。曰。鐵蕉從日本所齎來。株猶帶其地土。今用此水。猶用其土水。必無不服水土之患也。蓋其用心切矣乎。嚮得其藥案二紙。紅箋縱九寸。横五寸。字廁行草。其一曰。冶郎初一日。洋參五分。麥門一錢。去心。川石斛二錢。新會皮三錢。穀芽一錢。炒。生苡仁二錢。雲苓一錢。甘草一錢。加東洋土。攪水澄清代水煎。

錫錫

金華戴元禮。國初名醫。嘗被召至南京。見一醫家。迎求溢戶。酧應不間。元禮意必深于術者。注目焉。按方發劑。皆無他異。退而怪之。日往觀焉。偶一人求藥者既去。追而告之曰。臨煎時下錫一塊。麾之去。元禮始大異之。念無以錫入煎劑法。特叩之。答曰。是古方爾。元禮求得其書。乃錫耳。嗚呼。不辨錫錫而醫者。世胡可以弗謹哉。見于陸深金臺紀聞。予弱冠有偶成詩云。國手喧喧孰是眞。俱言寸圭能回春。由來錫錫無辨得。委命求生世上人。乃用此事。近清人說部。載有宦醫以敗醬。爲陳年食醬用之病人。病轉劇者。事太相類。

左右齊診

魯華祝衞藏圖識云。西藏醫。名厄木氣。其視脈。以左手執病者之右手。右手執病者之左手。一時齊診。予嚮得本邦古醫書一卷。其中載診脈法云。左右齊診。而脈動應於醫之手。左右動數不齊者。死之兆也。此從前脈書所未言及焉。

文人叵信

予前年。得汪伯玉大函集。觀其傳世醫吳橋。文辭遒上。全擬太史公。而其治驗三十餘則。莫不神且奇焉。以爲倉公之儔也。常欲得其遺書而讀之。頃者偶閱詹景鳳明辨類函曰。歙岩鎭吳氏醫本末精通。而以奔競得鄉薦紳薦引。出入郡縣公。遂起巨富。予嘗同其視一姻家內人病。日未時。切脈曰。無病。偶感風寒爾。一劑可療。至酉時。復切脈曰。病減矣。及戌時而婦死。死尚不知。可謂醫乎。汪司馬公伯玉。往來主于其家。遂爲作傳。以比太倉公。予於是始知其醫之庸劣。而文人之叵信也。

草藥

本草有解草藥毒方。張景醫說。蕭京救正編。並載草藥不可服之戒。蓋草草麁之義。非草木之草。外科精要云。或用君臣藥。或用草藥。其疾益甚。體仁彙編云。平日有舊病。腹中有草藥。又服君臣藥者不治。已任編云。浙西人言出自醫家藥籠中者。謂之官料藥。俗傳單方一二味。謂之草頭藥。婦女酷信此說。不讀書者。從而和之。往往以此誤事。

引線候脈

世傳翠竹翁引絲診脈。此醫書所未言。襄陽縣志載崔眞人名子益傳。北水關人。從族兄授醫學。揜雲留月。直爲壺公妙術。萬曆朝。太后病篤。眞人應召。詔自簾孔引線候脈。投劑立愈。上賜官賜金。皆不受。遂賜以眞人號。後於武當羽化。自號朴菴。此恐因小說西遊記孫悟空之事傳會者。

一貼

藥一貼。始見金匱柴胡飲子方後。或通作帖。蓋是包裹粘貼之義。陳眉公太平淸話云。宋朝吳郡士登科者。始于龔誠。其家居崑山黃姑廟。猶藏登第時金花榜帖。乃塗金紙。闊三寸。長四寸許。大書姓名。下有兩知舉花押。又用白紙作大帖。如藥帖狀。貯金花帖于中。外亦書姓名二字。蓋以此報其人。以此知其制與斯邦藥裹髣髴相似也。食物亦有稱帖。元李材解酲語云。尚書范谷英。賜食帝前。食韮芽麵。旨之。一筯而止。帝曰。不中食乎。英曰。臣豈敢。但天廚珍味。臣已領恩矣。山妻久厭糟粕。將以遺之。使知官家

有人所不見之物也、帝令盡食之。復賜一帖以歸。又徐氏筆精。墨一笏筆一帖、

一週

今俗病之劇愈。藥之驗否。皆預期以七日。謂之一週。按郎仁寶七修類藁云。天之所以爲天。不過二氣五行、化生萬物。名曰七政、人之所以爲生、亦不過陰陽五常之氣。行於六脈。見之。名曰七情、天之道惟七。而氣至六日有餘。（氣盈朔虛。推算時刻。）則爲一候、故天道七日來復。人身之氣惟七、六日而行十二經。（一日行兩經。）有餘、故人之疾、至七日而輕重判焉。

高緩

小說。載醫緩姓高、初疑其出何書、又神仙通鑑。扁鵲自稱高緩。後長桑謂之曰。卽以高人自許、更濟以謙和、始可免禍、我卽以高和名之。後閱鄭夾漈通志。醫緩。卽醫和。聲之訛、小說戲文。非無所由。若夫張松北見曹操。以其川中醫有仲景爲誇。則無所考。而方中行引以爲證者何諸。

艾師

楊鐵崖贈艾師黄中子古樂府云。艾師艾師古中黄。肘有補註明堂方。籠有岐伯神鍼之海草。（岐伯遺鍼於海島岸。生艾草。他艾十不及一。）篋有軒轅之燧光。（灼艾禁木火。火鏡火珠。取火佳。）鍼窠數穴能起死。一百七十銅人孔竅徒紛龐。（華佗鍼灸。不過數處。）三椎之下穴一

雙。二豎據穴名膏肓。百醫精兵攻不得。火攻一策立受降。金湯之固正擣穴。快矢急落如飛鶻。梅花道人鐵石腸。昨日二豎猶強梁。明朝道人步食強。風雨晦明知陰陽。老師藥券不受償。何以報之心空藏。施藥勝施全公漿。會有仙人報汝玉子成斗量。按艾師。又呼灸師。夷堅甲志云。汝前世爲灸師。誤灸損人眼是也。乃以灼艾爲業者。今斯邦多有焉。

果子藥

予每觀世啞科療病。至虛不多用參附之屬。至盛不多用消黃之輩。特主平穩之劑。至其危殆。不敢自省。然而以此馳名致富者頗多。不特斯邦。嘗閱明江邦申歲寒社耳目日書云。小兒醫痘。杭城首推某矣。某用藥極平易簡少。俗所謂菓子藥。然渠所謂吉凶分數。約日不差。人以此服之。予曰。此自其眼力高耳。胸中定耳。渠知痘無藥也。順不必服。逆庸服。險症亦只須果子藥。可保無後怨。倉公傳云。秦越人非能生人。人自當生者。秦越人能使之不死耳。此又可爲一不必服藥之明徵矣。

矢醫

徐東莊醫貫評云。熱既入裏。離表已遠。驅出爲難。故就大便通泄其熱。從其近也。得汗而經熱從其解。非汗爲害而欲祛之也。便矢而府熱從矢出。非矢爲難而欲攻之也。醫不察此。專與糟粕爲敵。自始至終。但知消尅瀉下之法。求一便矢。以畢其能事。夭人生命。如是者曰矢醫。近來斯邦。矢醫極多。可嘆矣。

衣上出火

張芳洲雜言云。景泰中晨出暮歸。抵家天色盡瞑。入室更衣。遂解下裳。暗中有火星星自裙帶中出。轉摺至褫上。晶熒流落。凡三四見。荊婦相顧失色。不敢言。忽憶張茂先積油致火之說。而余所爲裳。乃吳綾。俗所謂油段子。工家又多以脂發光潤。況余被酒體氣蒸鬱。或因以致火。亟呼婢令於褫後力曳裳。以手摩之。及手熱幾不可忍。火星星至矣。以此知事物異常者。必有所自。不可遽爲驚駭傳惑人也。此他稗官諸書。間載此事。方藥地物理小識云。青布衣。大江西洋布。及人身之衣氣盛者。皆能出火。予先考藍溪公所識一貴婦。每暗中更衣。火星爆出。因謂婦女櫛髮於暗中。及描兒背毛逆摩。俱出火之類。蓋體氣盛者。偶有搏擊而發光者。非眞火也。近西洋所齎來一器。其制匣大尺餘。一人執線。一人轉捩。少選執線人體上。火星星出。迸炸有聲。意亦此理也。

同身寸

兪穴分寸。滑氏以降。以骨度取之。王太僕所謂同身寸者。未知何寸。徐春甫遂有同指寸之說。肘後方。取巨闕法云。以赤度之。（赤尺。古通。）下經曰。岐伯以八分爲一寸。亦未知何尺。考晉書裴頠傳云。今尺長於古尺。幾於半寸。樂府用之。律呂不合。史官用之。歷象失占。醫署用之。孔穴乖錯。此三者度量之所由。得失之所取徵。皆絓閡而不得通。此乃似用常尺要之無論古人所用。即肥瘦修短。隨取而隨而無差者。莫若骨度焉。此乃千古不刊之活法也。近重表弟山崎子政（鐙）創製骨度折量尺十二條。不啻用心之苦。捷便未有過于此者焉。

鍼下胎

鍼術之妙。李洞玄於長孫皇后。屠光遠於番易酒官之妻。龐安時於桐城民家之婦。凌漢章於吳江貴家之婦。張公壽於松江一婦。（出都公譚纂。）高郵一醫於褰人妻。（出讀律佩觿。）又滑壽（紹興府志。）焦蘊穩（海州志。）丁毅（江寧府志。）殷榘（儀眞縣志。）之於臨產婦人。或云兒執母心。或云兒手掛母腸。皆隔腹鍼兒手。胎下而視兒掌有鍼痕。夫兒居母腹中。在胞內焉。此決理之所無。而傳紀載之。實可疑矣。

鍼不出

齊東野語云。趙信公在維揚制閫日。有老張總管者。北人也。精於用鍼。其徒某得其粗焉。一日信公侍姬苦脾血疾。垂殆。時張老留傍郡。亟呼其徒治之。某曰。此疾已殆。僅有一穴。或有療。於是刺足外踝二寸。餘而鍼爲血氣所留。竟不可出。其徒倉惶請罪曰。穴雖中。而鍼不出。此非吾師不可。請急召之。於是命流星馬宵征。凡一晝夜而張至。笑曰。穴良是。但未得吾出鍼法耳。遂別於手腕之交刺之。鍼甫入而外踝之鍼躍而出焉。即日疾愈。又新安文獻志云。程約字孟博。婺源人。世工醫。約精鍼法。同邑馬荀仲自許齊名。約不許也。太守掌爰嘗有疾。馬爲左脇下鍼之。半入而鍼折。馬失色曰。是非程孟博不可。約至。乃爲右脇下一鍼。須臾而折鍼出。疾亦隨愈。由是優劣始定焉。今醫家遇針不出。乃鍼他穴道。正與張程之術符矣。

八脈名義

衝脈。起于氣衝。陽維陰維者。維絡于身。難經既論之。但餘四脈。未詳其義。楊玄操云。督之爲言都也。任者姙也。此是人之生養之本。故曰位中極之下。長強之上。寻切。疑任者妊也。在女子則可。至男子則窮矣。因考四脈。皆取義於衣物耳。督襘也。又作裻。其脈行脊中行。猶衣襘之在于背後。申生偏衣國語。作衣之偏裻之衣。韋昭注。裻在中。左右異。故曰偏。史趙世家。王夢衣偏裻之衣。正義。按裻。衣背縫也。莊子養生主。緣督以爲經。釋文引李注云。督中也。趙註。奇經八脈。中脈爲督。衣當中之縫。亦謂之督。見禮記深衣註。是也。督已爲衣當中之縫。任則爲衽之義。其脈行腹中行。猶衣衽之在于腹前也。而帶脈以總束諸脈。猶帶之繞腰也。蹻。草履也。史記虞卿躡蹻擔簦。二蹻脈。共起于跟中。故取名焉。蹻。音吉約切。滑氏音丘妖切。云是取蹻捷超越之義恐非也。

脫文校補

濟世拔萃載遺山阿魏散治骨蒸傳尸等勞。寒熱羸劣。困倦喘嗽。右阿魏三錢。研。青蒿壹握。細切。東北桃枝一握。細剉。□□□病人中指許大。男左女右。以童子小便二升半。隔夜浸藥。明旦煎取一大升。空心溫服。分爲三服進。次服檳榔末三錢。如人行十里。更一服。服至一二劑。即吐出蟲子。或洩瀉。更不須服餘藥。若未吐利。即當盡服。病在上卽吐。在下卽利。皆出蟲如馬尾人髮。卽差。萬金良藥。可以當之。予嘗欲試用此方。然所缺三字。未知何字。亦無他本可校。因姑置之。後偶閱王漁洋居易錄。引元遺山續夷堅志載此方。所缺乃甘草如三字。遂得補完之。但此藥如斯邦人。不堪臭。因改爲丸子用之。頗有效驗。噫此三字。不得之方書中。而校補於說部而得之者。抑亦奇矣。醫焉可不涉獵羣籍乎。

紙鳶放鴿

續博物志云。今之紙鳶。引絲而上。令兒張口望視以洩內熱。香祖筆記。引張合宙載云。張鐸僉事言。鴿能辟小兒疳氣。當多房養之。清暑令兒開房。故其氣著面。則無疳氣。邦俗云。病瘵人可弄烏貓。患風人宜乎觀鷺。必有所由。

瘡毒發痢

王世懋二酉委譚云。予歷藩臬。於寮宷間。見異症。因錄以俟知醫者。秦方伯淦。右轄楚中時。背脇間生一痰核。漸大如瘤。聞荊南有善醫者。須服藥滿百帖始除。卽少弗效也。如數服之果愈。遷爲豫章左。至時了無恙。亡何足微蹇。問之。云足面似簇筋。令童子捫之傷皮耳。已遂愈。數日而病痢。提學江公以東。私謂同寮曰。大夫其非痢之謂。疾殆不起乎。余怪而問之。曰。余非知醫者也。先大夫先患足瘡。一如秦公。已而下痢。竟不治。蓋瘡毒所發也。秦公乃竟死。一閩參政王公懋德。自延平歸。忽瘦甚。鬚髮皆枯。云是消渴證。百方藥之弗效。先是延平一鄉官。潛謂人曰。王公病。曾有嘗其溺否。有此患者。溺甚甜。此不治驗也。王後聞之。初試微甘。已而漸濃。愈益甜。王亦自知必不起云。消渴病聞之。溺甜則未之前聞也。豈亦糞甜苦之類乎。二事皆醫說所未載。予前年視一士人妻歲五十餘。云常穿衣纔線。一日於指節間。鍼尾所觸。生小瘡。狀如瘊子。後漸腫起。延及臂肘。發紅紫暈。不堪痛楚。日夜號呼。瘍醫祝藥。數日而愈。尋患痢。日數十行。所下如爛魚腸。百方無效。時予偶記麟洲所筆。心斷其必死。後果然。至渴疾嘗尿。則見外臺秘要。而許學士本事亦有說。麟洲儒者。或未及檢爾。嘗糞甜苦。見吳越春秋。

縊死用藥

明史。嘉靖二十年。宮婢楊金英等謀逆。以帛縊帝。氣已絕。太醫院使許紳。急調峻劑下之。辰時下藥。未時忽作聲。去紫血數升。遂能言。又數劑而愈。考焦竑獻徵錄。所用桃仁紅花大黃。諸下血藥也。

雙睛突出

王遠奇疾方。載九江有夫毆其婦。致雙睛突出。邊有兵。過其門。令勿動。取手巾水濕。盛睛旋轉。使其系不亂。然後納入。卽以濕巾裹住。令三日勿開。其婦性急。閉二日。遂解巾。眼好如故。但遇風寒常發痛。云解早之故也。予嘗見一樸漢角力之際。左眼睛突出。大如鷄蛋。垂下尺餘。初不覺痛。一人多唾手。掬而納之。須臾半面腫起。痛劇甚。急請眼醫。點熨十餘日復故。但顧盼之際。烏睛不轉爲異耳。又聞有力撳鼻涕目睛突出者。亦不可不知。

疥蟲

草木子。疥有蟲。使明者鍼而取之。其大不以半粟也。膚革完全。乃因人氣血不和。而化生者。鈕玉樵觚賸云。曹溪金孟常短視。離物寸許。卽摸捫不辨。近則能察毫末。年踰七十餘猶然。見人有疥也。輒爲搜取其疥內蟲。云疥蟲有雌雄。雄者頷下有鬚。種種然可數。亦有老少。少者色白。但其口稍黑耳。

鵝血治噎

鵝血治噎膈。於方書所未見。特張路玉醫通。載王御九仲君。中翰金淳還公卽。太史韓慕廬東坦。咸賴此霍然。按王漁洋香祖筆記。鈕玉樵觚賸。並云。武昌獻花寺僧自究病噎死。遺言其徒。剖之胸腹。果得一骨如簪。取置經案。久相傳示。後有戎師寓寺。從者殺鵝。未斷其喉。偶見此骨。取以挑刺。鵝血憤發。而骨遂消滅。自究之徒。亦病噎。因悟鵝血可治。數飲遂愈。以此方授人。無不驗者。鵝血治噎。昉見于此。與廣五行記。所載戴治噎疾事正相類。王漁洋晚年。著古夫于亭雜錄云。鵝血治噎。試之亦不甚效。蓋噎有五種。未知何噎。必有所主對也。

瘑瘩

吳震芳談往載崇禎十六年八月至十月。京城內外。病稱瘑瘩。貴賤長幼。呼病卽亡。不留片刻。兵料曹良直古遺正與客容對談。舉茶打恭。不起而殞。兵部朱希萊念祖拜客急回。入室而殂。宜與吳彥升授溫州通判。方欲登舟。一价先亡。一价爲之買棺。久之不歸。已卒於棺木店。有同寓友鮑姓者。勸吳移寓。鮑負行去。旋入新遷。吳略後至。見鮑已殂於屋。吳又移出。明辰亦殂。又金吾錢晉民同客會飲。言未絕而亡。少停夫人婢僕輩。一刻間殂十五人。又兩客坐馬而行。後先敍話。後人再問。前人已殞於馬鞍。手猶揚鞭奮起。又一民家。合門俱殂。其室多藏。偸兒兩人。一俯於屋簷。一入房中。將衣飾疊包。遞上在簷之手。包積於屋巳累累。下賊擎一包托起。上則俯接引之。上者死。下者亦死。手各執包以相纏。又一長班。方煎銀。蹲下不起而死。又一新婚家。合巹坐帳。久不出。啓幃視之。巳殞于床之兩頭。沿街小戶。收掩十之五六。凡楔桿之下更甚。街坊間的兒爲之絕影。有棺無棺。九門計數巳二十餘萬。大內亦然。天師張眞人輯瑞入都。出春明不久。急追再入。諭其施符噴咒。唪經清解。眠宿禁中。一月而死亡不減。發內帑四千。三千買棺。一千理藥。竟不給。十月初有閩人補選縣佐者。曉解病由。看膝彎後。有筋腫起。紫色無救。紅則速刺出血。可無患。來就看者。日以萬計。後霜雪漸繁。勢亦漸殺。閩醫以京銜雜職酬之。明春爲流賊所賊。予按所謂瘑瘩。卽痧病也。王庭痧脹玉衡序云。憶昔癸未秋。余在燕都。其時疫病大作。患者胸腹稍滿。生白毛如羊。日死人數千。竟不知所名。有海昌明經李君。見之曰。此痧也。挑之以鍼。血出病隨手愈。於是城中舁而就醫者。亦日以千計。皆得愈而去。崇禎十六年。歲在癸未。正與談往之言符矣。此明年闖賊陷燕京。明亡。予謂此不必病。亦妖孽耳。

鍼入肉中

鍼誤入肉。若不卽出。經年累月。走趨肉中。必出從他處。予亦往往目擊焉。

袁漫恬書隱叢說云。鄂州武氏女。得奇疾。痛時宛轉不堪。一道人以藥傅之。一鐵鍼隔皮跳出。余姪家幼婢。寤寐中手面腕間。如蟲螫之痛。若有物入于中。自後蠕蠕微痛。漸漸緣臂彎環而上。直至肘背。忽露一細頭。以指擿之。乃是一無孔鐵鍼。其痛始愈。計其三月之久矣。夫鍼之偶入膚肉亦常耳。獨異其宛轉而上。且能自穴而出。視武氏女又異矣。昔人之所謂蛇蜒如龍者。安知非此等耶。以是知事理之不可測。而物性之不可知也。

辟穀丹

甲辰初冬。予於舊書肆中。見古本脈經。乃購歸而檢之。乃熙寧三年。官刊小字原本也。會篁墩吉資坦安見過。二人反覆展覽之際。忽獲夾紙一幅。疏辟穀丹方甚詳。不知何人書。小行草如髮。資坦曰。此書態度清逸。在于董玄宰陳仲醇伯仲之間。此宜寶惜焉。未知試之於今驗否如何。而其方甚奇。姑錄于此。曰。此方圓者服之。終歲無饑寒之迫。病者服之。七日有回生之功。更宜脩眞著行之侶。爲入山了道之助。夙緣祕授。妄泄遭愆。凡修製須用黃道天德吉日。忌孝服婦人鷄犬見之。砂裹汞七厘半。明硃砂一分七厘半。乳香一分五厘。茯神五分。茯苓五分。木香二分。飛管仲七分。蕨粉二錢八分。龍骨五分。黃丹飛過二分五厘。雄黃二分。黃蠟三錢。松香三分。冰片一分五厘。上好者。白朮五分。大金箔十五張。存二張爲衣。金箔汞丹雄五味。細藥另配。研極細不見星片。又另細研。餘八味共末。候松香黃蠟溶化。先入攪勻。次下細藥。速攪隨提。離火下片。搗千餘下。搗一下。念一聲。救苦觀世音菩薩。如凝硬焙軟再搗。分作六丸。金箔衣之。磁合陰乾。仍蠟固爲丸。服此先淡齋數日。臨時食白水淡麵一飽。然後用乳香湯。乘熱送下一丸。入室靜養。扞心緘言。不得勞動。如覺微饑。進梨汁三五口。或井花水一小杯。七日外。方可行走說話。時常冷水不忌。或一月一季。以至半年一年。並不饑餓。身體轉健。精神倍長。要飲食。服青菜湯一碗。原藥餌下稀粥補之。兼用棗湯梨汁獨參湯更好。七日內忌鹽醬酸辛。以後不忌矣。服藥咒曰。這靈丹不可言。名山洞府聚神仙。遺在世內常救苦。保國安家性命全。吾奉太上老君。急急如律令。

種痘

醫通云。迩年有種痘之說。始自江左。達於燕齊。近則遍行南北。詳究其源。云自玄女降乩之方。金鑑云。古有種痘一法。起自江右。達於京畿。究其所云源。云自宋眞宗時。峨眉山有神人。出爲丞相王旦之子。種痘而愈。遂傳於世。弋陽縣志云。黃旻曙五十三郡人。徐成吉五十五郡人。得十全神痘法。以棉絮取痘漿之佳者。送人鼻內。及愈有瘢如眞。往往靈驗。遠近皆聞其風焉。方象瑛種痘小引云。江楚閒。多種神痘。相傳昔有道士。憫痘症殺人。禮峨眉山。四十九日。夢授某童子仙苗。翌日痘出。李仁山（蘇州人享保中來寓于崎館。）云。

種痘之法。出自神授。前有徽商施姓者。泛海至一山。遇天后顯靈。授以此法。按種痘之源。諸說渺茫如此。蓋其起自明季無疑矣。聞斯邦房州濱海一村。有自數百年前。行種痘法。多用乾苗。乃先於彼土。而知用此。亦奇矣。夫痘之順逆。係于受毒之輕重。不由種與不種。然不種而逆。人必委之於天。種而逆。必恨種者。不若任其自然也。有人問痘可種否者。予則常以此爲答。

五雲子

名醫五雲子。名寧宇。系出于太原王氏。慶安中投歸。住于東都。就學醫者衆。萬治三年。庚子四月十六日卒。墓在三田小山大乘寺。後門人數輩。列于醫官。於是一派相傳。盛于今焉。張膏字甘子。號提山。朝鮮之役。屬袁了凡從軍。爲我兵所俘。張善眼醫。後豐公遣歸之。讚州渡邊氏得其術。行眼醫。子孫相傳于今。又孟二寬。武林人。朝鮮之役。爲我軍所俘。業醫。改姓名稱武林次菴。明曆三年死。其孫唯七。爲赤穗侯臣。殉節。

卜齋

板坂卜齋手鈔鍼灸聚英四卷。有那波道圓。及陳元贇跋。皆眞蹟。卷末有淺草文庫印記。卜齋名如春。世爲名醫。好畜書。居於淺草寺之北。明曆元年十一月卒。墓在竹門醫王院。林學士篤信銘。予近購此書於一書舖。因其六世孫宗悅來乞之懇篤。遂與之以歸于其家。今記陳氏跋。曰。嘗觀人之生也。以水土。水土之失宜。則疾病因焉。古之聖人。既創草木之劑調之矣。然又以爲草木效遲。不若金火之功速也。此鍼灸之書所繇作也。茲有鍼灸節要二書。流傳於世久矣。儒醫板坂卜齋翁。重錄而正之。以珍其傳焉。倘亦以金火裏水土之不及而起千百世之疲癃者乎。不佞遇過齋頭。披閱而有得于心。遂濡筆于左。以旌吾翁力古之功。明崇禎戊寅孟秋中浣十九日。虎林元贇謹題。按崇禎戊寅者。本邦寬永十五年也。

俞瑾書

先考藍溪公。藏嘉靖中太醫院俞瑾。送日域金持重公序一幅。云。重公好爲醫方。東國之豪傑也。凡三百餘言。書法似松雪。數十年前。偶爲人借失。今歸于不知何人。懊惜之至。不可弭忘。聊記于此。

瞽醫

谷友信字文卿。號藍水。三藏失明。受鍼醫術於祖考玉池先生。而善賦詩。記憶書傳。講唐明諸家之詩。殆解人頤。名聲漸盛。王侯大人競邀待焉。中年棄鍼移于內醫。記藥方三百有餘。行道之際。口必誦之。予嘗造其廬。坐有抽屜箱子。其內實小紙袋。貯藥二百許。謂余曰。僕用桂。必選東京上好者。請試焉。伸手引屜。直取出小袋中物示之。其爲無異明目人。或以爲依小袋次第記之。竊亂抽其一問。或摸或覷。而言其藥。曾無一差。人殫驚異。以是其技亦稍行權貴間。遂有仕進之志。不果而歿。夫瞽而爲醫。於四診中。不得不缺望之一診矣。而王元美有太醫盲者邵君像贊。又長洲志載張頤以瞽人治病。能豫刻年月。決人生死。有名吳中。此蓋曠古無比。顧文卿亦奇人。必察之有方。世上自多明目之人。後來瞽者。脫欲繼其踵。我恐增地下人。

知時捷法

北山醫話。載鼻息知時一則。予嘗得知十二時捷法。其法先用絲線長尺餘。穿錢孔纏結。雙指舉線末持之。錢下垂尺許。下承以甌若盂屬。勿令錢至底。勿令手動搖。如此須臾錢稍稍活起。左右搖盪。觸邊作聲。若辰時。則作聲五次而止。巳時則四次。餘皆如此。但兩時中間。則僅一聲。妙不可言。倉猝之際。可以代自鳴鐘。或謂指端有脈動而應之。此理不可曉者。

虎咬

明和中。朝鮮有虎患。對州戍卒夜巡者。忽遇一虎。直操鎗刺之。虎怒號。臨死囓斷其脛肉。急召國醫請治。醫詣。先以新汲水。澆灌傷處數十回。冷極矣。因活剖鷄腹。乘熱罨傷處。隨冷隨換。殺鷄者數十隻。傷處漸墳起。而焮熱。乃以膏藥傅其上。內用敗毒散。加一味雄黃服之。凡旬餘而愈。此法又可治瘈狗咬傷。州人雒河某嘗爲予談。未知方書有載之者否。

蒙汗藥

本草。載解蒙汗毒方。未知蒙汗何物。十便良方。引鷄峯方云。解中毒蒙翰。昏悶不省。蓋蒙翰卽蒙汗。郎仁寶七修類稿云。小說家嘗言蒙汗藥。人食之昏騰麻死。後復有藥解活。予則以爲妄也。昨讀周草窗癸辛雜志云。回回國有藥名押不盧者。土人採之。每以少許磨酒飲人。則通身麻痺而死。至三日。少以別藥投之卽活。御藥院中亦儲之。以備不虞。又齊東野語。亦載草烏末同一草食之卽死。三日後亦活也。又桂海虞衡志。載曼陀羅花。盜採花爲末。置人飲食中。卽皆醉也。據是則蒙汗藥非妄。予按明梅元實藥性會元云。羊躑躅花。不可服。誤則令人顚抖昏倒。一晝。如用可拌燒酒蒸三次。卽無慮矣。同它羅花。川烏。草烏合末。卽蒙汗藥。又王胡萬全備急方。蒙汗。俗名麻汗。又淸張介石資蒙醫徑。鈷骨門。載蒙汗藥。一名鐵布衫。少服則止痛。多服則蒙汗。其方鬧陽花。川烏。草烏。瓦龍子。自然銅。乳沒。熊膽。硃砂。麝香。凡九味。右爲絕細末。作一服。用熱酒調服。乘飲一醉。不片時渾身麻痺。得數說而始明矣。然蒙汗未詳何義。先友山田宗俊云。蒙汗卽悶之反切。猶秀之爲喞溜。團之爲突欒之類。予昧于韻學。未知此說爲得否。何培元本草必讀云。蒙汗藥。烟草子所造。烟草。豈宋元時得有之。又祕方集驗云。蒙汗藥。俗呼燒悶香。不知亦是何物。後閱史搢臣願體集云。旅店臨臥。置水榻前。以防悶香。又鄭仲夔耳新云。昔有客投河北逆旅。室中紙糊甚密。俄一女子過前。言煙來伏地者再。夜久。果有煙。因憶女子言。得不死。明日白官捕。設媒者。娶女子以去。嘗聞失火之家。須匍伏而遁。不則難出于煙。又有啣水以禦之。王兆雲揮麈新譚。亦載一事。全與此同。蓋此燒悶香也。然水滸傳。蒙汗藥。皆置酒中。無毒煙薰死事。則集驗之說恐妄耳。

金箔治杖瘡

四朝聞見錄云。王涇頗宗繼先術。亦有奇驗。然用藥多孟浪。高宗居北宮。苦脾疾。涇誤用瀉藥。竟至大漸。孝宗欲戮之市朝。憲聖以爲恐自此醫者不敢進藥。止命天府杖其背。黥海山。涇先懷金箔以入。既杖。則以傳。若未受杖者。邦俗打撲腫疼。亦傳金箔。未無所自也。

丹藥

程宗衡釋方云。丹丸之大者也。程涓千一疏云。丹單也。一方治諸病之謂。予按二說皆非也。趙與旹賓退錄。引王思誠翠虛篇序云。採時喚爲藥。煉時喚爲火。結時謂之丹。又聖濟總錄云。丹者。烹鍊而成。有一陽在中之義。丸者。取其以物收攝而已。今以火鍊及色赤者爲丹。非鍊者爲丸。又按抱朴子云。仙藥之上者。丹砂。陶弘景丹云。丹卽朱砂也。蓋以方士多煆煉服餌。凡諸石煆煉之物。皆然稱之丹。後草藥。如控涎丹。亦稱之丹。竟無知其所由焉。

六一泥

仙丹。以六一泥封之火之。始見抱朴子金丹卷。未言六一泥是爲何物。黃白卷云。以蚓螻土及戎鹽爲泥。泥釜外。此蓋六一泥。千金而降。其方漸繁。然六一泥。唯取其堅固。使藥氣不洩耳。按商濬博聞類纂云。凡爐火中。用鹽泥。乃是鹽爛研細。自然成泥。一名六一泥。六與一皆水數也。鹽泥固濟。醫家常爲之。而其知爲六一泥者殆希矣。本草述云。六味同爲末。故云六一泥非。

刀圭

陶氏本草序例云。刀圭者十分方寸匕之一。准梧桐子大。醫心方。引范汪方云。二麻子爲一小豆。三小豆爲一梧實。二十黍粟爲一簪頭。三簪頭爲一刀圭。外臺删繁車前草湯方後云。一刀圭者。準丸如兩大豆大。漢律曆志註云。六十四黍爲一圭。按數說似異。而其實大抵同。董穀碧里雜存云。按晦翁感興詩。刀圭一入口。白日生羽翰。然學者皆不知刀圭之義。但知其爲妙藥之名耳。嘉靖十四年。八月晦日。忽悟刀圭二字。甚痛快。不知古人亦嘗評及此否。前在京買得古錯刀三枚。京師人謂之長錢。云是部中失火煨燼中所得者。其錢形正似今之剃刀。其上一圜正似圭璧之形。中一孔。即貫索之處。蓋服食家舉刀取藥。僅滿其上之圭。故謂之刀圭。言其少耳。刀即錢之別名。布也。泉也。錯也。刀也。皆錢之類也。無年號款識。殆漢物乎。又按千金太乙神明丹方後云。凡言刀圭者。以六粟爲一刀圭。一說云。三小豆爲一刀圭。據以上諸說。六粟疑是六十粟之訛。

三建

程氏釋方云。附子。川烏。天雄。性燥而悍烈。乃雄健之藥也。又陶隱居云。三種本出建平。故謂之三建。蘇敬則辨陶之非。謂建乃堇之訛。蓋堇烏頭苗耳。亦未爲得也。又周草窗癸辛雜志云。川烏建上。頭目虛者主之。附子建中。脾胃寒者主之。天雄建下。腰腎虛憊者主之。予按仲景有建中湯。果如雜志之言。則當曰建三湯。而不可曰三建湯也。嘗讀謝靈運山居賦云。二冬並稱而殊性。三建異形而同出。自註。三建者。附子天雄烏頭。三建之名。蓋其來尚矣。偶檢韻書。建根一聲。巢源瘡根一名瘡建。本草毛茛一名毛建。因竊疑三建或是三根之謂。王晉三古方選註云。三生飲方中南星作虎掌。云附後方名三建湯。附子小而叢生者爲虎掌。悉是天雄一裔。南星亦名虎掌。乃相沿之誤。實非南星也。按附後不載三生飲。此說殆爲謬妄。

騙馬丹

程泰之演繁露云。嘗見藥肆鬻脚藥者。榜曰騙馬丹。歸檢字書。其音爲匹轉。且曰躍而上馬。通典曰。武舉制土木馬于里閭間。教人習騙。始悟騙之爲義。予按神仙遺論。便毒一名騙馬墜。蓋亦取義于此。薛蔚西廂註。騙馬盗賊之屬。誤也。

中毒昏眩

陸粲庚巳編云。盛御醫寅。一日晨入御藥房。忽頭痛昏眩欲絕。羣醫束手。莫知何疾。勑募人療治。有草澤醫人請見。投藥一服。逡巡即愈。上奇之。召問所用何方。對曰。寅空心入藥室。卒中諸藥之毒。能和諸藥者甘草也。臣用是爲湯以進耳。非有他術也。上詰寅。果未晨饔而入。乃厚勞其人。云龔氏回春。載藥室家人。正剉藥。忽仆地不省人事。此非病也。必藥氣薰蒸。中於藥毒。令與甘草煎湯。灌之立醒。都本于此。

醫賸卷下

櫟蔭拙者　著

紫色

五藏生成篇。生於腎。如以縞裹紫。據宋王楙燕翼貽謀錄。及趙彥衛雲麓漫抄。古之紫。赤汁染之。與朱相近。故論語云奪朱。今之紫。起宋仁宗晚年。時謂之黑紫。又謂油紫黝紫。以古之紫。爲淺紫。或北紫。或赤紫。予按經文。與烏羽對。與炲反。神農本草。紫草。紫芝紫石英屬。皆以今之紫得名焉。爾雅。藐茈草。郭璞註。可以染紫。本草陶註亦云。紫草卽今染紫者。說文。紫帛赤青色。邢昺論語疏云。紫北方間色。北方正水黑。剋火赤。故紫色則知不始于宋時也。本草素問。皆漢人所撰述。許愼亦漢人。意今紫古有焉。而後失染法。至于宋再得之者。王趙博洽之士。何不檢及于此乎。世婦女藏衣物于匣中。紫赤必分置之。不然。紫吸赤色變絳。家人亦數驗之。豈夫子所稱。亦今之紫。而其云奪者。其謂之與。是誠臆度。錄以俟後考。

鶻突羹

先友奧州志茂吉卿（雲且）嘗問予曰。本草鯽魚附方。有鶻突羹。未審鶻突是何義。予書一紙。引援諸說以答之。今漫記于左。劉孟熙霏雪錄云。骨董乃方言。初無定字。東坡嘗作骨董羹。用此二字。晦菴先生語類。只作汨董。字學集要云。骨董以魚肉諸物埋飯中。謂之骨董飯。和羹中。謂骨董羹。留青日札云。賣寶貨諸物兼備者。曰骨董鋪。村夫稱古董。謬矣。漁隱叢話。作谷董羹。通雅引名物考云。惠州有骨董羹。則鶻突羹耳。孫奕示兒編云。糊塗讀鶻突。或曰不分明也。鶻隼也。突起鹵莽之狀。金壺字考云。糊塗音忽突。成聊攝註傷寒論云。懊憹者。俗謂鶻突是也。蓋心中憒悶。不可名狀之義。品字箋云。骨指肉中之脆骨。董謂蓮之藕芽也。未知此說何據。

藥用後竅

新齊諧。載回回病不飲藥。有老回回能醫者。熬藥一桶。令病者覆身臥。以竹筒。插入穀道中。將藥水乘熱灌入。用大氣力吹之。少頃腹中汨汨有聲。拔出竹筒。一瀉而病愈矣。按便祕不中用承氣輩。宜用蜜煎薑兌等者。以西洋唧筩。（名契里私打兒。）鹽水和蜜。入筩中。以筩嘴插穀竅。擠入直腸內。甚爲捷速。

兒啼于腹中

玉芝堂談薈云。鷄跖集。王曇逸母孕時。腹中聞啼聲。宋孝武大明中。張暢妾懷孕而于腹中啼。聲聞于外。又後廢帝元徽中。東莞徐垣妻。懷孕亦然。曠園雜志云。康熙三十八年。柏某分巡江西。有胥役吳敬婦。懷八月。腹中忽呱呱作聲。一時喧傳。時杭州有柴北溟。善醫。客柏署。柏因囑往視。見婦極委頓。而腹中作聲不止。舉家驚恐。柴坐定。審視良久。顧座間。有象棋一奩。隨手散傾於地。令人扶婦。逐一拾起納奩中。逾時拾至二十三枚。而聲止。按虞氏正傳云。臍帶上疙瘩。乃兒口中含者。因妊婦登高取物。脫出兒口。以此作聲。令妊婦曲腰。向地拾物。使兒復得含入口中。卽止。柴乃用此術耳。不足爲奇。予昔聞先慈言。予亦在先慈腹中。作聲者數次。

茶功

名醫類案。載沈誠莊以茶治肅王疾事。何喬遠名山藏云。西番中國藩籬也。秦蜀產茶。茶性通利。疏胸膈底滯之氣。西番人嗜乳酪。不得茶則困以病。七修類藁亦載此事云。蓋以彼欲茶。不得則發腫病死矣。欲麝香。不得則蛇蟲爲毒。禾麥無矣。殊不知貢易不通。則命死一旦。安得不救也哉。滴露漫錄云。茶之爲物。西戎吐蕃。古今皆仰給之。以其腥肉之食。非茶不消。青稞之熱。非茶不解。是山林草木之葉。而關係國家大經。諸書所記。皆以其蕩滌胸中之膩也。而本草所未論及。故表而出焉。又國史補。載故老云。五十年前。多患熱黃。近代悉無。而病腰脚者多。乃飲茶所致也。按茗見管子。茶出王褒僮約。及飛燕外傳。又吳孫皓賜茶荈於韋曜。蓋李唐以前。未大行于世也。唐開元中。泰山靈巖寺。有降魔師。大興禪教。學禪務於不寐。

又不夕食。皆許其飲茶。人自懷挾。到處煮飲。從此轉相倣傚。遂成風俗。至陸鴻漸常熊伯。茶道大行。（詳見封氏聞見記。）古時有扁鵲療黃經。點烙三十六黃經。知斯疾多。考本草。茗清熱。解炙煿毒。今如本邦。亦罕患之者。豈茗飲行之驗歟。而相感志云。喫茶多。令人黃。後世亦有茶黃之稱。則與國史補之說相反。

苦木瘡

三因方露宿湯方中。用苦木瘡一掌大。人無辨其爲何物焉。考程月溪釋方。露宿湯詩云。露宿青榴皮。椿根草菓宜。杏仁甘草蚪。烏梅薑片隨。知若木瘡。是椿根。奇效良方。亦無若木瘡。有椿根皮。而施氏續易簡。永類鈐方。作苦木瘡。王氏易簡。治痢藥中。有苦木桐。瘡桐音相近。豈桐訛爲瘡乎。百一選方。引泊宅編。載椿根止痢之功。當並考。（東醫寶鑑。露宿湯方云。苦木瘡。一掌大。卽樗根白皮。）

鍾馗

本草綱目。曆日後。出鍾馗一條。時珍集解。全襲楊用修。而不詳藥方所用何物。按都卬三餘贅筆云。唐故事。歲暮賜羣臣曆日幷畫鍾馗。劉禹錫有代杜相公謝鍾馗曆日表云。圖寫威神。驅除羣厲。頒行元曆。敬授四時。弛張有嚴。光增門戶之貴。動用協吉。常爲掌握之珍。又有代李中丞謝鍾馗曆日表云。績其神像。表去厲之方。頒以曆書。敬授時之始。（按張說謝賜鍾馗及曆日表。見文苑英華五百九十六卷。乃知聖濟總錄。楊起奇效單方。所用正是此物也。又日下舊聞云。明時禁中歲除。安放絹畫鍾馗神像。像以三尺素木小屏裝之。綴銅環懸柱。最爲清雅。出舊京遺事。

龜板

馮夢禎快雪堂集。載王節齋先生素工醫。撫蜀時。患蟲病。訪知青城山有隱者能治。招之不來。乃躬造之一宿。隱者脈之云。此蟲病也。問何以致此。乃詰其嘗所服藥。云素服補陰丸。曰。是矣。其蟲乃龜板所致。龜久生之物。惟敗板入藥。不得已。用生解者。須酥炙極透。應手如粉者良。少堅得人之生氣。其生氣復續。乃爲蟲耳。此非藥餌所治。公自今壽尚可三年。猶及生子。公遂歸。三年生子而卒。龜板良藥。製法一乖。取禍如此。以節齋之善醫。尚有此失。醫可輕言哉。庚寅八月廿一日。聞之姜子翰。按王節齋本草集要云。龜乃陰中至陰之物。稟北方之氣而生。故能補陰血不足。又方家以其靈於物。故用以補心甚效。此說蓋出于丹溪。王氏深信丹溪。不啻筆之於書。自用以取禍如此。抑似愚焉。然龜板爲蟲之說。亦難信據。而又紫桃軒雜綴所載一事。殆與此相類。云昔潤州一大老。性喜服食。所製補劑中。用敗龜板餌之垂十年。頗健朗。晚歲忽患蟲膈。厭厭就盡。乃謁白飛霞。飛霞診視良久曰。此瘕也。公豈餌龜板藥耶。今滿腹皆龜。吾藥能逐之。其在骨節膚腠中者。非吾藥所能也。公可速治後事。乃與赤丸數粒服之。下龜如菽大者升餘。得稍寬。不數月仍敝。易簀時驗小遺。悉有細蟲。髣髴龜形。其得氣而傳化如此。可畏哉。

紫河車

紫河車。不可服餌。李東璧既辨之。今又讀諸書。採李氏所未言及者。備錄于左。程若水醫彀云。紫河車。本草並無其名。今人取其生發之源。混沌之皮。包含變化。將以補人。此未達至理者。夫兒在胞。始由白露桃花。漸而變化藏府四肢百骸。以至皮毛骨肉氣血精神。無不具備。十月滿足。乃變化至極之處。物極則返之時。正是瓜熟蒂懸。栗熟自脫之際。且其精華。皆聚於兒。既產其胞衣。尚有餘氣存耶。未聞栗殼瓜蒂。尚有補者。其大造丸有服之而效者。乃餘藥之功。非河車力也。李日華六研齋筆記云。宋元幹吾里奇士。以醫遊長安。所寓必楚潔。種樹引流。以自怡見。一時貴者。競服人胞。乃著論排之曰。今人食禽卵而棄其殼。以其無滋也。胞即人殼。奈何貴之。周亮工書影云。親串有從余遊都門者。其人謹愿。生平絕迹北里。突生天疱。不解所自。予忽悟其故。解之曰。君質弱。常服紫河車。京師四方雜集。患天疱者甚夥。所服藥中。安知無天疱衣胞。此瘡能延子孫。氣味所銜。尚能中人。生子多無皮膚。衣胞尤爲毒氣所歸。君之患。必源於此。衆皆以爲然。五雜組所論。其意與程李同。當參看。

人參生熟

明徐兢高麗圖經云。人參之幹特生。在在有之。春州者最良。亦有生熟二等。生者色白而虛。入藥則味全。然而涉夏則損蠹。不若經湯釜而熟者。可久留。清三朝紀事云。我國與明人以人參交易。用水漬之。明人佯不欲市。國人恐朽敗急售。多不得價。上慮民用不充。欲煮而暴之以售。諸貝勒難之。上不聽。令如法以製。不急售。得價倍常。民用以利。按本草無人參湯煮之說。特馮氏錦囊祕錄云。人參微寒溫。微溫者。言其功用也。云微寒者。言其所稟也。有採來入沸湯。略沸卽取起焙乾。或生置無風處陰乾。凡帶生而採者。有皮力大。過熟而採者。無皮力剮。臨用切薄片。銀石器中浸。火熬汁。如入丸散。隔紙微焙炒。如欲久藏。和炒米拌勻。同納瓶中封固。則久藏不壞。且得穀氣也。予試之。生者不啻輕虛。肉脆而癟皺。不若經湯者。肉實而肥也。今朝鮮所貢。皆經湯者。如其收藏法。唐秉鈞人參考。載數款。今試之。馮氏之法爲得矣。

廣東人參

惠州府志云。韓宗伯曰坡公羅浮五詠。人參。地黃。甘菊。薏苡。枸杞。蒔于山房之小圃。各爲詩紀之。今羅浮所產。惟枸杞薏苡。恒有。甘菊亦時有之。人參地黃，卽老圃無能識者。當時崎嶇萬里，從何移根。人參之詩曰，靈苗此孕育，肩股或具體。又曰，青椏綴紫萼，員實墜紅米。言之鑿鑿，應非浪語。然二物不書，傳信也。又屈翁山廣東新語云，廣東無人參，而宋廣業羅浮山志會編則云，人參羅浮所產，殊與本草人參不類。狀如仙茅，葉細圓，有紫花，三葉一花者爲仙茅，一葉一花者爲人參。根如人字，色如珂玉，煮汁食之，味與人參無別，但微有膠漿耳。滋補亦如人參。山人採作藥餌。按羅浮在廣東惠州，此則別是一種人參，而今船上廣東人參，非廣東所產，以其初廣船儎來，遂有其名，乃與羅浮產者殊異。

刨參

王士禛居易錄，載新定刨參之例，刨人參親王一百四十名，人參七十斤，世子一百二十名，人參六十斤，云云。按刨，削也，高士奇扈從東巡日錄云，採參之法，以四月及七月，裹糧入山，其草一莖直上，獨出衆草，光與曉日相映，則刨取其根一窠，或四五歧，或二三歧者。清會典康熙五十三年題准，令烏喇採蜂蜜人，一年採蜜，一年刨參。據此則刨參似謂刨取而不經製者。

人薓茈胡

薓，説文，人薓，藥草，出上黨，本草遂謂後世因字文繁，遂以參星之字代之。

從簡便爾。然而前漢史游急就篇。遠志續斷參土瓜。顏師古註。參謂人參丹參紫參玄參沙參苦參也。又王符潛夫論云。治病當得人參。反得羅服。則本草之言。不必矣。茈。爾雅。玉篇。及上林賦。皆爲紫草之紫也。惟急就篇云。黃芩茯苓礜茈胡。顏註。茈。古柴字。而戰國策。淳于髡曰。今求柴胡桔梗於沮澤。則累世不得一焉。世稱好古者。特用人蔆茈胡字。而以人參柴胡。却爲後世之字。且以茈爲紫音。可笑之甚也。時珍云。傷寒論尙作蔆字。作茈字。考宋板傷寒論。猶作柴參。今宋板。趙清常所校。必非治平之舊。但成無巳本釋音。茈音柴。人蔆下音參。則知古本如此。

生金腦子

晉賈后飲金屑酒死。則生金有毒可知矣。又梁蕭衍廢齊寶融爲巴陵王。乃使鄭伯禽詣姑孰。以生金進。王曰。我死不須金。醇醪足矣。是亦以生金毒殺之也。吳錄。荊州刺史王叡刮金飲之而死。此亦當是生金矣。宋文天祥賈似道皆服腦子求死。不得。惟廖瑩中以熱酒服數椀。九竅流血而死。此非腦子有毒。乃熱酒引其辛香。散溢經絡。氣血沸亂而然爾。又明季遺聞。丘瑜初被執。卽自縊。爲賊救醒。後服冰片死。

土中燋米

酉陽雜俎。乾陀國。昔尸毗王倉庫。爲火所燒。其中粳米燋者。于今尙存。服一粒。永不患瘧。又周櫟園書影云。去汀州八十里。名藍田石城邑所屬。地有山。號蠟燭峯。圓秀異常。山腰環轉。一路如帶。路產糯米。雜砂礫中。色若火微煅。而文理劃然。鄉人病心者。拾啗之卽愈。余曾遊此。命小奚數人拾。各盈匊。幾殆盡矣。旋踵視之。又纍纍如貫珠。眞異事也。又吳震芳述異記云。楚武昌府。漢陽門內。舊有陳友諒廣積倉基。今皆爲民居。康熙甲子年。有地中掘得黑米者。黑如漆。堅如石。炒之鬆。研爲末。治膈症如神。價比兼金。臨海教諭吳牖丹在楚親見言之。又王棫秋燈叢話。亦載武昌黑米治膈事云。天門學宮前。明改建北郭倉基地。亦掘得黑米。治疾頗驗。乾隆丙申。黃州重修郡學。疏濬泮池。池底積米甚夥。色似漆而堅。治病如前。人爭取之。太守王公廷棟恐係前人鎭壓物。禁而掩之。按本邦奧州二本松地有名長者倉。土中出燋米。如諸書所記。金峨井先生東游之時。採得而歸。詳見其所著考槃堂漫錄中。又聞上總州。夷灊郡。萬木城趾中。於草間往往得燋米。患痁人水服一粒立愈。見房總志料。

肉豆蔻

本草。所載肉豆蔻形狀。僅其中核耳。不知核外有肉包之。予常於侍醫桂川公鑑國瑞所。啖蠻舶所齎蜜漬者。大如鵞蛋而圓。香味異常極美。此蓋池北偶談。所載荷蘭貢物中甜肉豆蔻者。公鑑云。肉豆蔻木本。本草收之于芳草部中甚誤、考荷蘭藥譜。樹如梨、葉如桃而小。花如薔薇、其香可愛。花褪後。結實。形如胡桃。第一層爲肉。極厚。可以爲蜜漬而食。在樹而熟。則拆裂。第二層爲膜。著核上。如栗扶。輭而黃赤。其香最馥郁。剝下乾收、以爲料物。甚佳。中核。卽藥品所用也。核外肉厚。故對草豆蔻。稱肉豆蔻。

牧靡

酈道元水經註。牧靡（音麻）縣名。云牧靡可以解毒。百卉方盛。烏多誤食烏喙。口中毒。必急飛往牧靡山。啄牧靡以解毒也。李奇註漢書云。牧靡卽升麻也。而段柯古云。牧靡不知何藥也。蓋失考耳。予謂方書云。無犀角以升麻代之。朱二允辨其誤。然若用此縣之產。其效宜不減于犀角焉。薩州會士考（昌啓）云。牧。當是收訛。收周同音。本草。升麻一名周麻。可以證焉。（通雅。作收靡縣。）

茯苓

茯苓茯神。原是一物。別錄强判之耳。史記龜策傳。作伏靈。乃神靈二字互用。廣雅。茯神。茯苓也。太平御覽。引本草經。茯苓。一名茯神。可爲證也。屈大均云。茯者伏也。神伏於土中而爲苓。故曰茯苓。苓者靈也。神能伏則靈。蓋有見于此。大洲太田子通（澄元）有茯苓辨。甚爲明確。

薏苡 枸杞

素問。堅而搏。如循薏苡子。累累然。所謂薏苡。非稉穤而何。予嘗多種稉穤。

畦中或有變爲薏苡者。因知二種原是一類。功用亦當不太遠。蘇頌云。枝無刺者。眞枸杞也。有刺者枸棘也。時珍云。枸杞二樹名。此物棘如枸之刺。莖如杞之條。故兼名之。果如蘇之言。當曰杞。而不可曰枸杞也。予家園圃。亦多栽枸棘。時或有不生棘者。知是猶薏苡與粳糯。寇氏衍義以枸棘爲枸杞一名。似是。

陳廩米

顏師古匡謬正俗云。本草有陳廩米。陶弘景註云。此今久倉陳赤者。下條有粳米。弘景又註云。此卽今常所食米。前陳廩米。亦是此種。以廩給軍人。故曰廩耳。按陳廩米正是陳倉米。廩卽是倉。其義無別。陶公既知已久入倉。故謂之陳。而不知呼倉爲廩。改易本字。妄以廩給爲名。殊爲失理。萬安方云。性全按陳廩米者。日本人。皆謂在倉廩中經年者。誤矣。今如諸本草說者。廩軍。（地名）米。卽雖新米。如陳米。入用藥尤佳。餘州餘地米。必須用陳米也。但雖言陳米。不可用經兩三年之米。只經一年之米。宜用之。今不見蜀本草者。用經數歲之米。大謬矣。予按大觀本草所引蜀本草。與此大異。師古唐人。已爲倉廩之廩。則蜀本之說難從焉。况廩軍得地名。他書所未見。不知性全何據云爾。

滑石

龍骨

本草載滑石。初取軟如泥。久漸堅。時珍云。今人亦以刻圖書。不甚堅牢。高士奇江村歸田集云。凍石。舊時處州山中往往從璞中剖出。初本輭。見風結爲石。故名曰凍。其色或淡白淡黃淡青。光澤可愛。以之鐫刻圖記。遠勝銅玉。近惟青田舊坑間尚有之。凍石絕不可得矣。依此說。青田凍石蠟凍燈光之屬。乃與滑石一類。曩西湖田元長畬之亦有此說。知其言偶相符焉。又袁慢恬書隱叢說云。湖廣山中多石膏。初生似膏液。漸凝如礬石。人家往往多採之。雍正中有人採石膏。至一處。見小穴中有人語。自謂前亦採膏人。偶遭山石崩隨。塞其出處。於中不記年歲。朝夕食石膏之未凝者生。幸爲出我。採膏者異之。聞之于官。官使人驗之果然。幕中有識者曰。不可驟使見風。恐其身僵成石。以服石膏日久故也。遂以粥飲于穴口漸進之。一二十日後。始出之外。膚如朽腐。後亦漸愈。二程遺書云。南中有人採石。石陷壓閉石罅中。取石膏食之。不知幾年。後他人復採石。見而引之出。漸覺身硬。纔見風便化爲石。幕中人亦博識矣。又包汝楫南中紀聞云。大理石。初採時柔軟可卷。取出見風始堅勁。採石必諳畫理。臨採攜畫譜進壑。遇可點綴處。輒用指法。挪移湊。片片揭下。蓆卷懷出。故大者最難得。據二書所載。則見風堅結者。不特滑石之類然也。

陸深金臺紀聞云。鄠縣河灘上有亂石。隨手碎之。中有石魚。長可二三寸。天然鱗鬣。或雙或隻不等。云藏衣笥中。能辟蠹魚。又平陽府候驛澮河兩岸仄土上。皆婦人手跡。或掌或拳。儼然若印。削去之。其中復然。又大同山中有人骨。在山之腰。上下五六十丈。皆石耳。惟中間一帶。可四五尺。皆髑髏。脛節齦齦然。關中之山。數處亦爾。予按倪氏本草彙言。龍骨非眞龍之骨。晉蜀山谷。隨地掘之。要皆石燕石蟹之倫。蒸氣成形。石化而非龍化也。亦當以儼山所紀。推而知已。

蟾酥

蔣一葵長安客話云。太醫院例於端陽日。差官至南海子。捕蝦蟇。擠酥以合藥。製紫金錠。某張大其事。備鼓吹旗旛。喧闐以往。或嘲以詩曰。抖擻威風出鳳城。喧喧鼓吹擁霓旌。穿林披莽如虓虎。捉得蝦蟇剜眼精。嘉興縣志云。宮中用蟾蜍錠。於每歲端午日修合。各坊車蝦蟆至醫院者億萬計。往時取用後率斃。蓋兩目俱壞。不能跳躍也。東山朱公（按朱彝尊年譜。高祖儒。字宗魯。號東山。）典院事。命止刺其一偏。得甦者甚多。此事似微。然發念甚眞。爲德不淺。按內府酥黃丸。出于月令廣義。其方五月五日。以雄黃加朱砂少許。研末入眞蟾酥。和陰乾。凡遇惡毒瘡初起。以唾磨搽。微痛立止。紫金錠用蟾酥。見于臞仙乾坤生意。其方人言。巴豆。輕粉等凡十五味。與是齋諸方所載大異。

王文謨碎金方。取蟾酥法。先將皂角三兩。煎水三沸。旋候冷。用大口甕或缸盛水。將癩蝦蟆不拘多少入中。以稀物覆之。勿令跳出。過一宿。其酥即浮水面。若未浮。其酥即在身上矣。可用竹刀刮下用之。又鮑叔鼎醫方約說。蟾酥乃治諸瘡之要藥也。製合得宜。傳服皆可用。蛤蟆皮。即蟾皮也。大能收毒。外貼不可缺也。皆本草不載。故姑錄于此。

杬有二種

杬有二種。其一藥中芫花。爾雅所謂毒魚是也。其一藏卵果者。齊民要術。作杬子法所用是也。而郭註爾雅云。杬大木。子似栗。生南方。皮厚汁赤。中藏卵果。顏師古註急就篇引郭註云。此說誤耳。其生南方。用藏卵果者。自別一杬木。乃左思吳都賦所云。縣杬杶櫨者。非毒魚之杬也。顏註明確如此。李東璧不讀急就顏註。於芫花條。載煎汁藏果之說。抑失考耳。朱錫鬯彝尊。著釋杬一篇。辨坊本爾雅。爲杬之訛。徵引極博。猶且以毒魚藏果爲一杬。亦失於不檢矣。

礬礜之訛

醫話。載劉敬叔異苑曰。魏武北征蹋頓。升嶺眺矚。見一山岡。不生草木。王粲曰。必是古塚。此人在世。服生礜石。死而石氣蒸出外。故卉木焦滅。即令鑿看。果得大墓。有礜石滿塋。仲宣博識強記。皆此類也。姚寬西溪叢話云。

據本經礬石性寒。異苑云熱。蓋誤矣。愚按方書礬石礜石。或誤寫。仲宣所謂。恐礜石也。礬石亦出溫泉。則不可謂性寒。但不如礜之甚熱耳。拙者按。黃長睿法帖刊誤云。王子敬靜息帖云。礜石深是可疑事。兄喜患散輒發癰。散者。寒食散之類。散中蓋用礜石。是熱極有毒。故云深可疑也。劉表在荆州。與王粲登障山。見一岡不生百草。粲曰。此必古冢。其人在世。服生礜石。熱蒸出外。故草木焦滅。鑿看果墓。礜石滿塋。又今洛水。冬月不冰。古人謂之溫洛。下亦有礜石。今取此石。置甕水中。水亦不冰。又鸛伏卵以助煖氣。其烈酷如此。固不宜餌服。子敬之語實然。聊附于此。異苑魏武踰頓嶺云云。此段本草誤刻在礬石部。此云劉表登障。別有所出。刊誤所載如此。甚爲明備。姚氏豈不見靜息帖耶。洪容齋。亦有引靜息帖。論礜石一則。東壁綱目載之。芳氏之博洽。盍檢及于此。又以王子敬言考之。侯氏黑散。亦是寒食散之一。外臺有礜石鍾乳。必是仲景之舊方。巢源論寒食散發候云。仲景經有侯氏黑散。要略黑散方後云。常宜冷食。自在腹中不下也。熱食卽下。可以互證矣。程雲來以爲黑散宋人校正時所附。蓋不考耳。

笑菌

予家一僕。於豆州與其友五人。得異菌于道傍。其狀似松蕈而小。稍帶赤色。數莖攢簇。採歸煮食之。旋心如醉。稍稍發笑不止。一時許。目運顛倒不能起。口裏粘唾。吐之色如磨刀汁。繼之以涕泣。如許者半日而復故。其中有酒人無異平常。本邦不產楓樹。其令人笑者。乃清異錄所謂笑矣乎乎。夷堅志載邱岑食蕈事。信乎酒能解其毒矣。

孔雀尾有毒

體仁彙編云。鴆鳥毒。卽孔雀毛幷膽也。用乾葛三兩。爲末。水調頓服良。嶺南雜記云。孔雀尾金眼。有毒。孩童戲取啣口中。有死者。其膽與糞尤毒。能殺人。品字箋云。孔雀之項。有毛長一二寸。以之畫酒中。飲之立死。又謂之鴆毒。此皆本草所不載。亦不可不知也。

甘露雀餳

吳仁傑兩漢刊誤補遺云。衡陽嘗有甘露降。劉貢父曰。此戾氣所成。其名雀餳。王定國謂。當從博識者。求甘露雀餳之別。仁傑按汝南先賢傳。都尉聽事前。有甘露降。功曹鄭敬曰。明府政事。未能致甘露。但木汁耳。又陳祥明中。松柏林冬月出木醴。後主以爲甘露之瑞。俗呼爲爵餳。貢父所云。其出於此。王仲任曰。欲驗爾雅之甘露。以萬物豐熟。災害不生。此則甘露之驗。其言足以泮羣疑也。王陶談淵云。翰林侍講學士杜鎬。博學有識。都城外有墳莊。一日若有甘露降布林木。子侄輩白于鎬。鎬味之慘然不懌。子侄啓請鎬曰。此非甘露。乃雀餳。大非佳兆。郎仁寶七修類藁云。雀餳味雖甘。色則白濁。其臭如松脂。嚼之膠舌。甘露色微紅。凝結如脂。如珠。馨香而有酒味。食之百竅皆爽也。按東壁綱目。載杜鎬言。作甘露非瑞也。蓋傳寫之訛耳。東都西郊有一松樹。每冬有雀餳。枝葉如凝露。土人呼爲松蜜云。

馬肉

續醫說。載酒制馬毒一則。晏子巳云。懸牛首于門。而賣馬肉於內也。知是從古非常食之品。而周禮六牲馬其一也。穆天子傳。有獻食馬之文。郭景純註云。可以供廚膳者。由是觀之。駿馬駕車而不食。猶後世有坐馬菜馬之別與。本邦人戒食四足。且嚴禁殺馬。不啻不充廚膳。偶有食之者。目以非人。聞唯東奥之俗。有患黴瘡結毒者。餌以自死馬肉。經久極有效驗。此古人所未言及也。

底野迦

底野迦。治眼疾。龍樹菩薩眼論。摩頂膏方中用之。云西番者。狀如駝膽。又醫方類聚。引五藏論云。神方千卷。藥名八百。中黃丸能差千痾。底野迦善除萬病。職方外紀云。如德亞之西。有國名達馬斯谷。土人制一藥甚良。名的里亞加。能治百病。尤解諸毒。有試之者。先覓一毒蛇咬傷。毒發腫脹。乃以藥少許噉之。無弗愈者。各國甚珍異之。

觧答

鮓答。始見于元楊瑀山居新話。陶九成輟耕錄。而後世其文字不一。沈周座客新聞。作赭丹。田藝蘅留青日札。作鮓單。七十一西域聞見錄。作劄答。並云。出牛馬腹中。冀越集云。馬黑在腎。又蟫史云。馬墨破之可千葉。煎熬用膈噎疾。按本邦人以馬腹中石用膈噎。余亦試之。似飲食稍得下。然兩三日後。必覺心氣壅悶。故病人不肯久服。享和紀元夏。城東白銀街木匠誤吞鐵釘。哽咽不出。痛苦欲死。醫師數輩環繞。無術可施。適一老人以藥末水調灌之。少選喀一聲。釘隨而出。衆人驚異。訪何藥則云。此祕方也。不敢告。後有一醫。懇請之。乃云一味馬腹中石也。可見其通塞之功耳。職方外紀云。渤泥島有獸。似羊似鹿。名把雜爾。其腹中生一石。能療百病。西國極貴重。可至百換。國王藉以爲利。又方觀承松漠草云。蒙古西域祈雨。以楂達石。浸水中呪之。輒驗。楂達生駝羊腹中。圓者如卵。扁者如虎脛。在腎似鸚鵡嘴者良。色有黃白。駝羊有此。則漸羸瘁。生剖得者尤靈。並是一種之獸。楂達亦蓋鮓答耳。七修類藁云。羊哀形如濕茅紙。時亦用之。謂治翻胃。留青日札云。羊哀在腸。形如小鼠子。可治鬲食反胃。余見其三。蟫史云。按牛有黃。狗有寶。羊有卵。俱在腹中。附膽而生。羊卵白石色如玉。絕類狗寶。可治翻胃。考本草。不特諸獸腹中石。淋石。癖石。亦並治膈噎翻胃。又池北偶談。載高陽民家子。方十餘歲。忽臂上生宿瘤。痛癢不可忍。醫皆不辨何症一日忽自潰。中有圓卵墜出。尋化爲石。劉工部霖。以一金售之。治膈病如神。予所識岩槐街一瞽者。患囊癰。潰爛已久。忽迸出圓石十七枚。大者如杏人。小者如按豆。余得二枚藏之。後爲人持去。恨不試之斯疾。

樟木蟲

體仁彙編。治疔瘡及無名腫毒。用樟木蟲。卽人家竈上出者。不拘多少。研爛敷之。少時疔出。毒散卽消。如神效。按商濬博聞類纂云。曹婆蟲。南人謂之狙戛蟲。江南謂之樟木蟲。京師謂之偷油蟲。夜則出。有翅不飛。其走甚疾。多入酒食器中。臊氣可憎。按當塗縣志。蜚蠊。爾雅謂之蜰。俗呼樟木蟲。斯邦俗亦呼油蟲。然人多不知有治瘡之功矣。王永輔惠濟方。土牛兒。春生墻下。作土窩。如錢大。上圓下尖。一名旦谷蟲。此卽本草所謂沙挼子。斯邦俗呼造白蟲。徐爾貞醫匯。治齁喘。用鹽油蟲。入竹筒。七日化水。傳噎小品云。蝸蜒。卽今俗語所謂沿油也。按鹽油。卽沿油。本草所謂蜒蚰蟲。斯邦俗生吞以治齁喘。頗驗。

靈柴

廣筆記。五寶丹。非完方也。無紅鉛靈柴。不能奏效。按本草彙箋。天靈蓋。一名靈山柴。丁鳳醫方集宜。五寶丹。方凡四道。其後云。鼻子陽物蝕去。加天靈蓋五分。便能長出。誠仙方也。明是筆記所用靈柴。卽天靈蓋也。又張筠亭醫門祕旨。靈山柴。卽新生小兒臍帶落下者。名同而物異。

白酒

白酒。胸痺所用。未詳其爲何物。齊民要術。載河東頤白酒。白醪酒等造法。豈其是耶。又隋經籍志。有白酒幷作物法十二卷。白酒方一卷之目。抑亦是耶。時珍食物本草。及彭用光普濟良方。楊州府志。亦有造法。疑非古之白酒。食物本草云。白酒處處有之。以蓼與麵爲麹。釀糯米爲酒母。以水隨下隨飲。初下時味嫩而甘。隔宿味老而酢矣。普濟良方云。糯米一斗。隔夜用冷水浸。次日蒸熟。用井花水。淋下白酒麹五稠。匀拍在缺邊中間留空。得有漿。是爲白酒。若洗以燒酒一盞。卽蜜淋漓酒。楊州府志。白酒各州縣皆有。用草麹。三日可成。味極甘美。少入水曰水白酒。冬月煮過窨之。曰臘白酒。虞兆隆天香樓偶得。以爲美酒。偶得云。古人酒以紅爲惡。白爲美。蓋酒紅則濁。白則淸。故謂薄酒爲紅友。而玉醴玉液瓊漿瓊飴等名。皆言白也。梁武帝詩云。金杯盛白酒。正言白酒之美。近來造酒家。白麵爲麹。幷春白秫。和潔白之水爲酒。久釀而成。極其珍重。謂之三白酒。於是呼數宿而成之濁醪。曰白酒。使詩詞家。不敢用白酒字。失其旨矣。然而靈樞經筋篇。以白酒和桂。且飲美酒。則知醫方所用。白酒與美酒自別。究竟古之白酒。不可得而詳焉。今且從千金用白截漿。截漿。酢也。酢。有通氣下痰。豁胸利膈之能。此乃爲得矣。薛俊日本寄語。白酒。門東晒箕。

靈猫

靈猫。時珍本草。舉數說已。似未親覩其物。職方外紀云。有山狸。似麝臍後有肉囊。香滿其中。輒病向石上剔出之始安。香如蘇合油而黑。其貴次于龍涎。能療耳病。寛政癸丑年。從崎嶴郵致蠻船所齎一頭。先考藍溪公。重價購之。畜於小檻中。其臭異常。狀如家狸。稍長大。尖頭短耳。黑鼻巨口。其利在于牙。爪短而不著地。渾身茶褐色。黑班如虎。尾頗似雉。兩陰間有一囊。大如桃。卽香囊也。香如白涎。滿則癢悶。舉一足開囊。著之于柱壁間。常與三四人捉之。以氍毹蒙其頭。令不得咬人。因視囊。囊左右分開。色白有底。向上有一小孔。如鍼眼。乃香所洩出竅也。香以竹篾刮取鼻之。與眞麝無別。與身臭大異。經久變黑色。此獸行則低首垂尾。不聞鳴聲。人或觸之。嚇如貓。時閉窗戶。放活雀於堂上。出之于檻。跳躍捕之而噉。甚捷。喂之以雀。日五六頭。先考命二僮豢之。年餘而死。惜不多取其香而貯焉。本草云。自爲牝牡。恐誕矣。蓋陰囊之外。有香囊。兩扉略似牝戶。故生此說耳。又云糞溺香。此亦不然。

烟草

王逋蚓菴瑣語云。烟葉出閩中。邊上人寒疾。非此不治。關外人至以匹馬易烟一觔。崇禎癸未。禁烟之令嚴。閒私種者問徒。法輕利重。民不奉詔。尋令犯者斬。然不久而邊軍病寒無治。遂停是禁。予兒時。尚不識烟爲何物。崇禎末。我地徧處栽種。二尺童子。莫不食烟。風俗頓改。按張璐本經逢原云。北人藉以辟寒。此果信。近閲一書。載鄂羅斯人言云。吃烟草。免青腿牙疳之疾。蓋其證因寒毒所發也。

醫賸附錄

募原考

募原。未詳其義。檢字書。募廣求也。無干人身之義。因考素靈諸篇。募者幕之訛也。幕又从肉作膜。劉熙釋名云。膜幕也。幕絡一體也。痿論。肝主身之筋膜。全元起註云。膜者。人皮下肉上筋膜也。李時珍脈學釋音。募與膜同。蓋幕本取義于帷幕（說文。帷在上曰幕。）耳。太陰陽明論。脾與胃以膜相連。新校正云。太素。膜作募。又邪客篇。地有林木。人有募筋。此募幕易訛之證也。其已如此。而膜之在軀殼中最爲用者。爲膈幕。人鏡經云。膈膜者。自心肺下。與脊脇腹周迴相著。如幕不漏。以遮蔽濁氣。不使熏清道是也。甲乙經。膈俞。在第七椎。因推之。蓋膈幕之系。附著脊之第七椎。卽是幕原也。瘧論。邪氣內薄於五藏。橫連募原也。其道遠。其氣深。（歲露篇同。）王冰註。募原。謂鬲募之原系。新校正云。全元起本募作膜。太素巢元方並同。今以橫連二字觀之。則爲膈幕之原系。無疑矣。而幕原。又所指不一。百病始生篇云。腸胃之外。募原之間。又云。或著於腸胃之募原。舉痛論云。寒氣客於腸胃之間。膜原之下。又云。寒氣客於小腸膜原之間。蓋所謂膜原者。言膜之在各藏各府之間。而遮隔者之原系也。各藏各府之間。皆有薄膜。而外連于皮肉孔穴。直其次者、謂之幕穴。肝幕期門。膽幕日月之類。豈藏府位於身中。而其氣。背部則從脊骨間而輸出。故謂之腧穴。腹部則藏府之幕。直著於皮肉。故謂之幕穴乎。六十七難。亦誤作募。滑壽遂註云。募猶募結之募。言經氣之聚於此也。亦何不考也。此他後世諸家。釋募原者。多牽強迂謬之說。茲舉其一二如左。

馬玄臺百病始生註云。募原之間。皮裏膜外也。又舉痛論註云。膜。謂鬲間之膜。原。謂鬲肓之原。

張介賓百病始生註云。腸胃之外。募原之間。謂皮裏膜外。是皆隱蔽曲折之所。氣血不易流通。又云。募原。如手太陰中府爲募。大淵爲原之類也。又舉痛論註云。膜。筋膜也。原。肓之原也。腸胃之間。膜原之下。皆有空虛之處。又瘧論註云。諸經募原之氣。內連五藏。

張志聰百病始生註云。募原者。腸胃外之膏膜。又舉痛論註云。膜原者。連于腸胃之脂膜。亦氣分之腠理。金匱要略云。腠者。是三焦通會元眞之處。理者。皮膚藏府之文理也。蓋在外則爲皮膚肌肉之腠理。在內則爲橫連藏府之膜原。皆三焦通會元氣之處。又瘧論註云。募原者。橫連藏府之膏膜。卽金匱所謂皮膚藏府之文理。乃衛氣遊行之腠理也。

高世栻瘧論註云。橫連膏膜之募原也。

吳又可溫疫論云。疫氣之來。從口鼻而入。則其所客內不在藏府。外不在經絡。舍俠脊之內。去表不遠。附近於胃。乃表裏之分界。是爲半表半裏。卽鍼經所謂橫連募原是。又云若表裏分傳者。邪氣伏于膜原。膜原者。卽半表半裏也。

高鼓峯四明心法云。凡藏與藏。府與府。或藏與府。彼此相接之處。中間葢有虛界之募原。而虛界中。復有剛柔筋脈。其爲某藏之筋。便爲某藏之病。譬如胃與小腸相近。而邪入於胃與小腸之虛界。而彼筋脈屬胃。則爲陽明瘧也。又如肝與脾相近。而邪入於肝脾之虛界。而筋脈或屬脾。便爲太陰經瘧矣。究之藏府雖病。皆因募原之氣遷移也。

王子接古方選註云。瘧邪內薄。則邪不在表。非但隨經上下。其必橫連於膜。深入於原矣。膜謂鬲間之膜。原謂鬲肓之原。亦衝脈也。靈樞經云。肓之原。出於脖胦。止一穴。在臍下同身寸之一寸半。經又言邪氣客於腸胃之間。膜原之下。則膜原又有屬於腸胃者。

蔣示吉醫意商云。胃外脇下。卽爲膈膜。前齊鳩尾。後齊十一椎。周圍著脊。以遮隔中下二焦濁氣。不使上熏。故疫邪亦不得下流伏于隙處也。案此雖不明言其名。然必指募原。葢本于又可之說。

劉奎溫疫論類編云。膜音莫。胸中支膜。嵩厓尊生書云。募原一說。諸書不及。明仲云。原者曠野之意。在藏府之外。與胃相近。邪在此。其證不怕寒。一味發熱不止。

案考以上諸說。募原二字。曰爲皮裏膜外。曰爲鬲肓之原。曰爲募穴原穴。曰爲腠理。曰爲膏膜。曰爲衝脈。曰爲胸中支膜之原野。其不一定如此。然因瘧論所言而揆之。其地卽在形層之內。藏府之外。俠脊之界。吳又可謂之半表半裏者似是。但其言未淸晰。是可惜耳。其餘數說。未免歧誤。學者勿見眩惑焉。

銅人鍼灸圖經考

拓本銅人鍼灸圖經三卷。係于明正統八年所重刊。首有英宗御製序。及伏仰側三圖。十六字爲一行。百六十行爲一段。五段爲一卷。每段之首。各標而分之。別有都數一卷。又爲五段。四邊皆有花草欄格。今依此而考其制。蓋石二板。廣二丈餘。高六尺許。碑面每十餘字。斷爲一行。百六十行。橫爲一層。凡五層。以爲五段。表裏刻之。卽爲四卷。意者石經之設。貧便於覽誦撫拓。必不如尋常碑文。就石面上下。書丹爲行。觀唐開成石經而可見也。今以此校鏤板正統本。徐三友重刊本。剝裂泐闕。雖間有焉。訂訛正謬頗多。不啻一紙當瑤琨。抑醫家之鴻寶也。廿餘年前。鍼科醫官山崎子政(善)得拓本銅人圖經。因援引諸書。以爲之考。丙寅仲夏。予亦得一本。視之於子政所藏。雖其搨稍麁。裝潢亦楛。然首尾完好。無半簡之缺遺最可貴重。今以前所考。更爲改補。備錄于左。

宋藝文志曰。王惟一新鑄銅人腧穴鍼灸圖經三卷。

鄭樵藝文略曰。銅人腧穴鍼灸圖經三卷。宋朝翰林醫官王惟一編修。天聖中。詔以鍼艾之法。鑄爲銅人式。

王應麟玉海曰。天聖鍼經。五年十月壬辰。醫官院上所鑄腧穴銅人式二。詔一置醫官院。一置大相國寺仁濟殿。先是上以鍼砭之法。傳述不同。命尙藥奉御王惟一。考明堂氣穴經絡之會。鑄銅人式。又纂集舊聞。訂正訛謬。爲銅人腧穴鍼灸圖經三卷。至是上之。摹印頒行。翰林學士夏竦爲序曰。聖人有天下。論病以及國。原診以知政。王澤不流。則姦生於下。故辨淑慝以制治。眞氣不榮。則疢動於體。故謹醫砭以救民。昔聖祖之問岐伯。以爲善言天必有驗於人。上下有紀。左右有象。督任有會。腧合有數。盡書其言。藏金蘭之室。洎雷公請問其道。乃坐明堂以授之。後世言明堂者。以此。鍼艾之法。舊列王官之守。思革其謬。王惟一授禁方。精厲石。定偃側於人形。正分寸於腧募。總會諸說。勒成三卷。又以傳心。豈如會目。著辭不如按形。復鑄銅人爲式。內分藏府。旁注谿谷。竅而達中。刻題于側。將使多瘠咸詔。巨刺靡差。案說蠲痾。若對於涪水。披圖洞視。如舊飲於上池。保我黎庶。

介乎壽考。昔夏后敍六極以辨疾。帝炎問百藥以惠人。當遜德歸功矣。序以天聖四年歲次析木秋八月丶丙申上。

案此序。石本及正統刻本。徐三友本。並闕。特金大定本載之。題云。翰林學士兼侍讀學士。景靈宮判官。起復。朝奉大夫尚書左司郎中。知制誥。判集賢院權尚書都省柱國。泗水縣開國男食邑三百戶。賜紫金魚袋。臣夏竦奉聖旨撰。文多不同。玉海所載係于刪略。

晁公武郡齋讀書志曰。銅人鍼灸圖三卷。王惟德撰。仁宗嘗詔惟德考次鍼灸之法。鑄銅人爲式。分藏府十二經。旁注俞穴所會。刻題其石。幷爲圖註。並主療之術。刻板傳于世。

案惟一。作惟德可疑。鍼灸聚英古今醫統亦同。

蘇頌圖經本草序曰。屢敕近臣。讎校岐黃內經。重定鍼灸俞穴。式範金揭石。或鏤板聯編。

案據蘇氏此序。知當時新鑄銅人像。而以鍼灸圖經刻石。又鏤板以印行。山崎子政藏金大定中所刻本。凡五卷。雖非天聖之舊。尤可貴重焉。特以未見宋板爲憾耳。

明一統志曰。三皇廟在順天府治南明照坊。元元貞初建。內有三皇幷歷代名醫像。東有神機堂。內置銅人鍼灸圖二十有四。凡五藏旁注。爲谿谷所會。各爲小竅。以導其源委。又刻鍼灸經于石。其碑之題篆。則宋仁宗御書。元至元間。自汴移置此。洪武初。銅人取入內府。圖經猶存。

熊均醫學源流曰。宋咸淳間。翰林醫官。朝散大夫。殿中省。尚藥奉御騎都尉王惟一編修。金本。卷首署名如此。銅人腧穴鍼灸圖經凡五卷。

案咸淳。南宋度宗時號。而以惟一爲咸淳人。誤甚。又案前所引諸書。並云三卷。蓋宋本之舊爲然。而至金分爲五卷。又明重定時。仍宋本而附都數一卷。以爲四卷。今熊氏所見。乃係于金本。

英宗實錄曰。正統八年。三月乙亥。御制重修銅人腧穴鍼灸經序。出第一百二卷中。

案序文。正與石本及板本同。予以金本。及正統原刻板本。徐三友本萬曆壬寅校刊。參對之。文字互有異同。而不如石本及金本之端正也。山崎子政云。明滑壽著十四經發揮。一依金蘭循經云。然其所引循經文。與銅人毫無差異。乃知循經。全取諸銅人。而滑壽未嘗見銅人也。蓋元明之際。隱晦罕傳。英宗之重修。抑繇此乎。

丘濬明堂經絡圖序曰。考史宋仁宗天聖中。命尚藥奉御王惟一。考明堂氣穴經絡之會。鑄銅人式。惟一又訂正訛謬。爲銅人腧穴鍼灸圖經上之。詔摹印頒行。其後又有石藏用者。按其狀。繪爲正背二圖。十二經絡。各以其色別之。意者京口所刻。即其圖之遺歟。出瓊臺會藁。

毛奇齡新刻銅圖石經序曰。銅圖石經者。宋天聖中禁方書也。範銅象人。分布腧穴于其身。而畫之竅之。且製經三卷。播之石。案圖考經。其諸視夫藏絡也。亦猶視夫肌髮也。暨其後而石已泐。銅漫矣。明正統中。復命礱其石。範其銅。官醫守之。且加詳焉。今則銅再燬。石再裂。醫院所守。已蔑略無。有友刻舊本圖經三卷。授予敍者。喜而嘆曰。此得非長桑所遺者乎。出西河合集。

朱彝尊腧穴圖拓本跋曰。京師太醫院三皇廟腧穴圖傳是宋天聖年鑄。舊有石刻鍼灸經。仁宗御書其額。靖康之亂。自汴輦入金城。謂安撫使王檝使宋。以進于元者。世祖命阿尼哥新之。至元二年。銅人象成。周身腧穴脈絡悉具。注以水。關竅畢達。明裕陵命工重修。製序。載實錄。萬曆初。先少保官太醫院使。復時加洗濯焉。言明堂鍼灸。自黃帝始。其後膏肓孔穴側偃流注三部五藏十二經。失之毫釐。悔且無及。學醫者試摺是圖掛于壁。晨夕省視之。亦仁術之一端也。出曝書亭集。

案萬曆中。巡按山西監察御史趙文炳含章重刊銅人圖四大幅。今摺而插入于靳賢鍼灸大成帙中以傳。趙大成序云。令能匠於太醫院。肖刻銅人。著其穴。並刻畫圖。令學者便覽而易知焉。然則朱氏所跋。蓋趙所刻原本。而非銅人經也。又案一統志云。元至元間。自汴移置此。日下舊聞引燕都遊覽志亦云爾。而朱氏爲靖康之亂。輦入金者。恐誤。且攷元史按撫使王檝使宋而進于元者。乃銅像非碑石也。蓋此跋湊合元史及一統志一時偶然所作。故有此等差舛。不足深咎也。

姜希轍重刊銅人鍼灸經序曰。鍼灸圖經者。宋天聖中禁方書也。範銅象人。分布腧穴于其身。而畫之竅之。且製經三卷。播之石。案圖考經。其諸視夫藏絡也。如視肌髮甚盛事也。暨其後而石已泐。銅已漫矣。明正統中。復命礱其石。範其銅。官醫守之。且加詳焉。今則銅燬石裂。蔑略罔存。偶從敝簏中。忽檢得舊本圖經三卷。

案姜字公望。康熙甲戌序此書。雍正甲寅間鐫。即與徐三友本無異同。蓋翻雕徐本者。其得舊本云者。不過欺人耳。而其序全襲毛西河。但少改西河之聱牙而爲平坦矣。意者姜偶見此序於毛集中。因冠徐本之首、題以己名以眩于世。此可鄙也。

附銅像考

周密齊東野語曰。嘗聞舅氏章叔恭者。昔倅襄州日。嘗獲試鍼銅人全像。以精銅爲之。腑臟無一不具。其外俞穴則錯金書穴名于旁。背面二器相合。則渾然全身。蓋舊都用此以試醫者。其法外塗黄蠟。中實以汞。俾醫工以分折寸按穴試針。中穴則鍼入而汞出。稍差則鍼不可入矣。亦奇巧之器也。

案舊都。謂汴梁。宋之故都也。據夏竦序及晁志。乃是天聖所鑄物耳。前此無外塗黄蠟。中實以汞之說。然因窾而達中刻題于側等文觀之。必不别物也。

元史藝工傳曰。中統中。尼波羅國人。阿尼哥從帝師入見。帝問何所能。對曰。臣以心爲師。頗知畫塑鑄金之藝。帝命取明堂鍼灸銅像示之曰。此按撫王檝使宋時所進。歲久闕壞。無能修完之者。汝能新之乎。對曰。臣雖未嘗爲此。請試之。至元二年。新像成。闕鬲脈絡皆備。金工嘆其天巧。莫不愧服。

蔣一葵長安客話曰。太醫院署。有古銅人。虛中注水。關竅畢通。古色蒼蒼然射目。相傳海潮中出者。

案此未詳何時所造。或恐亦是宋物。豈正統御序。所謂銅像昏暗者與。

明史凌雲傳曰。雲善鍼。孝宗聞雲名。召至京。命太醫官。出銅人。蔽以衣而試。所刺無不中。乃授御醫。

案此正統重作物。本朝醫考。載竹田明室洪武中入明。載銅人歸。闡其製如夏竦所言。正是正統以前倣舊式而造者。後燬于明曆之災。實可惜也。又案毛奇齡後鑒錄。張猷志傳。載蜀府醫院有銅人。以楮摹其竅。令醫者鍼之。差者即取金鎗刺醫者竅。蓋其製與北京物同。

清英廉等日下舊聞考曰。先醫廟外。北向者爲藥王廟。有銅人像。蓋即明英宗時所修也。臣等謹案。鍼灸圖石刻。今尚存。乃明時重摹上石者。觀後英宗序。略可證。

彭孫貽客舍偶聞曰。黃帝有明堂經。偃側人形圖。明堂孔穴圖。皆鍼灸書也。太醫院古銅人。宋元遺製。依明堂孔穴。鐫竅以驗鍼師。宣德時。江南凌雲。字漢章。號神鍼。宣宗召試太醫院。糊銅人孔竅。試之。凌雲七十二鍼無遺穴。乃補御醫。銅人歷年既久。光鑒毛髮。天兵入都。院中人員流散。光祿寺侵院地以自廣。徙銅人於醫王殿。銅人時現形故地。見者多疾病。一日殿中無故火發。殿燼。銅人不損。光祿急退侵地。建室安銅人。病者乃愈。

吳長元宸垣識略曰。三皇廟內。有鍼灸經石刻。元元貞初製。其碑之題篆。

則宋仁宗御書。至元間。自汴移至此者。今所存乃明時重摹上石。院署有古銅人。虛中注水。關竅畢達。古色蒼碧。瑩潤射目。相傳從海中湧出者。按銅人像。在藥王廟神像前。作于宋天聖時。元至元間修之。明英宗時又修之。海中湧出。殆傳訛爾。

案據三書所載。毛西河銅熨石裂之說。殆屬虛妄。可疑矣。

屠蘇考

韓鄂歲華紀麗曰。俗說。屠蘇。乃草菴之名。昔有人居草菴之中。每歲除夜。遺閭里一藥貼。令囊浸井中。至元日取水置於酒樽。合家飲之。不病瘟疫。

案事言要玄引歲華紀註。屠蘇即菖蒲酒。未知所據。

龐安時傷寒總病論曰。通俗文曰。屋平曰屠蘇。廣雅云。屠蘇菴也。然屠蘇平。而菴圓。所以不相同。今人寒日廳事下。作板閣是也。尊貴之家。閣中施羽帳錦幃。聚會以禦寒。故正旦會飲辟瘟酒。而以屠蘇爲名也。

案袁文甕牖閒評。引龐說云。屠蘇。平屋也。可以禦風寒。則歲首屠蘇酒。亦取其禦風寒而已。

趙彥衛雲麓漫抄曰。正月旦日。世俗皆飲屠蘇酒。自幼及長。或寫作屠蘇。案恐屠蘇誤。千金方云。屠蘇之名。不知何義。按宗懍荊楚歲時記云。是進椒柏酒。飲桃湯。服却鬼丸。敷于散。次第從小起。注云。以過臘日。故崔寔月令。過臘一日。謂之小歲。又曰。小歲則用之。漢朝。元正則行之。晉世。蓋漢嘗以十月爲歲首也。又云敷于散。卽胡洽方云許山赤散。並有斤兩。則知敷于音訛。轉而爲屠蘇。小歲訛而爲自小起云。

案今攷荊楚歲時記文云。進椒柏酒。飲桃湯。進屠蘇酒膠牙餳。下五辛盤。進敷于散。服却鬼丸。乃屠蘇敷于。明是爲二藥。豈彥衛所睹本。脫屠蘇酒三字耶。且杜公瞻註云。敷于散。出葛洪煉化篇。考之肘后方。其方正同。而無許山赤散之說。亦可疑耳。又案竇苹酒譜云。今人元日飲屠蘇酒。云可以辟瘟氣。亦曰監尾酒。或以年高最後飲之。故有尾之義爾。案監尾之義有數說。今不繫引。洪邁容齋隨筆云。今人元日。飲屠蘇酒。自小者起。相傳已久。然固有來處。後漢李膺杜密以黨人同繫獄。元日於獄中飲酒。曰正旦從小起。時鏡新書。晉時有問董勛者曰。正旦飲酒。先飲小者。何也。勛云。俗以小者得歲。故先飲酒賀之。老者失歲。故後飲酒。案莊綽鷄肋編作劉之。明非是小歲之訛。彥衛疎謬殊甚。予又案從小者起。其說猶未的確。因攷蓋此藥。有大黃烏頭有毒之品。故不宜多服。卽本草用毒藥。先起如黍粟之意。肘後屠蘇酒法後云。從小至大。少隨所堪。千金外臺亦云屠蘇之飲先從小起。多少自在。可知小非年少之義。千金方。小金牙散。外臺。暴癥。虎杖酒之類。亦並云。自少起。可以證也。然傳訛已久。不可得而攷矣。

盧柳南小簡云。正旦飲屠蘇酒。必自卑幼始。是教卑幼不遜也。月正元日。一歲始。不可不正長幼之分。故余家必先長者。君貺余屠蘇。余敢以飲屠蘇之禮爲君告。

案趙彥衛以屠蘇。爲敷于之訛。其謬前已辨之。而敷于名義亦未詳之。今肘後方。作藥千散。外臺引古今錄驗作于敷散。宋臣校正云。肘後作敷于。知今本肘後誤寫爾。方密之物理小識云葛洪練化篇。敷子散。用柏子仁。麻仁。細辛。乾薑。附子。丸服之。劉次卿以敷子散。和雄黃。智按今本草。作敷于散訛。予因竊謂敷附一音。方中有附子。卽附子散耳。假而爲敷子。轉而爲敷于。倒而爲于敷。訛而爲藥千。竟至不可知其義矣。姑附于此。

黃公紹韻會舉要曰。博雅。廜廯。菴也。廣韻。又酒名。元日飲之。可除溫氣。四時纂要。作屠蘇。云思邈菴名。一云。屠者。屠絕鬼氣。蘇者。蘇醒人魂也。

案事文類聚引四時纂要云。屠蘇。思邈庵名。一云。屠。割也。蘇。腐也。月令廣義亦同。

楊慎丹鉛總錄曰。蕭子雲雪賦曰。韜罕罳之飛棟。沒屠蘇之高影。杜子美冷淘詩曰。願憑金騕褭。走置錦屠蘇。屠蘇庵也。廣雅曰。屠蘇平屋也。案今本廣雅。作廜廯庵也。通俗文曰。屋平曰屠蘇。魏略曰。李勝爲河南太守。郡廳事前屠蘇壞。應璩與韋仲將書。屠蘇發撤。孫思邈有屠蘇酒方。蓋取菴以名。故元日。有屠蘇飲。何遜詩。郊郭勤二頃。形體憩一蘇。又大冠亦曰屠蘇。禮曰。童子幘無屋。凡冠有屋者。曰屠蘇。晉志。元康中。商人著大鄣。諺曰。屠蘇鄣日覆兩耳。會見瞎兒作天子。

案酉陽雜俎。寶歷中長樂里門。有百姓刺臂。數十人環矚之。忽有一人白襴屠蘇。少頃微笑而去。屠蘇蓋亦謂大冠耳。又楊時偉洪武正韻箋云。今吳中童男女髮外畜髮寸許者。爲屠蘇頭。訛爲多蘇頭。甚似屋外屠蘇。

郎瑛七修類稿曰。屠蘇。本古庵名也。當從广字頭。故魏張揖作廣雅。釋庵以此廜廯二字。今以爲孫思邈之庵名誤矣。孫公特書此二字於己庵。未必是此屠蘇二字。解之者又因思邈庵出辟疫之藥。遂曰屠絕鬼氣。蘇醒人魂。尤可笑也。其藥予嘗記二三因方上有之。今日酒名者。思邈以屠蘇庵之藥。與人作酒之故耳。

案屠蘇之名。見梁宗懍荆楚歲時記。而其方出肘後方。引晉陳延之小品方。俱在思邈前。此說皆誤。

龔廷賢壽世保元曰屠蘇。是羽帳名。豐貴之家正旦眷屬。會羽帳之中。飲此酒。以辟瘟疫邪氣。

案此原于龐安常之說。盧照鄰長安古意有翡翠屠蘇鸚鵡杯。蓋此之謂。

田藝蘅留青日札曰屠蘇。一作醪酥。孫思邈庵名。

案洪武正韻。醪酥酒名。亦藥名。高士奇天祿識餘云酒本名醪酥。更譌屠蘇。

李時珍本草綱目曰蘇魁鬼名。此藥屠割鬼爽。故名。或云草庵名也。

案魁字。無所考。酉陽雜俎。儌一名蘇。又作魌乃方相倛頭。或恐魁乃魌之訛。

方以智通雅曰。詩話補遺云周王褒詩。繡桷畫屠蘇。屠蘇草也。畫于屋上。因以名屋。遂作屠蘇。案當作廜廯。智謂解定畫於屋上以取名。亦非。蓋闊葉草也。今廣西猺人中。呼大葉似蒿者爲頭蘇。頭屠音近。正因其有蔭而名屋也。紫者曰紫蘇。荏曰白蘇。水蘇曰鷄蘇。荆曰假蘇。積雪草曰海蘇。石香薷曰石蘇。蘇亦辛草之總名。游宦紀聞曰。三山亦呼芵葉爲大蘇。

案千家詩。王介甫元日詩。春風送暖入屠蘇。陳生高註云屠蘇。香草名。釀酒飲之。可消疫氣。方說豈本此與。然而云釀酒飲之。則似不知有屠蘇酒之法焉。正字通云。闊葉草曰屠蘇。後因爲屋名。庵名。飲名。

周祈名義考曰。博雅。廜廯。庵也。通俗文。屋平曰廜廯。四時纂要。作屠蘇。又廣韻、酴酥酒名。玉篇。麥酒不去滓飲。是屠蘇爲屋。酴酥爲酒。本不相混也。唐人詩。手把屠蘇讓少年。先把屠蘇不讓春。誤以屠蘇爲酴酥。後人遂謂屠蘇。又爲酒。古人正旦飲酒。以少者得歲。故先飲。老者失時。故後飲。是日酒皆然。亦無屠蘇先飲之說。或云屠絕鬼氣。蘇醒人魂。妄說也。（出格致鏡源。）

王棠知新錄曰、屠蘇所指非一。非專爲酒也。予詳屠蘇本草名。以草爲庵。故玉篇云。庵也。王褒詩。繡桷畫屠蘇。故後人因以名屋。又從屋形。因以名幘。酒釀於草屋之中。因以名酒。錦屠蘇。當是指幘。樂府有插腰銅七首。障日錦屠蘇之句。

案屠蘇名義。諸說紛拏如是。曰爲草菴。曰爲平屋。曰大冠。曰帽。曰羽帳。曰草名。而其字。則曰屠廯。曰廜廯。曰酴酥。酥又作𦢊䴻䣝。（並出集韻。） 今夷考之。廜廯之字。見魏張揖廣雅。尤爲古矣。而草庵之說。出唐韓鄂歲華紀麗。其距晉未遠。意此相傳之說。足取信焉。（案王士禛居易錄云。歲華紀麗。海鹽胡震亨所僞撰。而錢曾讀書敏求記。章丘李中麓藏宋刻本。則王說誤耳。）而廜廯屠廯。另無義訓。乃屠蘇从广者。而屠蘇。蓋本是草名。因假爲菴。爲大冠。爲帽及羽帳。又爲酒名。自餘如𦢊䴻䣝。率皆假借會意。不足深考也。又案晉書藝術傳。單道開曰服鎮守藥。丸大如梧子。有松蜜薑桂茯苓之氣。時復飲茶蘇一二升而已。蓋茶蘇卽酴酥。（炮炙論序。根黃蘇炙。千金翼。百鍊蘇。佛典。甘蘇八味之類。蘇皆與酥通用。） 非正旦所飲之屠蘇。乃酴酒。造法見齊民要術。而竇苹酒譜云。天竺國、謂酒爲酥。可以證焉。茶蘇。意是西域語。其作酴酥者。猶荼蘼之爲酴醾乎。然茶屠一音。或借用屠蘇字。如留青日札。屠蘇一作酴酥是也。雖然未知晉書。茶蘇。卽屠蘇也否。抑屠蘇之名。出自酴酒乎。姑錄俟識者是正。肘後方。治一切瘧。烏梅丸方後。搗篩蜜丸。蘇屠臼

搗一萬杵。屠蘇亦未知何義。並記此。吳旻屠蘇飲方。與肘後諸書所載大異。今錄左。

吳旻續扶壽精方。屠蘇飲方曰。古屠蘇菴仙人遺方。年除日五更。將一餅入酒沌熱。合家各飲一二鍾。一年之內。瘟不侵染。是驗。鬼箭羽。一錢。茅山朮。二錢。赤小豆。四十九個。乳香一錢。梅花瓣。一錢。桃仁一錢。荷花蕋。一錢。菊花頭。一錢。吳茱萸。三分。甘草三分。共爲細末。臘月除日。煉蜜和丸。如黃豆大。成餅。用上好雄黃爲衣。

梅雨考

安永甲午秋。訪林子華。(良榮)偶於櫥中。獲其曾祖恒齋先生(良以)所輯梅雨考一編。予後以讀諸書而所得。更續數則。

周處風土記曰。梅熟時雨。謂之梅雨。

陸佃埤雅曰。今江湘二浙。四五月之間。梅欲黃落。則水潤土溽。礎壁皆汗。蒸鬱成雨。其霏如霧。謂之梅雨。沾衣服皆敗黦。(鬱)故自江以南。三月之雨。謂之迎梅。五月雨。謂之送梅。轉淮而北則否。亦梅至北方多變而成杏。故人有不識梅者。地氣使然也。

陳藏器本草拾遺曰。梅雨水。洗瘡疥。滅瘢痕。入醬易熟。江淮以南。地氣卑濕。五月上旬連下旬尤甚。月令土潤溽暑。是五月中氣。過此節以後。皆須曝書畫。梅雨沾衣。便腐黑。澣垢如灰汁。有異他水。但以梅葉湯洗之乃脫。

餘並不脫。

袁文甕牖閒評曰。今人謂梅雨爲半月。以夏至爲斷梅日。非也。梅雨夏至前後各半月。故蘇東坡詩云。三旬已過黄梅雨。則梅雨爲三十日可知矣。西郊野叟庚溪詩話曰。江南五月梅熟時。霖雨連旬。謂之黄梅雨。然少陵曰。南京西浦道。四月熟黄梅。湛湛長江去。冥冥細雨來。蓋唐人以成都爲南京。則蜀中梅雨。在四月也。及讀柳子厚詩曰。梅實迎時雨。蒼茫值曉春。愁深楚猿夜。夢斷越雞晨。海霧連南極。江雲暗北津。素衣今盡化。非爲帝京塵。此子厚在嶺外詩。則南粤梅雨。又在春末。知是梅雨時候所至。早晚不同。

范成大吳船錄曰。蜀無梅雨。子美梅熟時經行。偶值雨耳。恐後人便指爲梅雨。故辨之。

趙叔向肎綮錄曰。今人謂梅雨。梁元帝纂要云。梅熟而雨。曰梅雨。風俗占曰。芒種日。謂之入梅。夏至日午後。爲梅盡。入時號曰時雨。合共三十日。

郎瑛七修類稿曰。碎金集云。芒種後逢壬入梅。夏至後逢庚出梅。神樞經又云。芒種後逢丙入梅。小暑後逢未出梅。人莫適從。予意作書者。各自以地方配時候。而云然耳。杜子美詩云云。蓋唐人以成都爲南京。則蜀中梅雨在四月矣。柳子厚詩云云。此子厚嶺外之作。則又知南粤之梅雨三月矣。東坡吳中詩曰。三旬過久黃梅雨。萬里初來舶䑺風。又埤雅云。江湘二浙。四五月間。有梅雨。黦敗人衣服。予嘗亦戲爲詩曰。千里殊風百里俗。也知天地不相同。江南五月黃梅黦。人在魚鹽水滷中。是知天地時候自有不同如此。瀛奎律髓。惟北土無梅雨。或謂蜀亦無梅雨。杜以爲四月。柳以爲三月。豈梅熟有先後異乎。

李時珍本草綱目曰。梅雨或作黴雨。言其沾衣及物。皆生黑黴也。芒種後逢壬爲入梅。小暑後逢壬爲出梅。又以三月爲迎梅雨。五月爲送梅雨。此皆濕熱之氣。鬱遏薰蒸。釀爲霏雨。人受其氣則生病。物受其氣則生黴。故此水不可造酒醋。其土潤溽暑。乃六月中氣。陳氏之說誤矣。

案時珍食物本草。逢壬爲出梅。作逢庚爲出梅。霏雨下。有或成狂注。時作時止。陰晴不定十二字。條末云。惟以之煎茶。則滌腸胃宿垢。味美而神清也。又案吳文炳食物本草云。烹茶尤佳。勝諸雨水。何鎮本草必讀類纂云。江南習尚。受梅雨烹茶。其色味極美。用大缸裝水。煅以赤炭。每缸數塊。澄去滓。另以淨甕收貯。有留數年不變者。諸物與衣帛沾之。則腐黑也。

謝肇淛五雜組曰。四時纂要云。梅熟而雨。曰梅雨。瑣碎錄云。閩人以立夏後逢庚日。爲入梅。芒種後逢壬爲出梅。按梅雨詩人多用之。而閩人所謂入梅出梅者。乃黴濕之黴。非梅也。又云。江南每歲三四月。苦霪雨不止。百物黴腐。謂之梅雨。蓋當梅子青黃時也。自徐淮而北。則春夏常旱。至六七月之交。愁霖不止。物始黴焉。俗亦謂之梅雨。蓋黴與梅同音也。

岡㴋博聞類纂曰。塺者塺塺也。立夏後逢壬日入塺。夏至後逢庚日出塺。如立夏後五日遇壬。則塺高五尺。如十二日逢壬。則塺高一丈二尺。遇辛日。則出塺高一丈二尺。如物在一丈三尺。則塺不至蒸也。

案塺。正韻。謨杯切。音枚。塵也。楚辭九懷。霾土忽兮塺塺。一作坶。蓋霏雨如塵。故謂之塺耳。

馮應京月令廣義曰。通書。黃梅雨四十許日出梅。則入伏。臞仙肘後經。芒種逢丙日入黴。小暑逢未日出黴。黴黰音軫。溽濕之氣也。一作霉黰。廣雅黰。又作黴。又云。通書。芒種後逢壬日。或庚或丙日。進梅。閩人以壬日進梅。前半月爲立梅。立梅有雨旱。按天道自南而北。凡物候先于南方。故閩粵萬物早熟。半月始及吳楚。今驗江南梅雨將罷。而淮上方梅雨。又踰河北。至七月少有黴氣。而不之覺矣。以此言之。壬丙進梅。不及定擬。固當易地而論之耳。

周文華汝南圃史曰。芒種逢壬。便立梅。遇辰則絕。

陸務觀劍南集曰。輕雷轆轆斷梅初。自註。鄉人謂梅雨有雷。曰斷梅。

朱國禎湧幢小品曰。俗語芒種逢壬。便立霉。霉後積水烹茶甚香洌。可久藏。一交夏至。便迥別矣。試之良驗。細思其理。有不可曉者。或者夏至一陰初生。前數日。陰正潛伏。水陰物也。當其伏時極淨。一切草木飛潛之氣不能雜。故獨存本色爲佳。但取法極難。須以磁盆最潔者。布空野盛之。露一物即變。貯之尤難。非地清潔且塾高不可。某年無雨。挑河水貯之。亦與常水異。而香冽不及遠矣。

張存紳雅俗稽言曰。南人以衣物班黑謂之上梅。以四五月爲梅天。其雨謂之梅雨。一曰霉雨。又曰煤雨。言衣黑如煤也。按周處風土記。夏至前雨名梅雨。而歲時記事。江南三月爲迎梅雨。五月爲送梅。又埤雅。閩人以立夏後逢庚日入梅。芒種後逢壬日出梅。又碎金。芒種後逢壬日入梅。夏至後逢庚日出梅。又神樞。芒種後逢酉日入梅。小暑後逢未日出梅。諸說不一。要之芒種逢酉之說近是。蓋其時雨能班衣也。又按楚辭。顏黴黎以沮敗兮。注。黴音眉。面黑也。說文。物中久雨青黑曰黴。然則班衣之梅當作黴。方以智通雅曰。黴黰音梅軫。一作霉默。濕氣著衣物。生班沫也。黰。又作黰。診埤雅。以梅子黃時雨。曰黃梅雨。人遂以黴天爲梅天。今韻會是之。四時纂要云。閩人以入夏逢庚入梅。芒種逢壬乃出梅。今江淮以芒種逢丙始入。小暑逢未乃出。

張自烈正字通曰。霉莫裴切。音枚。項畇東曰。江南以三月爲迎梅雨。五月爲送梅雨。或言古語。黃梅時節家家雨。故云。張鎣溪謂梅當作霉。雨中暑氣也。霉雨善汗衣服。故人云霉涴。言爲霉所壞也。按埤雅。風土記。皆作梅雨。霉義與黴通。存備考正。

雍正重修松江府志曰。芒種後遇壬則入梅。夏至後遇庚爲出梅。時梅子正黃遇雨。謂之黃梅雨。又雨氣霑衣物多腐壞。故字亦從黴。夏至後半月爲時雨。時亦從黴。蓋此義也。又云芒種後。如第五日遇壬。則梅高五尺。十二日過壬。則梅高一丈二尺。度物之高下。過此則不蒸濕也。

虞兆隆天香樓偶得曰。黃梅。今吳楚以芒種後壬日立梅。壬日芒種。即是立梅。夏至後庚日出梅。庚日夏至。即是出梅。若芒種後逢壬早。夏至後逢庚遲。則梅多至十八日。芒種後逢壬遲。夏至後逢庚早。則梅少僅八日。俗每以此占黴氣之深淺。殊不知天下雖有不齊。而歲序初無伸縮。壬庚遲早。係偶然相值。烏足以限黴氣乎。

冬蟲夏草考

寬政中。吳船儎來冬蟲夏草。有人問其功用者。因彙諸書所記以示焉。

吳遵程本草從新曰。冬蟲夏草甘平。保肺益腎。止血化痰。已勞嗽。四川嘉定府所產者最佳。雲南貴州所出者次之。冬在土中。身活如老蠶。有毛能動。至夏則毛出土上。連身俱化爲草。若不取。至冬則復化爲蟲。

袁慢恬書隱叢說曰。昔有友人自遠來餉予一物。名曰夏草冬蟲。出陝西邊地。在夏則爲草。在冬則爲蟲。故以是名焉。浸酒服之。可以却病延年。余所見時僅草根之枯者。然前後截形狀顏色各別。半青者僅作草形。半黑者略粗大具有蠕蠕欲動之意。不見傳記書之以俟後考云。

徐崑柳崖外編曰。滇南有冬蟲夏草。一物也。冬則爲蟲。夏則爲草。蟲形似蠶。色微黃。草形似韭。葉較細。入夏蟲以頭入地。尾自成草。雜錯于蔓草溥露間。不知其爲蟲也。交冬草漸萎黃。乃出地蠕蠕而動。其尾猶蔌蔌然帶草而行。蓋隨氣化轉移。理有然者。和鴨肉頓食之。大補。

七十一西域聞見錄曰。夏草冬蟲。生雪山中。夏則葉歧出類韭。根如朽木。凌冬葉乾。則根蠕動化爲蟲。入藥極熱。魯華祝衛藏圖識曰。冬蟲夏草。出撥浪工山。本草不載。性溫煖。補精益髓。

唐秉鈞文房肆考曰。青藜餘照。載太史董育萬宏偶談。四川產夏草冬蟲。根如蠶形。有毛能動。夏月其頂生苗。長數寸。至冬苗槁。但存其根。嚴寒積雪中。往往行於地上。京師藥舖。近亦有之。彼向康熙時也。近年蘇郡漸有。但古來本草及草木諸典故從未及之。未詳性味。近吳遵程從新有此品。言保肺益腎。不道從何考據。余仍疑之。未敢輕嘗。以意察之。其不畏寒而行雪中。則其氣陽性溫可知。應奎書院山長孔老師諱繼元號裕堂。係先聖裔。桐鄉烏鎮人。誠正君子也。述伊弟患怯。汗大泄。雖盛暑處密室帳中。猶畏風甚。病三年。醫藥不效。症在不起。適戚自川解組歸。遺以夏草冬蟲三斤。遂日和葷蔬作肴燉食。漸至全愈。因信此物之保肺氣實腠理。確有徵驗。嗣後用之俱奏效。因信此品功用。不下人參。

吸毒石考

陳士鐸石室祕錄曰。瘡毒初起。有一種解毒之石。卽吸住不下。但毒輕者。一吸卽下。毒重者必吸數日始下。不可急性而人自取下也。此石最妙。一石可用三年。然止可用以治小瘡口耳。大毒癰疽。仍須煎湯藥治之爲妙。王遜藥性纂要曰。近見有吸毒石。云出西洋。放毒上。卽吸緊不能動。拔出毒氣。力盡則自脫。

吳震芳嶺南雜記曰。吸毒石。乃西洋島中毒蛇腦中石也。大如扁豆。能吸一切腫毒。卽發背可治。今貨者。乃土人捕此蛇。以土和肉。舂成大圍棋子。可吸平常腫毒及蜈蚣蛇蝎等傷。置患處粘吸不動。毒盡自落。其石卽以人乳浸之。變綠色。亟遠棄之。著人畜亦毒也。不用乳浸石卽裂矣。一石可用數次。眞腦石。置蛇頭不動爲驗。

王丹麓石友贊曰。嶺南方物紀。吸毒石。出西洋。色與磁石相類。凡身有腫毒。或受蟲蝎毒處。置石其上。毒盡收石內。其患卽平。隨以石浸水中。一晝夜出毒。便可再用。用不窮。贊云

人有疾患。若莫可告。我切恫瘝。無方以療。

石本西洋。力兼衆妙。能收能出。循環愈效。

袁慢恬書隱叢說曰。吳江某姓。有吸毒石。形如雲南黑圍棋。有大腫毒者。以石餂之。即膠粘不脫。毒重者一週時則落。毒輕者逾時即落。當俟其自脫。不可強離也。強離則毒終未盡焉。俟其落時。預備人乳一大碗。分貯小碗。以石投乳中。乃百沸踴躍。再易乳。復投更沸。如是屢次。俟沸定。則其石無恙。以所吸之毒。爲乳所洗盡也。不然。其石必粉裂矣。云得之于舊家。本出于大西洋中。傳記不見。乃知世間奇物。不可以理測也。

紀昀灤陽消夏錄曰。左傳。言深山大澤。實生龍蛇。小奴玉保。烏魯木齊流人子也。初隸持納格爾軍也。嘗入谷追亡羊。見大蛇。巨如柱。盤于高岡之頂。向日晒鱗。週身五色爛然。如堆錦繡。頂一角長尺許。有羣雉飛過。張口吸之。相距四五尺。皆翩然而落。如矢投壺。心知羊爲所吞矣。乘其未見。循澗逃歸。恐怖幾失魂魄。軍吏鄔圖麟因言。此蛇至毒。而其角能解毒。即所謂吸毒石也。見此蛇者。擣雄黃數斤。于上風燒之。即委頓不能動。取其角。鋸爲塊。癰疽初起時。以一塊著瘡頂。即如磁吸鐵。相粘不可脫。待毒氣吸出。乃自落。置人乳中。浸出其毒。仍可再用。毒輕者乳變綠。稍重者變青黯。極重者變黑紫。乳變黑紫者。吸四五次乃可盡。餘一二次愈矣。余記從兄懋園家有吸毒石。治癰疽頗驗。其質非木非石。至是乃知爲蛇角矣。

按此物。荷蘭人間齎來。云龍頭中石也。予弱冠時。聞之于賀臺滕舜調。云琢龍角所造。予因其言造之。其形與舶上物無別。試之于小瘡。亦粘吸不落。乃知紀氏所紀。蛇角之說。似可信焉。

跋

醫賸三卷。附錄一卷。伯氏廉夫天明戊申所筆記。而未及脫藁。投之篋笥。不復厝意者。殆二十年。享和辛酉冬。免侍直以來。奭肥橘黃之暇。專從事於毫楮之間。乎昔起手所注素靈二經。長沙之書。及其餘撰著。至是逐次完局。可繕寫者亡慮數十部。殆至等身緒餘。又取此書。加編刻而猶未滿意。謂其不論方術之大體而扶瑣末。不及理療之切要而搜迂僻。自以竹頭木屑視之。不欲示人。自余觀之。此書收錄。皆醫經所未載。方書所未具。本草所未探。前賢所未辨。世人所未察。每一事必核其始末。究其同異。參以證左。大則可以裨治術。細亦足以博學識。無一不可悅目而快意。則謂之醫苑之珍珠船可也。顧其體例。在醫家之書。別自一調。惟與張季明俞子容之書。略相類似。宋陳無擇氏嘗以方技之書。比四部。而四部之外。有說之一部。張俞二氏之書。是已。此亦以爲說部之一。豈止若竹頭木屑。至覆庭裴舩始見其用也哉。與其所注素靈二經。長沙之書。及其餘諸編。均可以垂世而行遠無疑矣。及門諸子。謀刻諸書。然卷帙浩瀚。非歲月之所能遽辦也。獨此書葉頁不甚多。故先付之梓云。文化己巳重陽後一日。六弟丹波元鼎謹識。

陳存仁編校

皇漢醫學叢書

先哲醫話集

長尾藻城纂

先哲醫話集

提要

本書一卷。爲日本長尾藻城氏所編。以彼邦漢醫諸家。先哲之筆記。及關於醫術上之格言。蒐輯成書。故名先哲醫話集。其輯材之富。多至十餘家。蓋皆研究漢方醫學。頗具心得。精卓之識。獨得之見。足發內經餘蘊。以啓後學門徑。而診斷方法。尤堪爲醫林圭臬。書中某氏治某證。及察某候用某藥。或徵之於經驗。或本之於古籍。井井有條。鑿鑿可據。辨晰精明。誠爲臨診上之寶鑑也。

先哲醫話集目次

先哲醫話集

長尾藻城纂

一 司命

古人謂醫爲司命官者。蓋本諸扁鵲之言。是不知道者耳。扁鵲之言曰。疾有骨髓。雖司命無奈之何。是雖謂司命。而不謂已爲司命也。可以見已。夫死生有命。命者天之令也。孔子之所罕言。諸子之所不得聞也。醫其如夫命何。蓋醫者。掌疾病者也。謂之掌疾職則可矣。謂司命官則所以誣扁鵲。惑來學者。莫斯爲甚矣。學者思諸。（鶴冲元逸著醫斷所載吉益東洞言）

二 死生

死生者命也。自天作之。其唯自天作之。醫焉能死生之哉。故仁不能延。勇不能奪。智不能測。醫不能救。唯因疾病致死。非命也。毒藥所能治已。蓋死生者。醫之所不與也。疾病者。醫之所當治也。故曰。盡人事而待天命。苟人事之不盡。豈得委於命乎。是故術之不明。方之不中。而致死者。非命矣。（中略）世醫動輙豫定其死生。彼其意謂。斃我手則害于名矣。間有一二中者。益信其臆。不爽也。夫察聲氣色。眡其死生。周官之所命也。豈不可乎。雖然。察之以臆。眡之以臆。使其生者。輙編之鬼籍。恝乎束手。以待其斃。是豈仁人之用心乎。故眡其死。猶且盡我術。以望其或生。古之道也。然而不生。然後可謂命也已矣。唯重其名。故唯眡其死。不能忘死生於執刀圭間。所

以惑也。唯重其仁。故唯眂其生。所以世醫所謂死者。間有起者也。故曰死生者。醫之所不與也。（同上）

三　元氣

元氣之說。聖人之所不言也。大經莫有焉。蓋自漢儒創也。下至唐宋大盛。途爲醫之恒言。曰元氣虛。曰元氣衰。曰補元氣。夫元氣者。陰陽一元氣也。天之所賦。人之所生。所謂先天之氣也。是豈可虛衰者哉。亦豈可補乎哉。若夫隨年齒而旺衰者。天地之道。萬物之常也。非人力之所能挽回也矣。如其當強壯而衰弱者。則有所抑遏也。除其所抑遏者。則復其常矣。彼不辨之。妄以爲虛衰而欲補之。可謂愚矣。又曰行氣則病自除。蓋本之素問曰。百病生於氣。雖然病之者毒也。毒乘之也。豈氣特病乎。又氣毒自除乎。說者不論及此。誤矣。（同上）

四　脈候

人心之不同。如其面也。脈亦然。古人以體肥瘦。性緩急等。爲之規則。然是說其大抵耳。豈得人人而同乎。醫謂人身之有脈。猶地之有經水也。知平生之脈。病脈稍可知也。而知其平生之脈者。十之一二耳。是以先生之敎。先證而不先脈。先腹而不先證也。扁鵲曰。越人之爲方也。不待切脈望色聽聲寫形。言病之所在。可以見已。且如留飲家脈。千狀萬形。或無或有。不可得而詳矣。夫脈之不足以證也。如此。（中略）

世有隱其病。使醫診其脈。以試之者。乃恥其不知之似拙。以意推度。言其

髣髴。欲以中之。自欺之甚矣。醫其思諸。（同上）

五　腹候

腹者。有生之本。故百病根於此焉。是以診病必候其腹。外證次之。蓋有主腹症者。有主外證焉者。因其所主。各殊治法。扁鵲曰。病應見於大表。仲景曰。隨證而治之。宜取古法而求其要矣。（同上）

六　醫意

醫意之説一出。而世之狡兒。以爲口實。曰醫之道。唯意以推之。何必讀書受業。而後爲之邪。吁。妄者陋者。豈可與言道哉。蓋醫之爲道。自有一定法。何鑿推妄行之爲。其如是也。不由規矩以擬方圓。不用繩墨而置曲直。豈得不差乎。學者思諸。（同上）

七　痼疾

世醫以痼疾名持病。而難於治矣。至如中風。噎膈。脹滿。痿躄等。難之益甚。是無他方不得法也。蓋方法不愆焉。則無病不愈也。今從法處方。其所難者。得治不少矣。彼已不能治。則雖千百人中起一人。不亦善乎。此非入門同道。不易論焉。（同上）

八　素難

素靈之書。古人以爲先秦之僞作。周南先生曰。六朝以降之書。然其中間有古語可法者。學者擇焉。難經傳以爲越人書也。而其言理最勝。故害道亦多。考之扁鵲傳。亦唯僞作而已。（同上）

九　修治

（前略）去酷烈之本味偏性之毒氣。以爲鈍弱可狎之物。何能除毒治病哉。蓋毒即能能即毒。製以益毒則可也。殺則不可矣。（同上）

一〇　毒藥

藥者。草木變性者也。偏性之氣皆有毒。以此毒除彼毒耳。

周禮曰。聚毒藥以供醫事。又曰。以五毒攻之。

左傳曰。美疢弗如惡石。

古語曰。毒藥苦口利於病。

內經曰。毒藥攻邪。

古者以藥爲毒可以知也。後世自道家之說混疾醫。以藥爲補氣養生之物。不知其爲逐邪驅病之設也。可謂失其本矣。甚則至有延齡長年。還少不死等之說。庸愚信之。煆煉服食。以誤其身者多矣。悲夫。（同上）

一一　藥產

藥產有某土宜處。某土不宜處。其土之所生。性之所稟。不可不詳也。（同上）

一二　名方

世俗所謂名方者。間有奇效。故醫傳之。非醫者亦傳之。不審其所出。而一時施用有驗者。相傳以爲名方也。蓋載書籍者。未必佳。傳俗間者。未必不佳。宜博求普問。以輔其術矣。（同上）

一三　禁宜

人性之所好惡不同。稱口腹者爲宜。不稱者不宜。古者養精以穀肉果菜。未嘗言禁宜也。後世嚴立禁宜。曰。某物增病。其物勝藥也。然其爲物所奪者。非藥也。何以勝彼病之爲哉。立禁宜之弊。至進其所惡。禁其所好。不亦左乎。（同上）

一四　産褥及腹帶

産蓐之法。方士所習各殊。其有害者除之。無害者從之。勿爲收生家法所拘束焉。恐反生他病已。蓋産後困倦。欲眠且臥。而今京師俗。數日戒之甚不可。又姙娠腹帶之法。中華固無之。本邦有之者。世謂神功皇后征韓。姙娠擐甲。故用之非常法也。（同上）

一五　醫治未病

使天下狴犴無人。訟庭生莎。君相之德也。故曰。必也使無訟乎。使民人體常無病。壽考以終。醫師之德也。故曰上工治未病。（皆川淇園門人南部生著技養録）

一六　素問名義

素問全元起云。素者本也。問者黄帝問岐伯也。方陳性情之源。五行之本。故曰素問。乾鑿度云。夫有形者。生於無形。故有太易。有太初。有太始。有太素。太易者未見氣也。太初者氣之始也。太始者形之始也。太素者質之始也。氣形質具。而痾瘵由是萌生。黄帝問此太素質之始也。素問之名義或由此。文獻通考經籍考云。晁氏曰。昔人謂素問者。以素書黄帝之問。猶言素書也。眞僊通鑑云。天降素女以治人疾。帝問。遂作素問也。以上諸說。非牽強則迂誕。且如是當謂問素。不可謂素問也。素問註證發微云。素問者。黃帝與岐伯鬼臾區伯高少師少俞雷公六臣。平素問答之書。此解素字旨不甚遠。而猶未全是。愚按素豫也。國語夫謀必素。註韋昭曰素猶豫也。漢書陸賈傳將相和則士豫附。註師古曰。豫素也。是素豫互訓。蓋同義矣。又按史記秦紀昭王曰物不素具。不可以應卒。漢書趙充國傳曰誠非素定廟勝之策。素字竝亦當以豫看也。問者黃帝問岐伯等也。夫民庶蚩蚩。不知養生之道。暴施妄作。由以生疾。以嬰横夭。猶如不問法禁而自抵罪。黃帝仁智豫問岐伯以養生之道。避邪之術。以此垂世。以俾元元得全生於無窮者。亦是聖人務本之揆矣。上古天眞論曰。聖人不治已病治未病。不治已亂治未亂。又曰。病已成而後藥。亂已成而後治之。譬猶渴而掘井。鬬而鑄兵。不亦晚乎。是其特於卷首。揭示之本旨者。且夫內經一部之書。獨論病理而不備藥方。其意蓋亦專在豫防故也耳。（同上）

一七　醫不可不貴

予嘗語同志醫曰。醫者不可不貴也。易曰。天地之大德曰生。夫風雨而潤之。日月而烜之。是見天意之在生物矣。聖王之御極。秉彝倫之道。敷禮樂之化。以利民生。乃是其奉天命行天意者矣。但人外有六淫之感。內有七情之結。民之不終命而死。其尙在疾病乎。昔者大聖神農。嘗百藥以拯捄療。黃帝問岐伯以作內經。此天子之爲醫者也。伊尹佐商王。論廣湯液以資醫用。此宰相之爲醫者也。想古之時醫。必人人而知之。故能若是也。至周始設醫職。譬猶古者人人諫君。至漢特有諫官。雖然尙列之天官。未敢輕醫也。醫既起死肉骨。必養人天罔極之餘。以介含息无疆之壽。是故聖王好生之德。不用醫則不可爲得其全矣。古人有謂曰。上醫醫國。曰生生之具。王官之一守。醫之事也。如斯其胡得置諸下卑乎。後世醫職不貴。故英材偉器。恥醫而不爲。爲之亦不必深學。蓋後之無良醫亦職此之由。其內或有上工者。乃亦以厥身在卑。人多不威。不威則不服。不服則不信。不信不服。神丹亦徒塵飯土羹耳。故曰醫者不可不貴。非以予身所事。強爲之肸飾也矣。（同上）

一八　藥氣味

藥之理病。氣以制氣。而氣不空生。必因于味。國語曰。味生氣生也。（同上）

一九　膽大

史載。姜維死時見剖。膽大如斗。蓋是相沿俗說。余友嘗請官得刑徒之屍解剖觀之。膽附肝臟。大不過如無花果。則雖勇敢過人。焉能有其膽如斗之理乎。又內經云。膽者中正之官。決斷出焉。竊考蘭書膽盈苦汁。主運轉氣液。消導水穀。蓋以獸膽功用推之。則蘭書之說。爲協其理。則云決斷之府。乃亦空理附會耳。（同上）

二〇　節色慾

余在京師。一再驩西依誠齋先生。先生時齡九十三。善飯健步。精神益壯。

余問其壽錄。先生曰。歲四十餘失偶。人勸後妻。自謂既有儲嗣。所冀惟壽。終峻拒之。矜居至今。或此事見益也。歸鄉之後。按此索高壽之人。遽得數輩。詢之。言如出一口。足以驗先生焉。又按宋劉安世自遷謫後。懼遺父母之憂。遂舉意絶色慾。自言自是未嘗有一日之疾。三十年來。血氣意思如當時。終日接士友。劇譚雖夜不寢。精神如故。夫養生之道。又有節色慾一事。正爾明較。(同上)

二一　同藝相嫉

翰墨射御醫卜。以至書計伶人。均是材藝。自古藝人。多不學道。以故其藝彌高。而媢疾彌多。卒至以相忌害。不謂不夥。亢倉子曰。同道者相愛。同藝者相嫉。凛然哉。(同上)

二二　醫匠之心

醫以濟生惠人。爲己任者。以笏室之卑。而上無恥於槐位。故賈太傅曰。古之聖人。不居朝廷。必在醫卜之中。非謂醫之有可貴乎。醫以釣名弋利爲其心者。以千鍾之富。而下有侔於奸賈。故關子曰。商賈之言。醫匠之心。非謂醫之有可賤乎。(同上)

二三　利器毒藥

盤根錯節。非利器則不斷。痼痾難瘼。非毒藥則弗除。但利器易傷物。毒藥易害人。是固可畏矣。而醫之良者。用毒愈多何也。蓋物有非常之性。而有非常之能。夫韓信英布詐力虐徒耳。而漢高善用之則興。假令其疑惡不

用。吾未知夫鹿落乎誰手也。（同上）

二四　使方法

佛者曰。心迷法華轉。心悟轉法華。余亦曰。醫昧方法使。醫明使方法。（同上）

二五　貴者難療

貴者有疾。尤爲難療。郭玉對和帝。言有四難焉。見于後漢書。余謂貴者難療。其由豈止四。衆人攙和。而醫令不行。婦人執事。而將息失度。藥則先適口而不要利病。方則專補益而忌疏滌。並皆其所以謂難療也。且夫君上疊膝於深宮之中。氣血抑遏。無從疏進。置車方溫柔之鄉。斵喪過寸。罔省節制。五鼎八珍。飽飫于前。重帷密幃。燠鬱于後。無一不爲疾病之資矣。其既然矣。以是賢君擧醫。知頤生之道者。以任之獻替。此謂之治未病也。（同上）

二六　醫有十四不可

今之爲醫者。有十四不可焉。特學而疏術。一不可也。主意而昧法。二不可也。年少而鹵思。三不可也。年老而難事。四不可也。護生而逭危。五不可也。見利而忘仁。六不可也。輕生而寡惻。七不可也。畏死而多遽。八不可也。厚富而薄貧。九不可也。傑賤而憚貴。十不可也。拘例而失權。十一不可也。趕變而惑常。十二不可也。巧言而衒技。十三不可也。標己而伐人。十四不可也。若能去所不可。其可也。乃將自至。忽之無省。其不可也。乃將長不除。爲醫如是。其害于人也不尠。何其惠民濟生之云者。（同上）

二七　回光反照

人疾篤餓而飲食加倍。言色俱見愈狀者。其死必近。俗謂之間晴。言如久霖中間假見晴色也。嘗從舌官訪之清客朱鑑池。朱答名曰回光反照。(同上)

二八　人之所病醫之所病

人之所病病疾之多。病者憂也以下同　而醫之所病。病道之少。(石坂竿齋著扁鵲傳解)

二九　病有六不治

病有六不治。驕恣而不論於理。一不治也。輕身重財。二不治也。衣食不能適。三不治也。陰陽并藏氣不定。四不治也。形羸不能服藥。五不治也。信巫不信醫。六不治也。有此一者。則重難治也。(同上)

三〇　記性

汪訒菴云。金正希先生嘗言人之記性皆在腦中。凡人外見一物。必有一形影。留在腦中。小兒腦未滿。老人腦漸空。故皆健忘。愚思凡人追憶往事。必閉目上瞪而思索之。此即凝神于腦之意也。出于本草備要辛夷註　王惠源醫學原始亦云。人之一身。五藏藏於身內。止爲生長之具。五官居於身上。爲知覺之具。耳目口鼻聚於首。最顯最高。便與物接。耳目口鼻之所導入。最近於腦。必以腦先受其象。而覺之。而寄之。而存之也。故云。心之記。正寄於腦耳。黄庭内景。亦言腦爲泥丸宮。元神居焉。是必有本。何惑之有。

予按阿蘭說、人之精神在于腦中、故人斷頭立死。亦與内景之說符矣、而五雜俎。談薈。載頭斷而不死者數、則此是人妖耳。（醫賸上卷）

三一　少腹名義

王冰註氣交變大論云。少腹謂臍下兩傍髎骨内也。劉熙釋云。自臍以下曰水腹。水汋所聚也。又曰少腹。少者小也。比於臍上爲小也。病源候論。以少腹爲膕腹。未詳何義。（同上）

三二　初學診脈

初學診脈之際。心以爲弦。則如弦。既又以爲緊。則如緊。除浮沉大小滑濇等之外皆爲爾。譬之靜坐聞鶺鴒聲。心認脫布袴而聽之。則莫聞而不脫布袴。認德不孤而聽之。則莫聞而不德不孤。蓋心預有所期也。王叔和曰。心中易明。指下難晰。方此際。洗盡胸次所蓄。寓孔神于三指頭。自然得矣。（同上）

三三　病分左右

王文正筆錄云。蓋人身一氣脈也。今及其感病。左癱者不及右。右瘓者不及左。痲痹亦有如此者。又有汗出偏于左右者。又有瘡瘍左不淫于右。右不侵于左者。又有偏腹毒。自首至踵平分寒熱者。見船窗夜話　雖則一氣脈。其有界限如是。筆錄所載。恐不虛誕也。（醫賸中卷）

三四　賊風

醫壘元戎。俗云賊風者。牕牖之風也。非也。予按以窗牖之風。解經之賊風。

固非也。然此攝生家之所最可避也。嘗閱明陳龍正幾亭外書云。孔隙風。名爲賊風何也。曰平面風。如開口之呵。簷下之風。如撮口之吹。呵溫而吹冷。吹已不可不避。況孔隙風乎。鐵之爲物。方圓平厚。可坐可凭。惟刀錐不可近。薄與尖故。縫風如刀。隙風如錐。可謂能近取譬矣。（同上）

三五　露首溫足

予夜寢必覆被沒頭。否則不能穩睡。數十年以爲常矣。內典云。欲得老壽。當溫足露首。又應璩詩。下叟前致詞云。暮眠不覆首。嘗日中坐地讀書。見頭上有影二三尺。蒸蒸如遊絲。蓋陽氣之從玄府上騰也。方知露首所以得壽。而下叟之言不偶然。然不能頓止。（同上）

三六　左右齊診

魯華祝衞藏圖識云。西藏醫。名厄木氣。其視脈。以左手執病者之右手。右手執病者之左手。一時齊診。予嚮得本邦古醫書一卷。其中載診脈法云。左右齊診。而脈動應於醫之手。左右動數不齊者死之兆也。此從前脈書。所未言及焉。（同上）

三七　引線候脈

世傳。翠竹翁引絲診脈。此醫書所未言。襄陽縣志。載崔眞人名孟傳。北人闢人。從族兄授醫學。掃雲留月。直得壺公妙術。萬曆朝。太后病篤。眞人應召。詔自簾孔引線候脈。投劑立愈。上賜官賜金。皆不受。遂賜以眞人號。後於武當羽化。自號朴菴。此恐因小說西遊記孫悟空之事傅會者。（醫賸下）

卷）

三八　鍼入肉中

鍼誤入肉。若不卽出。經年累月。走趨肉中。必出從他處。予亦往往目擊焉。袁漫恬書隱叢說云。鄂州武氏女得奇疾。痛時宛轉不堪。一道之人以藥傅之。一鐵鍼隔皮跳出。余姪家幼婢。寤寐中手面脘間。如蟲螫之毒。若有物入于中。自後蠕蠕微動。漸漸緣臂彎環而上。直至肘背。忽露一細頭。以指摘之。乃是一無孔鐵鍼。其痛始愈。計其三月之久矣。夫鍼之偶入膚肉亦常耳。獨異其宛轉而上。且能自穴而出。視武氏之女又異矣。昔人之所謂蜿蜒如龍者。安知非此等耶。以是知事理之不可測。而物性之不可知也。（同上）

三九　不見前醫之發劑

青囊瑣探曰。凡有病之家。延醫服藥數日。猶未見效。則信疑相半。遂又召他醫。出前醫之發劑。以問可否。予每臨如是。則不見其劑。夫人心不同如其面。有誰與我意符合者乎。若見其藥。我以爲不可。豈可默止乎。若吞之而爲可。則失信於患者也。且以彼之所是我非之。則恐爲妬婦之口。此余所以不見前醫之發劑也。若病家篤信余。懇請治無二心。則披見前醫之措劑。識別其攻補奈何。然後與藥矣。吁。以辨口衒術之醫。自我乞覽前劑。漫謗其缺。當以欲奪人功。假令其不拙。殆可謂小人也。（緒方惟勝編 杏林內省錄）

四〇　大同醫式　大同二年奉勅施行者治承元年曲藥頭所寫（抄錄）

一醫官每朝寅時。獨考自脈。知日氣而出任。
一君上御惱之間。醫官不許房中之事。犯者解官。
一醫官診女官等。不許直問病根。
一御惱之時。選醫而令御藥上之。羣醫有異考。則雖夜中可申之。
一醫官之家。不許恣居遠所。
一御惱之時。醫官禁酒。
一御惱急時不應召者。解官。

四一　後藤艮山之死生診徵

按腹自心下至臍。任脈突起者。病聚脈下故也。病不聚者。脈不必突然。老人肉脫。發此證者爲死期。
虛憊症。脣色不淡白者。耳輪未萎者。可救活也。是宜熟察。
病至大患。目不瞬者。眼胞元氣脫也。乃爲反目。兆近死期。
專發聲音者。多吐血而脈不數。是不足畏。眞吐血者。其脈必數急。是大可恐。
虛勞脈細數者。脈乍見和平則爲近死期。易所謂枯楊生華。何可久也。雖緩者不出五七日而死。（先哲醫話）

四二　心小膽大

余每稱心小膽大之語。以爲醫家喫緊。（後藤艮山）

四三　狂證在婦人難治

狂證在婦人難治。黴毒在婦人易治。（後藤艮山）

四四　痿痹之辨

痿與痹易混。而詳之。則痹者主皮膚不仁。痿者主筋骨萎軟。（同上）

四五　妊娠鑑別

妊娠與血塊易混。然塊者頑固沈著。無發揚之勢。妊娠者凝結溫然。有潤澤之氣。又訊之於婦人。夜陰快寢後。小腹勃然突起者娠也。又乳頭黑者妊也。（同上）

四六　求嗣法

求嗣法以溫腰爲主。故灸腰眼穴效。浴溫泉亦效。（同上）

四七　虛勞發痔漏

虛勞有直腸疼痛。大便難。或發痔漏者。此皆以肺、大腸損傷。爲難治。（北山友松）

四八　著述三日而成

土佐翁 謂長澤道壽 隱栖西山。著醫方口訣集。三日而成。有馬氏涼及手寫證治準繩全帙以諳記。其卓識篤志可並稱。（先哲醫話）

四九　君子有三惜

夏布政字正夫。未嘗以淹屈降志。嘗曰。君子有三惜。此生不學一可惜。此日虛過二可惜。此身有敗三可惜。北山友松續之曰。有善不作四可惜。有

過不改五可惜。老來怨天更可惜。（同上）

五〇 方者法也

方者法也。如毀舊屋。而建新屋。故使方而不使於方爲要。假令如以中風方治咳嗽。是使方也。若以風藥治風。以咳藥治咳。是不使於方也。況索病根而治之。諸證不治而自治。乃上乘法。（北山友松）

五一 方無靈

阪陽老醫問起死回生之方。答曰。方無靈。唯求本耳。不言其他。（同上）

五二 癱瘓

癱瘓經年者。一旦忽然手足動。目睛爽。卽急變候也。（同上）

病癱瘓。肩髃骨開脫。如容五指者不治。又握掌不開者不治。開而不握者治。（和田東廓）

五三 病者豫後診徵

一病者目赤。眼睛不轉如魚目者。爲難治之候。

一病人不論緩急。將診之。宜隔牀望見其形氣。形氣縮小。神彩枯瘁者死候。不必持脈而知之。

一傷寒舌圓厚者。又薄小者。皆爲惡徵。又始終白苔不變者。亦爲難治候。又厚者赤者。皆爲虛也。

一臍下悸。按之與呼吸相應者。病人雖危篤。其死有間。

一凡大病眼中爽者惡候。不了了者。反有生意。勞瘵及雜病。眼神與病相應者爲佳。

一診大病鼻梁亦爲要訣。醫書徒論明堂。而不及之。爲缺點。

一病人絕脈者。暴出爲惡候。微續爲佳兆。不止脈如厥逆亦然

一偏枯證有治不治之辨。病者握手者決不治。試使握手仰臥。則手必開。復起之則如故。是爲惡候。

一久病人左右偏臥者。一朝忽得自由臥。則死期在近。

一病人舌上白苔。其下含紫黑色如牛舌者。爲惡候。此舌候兼面戴陽。則更爲危矣。

一患瘵疾者。襟際肉先脫。與他病羸瘦不同。宜熟察。

一瘰癧成瘻者。與痔漏成瘻者。其理全同。但有上下分耳。（和田東郭）

一診病人。宜察眼中之了不了。與音聲之爽不爽。此二者清亮則不死。

一血證脈弦數者。有不測之變可恐矣。（荻野臺州）

一病人有呼吸乍失調度乍復者。不出五六日死。（同上）

五四　欲善外科先宜精內科

夫欲善外科。先宜精內科。何則。瘡瘍雖百端。不能出於陰陽虛實。苟審之而施之治法。則於外科。無有間然矣。（華岡青洲）

五五　活物窮理

學醫者。如宋儒窮理。不先格知人身窮理。而後審疾病。則不能至極致矣。

（同上）

五六　蝮蛇咬療法

蝮蛇咬，內服烏頭湯及紫丸。外塗柿實汁則癒。（同上）

五七　破傷風豫後

破傷風，其初項背強，或言語蹇澁，寒慄者可治。若至角弓反張，則多難治。產後痙病亦然。（同上）

五八　乳岩之豫後

乳岩有經水者易治，經水斷者難治。又乳岩者，懷孕則其核忽成大也。（同上）

五九　勞瘵之豫後

勞瘵不可治。似勞瘵者可治。膈噎不可治。似膈噎者可治。世醫動謂能治之，蓋其似者耳。（永富獨嘯庵）

六〇　遺傳黴毒

黴毒稟於胚胎者，決不治。假令一旦得痊，後必發。爲人父母者，可不愼之於其初乎。（同上）

六一　醫制病

醫爲病制，則雖藥峻劑大，其病不易治也。醫制病，則雖藥慢劑小，其病可治也。醫宜謀諸未病之日，徵諸既病之日矣。（同上）

六二　不治而自癒者

閱諸病者。不治而自癒者。百人之內過六十。其餘四十。十人者必死證。十人者難治。十人者險證。非良醫不能救。特下工所療者十人耳。（同上）

六三　食慾色慾害人孰甚

食慾之害人。甚於色慾。而世人徒知色慾之害。不知食慾之害。悲夫。（惠美寧固）

六四　嗝噎之豫後

嗝噎。壯年者可治。四十以上者必不治。嗝證心下結塊。纍纍如拳者爲惡候。又舌上發紫色斑者。同之。（同上）

六五　水病之豫後

水病脈出者死。譬之於溺水者。有生氣者必沉。既死者必浮。其元氣衰者脈自浮。元氣不衰者。脈自沉微。故水病脈滑浮爲凶。沉實爲吉。千古不磨也。（同上）

六六　猫咬症處方

瘈狗毒鼠。古今論其治。而至猫毒寥寥無聞。予曾爲家猫所咬。痛楚苦惱。不可名狀。因普檢毒獸咬傷之方。將水晶一味煎服。其病霍然如脫。後復發。乃作黃連解毒湯加虎脛骨。兼服之。數十日全癒。（同上）

六七　石榴皮治汞毒

余嘗見磨古鏡者。將石榴皮磨之。則銀光剝盡爲銅色。乃知水銀之所忌。世解輕粉毒。專用石榴皮。洵有以也。（福島慎獨軒）

六八　精神病灌泉療法

發狂者。與三黄加芒硝湯。兼灌瀑布泉爲妙。灌泉法。使患者著襌。而以麻索縛之於梯。別以手巾覆其頭。而後灌百會。又以手當額上。禦眼鼻而灌天庭。次至胸間膻中。則其人易堪而克奏效。泉水濁者不佳。宜選清冷者也。（同上）

六九　淫腹痛之療法

娼婦始入妓院。與客接十餘日。必發寒熱腹痛。俗稱曰淫腹痛。海蘿能治之。如寒熱不去者。宜小柴胡湯加海蘿。（同上）

七〇　醫之上工下工

醫有上工。有下工。對病欲加者。爲之下工。臨診察機。使藥要和者。爲之上工。夫察機要和者。似迂而反捷。此賢者之所得。愚者之所失也。（同上）

七一　人生有自然之理

人生固有自然之理。而疾病亦不外於人身。故醫審其理而治之。否則施治益謬。是以長沙氏之書。務矯其弊。可不鑒哉。（同上）

七二　未診而豫擬其方

醫者對病人。未診之前。問其證候。胸中預擬其方。則診畢後。反失其真諦。宜虛心精診。而後熟慮下案矣。（多紀桂山）

七三　莫如善讀其治驗

欲識古人臨證施治之妙。莫如善讀其治驗。予將掇其精英。類爲一書。而

年老未果哀矣。（同上）

七四　赤痢之豫後

痢疾初起。脈數無倫。下利頻數。精神不安。額上汗出。面部肉脫者。皆爲不治。（多紀茝庭）

七五　脚氣之豫後

脚氣。下部無水氣。胸背頸間面部。或手背浮腫者。忽至衝心。不可輕視。如水腫上盛者亦然。

脚氣嘔逆喘急者。爲衝心之漸。不可忽諸。然復有似而非者。（同上）

七六　序跋徒極稱揚

近來舶齎醫書。大率蹈襲陳言。未有所發明。而其序跋徒極稱揚。顧不讀古書者之所爲。要之優孟衣冠。不過追時流釣名利耳。（同上）

七七　讀醫經祕訣

凡讀醫經。遇訓義有確據。則舉其一二而足矣。不必取繁冗也。

訓詁雖精。而其義不切於治術者。未爲得也。訓詁雖不精。而施之於疾病。必有實效者。乃爲得經旨矣。

凡立說者。非通貫全經。則不可謂之盡理蘊。非該盡萬理。則不可謂之得經旨。矧乃欲以變律常者。拘於常而不通變者。皆不善讀之故也。（同上）

七八　良藥苦於口利於病

孔子曰。良藥苦於口。利於病。

吉益爲則註曰。藥者皆毒也。以毒干毒。而疾乃瘳。奚藥之良之有焉。

七九　不爲窮困改節

君子脩道立德。不爲窮困而改節。爲之者人也。生死者命也。

八〇　學醫費人

東坡云學書費紙。學醫費人。凡醫誤藥幾十遭。然後困心焦慮。得以成良醫之名。（高森正因）

八一　吉益東洞之識見

片倉鶴陵曰。芳村恂益見聞雖博。著者雖多。其學竟不傳焉。如吉益爲則。學問不博。所見亦偏。而其術至今益行。醫之於識見。不可不審也。（杏林雜話）

八二　杉田玄白之詩

九千里外存知己。五大洲中如比鄰。（杉田玄白）

八三　手術之精錬

筑前陶村醫生養朴。以眼科聞四海。常盛水於盆。浮髮於其內。以燔針刺其髮。髮兩斷於左右。曰不如此。則不能刮眼中之筋膜。其子學之數年。其髮雖兩斷。水有微聲。父曰。有聲者不可刮眼。其人不堪痛苦也。（杏林雜話）

八四　醫書之虛實

凡醫書。其文巧而不知倦者。多虛也。文陋辨拙。易生厭心者。却實也。人好虛嫌實多矣。可不思乎。（醫學言志錄）

八五　學之進也有漸矣

學之進也有漸矣。不可急迫。古人譬之一樹之花。自蓓蕾至開坼。日進不舍。有漸而不遽。（同上）

八六　易者却難難者却易

世人以讀書窮理爲難。以臨病施治爲易。易者却難。難者却易。難易互謬。是醫之所以無上工也。（同上）

八七　醫戒數則

一老醫之話。不可苟聞。俗醫之方不可苟記。

一學醫多入揚子之門。術士遂陷墨子之穽。豈可不慎哉。

一醫者雖業忙無讀書之暇。心不可宜忌之。苟忘之。則只是藥舖之徒。

一近世之醫。致美於衣裳。竭飾於器物。而置診法藥性于度外。豈可謂之醫哉。

一艱辛勞苦者。成業之良藥。

一醫者讒而有欲流行之念。便是不仁之根。

一寸塵入眼。不見大山。可不懼乎。

一蠶吐絲以利天下。醫用佞以計一身。可以人而不如蟲乎。

一方今斯道不絕猶縷。吾徒足於衣食。安於枕席者。其恩安在乎。

一所知益高。則所行愈卑。此古今之弊。

一凡學藝非可活用於今日者。此無益學也。聖人之死物。不若愚人之活

體也。（醫學言志錄）

八八　我非賣藥者何必求流行

有人曰。我非賣藥者。何必求流行。此言似立一家之言。而實非也。凡有仁愛者。必有此業。有此業者。必有此功。有此功者。人必慕之。人苟慕之。則雖欲業不行而得乎。（同上）

八九　師恩之厚

凡人隨師受教時。崇之如天。親之如父。而及其開業立門也。昂然自得。如有生知之德。而不思師恩之厚。甚則至於有誹議師說。蔑如重恩者。噫人情之偸薄。禮儀之壞亂。何夫至于斯也。（同上）

九〇　爲醫者在讀醫書

爲醫者。在讀醫書。讀而不能爲醫者。有焉。未有不讀而能爲醫者也。（醫稿史菘序）

九一　於治術全是俗人

今之所學。僅能知病人之所自知而已。不能知病人之所不自覺。故於治術。全是俗人。數十年後。而初得與俗人異。（中略）一日學之有一日之益。是所貴於脈也。（脈經）

九二　扶陰抑陽訥言疾行之戒

言者乾道也。行者坤道也。故陽常有餘。陰常不足。是以有扶陰抑陽訥言疾行之戒。醫者尤可猛省焉。（醫學言志錄）

九三　醫不病

經云醫不病。故爲病人。平息調之。所謂枉己者。未有能正人者是也。(同上)

九四　道體數則

一天地以生物爲心。故人心亦是一箇生道而已。

一經云獨出獨入。又曰獨往獨來。凡技藝至其極。則皆有此地。

一仁者。是醫之體也。目視五色仁也。耳聞五聲仁也。指診五脈仁也。口問證狀。亦仁也。無仁何據。

一吸煙吃茶。亦是拂雜念之一良藥。

一呼與吸。所資以始者。孰先孰後。學者以爲何如。

一易曰。君子以虛受人。醫之道亦如此而已。

一在天謂之大氣。在人謂之元氣。其氣乃一矣。

一程子曰。天地萬物之理。無獨必有對。皆自然而然。非有安排也。以位言。則上下表裏。以氣言。則動靜盈虛。進退升降。以時言。則寒熱溫涼。臥起朝暮。兩兩相對。不期然而自不能不然。是謂之自然之理。

一明天理。察病變。醫師之道也。痊與不痊。此亦別理。

一先輩曰。運氣者。醫家之大業。診治之一端。

一法立而能守。則道可久。業可大也。久是天地之理。大是天地之象。(同上)

九五　藥物之產地　產於山者產於水者

凡藥物之産於山者。多是敵風寒。生於水者。多是利水濕。藥性之成分。不能不自然矣。（同上）

九六　醫之三德（智仁勇）

觀人之疾患。若己有之。是仁也。責有無。以詳其診。此智也。剛決明斷。以投方劑。此勇也。該此三德。而始謂之醫。（同上）

九七　嚴威儼格非愛之道

嚴威儼格。非愛之道。但主愛而可初入于醫門矣。（同上）

九八　愛而不勞則非醫

愛而不勞則非醫。勞而不愛亦非醫。（同上）

九九　醫書亦是墳典

醫書亦是墳典之一。（同上）

一〇〇　以仁爲己任

聖門學者。以仁爲己任。吾黨之士。亦以仁爲己任。（同上）

一〇一　爲生民瘉病

爲天地立心。爲生民瘉病。（同上）

一〇二　樹無仁則不生

人無仁則道絶。樹無仁則不生。杏仁桃仁。其名不虚。（同上）

一〇三　有良工有粗工均是醫也

有良工有粗工。均是醫也。蓋所謂小德川流。大德敦化。（同上）

一〇四　唯是感應而已

程子曰，天地之間，只有一個感與應而已。人之體亦如是，有感而有應，見應而知感。故醫之治法，亦感應而已。（同上）

一〇五　醫之道在明于業

凡醫之道，但明于業，則可以進仁。文辭之巧拙，不足以爲患也。（同上）

一〇六　仁義禮智信

慈惻人之病，是仁也。診候得其宜，是義也。方法適其度，是禮也。機變能處之，是智也。終身而不失，是信也。（同上）

一〇七　學業者本也

治術者技也，學業者本也。培其本而達其技，是謂之正學。彼以治術而已者，卑矣。（同上）

一〇八　知藥不知方

知藥而不知方，知方而不知術，知術而不知道，豈可謂之醫乎。（同上）

一〇九　玉帛鐘鼓者禮樂之末也

玉帛鐘鼓者，禮樂之末也。脈症方劑者，醫道之用也。若其全體，乃別有眞理。今之人多就于脈症方劑，而說陰陽表裏，寒熱虛實，至其所以爲然之理，則曰，無益於治療。安異以玉帛鐘鼓爲禮樂，而不求其所以爲禮樂者乎。（同上）

一一〇　昔人之元素說

元素者。卽氣也。氣者。卽陰陽也。故所謂六十元素者。分碎陰陽而言之。陰陽者統合六十元素而言之。是以天地之間。陰陽之外。別非有元素者也。（同上）

一一一　醫之脩養

其一　平者人身之常理

人者。居於遊氣紛擾之中。或從或逆。得其宜以調神。謂之平也。平者人身之常理。失常理則疾病立到。（同上）

其二　心緒煩冗言行亦自浮躁

凡心緒煩冗。則言行亦自浮躁。當斯時也。氣息以吹之。或壓之于臍下。而神氣始定。（同上）

其三　人身之靈猶如燈盞

人身之靈。恰如燈盞然。火是神。盞是體。油是飲食也。無體則不能飲食。不能飲食。則神失所養。神失所養。則欲不消滅而可得哉。是以精神飲食形體三者備。始謂之人。如其命數。乃是係燈心之長短也。故風前之燭。古人之所深戒也。（同上）

其四　人之生世以調神爲要

有天地而人存其間。故曰。天地合氣。命之曰人。人稟天地陰陽之氣以生。因血肉以成其形。以天地爲父母。

因念天氣者何。呼吸是也。地氣者何。飲食是也。呼吸陽也。故肺先受之。飲食陰也。故胃先受之。經曰。陽化氣。陰成形。是也。是以一身氣力之根。在於呼吸。全體形肉之基。在于飲食。陰陽相合。形氣相保。而神存于其中。故人之生也。以調神爲要。（同上）

其五　脩其神養其精

脩其神養其精者。是治未病之事也。去外誘之外。無他術矣。故外誘之不去。是百病之根。（同上）

一一二　疾病

一經曰。氣合而有形。因變而正名。是言盡之矣。

一病名不立。則治術無所施。尼山曰。名不正。則言不順。

一虛邪中於人也。譬如虛器入水。水自然入。若以一器實水。置之於水中。水何能入來。蓋中有主則實。實則不患不能襲。

一夫無病者。人之常也。有病者。人之變也。故人在氣中。常而變。變而又變。變化無窮。醫豈易言乎。

一潮熱盜汗本是一也。潮熱如雲。盜汗如雨。

一人身之發熱。猶天地之溽熱也。雨降而暑去。汗出而熱解。故曰。陰之汗以天地之雨名之。

一論病則要明其因。論人則須識宿素。（同上）

一一三　黄逌豫後（其惡證）

黃疸煩渴。吐逆腹脹者爲惡證。若夜不得眠。煩燥熱渴者。不出二三日而死。

腹中有癖塊。而一身發黃者。名曰癖黃疸。亦難治。（福井楓亭）

一一四　信而後行

孫眞人曰。法爲信者施。不爲疑者說。又論曰。疑師不治病。疑藥不服之。服之即不得力。決意不疑者。大神驗。

物理論。有醫竘者秦之良醫也。爲宣王割痤。爲惠王療痔。皆愈。張子之背腫。命竘治之。謂竘曰。皆非我背也。任子制焉。治之遂愈。竘誠善治疾也。張子委制焉。夫身與國。亦猶此也。必有所委制。然後治矣。

一一五　大病當委一醫

大病當委一醫。

一一六　醫門一業慈愛爲先

醫門一業。慈愛爲先。常存救治之心。方集古賢之行。近來醫者診察疾病。未言理療。訾毀前醫。不量賦性庸淺。專務妬賢嫉能。利己害人。驚誑患家。意謀厚賂。此則不亦禽獸之心乎。

一一七　古之臟器療法

李東壁曰。人陰莖非藥物也。輟耕錄載。杭州沈生。犯姦事露。引刀自割其勢。（勢人勢也）流血經月不合。或令尋所割勢酒服。不數日而癒。（中略）人勢一作睪丸。（原南陽）

一一八　產婦側臥

本邦產婦禁側臥。特子玄子著產論。令乳婦去產帶。安臥。余嘗遊其門。親炙之。其臥者。神心安靜得快睡。防暈除熱之良策也。其驗大勝於藥餌。而人皆憚之。（同上）

一一九　知雨霽

病者知風雨晦晴者。皆是血分之不爽也。或屬虛乏。或屬瘀滯。打撲折傷。癥瘕皆知之云云。（同上）

一二〇　四季脈名

春脈弦。夏脈洪。秋脈浮。冬脈沈。（察病指南）

一二一　觀人形性脈法

人長則脈長。人短則脈短。人肥則脈沈。一云脈厚。一云脈細而實。人瘦則脈浮。一云脈急。一云脈大而長。人壯脈欲大。人弱脈欲小。反之者爲逆。形盛細少氣不足以息者死。形瘦脈大胸中多氣者死。老人脈微。微陽羸陰者平。一曰脈濡而緩婦人脈當軟弱於丈夫。小兒四五歲脈。實自駃。呼吸八至。一云幼人脈數而壯性急脈急。性緩脈緩。（同上）

一二二　察平人損至脈法

凡一呼一吸爲一息。一呼脈再至。一吸脈再至。是一息之間。脈四至並五至。不大不小。不短不長。是爲平人之脈也。

一呼一吸脈不及四至者。曰敗。一曰氣虛 其人少氣。三至者曰遲。一曰損。其人可治。二至者曰敗。一曰寒其人難治。延時而死。一至者曰息。其人雖行。方當著牀待時而死。此爲陰病之損脈也。故曰。陰病脈遲。

一呼一吸脈六至者。曰數。爲始得病。七至曰極。一曰無魂 八至者曰脫。一曰奪精 一曰無魄 九至者曰死。十至者曰墓。一曰困 沈細者困在夜。浮大者困在晝。十一十二至者。曰死。一曰絕魂 一曰命頓 沈細夜死。浮大晝死。此爲陽病之至脈也。故曰。陽病脈數。（同上）

一二三　診暴病脈法

脈來急大洪直者死。細微者無害。（同上）

一二四　定生死訣

陽病得陰脈者死。陰病得陽脈者生。脈病人不病者死。人病脈不病者生。（同上）

一二五　女孕（男女鑑定法）

陽脈皆爲男。陰脈皆爲女。

陰中見陽爲男。陽中見陰爲女。

左乳先有核者爲男。右乳先有核者爲女。

又法。令妊婦面南行。於背後呼之。左回來者生男。右回來者生女。（同上）

一二六　能醫人多矣

能醫人多矣。能使人皆能醫人不多也。蓋以醫醫人有限。以醫教人無窮。

（同上序文）

一二七　學道志也行醫業也

學道志也。行醫業也。不以志廢業。不爲業棄志。志不可不勉焉。業不可不精焉。古之人。有抱道而隱耕漁之間者。乃以憂天下之心。爲憂耒耜不利之心。以其思人民之情。爲思網罟不密之情。居居然而耕。得得然而漁。然豈一日忘天下乎。故與夫乘風雲之會而顯其績。得水魚之遇。而成其效者。其蹟雖異。而其志則同矣。（永富獨嘯庵）

一二八　醫殺人甚於賊者有焉

刼人於山野。餮其口腹者。謂之賊。而其殺人通計之於生涯。雖其多者。亦不過五十人若百人。方今之醫。術拙而幸行於時。不知不識戕人。通計之於日日。三五人者。蓋不爲少。生涯盛者則不知其幾千人。其心雖固不出於害人。至使某死於非命則一也。無乃其陰惡。甚於夫賊耶。嗚呼。亡之術果奚在。學醫者如之何其可不畏且勉乎。（同上）

一二九　千人之治驗

醫雖才氣秀出於人者。試治方於危篤之病。不過千人。則知見不明。得處難諦。（同上）

一三〇　醫之位置

身處四民之外。或可貴。或可賤。上陪王侯。不爲榮。下伍乞兒不爲辱。可優遊以卒歲者。唯吾技爲然。而自非有確乎不拔之操。難矣。其不爲油滑佞

諛之人（同上）

一三一　遊惰之人腹裏結癥瘕

後藤艮山曰。百年以來遊惰之人腹裏結癥瘕。余徵之都邑市朝之人。比比皆然。蓋大平日久。民庶蓄息。金錢虛損。奢佚日盛。則知巧之民不免病氣勢也。醫人施治之日。從這處下工夫。則大有裨益矣。（同上）

一三二　死生有命

死生有命。聖人之言。不可誣焉。命者天之令也。自天作之。故謂之命。疾病者醫之所治也。醫之所治。則人事也。人事與天命。判然不可混焉。醫欲司死生。以天命爲私有也。不亦傲乎。醫斷既言之頗較著。而世人猶或惑焉。以不知治疾之要也。夫醫之於死生。猶將之於勝敗也。死生勝敗共在天。非人之所司也。唯盡其術而已。唯精其謀而已。源廷尉逆櫓之諍。韓淮陰背水之陣。能堪頃暫之苦辛。則能享永久之榮枯。所謂瞑眩而疾瘳者邪。故將之良否者。忘於勝敗。醫之良否者。忘於死生。得之於法。成之於習。功用既就。心不謂之亂。坦然安於命。謂之得道之眞也。所以盡人事而待天命也。（續醫斷）

一三三　和田東郭翁醫則

醫之爲任。唯察病而已矣。勿視富貴。唯病是察。勿視貧賤。唯病是察。勿劇視劇病。必也察劇中之易矣。莫輕視輕病。必也察輕中之危矣。克察之於斯。而勿視彼。亦唯醫之任也。察病之道也。醫之所可用心者。其唯變乎。揣變於未變。而以非變待變。此之謂能應變。視彼之變。而我動其變。此之謂眩乎變。眩乎變者。不翅不能處其變。亦不能全其常。能應變者、既已知其變。故其處方也不殆矣。

凡病之爲情也。有二。故藥之用亦有二。曰剛曰柔。柔以當柔。剛以當剛。剛之制柔者有焉。柔之制剛者有焉。剛耶柔耶。二曰百。柔耶剛耶。百而二。唯智者知之。而愚者反焉。易曰。剛柔相摩。我道雖小。亦復爾矣。古人之診病也。望色不以目。聽聲不以耳。夫唯不以耳目。故能察病應於大表矣。

古人之診病也。視彼不以彼。乃以彼爲我。其既無彼我之分。是以通病之情矣。

用方簡者。其術日精。用方繁者。其術日粗。世醫動輒以簡爲粗。以繁爲精、哀矣哉。

欲得活路者。必陷死地。欲陷死地者。必得活路。

醫之臨劇病也。欲使彼活於我手者。愛我也。欲使彼死於我手者。愛彼也。愛我者。終不能盡我矣。愛彼者。誠能盡我。古語曰。不入虎穴不得虎子。余於醫亦云。（蕉窗雜話）

一三四　人身小天地

人身小天地。若上不知天文。下不知地理。中不知人事。豈可言醫。（儒醫精要）

一三五　醫家五戒之一

凡視婦女及孺婦尼僧人等。必候侍者在傍。然後入房診視。倘侔無侔。不可自看。假有不便之患。更宜眞誠窺視。雖對內人。不可談此。因閨閫故也。

（外科正宗所載）

一三六　香月牛山先生醫訓

醫者民之司命。百工之長。與宰相並言。仁之術之。豈可爲小道乎。故非質實而無僞。性靜而有恒者。難與言焉。遊我門者。乃當自念人身苦楚與我無異。諸招勿遲行。勿問貴賤。勿擇貧富。專以好生爲心。口不絕誦方書。手不停弄百草。不嫉人識能。不議人忝慢。不謗其醫。不評他藥。不務聲名。不貪財利。不衒術業。不諛豪富。折肱勿折腰。惟以救人爲心。如病機稍有凝滯。不見藥效。則須戰戰兢兢。加診療。如僧道貧士求醫。雖謝貨一毫勿受。如寡婦室女必敬謹勿蕩。彼何證賜官彥明免夭。人不能報而天必報之。所謂陰德。猶耳鳴己知而人不知。服之勿戰。

一三七　醫八事

志欲大。欲救人心欲小。以人命爲重不敢妄投一劑。學欲博。上察氣運於天下察草木于地中察性情于人。業欲專。無外慕。識欲高。窮理正心見微知著察蹟知因。氣欲下。虛懷下氣不棄貧賤不嫉臭穢。量欲宏。凡有能則告之有善則學之不分爾我。守欲潔。

一三八　我命在我不在於天

我命在我。不在於天。但愚人不能知此道爲生命之要。所以致百病風邪者。皆由恣意極情。不知自惜。故損生也。世人不終耆壽。多夭殁者。皆由不

自愛惜。（古今醫統）

一三九　買藥不可爭價

千金翼云。買藥不可爭價。

一四〇　躬有微恙則不診人

奥村良筑翁。躬有微恙。不診人。曰。我心不了了。診察恐不得審。（漫遊雜記）

一四一　神妙則自然

凡百技始乎巧。終於拙。出乎思。入不思。故巧思極。則神妙。神妙。則自然。自然者不可以巧思得。不可以歲月到。不可離巧思而得。不可外巧思而到。（永富獨嘯庵）

一四二　嗚呼活人道

嗚呼活人道。惟誠以爲心。術何論夷夏。方豈問古今。（堀内素堂）

陳存仁編校

皇漢醫學叢書

青囊瑣探

片倉元周著

青囊瑣探

提要

歷古以來。研究學術。不僅於書本用工夫。凡目之所覩。耳之所聞。而足供學術之考求者。皆爲有經驗之卓識也。至夫醫道。亦莫不然。片倉深甫。乃多紀氏之高弟子。精究我漢醫術。夙多發明。經驗著有傷寒啓微、産科發蒙諸書。並錄其所聞見。輯集青囊瑣探。書凡二。今併一。及無涉醫事者刪之。有關學術者存之。雖稱瑣記。頗爲該博。備載奇疾異治。驗方妙藥。文簡義明。尤便適從。有裨醫林常識。洵不愧爲名著。

自序

夫春去秋來。歷萬古常新者。天地之景象也。澄心凝思。眇衆慮著書者。學志之胸懷也。是故雖萬歲後。著書之事無盡者。與春秋花月之年年新者奚異焉。余壯歲聚所發明經驗之理法。已成數卷。題爲靑囊瑣探。將厄棃棗而未果矣。後繼事廣之。累月積年。筆新得者。竟獲爲十餘卷。因釐爲五集。以類命名。其如傷寒啓微。產科發蒙。已刻而問于世。今如此集。則錄耳聞目覩偶有觸發者。詹詹小言。蓋是臆説脞記之類。或恐來人之嗤笑。然其間存人情之所不能免。及理法之有灼驗者。此亦所以學者之胸懷。與天地之景象俱同。而日新無盡也。

享和改元白鷄春二月十三日鶴陵片倉元周撰幷書

序

余每閲書、遇錯訛。則必正焉。否則意不苟安。此我一痼疾耳。片倉深甫。向者著產科發蒙、讀其藁本。一條產育啞科。時有校陶陰。頃日召見之。攜來青囊瑣探。請余校弁序。余素不讀醫書、安應其需。非心所安矣。嘗試閲之、雖稱瑣記而頗該博。隨見聞錄之、而無詮次。其徵文獻者。數十家、證引該博。憤悱啓發。往往適余意者多矣、加之深甫受業於太醫令多紀氏之門也。余於多紀氏累世通家。則豈可執不知醫事不爲之序乎。多紀法眼且叮嚀曰。古今之醫典。爲之序者。奚翅刀圭之人、余謂。炎黃岐伊而下。如張長沙王外臺。未聞方技世家。況獨爲之序乎。何以固辭爲。而中特一二有可論者。始舍而不肯言。以俟後之識者耳。此爲序。聊應其需。

享和弟三杏月下浣播磨白鷺城太守忠道譔弁書

青囊瑣探目錄

上卷

下卷

青囊瑣探上卷

相州片倉元周深甫著　門人播磨西村翰羽王　肥前横尾斐君章　肥前松村文郁周卿　仝校

碑醫

余自少小好醫方。每見長者。必問其道。有一宿老。曰。吾子能奮勉勿爲碑醫。余俛思久之不得其解。乃叩碑醫義。曰。建櫜以還百有餘年。四海寧謐。誠是學者成不朽業之秋也。而醫人之多。國初以來。未有若今日也。然率皆競馳勢利。雖至皓首無一葉書著述。死而遺者。僅墓上一片石而已。故我謂之碑醫矣。嗟宿老言。可謂使人發憤激也。

看書二途

余每觀世醫之讀書者。蓋有二途焉。好學問而深於治療者。先熟讀其論。然後及藥方。不好學問。而但聚奇方妙藥爲治療者。不讀其論。而先閱藥方矣。吾惡其先藥方者。

特不執古方

自仁齋徂徠二先生唱復古學。醫家亦效顰。動稱復古。迺以素難爲後人之僞作而排之。特講究仲景氏之書者數家。其功亦偉矣。然至其甚。則使子弟輩禁觸目於晉唐而還之醫籍。乃言傷寒論湯方足治萬病。奚用多之爲。觀其識見則雖愉快至治衆病。則不能免牽強附會矣。蓋因其人立一家法。雖有奇病異疾。恥用後世之方。專執古方。而誤人命者。亦不爲鮮。豈仁人之意也哉。夫天下事。有古人未明而後人詳之者。譬如日食。秦漢以前皆莫能先知。故春秋書日食三十有六。記異以警人君也。後世巧曆家推測殆盡。上下千百年。皆可坐致。豈古之皆是而後之皆非邪。而况在醫家。亦後世之論。勝古昔之說。古昔無有之病。後世偶起。而人論定於後而功於世者。不爲少乎。故獨執古方者。我未敢信也。

貴著書

神祖奠鼎之後。昇平日久。名于醫者。不乏矣。京師有奈古屋丹水後藤艮山香川秀菴吉益東洞等諸傑。而各倡一家學。其名震海內。雖互有得失。亦可謂勤矣。而東都醫者。起家世祿者。不暇枚舉。然學術兼備立一家言著書以垂後世者。寥寥乎何也。蓋東都則上而大君在焉。次而諸侯在焉。是以醫氏偶治權家病取效。則名聲聞於諸侯間。或爲官醫。或爲列國醫官。遂擅權怙勢。泰然安其祿。是以諸醫家每豔羨之。率皆青雲志汲汲。而不朽業疎疎焉。夫世祿則至子孫或有失。著書則千歲不朽。學醫者於斯二者間。不可不深察也。

真醫

醫不讀書，則不能治疾。不治疾，則不能解書。能兼斯二者，然後始可謂真醫者也。若夫謂雖不讀書能治人疾者，不敢謂然也。

弟子問

弟子輩問曰：何如可得醫學成也？予曰：汝等有色慾情邪，皆莞爾笑不答。予曰：汝等欲珍膳美味歟？皆曰然。夫男子及長也，見佳冶窈窕之美，則心魂飛揚，爲宋華父督見孔父妻于路之態。又東隣處女挑之，或游里娼妓似有情，則戀戀之心，往來于胸中，雖寢食間不能忘焉。此少年之常情也。若溺之者，至于學不成而遂亡身失家矣。子夏曰：賢賢易色，豈非戒之乎。又於珍膳美味，亦人情所自嗜，是以丹溪特作飲食箴，故取好斯二者之心，以用之醫學，則曷得不成名於一世哉。其用心如此，而生涯不能成者，守汝至愚，而安其分而已。

扁倉仲景

余讀史記扁倉傳，二公之指死生，如懸鏡覩之，實可謂神於醫者。然其法其方皆不傳，則雖稱神無一益於後學。雖然見採于良史，名冠於方技中。若夫微太史，其名必湮沒矣。夫仲景纂集古之湯液論，以著傷寒論，傳之萬世，百代之下，賴是免夭横者，無有涯極。雖然范曄不收于史，其傳皆出於後人。嗚呼爲良史所採。而名冠於方技者。與不見收於史。而其書功於萬世者。其德澤之優劣何如乎。

諸侯病難治有十三

諸侯之病。難爲治療者。有十又三焉。漢郭玉對和帝曰。貴者處尊高以臨醫。醫懷怖懼以承之。其爲療有四難焉。自用意而不任醫一難也。將身不謹二難也。骨節不強不能使藥三難也。好逸惡勞四難也。予續之曰。醫既到。則於客次移時。延患者室中甚遲。是以有識者。惡其簡慢一也。醫診脈訖則速自房內出。是以不能詳音聲氣息動靜二也。侍醫數輩應對問治劑。不愜其意。則竊拒之三也。畏峻藥而好補劑。是以雖有實候。不能施巴豆硝黃之類四也。不自言其所苦之證候。而使侍臣言之。是以動輒不能悉其患狀五也。內醫之得寵者。慮他人若奏效則我寵之或衰。乃嫉有識者。而竊掣其肘六也。病稍重則保護愼重之弊。延醫甚多。或日至十餘人。其看脈按腹握手足無有間斷。不知過保惜而反患者致疲勞七也。又方夫人有疾。按察腹部。則必隔繒一層而視之。是以不能詳皮膚之潤澤枯燥八也。又至其甚。則不露全軀。自簾內出手令視脈。是以不能詳眼中面色舌候九也。凡此類可謂不解事之甚也。夫召醫者爲餡疾苦也。假令高貴人苟臥病中。則宜會尊重醫。若夫以無爵位輕視。而自不言所苦。或夫人以男女有禮。不令觸手於腹部等事。非託病之本意。醫亦對貴人勿恐懼。恐懼則智不能振。智不能振。則往往鮮有奇中。又診富人勿有諛心。有諛心則心暗。而失醫之本旨矣。

解毒奇方

高濂靈祕丹藥箋。載解中諸物毒方。用白礬一錢。細茶一錢。井花水調服。以吐出爲妙。余近讀王棫秋燈叢話。曰。萊郡劉某遇僧授海上方多效。其解砒毒尤爲神驗。戚某屢求不與。啣之。乃置酒延劉。食畢扃其戶謂曰。爾已中砒毒矣。速語我方。爲爾療。劉不信。頃覺腹中潰動。乃曰。何惡作劇如是。可疾取白礬三錢來。戚如言取至。調水飲之立解。因惡其吝也。榜其方於通衢。元周按嚴氏濟生方治中諸蠱毒。用晉礬建茶。瑞竹堂方。療蛇蠱諸毒。用白礬甘草。則礬石之解中毒。冠于諸藥者。可以知矣。頃讀陳明善洗寃錄。曰。泉州一僧能治金蠶蠱毒。如中毒者。先以白礬末令嘗不澁。覺味甘。次食黑豆不醒。乃中毒也。卽濃煎石榴皮根飲之。下。卽吐出蟲皆活。無不愈者。

槐花解河豚毒

治中河豚毒者。鮝魚剉水煎服。或將白礬末。冷水調服。或飲穢物之類。人所皆知也。昨閱輟耕錄曰。凡食河豚者。一日內不可服湯藥。恐有荆芥。蓋此物大相反。亦惡烏頭附子之屬。世傳中其毒者。亟飲穢物乃解。否則必亡。又聞不必用此。以龍腦浸水。或寶丹。或橄欖。皆可解。後得一方。用槐花黴炒與乾燕支各等分。同搗粉水調灌大妙。余雖未試。記以具遺忘。

細心膽大

醫之臨疾病處湯方。非細心而膽大。則不能治危險證也。

人參生薑

凡物價貴則人重之。價賤則輕之。世人當有病用人參。則秤之而正其毫釐者甚嚴也。而至用生薑幾片。則委奴婢手。不敢顧焉。假令其用一片。薑有乾潤。切有厚薄。而輕重每不等也。嘗閱奇效醫述。曰。生薑三片為引。約重二錢云云。然則一片重六分六釐餘也。若夫使生薑價如人參甚貴。則世人必可正其權衡矣。噫臨病立湯方。猶向師立陣法。雖生薑有時為將。雖人參有時為卒。豈可以價賤常多輕視之乎。世醫亦恬然以此任病家。可以發一笑也。

上總州舌疳藥

余童年在藍溪先生塾中時。竊思吾長而為人治疾。小恙則嵌甲。鵝眼。黑痣。雞眼子等。大患則傷寒。脚氣。痢疾之類。莫論而已。其他至于癩疾。癲癇。鼓脹。偏枯。勞瘵。肺癰。舌疳。乳癌等之古今所難治者。亦欲得奇方妙藥以盡治之。是以求諸百家醫籍。或問諸友朋。後游城攝探名家祕方試之今且二十餘年。經驗不可枚舉也。然至于鼓脹。偏枯。勞瘵。肺癰。乳癌。舌疳。（邦俗呼曰舌疽。）則取效僅僅無幾。常以此爲憾焉。嗚呼此數證素係廢疾者歟。曩橋本四郎左者抱病與吉田道見俱自上總州九十九里來。就余求治渠云。隣邨有一老醫妙起舌疳。然祕惜其方不敢傳人。余頃請賴二子以重利傳其方。未落我手中。（近吉田道見得此方來傳之。因錄後卷宜以參看。）

不見前醫發劑

凡有病之家。延醫服藥數日。猶未見效。則信疑相半。遂又召他醫。出前醫之發劑以問可否乎。每臨如此。則不見其劑。夫人心不同如其面。有誰與我意符合者乎。若見其藥我以爲不可也。豈可默止乎。若呑之而爲可。則失信於患者也。且以彼之所是。我非之則恐爲妬婦之口。此余所以不見前醫之發劑也。若病家篤信余懇請治無二心。則披見前醫之措劑。識得其攻補奈何。然後與藥矣。吁以辯口街術之醫。自我乞覽前劑。漫謗其欠當。以欲奪人功。假令其術不拙。殆可謂小人也。

野葛救饑人

吉益爲則發補虛論。唱萬病一毒說。而一槩用攻擊之劑。以樹立門戶。積年痼疾。胃氣未衰者。用峻藥往往取奇效。於是一時游其門者頗多矣。而其徒既學之。迺泊試之於衆病。亦不免野葛救饑人也。

茯苓飲壯元湯

外臺祕要茯苓飲。赤水玄珠壯原湯。天下醫無不口之者。而親讀其書者稀矣。雖知傷寒論爲法方之鼻祖。研究之者。十之一二耳。

口中糜爛藥

寛政辛亥三月晦。余夢中得口中糜爛百藥不能療之妙方。覺而援筆錄之。其方大黃。黃連。麵粉。各等分。

右三味入絹袋。熱湯浸。頻頻含漱即愈。姑記之以廣同學。

鵝眼風妙方

予曩歲游京師。寓柳馬場木地屋某所。此家以製蠶絲爲業。予僑居之間。與其僮僕。評論兩都文物之盛。予則誇東都雄壯。彼則稱京師秀麗。日夜相爭其優劣不休焉。有一甲幹適患鵝眼風。試敷膏諸藥并不效。一日問予曰。貴客可治此乎否。予笑曰。東都醫者。此等小恙猶振槁也。嘗聞輦轂下名醫衆。而此是小痾。數醫不能治。若遇大患措方如此。則恐至病邪沉淪而不救爾。如予者在東都。醫中之尤拙手。雖然當限七日愈此疾也。彼乞藥。予欲令信。先以旅中所攜平胃散一匙。隱其名與之。相囑曰。須少水和匀擦患處。即以青杉葉一握置炭火上。乘黑煙升騰之時熏之。日三回。

乃如法行之。五日而全瘳。予歸東都後。歷十載而彼致書以乞治鵝眼之散藥。嗟未知一品青杉葉熏鵝眼有奇效。乃以爲奏效者。全在敷藥之力。是以不厭山海千有餘里之遠。致懇書以索蛇足物。予曩欲示奇而偶兼用平胃散者耳。今及得書簡。竊悔向日之權譎。因解其事傳其方。紀之爲後來不可欺人之龜鑑云。

參附硝黄

病既至危殆。則世醫皆頻投參附之劑。以爲極精力盡人事無踰於此者矣。而其斃也。病家亦無有遺憾焉。以余觀之殊不然。夫人之死也。有由邪實者。有本正虛者。正虛之用參附也。固其所也。如夫邪實者。則死期雖已迫。不可不與硝黄之類。而建摧陷廓清之功也。豈致皆資于參附哉。

卒中風妙藥

中風卒倒昏不知人者。取活鷺血灌口中。卽甦。極妙。頃閲紫芝園漫筆。亦載此事。余繹其所自。實出于聖濟總録。

麻沸湯

錢天來傷寒溯源集云。麻沸湯者。言湯沸時泛沫之多。其亂如麻也。全生集作麻黄沸湯謬甚。元周按。陸羽茶經。形容沸湯而爲蟹眼。又千金方曰蟹目沸。及蟻鼻沸者竝同。

褥瘡方

或云。治褥瘡。取小粉糊經三四年者貼患處極妙。余眎人之用之頗驗矣。糊陳久者。褙裱匹皆貯之。〇又褥瘡方。鹿角霜。黃栢。南星。括蔞根。各等分爲末。水和調傅患處。

病人死候

凡病人肌肉柴瘠者。手腕後肉脫而形匾。醫握其中央時。指頭將相合者。不問何證爲死候也。雖飲食如故。此游魂之假息耳。勞瘵之病。累月後必見此候。唯傷寒。痢疾。脚氣後。有此候者。往往愈。

數脈惡候

人感外邪而脈見浮數者。此其常候。用解表之劑發汗則其脈和矣。其他一切疾病。浮數。弦數。沉數。細數。並皆惡候也。竟成不治之證。又病人常呼吸短促者。不論何證。罕得生者。二者不可不詳察也。

皮膚之寬緊

久病之人。雖羸瘦甚。其皮膚寬而有皺者儘有得生者。若皮緊而無皺者必致不起。是余之所屢驗也。

無名腫毒妙方

王士禎居易錄云。前寧都令李聘說。麥粉不拘多少。用陳醋熬膏貼無名腫毒。神效。同志者。宜製以試之。

陶器醫

東都本街傳馬街者。巨賈所居也。近坊醫家有賴此兩街而爲生活者數人焉。每朝醫者往其商家。診僮僕之病者。回家調劑。乃連竈煎煮數人藥。入陶器以小簽記患者姓名。糊粘其上。乃肩奴以致各家。必不勞病家鍼獲也。雖無患者之時。醫日往問寒暄。猶仕主家。世俗呼之曰陶器醫。都下雖廣大。未聞他處有此風也。蓋此媚醫之所拟。遂爲習耳。說此於他邦人未爲信焉。

片倉家言

取法方於湯液之遺文。以爲施術規度。選神藥於後賢之書籍。以爲應變治具。

藥爲病役

醫之治疾病。與湯方病服則多奏效矣。若患者惡聞藥氣。或病還轉。而至于湯方爲病所役。則多不能取效也。

辟蚊蟲

予頃閱體仁彙編。載辟蚊蟲一方。雖未試之。若能有驗。則當夏夜讀書之時。可省侍童之勞也。其方。六月鬮沙。夜明沙。浮萍。更加苦練花。每到黄昏燒一炷。蚊蟲飛過別人家。又王璆百一方。載驅蚊蚋辟虱方。蒼朮一斤。木鱉子雄黄各二兩半。

右爲細末。蜜丸如彈子大。床下燒一丸。或於蚊合時。當門燒之。熏落如麵淨盡。

金箔

本邦金箔。方二寸八分。厚如美濃紙也。方書有謂金箔幾許片者。豈與此邦金箔。其闊狹厚薄相同否。予疑之久之。曩得一古書。蓋大永中竹田昭慶以所問其師筆錄者也。（予姑名曰大永醫話）其書曰。中華金箔形甚小。宜以四片對此邦一片。卽師出中華金箔以示云云。又覽遠藤元理本草辨疑。中華金箔方一寸許。比此邦者甚厚。宜以二片敵一片云云。二說雖互異。以此推之。當不失其大要矣。

糯餈噎塞

不論大人稚子。有啖糯餈。偶噎而黏着喉間。嚥咯不移。遂呼吸難通。躁擾煩悶。而致横夭者。當是之時。雖有神丹奇湯。不能落腹中。坐視其斃。豈不悲乎。予頃獲一奇術。其法取牛膝一條尺許者。急入口中。向胃脘裏推下一送。則忽得喉嚨開豁而安。如無牛膝則代牛蒡根。若並無則以摺扇取去毋骨及紙。以子骨相重。切去尖。濕紙包裹以代之亦可。

肉脫死候

水泉既涸。雖有帆檣篙篷。無所用之。形肉既脫。雖有良藥奇方。奚能回生。

灸女室

續醫說。引癸辛雜志云。劉漢卿郎中患牙槽風。久之頷穿膿血淋漓。醫皆不效。在維揚時。有丘經歷妙於鍼術。與漢卿鍼委中及女膝穴。是夕膿血卽止。旬日後頷骨蜕去。別生新者。完美如昔。又張師道亦患此證。復用此法鍼之亦愈。委中穴在腿膕中。女膝穴在足後跟。考諸鍼經無此穴。惜哉後人未之知其神且驗也。元周嘗受治失心驚悸癲狂氣逆等之祕灸於一老翁。灸足後跟赤白肉際。左右各五十壯。經驗頗多。卽是女膝穴也。近田安潛松埜某患骨槽風。左頷穿一孔。膿血淋漓不絕已三年。余敎之曰灸女室穴。一月而全瘥。因併錄於此。以示同志。松埜致書以謝之附于後

腎囊濕潤

有男子常腎囊濕潤不乾者。牡蠣。螺殼。五倍子。菉豆。以上四味爲末敷之。無不愈者。

心膈痞塞

太永醫話云。心膈痞塞證。加人參。半夏。橘紅。必奏奇效。余按此卽半夏瀉心湯之意也。似近代吉益東洞以人參治心下痞硬。爲特得見。然三百年

前既有此說。不足爲奇。

枇杷葉祛痰

又曰。枇杷葉祛痰甚妙。此本草所未言及。余試之頗驗。

鼻衂妙藥

鼻衂如水淋漓不止。諸藥不效者。以蓖麻子擂加百草霜少許。貼前頂穴卽止。若不止者。鍼委中出血。無有不止者。

蘭草

蘭草。和名膚日蚑葛末也。此品芳香之氣。開胃中菀陳。消食進飲食。除痰和氣。治小兒穀癥及尋常滯食夾外感者最神效。又能止嘔吐治消渴。氣味辛平。亦有發散之功。而前輩用之者甚鮮矣。奇病論曰。數食肥甘。令人內熱中滿。其氣上溢。轉爲消渴。以蘭除陳氣。李東垣據之治消渴生津飲用蘭葉。予嘗擴經旨。不惟治消渴。凡食肥甘胃中生鬱滯成病者皆用之。小兒好食肥甘生病者常多。予每每用之見奇效。又神農本經云。利水道。殺蠱毒。辟不祥。別錄曰。除胸中痰澼。予又本於此。用凡胎毒爲患者。及發黃小便淋瀝。或因痰飲作諸症者。皆驗。夫內經所言。則治數食肥甘內熱氣上溢轉爲消渴者。予之所言。則治食肥甘內熱氣未上溢而爲諸症者。雖所言似異。其實則同焉。此藥太平之世。治雜病日用之品。故吾門常以此品代藿香見奇效每多。

甘草

甘草主治緩急和胃。協和諸藥。解百藥毒者。人所知也。然未知以此一品治他病。凡小兒啼哭臉時不止者。以一二錢許。熱湯浸絞去滓與之卽止。又初生芽兒。咽喉痰壅。聲不出者。頻與生甘草如前法。又傷寒經日不省人事。譫語煩躁。不得眠者。每服五六錢水煎。晝夜陸續與之。神效。此取本經所謂主治五臟六腑寒熱邪氣也。其他癲疾發而搐搦上竄。角弓反張者。及嘔吐不止。水藥入口卽吐。用半夏。生姜。竹茹。伏龍肝之類益劇者。用此有奇效。不可不知也。

小兒白禿瘡

治小兒白禿瘡。以石膏一味極研末。漿水和調塗患上卽瘳。此法極妙。南土桑名玄清所屢經驗。

鴨跖草

鴨跖草（和名賛幽孤薩）氣味苦寒無毒。主治寒熱瘴瘧。小兒丹毒矣。此藥解熱毒之妙劑也。余嘗用傷寒溫疫。熱邪不解者。取效甚多。今人未知有斯奇效。須試傷寒啓微所載。新定方中用此者。而後始知其功效之神也。

鄙人治久嗽

木工街典鋪某。患夜嗽累月不止。數醫不效。偶一鄙人謂曰。醫家治久嗽。率皆泥理取效甚遲矣。吾有一奇方。君服之不出五日而必見效。商乃依其法。三日而全瘳。其方雞卵一枚去殼。入熱湯中。更入砂糖姜汁少許。攪勻服之。旦暮各一云。

失精有熱症

戴元禮曰。失精夢泄。有經絡熱而得者。若以虛冷用熱劑則精愈失。此證恍惚膈熱乃驗其證也。本事方清心圓最良。以此見赤濁。亦有因熱而得。亦可用此清心圓。方黃蘗一兩。爲細末。用生腦子一錢同研勻。煉蜜圓梧桐子大。每服十圓至十五圓。濃煎麥門冬湯下。元周曰。夢遺屬熱證者。必恍惚膈熱。此古人所未論。可謂卓見也。

入浴昏倒

入浴昏倒者。邦俗謂之湯氣。此證市中混堂往往有焉。其輕者以水灌之即甦。若行之尙無效。則醫亦窮於措劑。余壯歲於三因方上取方。用此屢得驗矣。陳無擇云。入浴暈倒。口眼喎斜。手足嚲曳。皆濕溫類也。苓朮湯主之。即五苓散加乾姜附子方。又與大全蝎附散亦效。方附子炮去皮臍。川烏炮去皮尖。麻黃去節。僵蠶炒南星防風各三錢。雄黃朱砂入全蝎各錢半。白芷藁本各半兩。

右爲細末。每服半錢。葱茶調下。食後服。

治煙草毒

人有嗜煙草。暗中其毒。咳嗽頻發。頭目岑岑。或五心煩熱。或覺面如火氣升騰者。余曩歲遇此證。記得蔣示吉所論。乃用其方見奇效。因錄其論治以示同學。望色啓微曰。煙筒爲煙煤所塞。用砂糖泡湯淋之。其煤盡消。蓋治煙毒之藥。必加砂糖矣。北人曰。檳榔解煙毒亦驗。總之熱毒發狂。用泥漿水和藥服。萬物歸于土而性解。用之亦可。〇楚中一商性急而嗜煙。閱三日五心發熱。欬嗽大作。百藥不愈。予診之六脈俱洪。火症也。莫非煙毒乎。其人亦悟曰。吸煙則嗽愈甚。遂以麥冬。知母。山梔。花粉。黄芩。蘇子。甘草。蔞仁。枇杷葉。煎成去渣。入砂糖一兩和服。四劑而痊。

癰疽妙方

治癰疽將發者。與忍冬丸極妙。然不宜虛人。方以忍冬莖葉共濯酒焙乾細末。打米糊丸梧子大。此方本出奇效良方痰飲門。而本邦古老醫所經驗也。

四目

本草綱目芸薹子條。引陸氏積德堂方曰。蜈蚣傷螫。菜子油傾地上。擦地油摻之卽好。勿令四眼人見。不知四眼人何義。或以爲懷孕婦非也。菉竹堂簡便方曰。治肉骨魚骨梗喉。不要四眼見。即將筋來倒轉隨便鉗肉一塊急下即愈。又彙聚單方。治瘧疾。于五更時。取大蜘蛛一個。用絹或包頭捲了蜘蛛。縛于病人臂膊上。男左女右。大約二三日即止。若臂膊上起大泡一個。尤止得快。但只許一人知見。不許四眼見。昨偶讀醒世恒言。（明人所著小說）元來情色。都不由你。那女子在茶房裏。四目相視。各有情云云。觀以上諸說。則即知四眼者。兩人相視之謂。可以確證矣。

死生難決

醫之臨病也。先以決死生爲之先務矣。予極力於茲數十年。所指多不爽。然偶有失之。則自切齒而憂吾才之短。又竊思雖古之名賢。或不得不失矣。何則張仲景曰。視死知生實爲難。又宋初虞世以醫名天下。而視皇子鄧王癎疾曰。必可無虞。不三日而王薨。可見死生之難決者。名賢既如是。由是觀之。使古之扁倉華佗在今世。而親見其臨衆疾。恐當不百發百中焉。

池田痘疹書

余嘗著痘疹徵義。未上木。寬政初門人佐藤中節。游京師得痘疹唇舌口訣一本。此書係于黃檗山僧戴獨立。（號曼公）所著。而門人池田正直筆記。曾孫瑞仙所撰次也。余讀之診候精密。治法詳審。勝于余之撰遠矣。迺呼門弟子謂曰。自今以往。欲精平痘疹治法、舍余而宜從池田氏學焉、及以余之草稿本悉燒之矣。

不貴美與雅

田藝衡留青日札曰、管晏之文、無鹽醜女也。雖醜而有益于國。莊列之文西施美婦也。雖美而無裨于世、余亦曰、寓意草治驗。文雖雅無益于治。赤水玄珠醫按。文雖俗有裨于醫。夫文美而亦有益于國者、左氏之傳。文雅而亦有裨于醫者。仲景之書爾。

祕方宜廣傳

王損菴筆塵云、祕方廣傳則不效、此王氏偶得稀痘妙方、以當廣傳人令試之。其驗甚少。遂爲此言者爾。今之斬方者、動輒引王氏語。以爲祕方不可傳人矣。夫痘者胚胎之始。陰血濁氣所固有者。生來之後。觸時氣而發出也。故其輕重元自有分爾。豈有預服藥而痘稀之理乎。王氏未悟此義。見稀痘一方不效。而槩言其他者。不亦過乎。若以祕方人人隱惜不廣傳。雖有神驗妙方。經久則恐湮沒矣。夫芋梗治蜂螫。老胡瓜治火傷。香蕈解鱓魚毒之類。不暇枚舉。傳之千萬人。而千萬人皆效。噫王氏之一語。可謂殆非仁人之言也。

大鰻鱺

今人見鰻鱺魚之大者。則皆言海鰻鱺。殊不然也。阿州毋川所產者甚大。而他州之所未有也。寛政甲寅四月。於栗山先生所。視鹽淹乾藏者二頭。其一長四尺五寸。圍一尺二寸。其一長三尺餘。身淡黑而腹白。背之肉鬣連尾者。不異于尋常鰻鱺形狀。唯頰後鬣甚厚而大。髣髴如耳。先生云。活時秤之。大者九斤餘云。予曩有一僕。羽州秋田人也。言我鄉有款冬之大者。莖大一搦許。葉廣可充雨傘。嗟乎造化之生物。由殊方形狀迥異者如此。

陰癬奇方

世治癬方極多。余之所經驗。既載雜病試效。頃得治陰癬妙方於一文人。記以廣傳。其方慈菇不拘多少。搗爛取汁。牡蠣細末和調。敷患處。七八日而必效云。

麻疹預防

麻疹流行之際。以紫根二三錢。照常水煎服之。則必避之。假令罹此疾必稀少。不害生命。眞絕世之妙方也。安永丁酉歲。天下麻疫大行。甲州一士人三間某者。一家七八口。適服此藥。四鄰悉患麻疫。而此家獨不染。遂傳之親戚。皆盡驗云。因記以示同學。

鬼哭灸

狐狸之憑人。使人語言錯亂。恍惚失神。或識未到之處。或書未知之字。或其力倍常。治之之法。宜灸鬼哭穴。乃以道理責之。必去矣。鬼哭灸法。以患人兩手大指相並縛定。用大艾炷於兩甲角甲後肉四處騎縫着火灸之。若一處不着火。卽無效。灸七壯。病者哀告我自去。神效。此秦承祖灸鬼法也。予往年治神田某妻忽患狐祟。卽以此法奏奇效。

小山氏之母奇疾

紀州。新宮村。小吏小山氏之母。齡幾八十。自壯歲患腰痛。發作有時。他無所苦。丙午冬。偶周身浮腫。因進藥餌。然以媼平素惡聞藥氣。不敢服。子孫亦以其壽高也。不強與之。任其自然矣。至丁未春。腫滿漸減。而覺腹中微痛。至五月初。徹胸膈痛益甚。飲食不下。數日已收後事以待斃。至七日晨。忽膻中疼痛。如嚙如裂。連欬三四聲。吐異蟲一箇。其形似牛蝨。淡灰色。長八分。廣七分。厚四分。頭面貼身。眼鼻不分。嘴尖無尾。足長三分許。褐赤色。節白。二足在口傍。六足在腹下。全身柔軟。如新製糯餈。背上及腹有八字樣。隨步動成扁成圓。舉家駭異。以視人。試灸背腹七壯不死。或灌殺蟲藥汁。或放溫湯中。亦復自若。經四日而始死矣。媼病全安。此同邑堀烏仙親視云。姑錄以廣異聞。

呼吸短促

凡人常行步則呼吸短促。積日累月後發浮腫者必難治。若水腫病中。而發呼吸短促者。得治而愈者多。

前輩難信

先哲治妊婦之病。禁用腦麝。丹皮。桃仁。紅花之類。余始守是戒。堅信而不妄施矣。曩余之所親善一武士妻。既六七產而又孕。其夫請墮胎藥。余不敢許。彼強請不止。遂乃教之曰。宜以麝香一錢分二服。酒如法服之。而婦安然。後又與此藥於一婦人。亦復如故。而及期月並易產。子母亦無恙。未數年其兒俱發痘甚稀少。今皆壯健。吁書之難信。往往有如此之類。不可不詳察也。

不輕改字

明方有執著傷寒論條辨。悉改易原文次序。以爲之註釋。於是後之醫家。凡註傷寒論者。無不效方氏顰而易章改字矣。夫於古書改字句。非有確然明證。則奚可輕改邪。世說載韓晷性頗闇劣。嘗爲集校理史傳。有金根車。晷以爲誤。悉改爲銀。又王士禛居易錄載文苑英華辨證十卷。宋嘉泰中廬陵鄉貢進士彭叔夏撰云云。自序云。叔夏嘗聞太史益公之言。曰。校書之法。實事是正。多聞闕疑。叔夏年十二三時。手鈔太祖皇帝實錄。其間云。與衰治□之源。闕一字。意是治亂。後得善本。乃是治忽。三折肱爲良醫。

信知書不可以意輕改云云。噫近代之妄改竄傷寒論者。不無金銀治亂之類也。

樺

甲斐德本所著梅花無盡藏。往往有稱樺者。未詳為何物焉。或以為葛跋薩孤剌訥葛窸。或言苦楝子細末打米糊和勻扁如碁子大。曝乾聽用。未知何是。疑之久之。近一病客自上總州來。語次及德本之事。曰。我邑有一老醫。識所謂樺。而為人治疾每奏奇效。曩族姪患口瘡。衆工無效。延渠求治。乃發一小劑曰。此是二陳湯也。而加黑炒如炭者二三錢曰。此德本所祕樺是也。用此七日而全愈。予曰。以重物購其方何如。患者曰。渠祕惜不傳。仄聞東都有誹人木村小知者。獨授其方。夫木村者。予二十年前所邂逅。而齡已八旬餘也。予即日訪木村於細柳街廬。乃叩樺事。曰。有之。因請傳其方。曰。今日當芭蕉翁百年忌日。（寛政十二年十月十二日）誹友數人在堂。紛擾亦甚。請重來則可傳也。次日予攜酒菓侵晨往。則木村感予之好醫方之厚。便出一書傳之。其方黃連。黃芩。大黃。肉桂。各等分。

右四味細剉。黑炒者耳。夫樺雖諸說不一。觀寒症熱症俱用此品。則三黃之苦寒中合肉桂辛熱。而黑炒者甚妙。此必德本所用之樺正是也。予不忍自祕。錄以公之。

癜風良藥

赤白癜風，本屬難治症矣，近讀大永醫話，得一奇方，附子皮，硫黃，礬石，鐵精。

右四味等分，極細末，先使患者浴去垢膩，而後貼藥於患處，乃火焙乾，復浴而貼藥，火焙如前法，日三四遍，數日而必愈，又門人齋藤生經驗癜風方，焰硝硫黃各等分。

右細末，酢調敷患處，神效。

萬病回生丹

予往年讀濟世碎金方，得萬病回生丹，每遭大人小兒危急症，與之取奇效不鮮矣，因錄于茲與衆俱之，其方明雄黃，生胆礬，滑石，生各二錢，

右爲細末，大人伍分，小兒叁分，白湯調服，一時即吐頑痰，回生起死，轉手在人，不可草草，○主治善吐頑痰，專治中風不語，一時昏悶，不省人事，小兒急慢驚風，四肢抽掣欲死者，又治咽喉瘋緊閉，牙關不開，痰涎湧盛，咽喉拽鋸，瘧疾痰喘咳嗽，又治鷄骨哽咽喉不得上下，神效，服之一字即吐頑痰，此藥有起死回生之功，原費銀十兩，愿刻之以公天下，養生君子，萬莫輕視，寶之，神效無比，雲泉家寶方。

狐臭妙方

腋臭謂之體氣。又稱胡臭。或作狐臭。而治之之方。俗間頗多矣。然至爲根治。則人所實難也。頃覽體仁彙編。得一奇方。乃試之甚驗。只要使患者如法用藥無怠慢耳。此症人患者多。倉卒無藥及欲斷根源用此方。用自己小便洗一次。米泔洗二次。自然姜汁每日擦十餘次。一月之後。可以斷根。周常擦姜汁訖。敷後方最妙。　治體氣方。枯礬松香各一錢。輕粉二分。蛤粉二錢。密陀僧五分。麝香半分。

右爲末。每用少許擦之。又閱熊宗立山居簡要醫方便宜。載一方。迺舉于茲備應用。　黃白散。治狐臭。黃丹。白礬。膩粉。等分爲末。臨睡時抹之。可使半月而愈。

粒甲丹

東都一商家。賣稱粒甲丹藥。主治萬病危篤者。又使病人不寐者能睡。是以一稱睡藥。其方人參六錢。虎胆。阿片。（磁器研經年者良）真珠。各二錢。麝香。龍腦。各一錢。烏蛇七分半。木香五分。

右八味細末。外以艾葉。黃連。黃芩。各二錢。濃煎汁。前藥和勻研千遍。漆器上陰干。再爲末。米糊作錠。聽用。其服之必睡者。以瞑眩于阿片毒也。嘗松下街浴室商。患咳嗽浮腫。偶親戚進此丹。乃以一錠一日服盡。昏睡半日夜。及其稍醒。發熱大渴煩躁悶亂。晝夜不寧。二三日而斃。夫物之有能者必有害。烏附巴黄之能生人。亦能殺人。人皆知之。至于阿片之毒人。則知之者鮮焉。予近閲大永醫話。曰凡中阿片毒者必昏。宜急用砂糖泡湯頓服。不可不知也。

痘瘡序熱發搐

小兒痘瘡序熱。搐搦上竄。不省人事者。誤認爲驚風而灸藥兼施。則此雖誤治。不害於發痘。若以驚風爲痘瘡而與藥。則變症蜂起矣。痘瘡候。必面色緣緣赤。自汗出而眼中含涙是也。不可不詳察也。

眼珠出入

人有九竅。而口眼及前陰後陰則能開合焉。鼻則能動搖。而不能以開合焉。耳則開合動搖俱不能焉。是爲之人之常也。至若夫諸獸之搖耳。象之役鼻。蟹之臥起眼珠。則是人之所不能也。而在夫畜類。亦能彼而不能此者。則其所受之性。各異殊也矣。甲州有一漢。年二十五。其眼珠出入者。猶龜鼈能出入其頭然矣。寛政壬子歳。都下狡獪兒誘彼以歸。遂開場於城東堺街戲場傍。乃植招牌延觀者。觀者蜂屯。余亦往觀之。彼不論眼左右。自以指按眶。則卒然隻珠突出一寸許。乃取一小偏。置于眼珠上。以能舞之。次冒鬼頭假髻於頭頂。復駢出雙珠。乃爲魑魅罔兩而奮起跳躍。須臾不觸手。而復眼珠於本位矣。夫人微塵入眼内。尚且痛不可忍。而況載物於眼珠上以舞之乎。昔阮籍能爲青白眼。而人以爲奇焉。今使眼珠出入如意者。人之所不能爲。而彼能爲之。則是亦稟異氣而然者歟。非邪。是豈不奇中之最奇者乎。嘗覽篁南江名醫類案。一人眼珠垂下至鼻。大便血出。名肝脹。用羌活水煎服愈。此是以涉疾病。乃費財貨以望醫藥。今此一漢。以眼珠出入如意。乃博諸人之一笑。以日得數千錢。嗟乎疾病與稟異氣之間。亦豈非大懸隔者哉。

取瘤妙法

瘤有痰瘤有氣瘤。而痰瘤搖之則根與肌肉相離。肉瘤則反之。故痰瘤可取。而肉瘤難取焉。取痰瘤之法。不拘其大小。先以三稜針。刺瘤頭一分許。乃以礬石瓜子大。入針痏。另法礬石末打米糊和調。貼瘤周圍。以紙蓋之。須臾以手搖瘤則當針痏白汁出。乃以濕紙拭去所貼礬石。再以礬石一二錢。入盞內水解開如稀糊。以鷄翎塗之瘤上數十遍。半日許而脫去如神。

青囊瑣探下卷

相州片倉元周深甫著

門人 肥前橫尾斐君章
播磨西村翰羽王
肥前松村文郁周卿 仝校

痘瘡倒靨及痘後內障奇方

痘瘡有順逆險三候。其順症者。不藥而愈。險症者醫治而可免死。至逆候則雖專門神手。不過徒指其死期之日。而束手待斃。悲夫。予頃閱齊東野語。載用狗蠅治倒靨方。是痘家書中。所未嘗見者。曰。小兒瘡痘固是危事。然要不可擾之。嘗見趙賓暘曰。或多以酒麴等物發之。非也。或以消毒飲升麻湯解之。亦非也。大要在固臟氣之外。任其自然耳。惟本事方捻金散最佳。又陳南劍剛翁云。痘瘡切不可多服升麻湯。只須以四君子湯。加黃耆一味爲穩耳。二說皆有理。然或有變證。則不得不資於藥。癸酉歲。兒女皆發痘瘡。同僚格蒼陳坡老儒也。因言向冬教三山日。其孫方三歲。發熱七日。瘡出而倒靨色黑。唇口冰冷危證也。徧試諸藥皆不效。因乞靈於城隍廟。以卜生死。道經一士門。士異其侵晨倉皇。因遮扣之。遂告以故。士曰。恰有藥可起此疾。甚奇。因爲經營少許俾服之。移時卽紅潤如常。後求其方。甚祕惜之。及歸方以見贐。其法用狗蠅七枚（狗身上能飛者）擂碎和醅酒少許調服。蠅夏月極多易得。冬日則藏於狗耳中。不可不知也。既而次女瘡後。餘毒上攻。遂成內障。目不辨人。極可憂。遍試諸藥。半月不驗。後得老醫一方。用蛇蛻一具。淨洗焙燥。又天花粉等分。細末之。以羊子肝破開入藥在內。麻皮縛定。用泔水熟煮。切食之。凡旬餘而愈。其後程甥亦用此取效。眞奇劑也。

捻金散 本事方 治小兒麻豆瘡。欲出渾身壯熱。情緒不樂。不思飲食。服此可內消。仍令瘡無瘢痕。

紫草茸 升麻 糯米各半兩 炙甘草一分

右麄末。每服四錢。水一盞。煎至六分。去滓溫服。併滓再作一服。此療瘡疹奇方。

升麻湯 四君子湯 並見諸方書不錄于茲

治疣神方

疣雖是小恙。至其蔓延。則雖容顏如毛嬙西施。亦有其顛醜 言極醜 似無鹽女子焉。是以錄經驗數方。使閨中患之者得歡心矣。治疣神方。屢試驗。蛇蛻不以多少。滾湯浸頻浣患處。即瘥。〇又方。治疣蔓延者。以活蛞蝓一箇。轉擦疣母上。着粘訖乃放棄。則其疣自脫。其他子疣尋愈。〇又方。薏苡仁二錢甘草一錢。以水一盞半。煎取一盞。溫服。四五日而疣如拂。一方無甘草用大腹皮亦妙

○又方。將茯苓三錢。水煎溫服。數日而自痊。

凍瘡妙方

凍瘡大人患之者甚尠。而在幼者最多。此疾遇冬天。則發於手足與耳朵。後世謂之寒瘍。或名凍風。又發眼曰凍眼。發耳曰凍耳。其初起赤斑。漸而微腫。得溫則瘙痒殊甚。若失治久不痊。則變紫黑色。而遂潰爛發膿。重者穿肌肉。方其瘳爲瘢痕。如湯火傷瘡。甚者耳朵墮落矣。前哲治法。有碧玉膏獨勝膏等。予家傳一奇方。方未破時與之。百發百中。應效如神。方名掃凍煮散。

土茯苓二錢　乾薑一錢

右二味細剉。盛絹袋。嚴醋蘸。上火乘熱熨患處。日三四次。輕者一二三日。重者七八日。不潰爛而全愈。

取鷄眼子妙術

鷄眼子生手足心。是亦微恙。雖然妨乎把握。害乎步履焉。世俗治之。率皆灸患處。或又以針穿之。乃傅銅綠丹礬之類。然是皆足取一時快。而根治則難矣。余嘗得一奇祝。果試果效。其法以粳米一粒無瑕者。安眼子上。以小刀或針。向米上空書十字凡三遍。書訖急以刀鋒刺席。然後可放粳米於瀆水中。至米化爲水。而眼子自失去。此又不可以理測者也。近覽乾坤生意。載鷄眼藥一二方。因抄出而舉于左方。

鷄眼藥　水銀　乳香　沒藥各等分　麝香少許

先用刀脩去鷄眼。將血見愁搗爛成膏。入前藥末少許。同敷於患處。絹帛縛定。

又方　用血見愁敷之亦妙。血見愁即地錦

知足齋德本十九方引

湖南稻葉克子念者。初游浪華受業於吉益東洞門人某。喜萬病一毒說。好用峻藥。資性魯直。不見容世。或在都下。或在山野。亦數破產。游歷四方而爲業矣。寛政壬子歲自相州鎌倉移往甲州郡內。客于桂林寺。此年五月與里人倶登富士。既至山麓。則土人見克之佩刀曰。凡登此山者。皆解刀留此。請須託我輩。克作色曰。我舊武人子。何敢解刀邪。遂登山顛極眺望。稍下而憩。沽酒取微熏。與趣勃然。至第六合。四十里爲一升十折爲一合與同游倶取先導所齎之大草鞋着之。將自沙拂下回馬。而此坂繩路一條。直下十有餘里。當其下則細沙亂石。隨步而崩。後人之足。在前人之肩。魚串而下。故欲止不能。一瞬之間。忽到山麓。而克獨中途失道。陷大澤中。纔出四顧。則不見人家。惟澗水琮琤。若鳴珮環。青樹翠蔓。蔭蔽蓊薈。克無奈何。獨躊躇于溪邊。意祈岳神。尋樵路則日漸落西山。憂懼之間。適遙見一農夫之過。克喜大聲呼之。語以前事。且問回馬道。則曰距此三十餘里。山路嶮峭。岨阨羊腸。榛莽蔚塞。奚得往焉。顧因客佩刀以犯山禁。蓋神靈之咎至此極耳。請宜謝罪也。克乃浴澗水。仰岳拜謝數回。農夫憐之。延造其里之黑川邑。令宿一小寺。寺僧頗知醫。相見互喜。遂出一書示克曰。此書近邑民家累世所傳。卽知足齋德本所述也。克卽讀之。則書中所載僅一十九方。取之左右。主治百病。其方簡而不繁。峻藥居十之七。與世所傳之梅花無盡藏。大懸隔。而與其所崇之萬病一毒說幾相似。克大喜不知手舞足蹈。乃謄寫以歸。比諸金科玉條矣。後游駿遠之際少試之。復來東都。以此書爲誇具。非得方金十星。則不敢許傳人。予好方技之癖。素到膏肓。偶聞之雖有意看其書。無緣言面。既而歷歲餘矣。近一門人於江戶橋路傍一書肆。以青錢二十四文購得一小册子以致予。予覽之。則嘗所傳聞德本之書。首有稻葉克序。以國字書前頭所述之事。而歲月姓名下有款識。則蓋係克之所自筆。卷尾有東洲左潤跋。惟恨此書文理不接。顚倒錯置。亦復不少。因改竄潤色其大半。使人始可讀之。後會左潤言得此書之由。則曰。曩克於日本橋大路往來。偶爲攫客所奪夾帒時。併失其書云。夫德本有名醫之稱。人口之所膾炙矣。而眞書之不顯於世者。幾二百年。克苦身體忍肌渴。偶然得此書。以爲奇事矣。而今予在都下。不勞體膚。不識其人。而自歸我插架者。此不亦奇緣乎。蓋予生平有意于壽蒼生。每得奇方妙藥。不獨自秘。輒著書以與衆俱焉是以天示我此書者歟。予之於克雖未有一面之識。未知其爲人何如。又曷可秘邪。因附載于此。顯德本之幽光。以傳不朽。克覽之豈得以予爲非哉。

近甲州門人高木甫齋來。予欲使彼歸鄉之次。造黑川邑索此書之原本以訂正。乃高木生跋涉嶮岨。遍歷峽中。無所謂黑川邑者矣。因至桂林寺詢之寺僧。曰。德本十九方。往年自山梨郡元明傳。而爲克所奪去云。然則克欲使人信。而奇其事者歟。

【表證】　發熱惡風　上衝自汗　項強頭痛　寒熱往來　喘急無汗
惡寒身疼　欬嗽咽痛　乾嘔拘急

凡脈浮者表症也。皆自風寒起。當發汗。○病人發熱上衝。頭痛惡寒汗出者。或胸以上似有汗者。或腹拘痛者。或下利者。或如瘧狀發熱嘔者。發陳湯主之。

發陳湯

茯苓　半夏各四分　柴胡　桂枝　芍藥　黃芩　生薑各三分
蒼朮　甘草各二分

右九味。以水二合煮取一合。去滓溫服。○若咽喉腫痛欬嗽者。兼用青龍散。

青龍散　治咽腫疼痛咳嗽者。或痰喘咳嗽無汗者。或胸跳目眩者。或欬逆吐食者。或咽痛甚吐痰血者。

茯苓四錢　大黃　五味子　青礞石各三錢　甘遂　甘草各二錢

右六味爲細末。每服八分。白湯送下。或作丸用之亦可。

寒熱往來。振振無汗。頭項強痛。背脊拘急。或呼吸促迫。身體骨節疼痛者。或咽喉喘鳴欬者。並與榮陽湯主之。

治瘡家骨節疼痛。或寒慄者。此方與救疝飲和服。時時以瀉心圓下之。若風濕骨節疼痛者。亦宜以此方和救疝飲。若喘息胸滿。或欬喘久久不愈者。此湯及直行丸。永服斷根本。

榮陽湯

葛根　芍藥　麻黃　桂枝　杏仁　附子　甘草各二分　生薑三分

右八味。以水二合。煮取一合。去滓溫服。如惡寒身體骨節疼煩者。和救疝飲與之。如口舌乾燥者。兼用平陽丸。凡大便硬而煩者。兼用解毒丸。

救疝飲　治中風。風濕。痛風。風痺。疝氣。腰痛。腹痛等症。又半身不遂。口眼喎斜。或語言蹇澀者。和發陳湯服。若不大便者。兼用解毒丸。又寒疝腰痛。淅淅惡寒。或大便閉結。或瀉下。或腹滿痛按之反不痛者。或胸痺心痛者。或胸腹疼痛。惡寒戰慄者。及腹鳴寒痛。手足逆冷者。並此方主之。

又淋疾久不差。腰痛者。和清濟子服。時時以玉丹下之。

茯苓 芍藥各八分 鬼縛四分。甲州方言屋蠷蕒跋栗。此品華名未詳。蓋瑞香之類。 白朮六分 附子二分

右五味。以水二合。煮取一合。溫服。

容平丸 口舌乾燥。渴欲飲水。胸腹疼痛者。此熱痛也。宜此方。若甚者。和解毒丸等分。

石膏五錢 瓜蔞根三錢 甘草 黃連各二錢

右四味。爲末。打米糊丸。梧子大。

解毒丸 治胸痺心痛。或噦噎。腹滿按之痛。大便閉結。或下利臭穢。或面色如醉。言語錯亂者。若發狂者。此方順氣丸各一錢和服。後與瀉心圓。○如嘔家胸痞心煩者。和理中圓。○如吐下止而煩者。及熱在裏。心中悸動。煩燥不能眠。或胸痛肩息苦煩。並容平丸和服。○如黃疸病。腹滿心悸。大便硬者。兼用瀉心圓。○如黃病無餘症者。磁石圓和服。○如積聚家。胸煩。心下痞硬。噯氣者。及大便硬煩者。並瀉心圓兼服。○如飲食不下咽者。以生薑汁送下此丸。

大黃三錢 黃芩 黃連各二錢 山梔子一錢

右四味。爲末。打米糊爲丸。

【裏證】 潮熱祕閉 黑胎譫語 發熱無寒 胸腹滿痛 下利臭穢

大渴煩躁　自汗惡熱

凡脈沉數者。是裏症也。若身厥冷欲除衣者。熱入骨髓也。病在裏者。無寒時熱。或腹滿按之痛。或大便祕結。或下利臭穢。或面色如醉。譫語發狂。或舌胎黃黑者。是宜順氣丸解毒丸和服。後當以瀉心圓。稍稍下除熱。

順氣丸

大黃　芒硝各等分

右二味。爲末。打米糊丸。

瀉心圓　治結毒骨節疼痛者。熱在裏腹痛者。諸毒停滯胃中。胸下苦悶者。魚毒菌毒之類天行痢疾。用此方。腹痛止者。宜用禹餘糧丸。○凡諸病用對症藥後。少用此方。取快利。○發狂者。隨症與藥後互用此方。及玉丹而可。○又治痘瘡麻疹熱毒甚者。○又朝食暮吐者。用此方。若結實不去。宜與玉丹。○又赤白惡毒痢。藏府撮痛者。先用順氣丸。時時以此方下之。○結毒筋骨痛者。本方最妙。

大黃四錢　白礬二錢　輕粉　鼠酒各五分即巴豆

右四味。爲末。打米糊爲丸。

如熱在胸腹。舌燥好飲水者。容平丸解毒丸兼用。○邪氣在半表半裏者。必寒熱往來。發陳湯順氣丸兼用。○凡裏症汗多者。容平丸順氣丸。

【痰證】【喘鳴欬嗽】【懸飲掣痛】【頭眩欬逆】

大熱惡寒。吐痰欬嗽者。宜榮陽湯。○無汗發熱欬嗽吐痰。或心中悸。目眩者。宜青龍散。○或面目浮腫。或痰飲盛者。將青龍散。兼服直行丸。○如咽喉如鋸聲。每欬自胸背引小腹痛。或手足攣痛者。直行丸主之。○如欬逆吐食或咽痛甚。吐痰與血者。宜青龍散。○如喘而迫胸膈。或欬嗽久不愈者。以榮陽湯。兼服直行丸。久服以斷病根。

直行丸　治痰喘欬嗽。頭眩嘔逆。懸飲掣痛。結胸胸高起。心腹疼痛。甚者手不可近。水腫欬嗽等症。其他風濕痛風。骨節疼痛。及痰飲變成諸症者。悉能治之。

大戟　大黃各一錢　牽牛子五分　芫花　甘遂各五分

右五味。爲末。稀糊丸。每服二三十粒。

【心痛】【胸痺】【結胸】【腹痛】

心腹疼痛。舌乾欲飲水者。是熱痛也。宜容平丸。○胸硬高起。痛手不可近者。是結胸也。直行丸主之。○胸中寒有凝痰宿飲。而痛者。是胸痺也。理中散主之。○腹鳴寒痛。手足冷者。是伏寒也。救疝飲主之。○腹拘攣而痛者。是外邪也。發陳湯芍藥散和服。○熱在腹裏疼痛者。宜瀉心圓。○但腹中拘攣。滿痛者。宜與芍藥散。如好甘者。以甘草膠飴煎汁和服。尤妙。○如心腹疼痛。諸藥不效者。宜兼施直行丸。○心痛徹背。背痛徹心。

冷汗出而脈結。氣息欲絶者。以甘草湯送下理中散尤妙也。

理中散　治溏洩腸鳴。胸下痞硬。小便不利者。若下利不止者。與禹餘糧

丸。又治淋家腰脚冷。小便頻數及尿薜。○如小便利後。莖中痛者。兼用

清濟子。○又癲癇症。世皆以爲難治。是水毒變病也。以此方及疳蟲丸。

久服則無不悉愈者。

茯苓五錢　人蔘　蒼朮各三錢　桂枝　乾姜　甘草各二錢

右六味。爲散服。

芍藥散　腹中拘攣痛者。是外邪也。宜發陳湯。芍藥散和服。又天行痢。無

餘證者。此方及順氣丸。

芍藥　香附子各三錢　厚朴　白朮　甘草各二錢

右五味。爲散服。或水煎亦可也。

【食毒】【宿食】【呑酸】【酒毒】

飲食停滯而噯氣腐臭者。宜理中散。○大便硬者。與解毒丸。○停酒亦宜

用解毒丸。○魚毒菌毒。停滯胃中。胸下苦悶者。宜以瀉心圓下之。○諸

食毒在胸腹不消化。疼痛甚。悶亂欲死者。急與玉丹以取吐瀉爲妙。

玉丹　治胸腹劇痛。躁擾悶亂。或角弓反張。欲卒死者。又卒倒不省人事

者。及小兒驚風。其他瘡毒。淋疾。痔疾。脫肛。下血。癖積等。及諸般實病。當審其輕重淺深。每服一二分。漸加至一錢。取下惡物。

水銀　鼠酒各五分　大黃三錢　黑鉛　乾生薑各二錢

右五味。爲末。打米糊丸。

【附方】

黑丹原無方名元周定　治水病身體洪腫。小便不利。百藥無效者。

水銀　黑鉛　鐵砂各等分

右三味。爲末。打米糊爲丸。周按。卽局方養正丹。以辰砂。換鐵砂者耳。

【嘔吐反胃】

諸嘔吐之證。胸下痞硬。或小便不利。而吐逆者。宜與理中散。若嘔不止者。以生薑自然汁服之。○如發熱而嘔吐者。於發陳湯方內。加生薑一錢。○如飲食停滯心下而疼痛。或朝食夕吐者。宜以瀉心圓下之。後以理中散調和中焦。○凡嘔吐之證。心煩胸痞。大便硬者。解毒丸。理中散和服。○如結實者。與玉丹。

【噦噎】

噦者。宜服解毒丸。○如胃中虛寒噦者。以理中散。熱湯攪調服之。並皆將清濟子米糊和調。貼足心。或灸臍中亦可也。○如噎飲食不下咽者。以生薑汁送下解毒丸。

清濟子見水病

【痢病泄瀉】

熱利腹痛裏急後重。下赤白污濁者。順氣丸。兼與瀉心圓。漸漸下之可也。○病輕者。宜解毒丸。○天行疫痢。初得發熱頭痛惡寒。下利澁滯者。發陳湯。順氣丸兼服。○如大便澁滯。肚腹拘攣。無餘症者。芍藥散。兼以順氣丸。○凡痢疾。宜先以瀉心圓瀉熱毒。腹痛澁滯止後。當以禹餘糧丸止之。○泄瀉溏洩者。胸下痞硬。腹中雷鳴者。並宜與理中散。如不止者。兼用禹餘糧丸。○痢疾下血不止者。禹餘糧丸最妙。

禹餘糧丸　治邪在臍下。按之濡而痛者。及下利便膿血者。又治臍上臍下臍傍皆痛者。

禹餘糧　赤石脂　代赭石各二錢　將軍四錢

右四味。為末。打米糊丸。

【痔疾脫肛】

痔疾之為病。濕熱鬱蒸釀成者多。宜以救疝飲。兼用順氣丸。逐濕熱。除瘀血。○脫肛下血者。宜禹餘糧丸。○凡濕瘡。瘡毒。痔疾。下血。脫肛之類。久不愈者。並用治瘡丸一劑。更與玉丹。取瀉下則必愈。而不復發。

治瘡丸　治瘡毒家。及無名惡毒腫。神方也。宜與瘡毒門參看。

龜板　辰砂　大黃各四錢　輕粉五分

右爲末。米糊丸。

【痳疾】

痳之爲病。欲小便滴瀝。澁痛難忍。或出膿血是也。宜用淸濟子。○久痳有畜瘀。而小腹拘痛。小便頻數。或尿血者。當歸散淸濟子。間服可也。○如大便結燥甚。色黑者。兼用順氣丸。○痳疾久久不愈。腰痛而時寒慄者。救疝飮淸濟子和服。猶不愈者。爲有瘡毒。宜間以玉丹下之。○如腰脚冷。而小便頻數。時睡中遺尿者。宜理中散。得小便快利後。陰痛者。兼服淸濟子。

淸濟子

防己　白朮　商陸　滑石各二錢　甘草二錢

右五味。爲散。每服一二錢。日三服。

【瘧疾】

五瘧當發其邪。宜發陳湯。○大渴者。兼以容平丸。○大熱譫語者。兼用瀉心圓。○欬而引胸中痛者。兼用直行丸。○凡瘧疾久不愈者。有用疳蟲丸。取下蟲而愈者。

【霍亂】

霍亂之爲病。發熱惡寒。嘔吐而利。咽喉乾燥。或渴飲水而吐。手足逆冷。小便不利。或發熱腹痛。手足痿弱。此症皆宜用理中散。發陳湯。〇如吐利止後。心煩者。解毒丸。平陽丸兼服。〇渴飲水小便少者。是消渴也。理中散。容平丸並用。

【虛煩煩躁】

熱氣入內。胸跳難眠。或胸中痛。舌上黃黑。呼吸促迫。動肩者。宜解毒丸。容平丸並用。〇如熱實于裏。苦楚煩躁。呻吟動躁者。宜以瀉心圓下之。

【上衝】　【眩暈】　【眼耳口舌】

眩暈者。理中散。或發陳散。〇眼耳口舌病。皆上衝也。發陳湯。解毒丸。並用可也。

【五疸】

黃疸病。汗染衣者。發陳湯。兼以磁石丸。〇如心煩者。宜兼用解毒丸。〇如遍身黃黑。腹脹大便黑。時時下利者。磁石丸。順氣丸並服。如不效者。當用清濟子。〇如腹滿胸跳。大便硬者。解毒丸。瀉心圓兼服。〇如渴欲飲水。而小便不利者。容平丸。解毒丸兼服。〇如五疸難別。久不差者。宜磁石丸。解毒丸和服。〇如汗出者。與瀉心圓。以少少下之。

【疝氣】　惡寒　厥冷　腹痛　腰痛　大便閉結　陰囊縮小

大便溏泄

寒疝證。振振惡寒。腰痛便閉。或瀉下。或腹滿疞痛。按之不痛者。宜用救疝飲。〇如上衝。頭痛惡寒。身體骨節疼痛者。宜發陳湯。救疝飲和服。〇如發熱經日不解。舌上黃黑。小腹疞痛。按之愈痛者。宜用瀉心圓。

【腫滿水腫鼓脹】

鼓脹者。身體瘦而腹獨脹滿。宜常用磁石丸。時時以瀉心圓及玉丹下之。〇水腫者。當發汗利小便。宜柴陽湯和清濟子。〇若咽中乾者。間下容平丸。〇凡水腫欬嗽者。當以直行丸下之。〇身體黃腫者。宜磁石丸。

磁石丸　治遍身黃黑。肚腹脹滿。大便黑。時時下利者。與此方。兼以順氣丸。

浮石三錢　磁石二錢　滑石三錢　大黃四錢

右四味。爲末。打米糊丸。

【五癪六聚】

癪者。積也。水穀之毒。皆成積聚也。心下痞而痛。或小便不利。飲食無味。口吐涎沫者。宜理中散。〇如胸腹疼痛甚者。可用芍藥散。〇如胸中煩。而心下痞鞕。或噯氣不除者。可下解毒丸。〇如有癪塊或血癪。而大便色赤黑者。宜與順氣丸。所謂疳癪心氣不定者。其狀殆如驚風是也。宜疳蟲丸。○如卒倒者。宜急用玉丹。如身體浮腫。色青黃荏苒久不痊者。宜磁石丸。凡大便硬而煩者。當用解毒丸。瀉心圓。

【中風】【風痺】【風濕】【痛風】

半身不遂。口眼喎斜。攣引者。發陳湯對救疝飲煎服。若大便祕者。更下解毒丸。○風痺亦同。○風濕之病。身體骨節悉痛者。榮陽湯對救疝飲煎服。若咽中乾而渴者。更下容平丸。大便硬者。下解毒丸。若痰飲欬嗽者。兼用直行丸。○痛風亦同治。

【產前後】【經閉】【血塊】【半產】【漏下痛】【衄血】【吐血】

【男女諸血證】

孕婦產前。常宜服當歸散。○如產前大便硬者。間致難產。宜當歸散下解毒丸。○如產後血暈。及胞衣不下者。又月經不順。或有血塊下白物者。並皆同治法。○半產及漏下不止者。以當歸散溫酒調下。○凡男女諸血症。宜當歸散解毒丸兼服。

當歸散

當歸　芍藥各三錢　芎藭　牡丹皮　甘草各二錢　茯苓四錢

右六味。爲末。

【小兒五癎】【驚風】

小兒病多難辨別。然癎證最居多。常宜用疳蟲丸。以是治百病奏功者過半矣。〇又驚風發熱。手足動搖。筋惕肉瞤者。屬發陳湯症。用此兼下疳蟲丸可也。〇如角弓反張。欲卒死者。宜急用玉丹。〇凡小兒素有胎毒。加以飲食過度。因循而食與毒停畜而成病者。宜時時以玉丹下之。

疳蟲丸

木鼈子　大黃各三錢　藜蘆一錢五分

右三味。爲末。神麴糊爲丸。黍米大。

【癲癎】

此證世爲難治。然是水毒之變病也。理中散疳蟲丸。交久服而全愈。

【瘡毒家】

諸腫毒頑瘡。無名惡瘡。俱皆宜排膿散。〇熱甚者發陳湯。惡寒甚者救疝飲。須量病熱兼用解毒丸。〇瘡家用諸藥無效者。用治瘡丸一劑。繼以玉丹下之。其他諸惡瘡毒結毒等。醫治無驗者。治瘡丸尤神效。〇如瘡毒入裏。骨節疼痛。或振振惡寒者。宜救疝飲。柴陽湯。間與玉丹以取下必愈。

排膿散

反鼻　鹿茸各二錢　鼺鼠二錢　土茯苓五錢

右四味。爲散。

【發狂】

發狂者。宜玉丹瀉心圓○如口舌乾燥者。容平丸。解毒丸兼服○如病勢盛者。以甘草湯煎汁。下容平丸數錢○如大便漆黑者。宜用順氣丸。

【痘瘡】【痲疹】

初起宜用發陳湯。瘡已出者。兼用解毒丸。皆當從外證求治方○熱毒甚難救者。與瀉心圓○瘡黑陷者。以蘡薁自然汁。下治瘡丸。

眼疾

眼疾有顓科。而先哲既備載各册。或爲一百六十證。或爲七十二證以論之。獨明傳仁宇著審視瑤函。定爲一百有六證。而其所論。按候察法。覽形辨色。詳悉無遺。又鈎割針烙之治。藥劑補瀉之法。縷晰森森。以鏡其要。業斯道者。不可不讀者也。在本邦亦精其治術者。往往有焉。或針瞳子而出膿。或刺眼胞而放血。或浸銅器於鹽湯以熨眼內。或灸眼珠等之事。最能工其術。有志之士。宜就而學焉。余非專科。則未敢究其術。今舉所經驗方一二。以與衆俱云。

加減四物湯　目疾外障通治之劑。

當歸　川芎　芍藥　薄荷　荆芥　菊花　白芷　細辛

黄芩各中　甘草下

右十一味。水煎溫服。

洗眼方

荆芥　防風　蔓荆子　菊花　紅花　薄荷各等分

右煎湯。先熏後洗。

掃紅煎出蔣示吉通醫外治　治時眼紅腫痛爛。方見產科發蒙四卷眼胞糜爛甚者。加艾葉菊花。其效如神。

木賊煎　小兒胎受熱毒生下兩目不開者。此方神效。見丹溪醫案

燈心　黄連　木賊　秦皮　棗肉各五分

右以水二盞。煮取一盞。頻頻洗之乃開。

明目膏　治一切目疾。赤腫疼痛。羞明難開者。又小兒初生。眼胞脹起。閉而不開者。點藥於筆頭。入眼內則二三日而必效。但要入藥於深淺則無效。

硼砂　海螵蛸　爐甘石各十錢　龍腦一錢　辰砂八分

右乳鉢內細碾數千遍。用煉蜜半兩。復碾勻爲膏。以少許點入眼角。緊合眼而睡着極妙。若痒甚者。加枯礬少許。

灼明煎　治諸般眼疾。赤腫生胬肉。疼痛甚者神効。

胆礬下　白礬下　芎藥中　黃連中　杏仁中　蔓荊子中　荊芥上

右煎湯頻熏洗。累試累效。

撞刺生翳。或刺痕傷損。血流出。遂生血翳。或疼痛難忍者。宜用充蔚子散。外以茗石散點眼內殊效。

充蔚子散

充蔚子　防風　川芎　玄參　桑白皮　桔梗　知母　藁本

白芷各一錢　細辛半錢

右每服三錢。水煎溫服。如熱甚者。加大黃芒硝。痛甚者加香附子。

茗石散

天石二錢　蛇骨二錢　虎肉一錢半　蘘荷根擣取汁細絹濾淨日晒乾一錢。醫家名曰茗石。

右極細末。乳汁和勻入眼內。

洗爛弦風赤眼方審視瑤函　其效如神。此藥人家不可少。無目病則以施人。價廉工省。濟人甚便。

苦參四錢　五倍子　荊芥穗　防風　黃連各三錢　銅綠五分

右為細末。外以蘇薄荷煎湯。丸如彈子大。臨時用。以熱水化開洗眼。每日三次。立愈神效。

全目飲（石室秘錄）　目痛常治方。

白芎（三錢）　白蒺藜（二錢）　甘菊花　當歸　柴胡　荆芥　防風

半夏（各一錢）　甘草（五分）　梔子（二錢）

右水煎服。二劑即愈。（若不愈。宜舍常而思變也。）

乳香定痛散（乾坤生意）　治暴赤眼。疼痛不可忍者。初發眼後用神靈散鼻內吹。

當歸　川芎　芍藥　草龍胆　細辛　漢防己（各等分一兩）　乳香（半兩別研）

右㕮咀。每服五錢。水二鍾。煎至一鍾。去滓溫服。

神靈散

焰硝（二兩）　黃丹（五錢）　雄黃（三錢）　沒藥　乳香（各一錢）

右爲細末。口含水。用管鼻內搐之。

升麻葛根湯　李東壁云。治陽氣鬱遏。及元氣下陷諸病。時候赤眼。每有殊效。周嘗治時候赤眼。寒熱頭痛者。加菊花細辛。多取奇效。

分心氣飲加菊花　治婦人諸氣不和。經行不順。微惡寒。眼赤爛者。

八物湯加菊花夏枯草蔓荆子　治內障。久服見效。

明目地黃丸　治腎虛目昏。

熟地（二兩）　山藥　山茱萸　丹皮　歸尾　五味子　柴胡（各五錢）

茯神　澤瀉（各二錢半）

右爲末。煉蜜丸。朱砂爲衣。

梅瘡餘毒攻眼

清上丸　治瘡毒害眼者。

竹茹二錢　輕粉一錢　大黃　黃連　黃芩各二錢

右爲末。糊丸赤小豆大。辰砂爲衣。每早午時黃昏。空心並以十五粒白湯送下。

敗毒散倍薄荷加天麻　治濕毒侵眼。生赤脈白瞖胬肉。或疼痛者。

內疎黃連湯審視瑤函　治諸瘡毒。皮色腫硬。發熱作嘔。大便結而脈洪實者。攻及兩眼。或一目赤痛紅腫幷治。

黃連　炒梔仁　黃芩　當歸身　桔梗　廣木香　檳榔

赤芍藥　甘草　蘇薄荷各八分　製大黃　連翹各錢二分

右剉。白水二鍾。煎至八分。去滓食遠服。

還陰解毒湯同上　治梅瘡餘毒未清。移害於肝腎。以致蒸灼。神水窄小。兼赤絲黑白混濁不清。看物昏眊不明。

當歸酒洗　川芎　生地黃　金銀花去葉　連翹　黃芩酒炒各五分　黃連酒炒

苦參各一錢　土茯苓　細甘草各五分　白芍藥酒洗　麥門冬去心　玄參各一錢

右剉劑。白水二鍾。煎至八分。去滓溫服。

澤醫治烏睛生白星

一老嫗曰。妾壯歲患眼疾。逮內外施治。痛楚一定。忽烏睛生白星。累月不去。百方無效。有一澤醫教曰。以兔屎細末。盛青絹袋。熱湯浸。頻頻熏洗之。則當失矣。乃如法行之。而全愈。予頃讀審視瑤函。曰。廣陵甘棠鎮王海明子。痘後睛珠突出。偶一客見之。告曰。此目有一藥可治。不知能得否。詢之。乃胎兔也。其父遍覓得之。按方炮製。藥盡而目收。余推幼幼之心。故廣其傳。周按古方有兔血丸。兔頭煎湯。皆稀痘妙藥。又本草引蘭氏經驗方云。治痘後目翳。用兔屎二七枚。以雌雄檳榔各一枚。同磨。井花水調服。百無一失云云。夫兔屎治目疾如此。因併記。

風眼經驗方

風眼初起。疼痛太甚。脈浮大有力。先與荆防敗毒散。次宜用防風通聖散主之。或將紫圓取一下。須臨證消息矣。又有淋疾熱毒上攻。發于眼目者。其證與風眼一般。但脈沉爲異也。宜以防風。葛根。羌活之類爲主。若誤用防風通聖散等瀉下之劑。則必失明。愼之。

痘毒入眼

治痘毒入於目之法。痘科諸書詳載之。亦何贅矣。然予有一訣。凡痘當灌膿收靨之時。眼一日開而復閉者。必毒害乎眼也。此症淚自溢出者。不失明矣。若乾枯無淚者。多致失明矣。治之之法。外宜以柳蠹蟲數個。搗如泥絞取汁。頻灌眼內。別以白芥子散貼足心。內宜服清上防風湯。兼用望月砂散兔糞丸。百發百中、累試累驗。

白芥子散

白芥子上　阿膠下

右研細末。米糊調。毒入於左眼者、貼右足心、入于右眼者、貼左足心。七八日而必效。

清上防風湯

防風　黃芩　黃連　梔子　桔梗　白芷　枳殼　荆芥

連翹　薄荷　川芎　甘草

右十二味。水煎。或加兔屎。

望月砂散

谷精草　蜜蒙花　蟬退去翅足各五錢　望月砂炒一兩

右為細末。每服五分。白湯下。

兔糞丸

兔糞炒乾為末。蜜丸菉豆大。每服一二三十丸酒下。

眼胞痰核

丹溪心法曰。眼胞痰核。結于上下眼胞。皮裏肉外。其形大者如棗。小者如荳。推之移動。皮色如常。硬腫不疼。由濕痰氣鬱而成。外用天南星蘸醋磨濃。頻塗眼皮。日數淺者卽消。日數深者。雖不能卽消。常常塗之。塗令皮薄。微微刺損。以手指甲擠出。如白粉汁卽消。

黴瘡經驗治方

余曩著黴瘡新書。已布于世。距今十餘年。其間經驗頗多。因采摭以舉左方。

凡患下疳便毒者。其脈必沈細也。便毒發於右。則右尺脈沈細也。發於左者。左尺脈沈細也。

凡疳瘡以不痛爲常。爲易治。痛者爲變。爲難治。龜頭或稜後發瘡。其形圓凹而淺者。易治。又自稜後凹處。引莖發瘡。形細長而淺者次之。又瘡發稜後凹處。回莖橫長者。腐潰速而逆證也。邦俗謂之劍首下疳。

黴瘡痛甚者。用通聖散加苦參一錢。外以蘗黛散敷患處。一日而痛失。如神。內經諸痛爲火。故以寒藥收效。

黴瘡發徧身者。宜浮萍通聖散。兼用沈香化毒丸。卽瘥。○如發砂仁瘡者。却不易治。宜用加減化毒丹。

疳瘡腐爛色赤。中心稍高起者。以浮萍通聖散。合大黃牡丹湯主之。兼以沈香化毒丸一錢二分。冷水吞下。○如疼痛者。貼當歸膏。○如膿汁出多者。貼辰砂膏。○如痛甚者。用通聖加苦參湯。如前法。或以黃栢。石膏。鉛丹各三四錢。水煎。候冷盛器。蘸陰莖。其效如神。

結毒筋骨疼痛者。與沈香化毒丸。歷五日而痛益甚者。其愈必速也。十日許而安。○如歷五六日。依然而疼痛如故者。其愈必遲。不歷二旬許則不見效。

下疳黴瘡腐爛。積月累歲不差者。宜與加減化毒丹。

一種有陰莖皮弛。裹稜不脫。稜後凹處潰爛。莖皮腫起。馬口膿出。邦俗謂之囊下疳。又龜頭潰蠶。漸漸延及於莖。潰爛不止者。世亦謂之蠟燭下疳。（即蠟燭發）又咽喉潰爛。或穿孔者。謂之喉穿。（即喉癬）並皆重。若莖中痛甚者尤重。非用大化毒丸。則不能奏效也。然此證甚稀。

患黴瘡下疳瘡者。誤早服輕粉粉霜。後變致頭痛或耳鳴等症。久久不愈者。宜拔毒丸。（方見黴瘡秘錄）

服加減化毒大化毒等丸者。當大便日二三度下利。此爲常候。或歷四五日。猶秘結者。儘亦有焉。不可慮。必當忽然下利七八行來。得下利則須知其愈在近也。

病者已服輕粉。口舌糜爛者。以鷄卵一枚碎攪化含嗽。若重者。以柘榴皮三四錢。水煎。頻頻含嗽必愈。

便毒初起者。宜用牛蒡芩連湯。有神效。

結毒筋骨疼痛者。將防己排毒劑下二葛四黃散。屢有得奇效。

浮萍通聖散　治黴瘡下疳疼痛者。即防風通聖散。加浮萍一錢。方見黴瘡新書

蘗余散

黃蘗　石膏各等分

右細末。敷患處。

沈香化毒丸　治一切黴毒下疳及筋骨疼痛。

沈香　大黃　人參各一錢　黃蘗一錢五分　芽茶五錢半　甘草五分

枯礬二錢七分五釐　白丹砂擦破三分。作白四分。筋骨痛五分。此分兩一大祕事。

右細末。打米糊丸。赤石脂爲衣。每服一錢二分。冷水吞下。重者漸加至二錢。禁鳥魚獸肉。麵條油膩。糯餈菓物。葱韭牛蒡。鷄卵豆腐。飲酒房事等件。

加減化毒丸

牛黃　丁香　猪芽各一錢　琥珀　鬱金各二錢　朱砂

雄黃　乳香　亂髮灰　白鮮皮　穿山甲各三錢

製大黃四錢　白僵蠶八錢　生生乳一錢

右爲末。用神麴末五錢打稠糊。入藥擣勻。丸如梧子大。朱砂爲衣。每早空心服七分。以人參末三分。白湯攪勻。以是送下。每晚空心服三分。以人參末三分送下如上法。〇此方骨痛者無效驗。唯用腐爛數月者尤有效。

當歸膏　治腐爛疼痛者。清血熱。又治灸瘡。

當歸　地黃各二錢　白蠟七錢　麻油四錢

以當歸地黃入麻油中。鐵銚內煮。候歸地枯浮油面去渣。下白蠟溶化。將細布濾去滓。聽用。

辰砂膏冷性　治疳瘡。拔濕毒。止水汁多出。去血熱甚妙。

黃蠟四十錢　椰子油十錢　猪脂十五錢　麻油夏四十錢冬五十錢

右四味。以文武火煮片時。細布濾去渣。更將血竭七錢鉛丹四十錢辰砂三錢極細末。徵徵加攪和。貯磁器。聽用。

大化毒丸

卽加味化毒丹。用白丹砂二錢。加人中白。神水。金頂砒。宜與黴瘡秘錄參看

牛蒡芩連湯　治魚口便毒如神。

黃芩酒製　黃連酒製各二錢半　桔梗　石膏各一錢半　連翹　玄參

牛蒡子炒各一錢　大黃酒　荆芥　防風　羌活各二分　甘草一錢

每服四錢。加生姜三片。水煎服。或加奇良二錢。

防己排毒劑　治結毒筋骨疼痛。不能步履者。

茯苓　獨活上　桔梗　川芎中　枳實中　柴胡中

防己上　甘草下　生姜下

以水二合。煮取一合。溫服。

二葛四黃散見黴瘡新書　此方治結毒筋骨疼痛之神方。然數日與之。則以口中糜爛。患者或畏之。是以用此方三日後。間服通聖散末二日。而復與此藥則無有口中腐爛之患矣。凡用化毒丸之類亦復然。但將通聖散作丸耳。此一大秘事。不可與俗人語也。

製生生乳簡便法

黴瘡秘錄所載。製生生乳法中。曰羊城礶。曰八卦爐之類。不能詳何形狀。又雖言三香足離火。其香之長短大小。亦不可知。且至于微微擦水於盞底等事。人往往不堪其煩。曩門人今村子正。了解簡便製法。予依其法甚易易。今錄于茲。以示初學。

煅煉礬石十二錢　綠礬十二錢　雲母二錢五分　盆硝十六錢　朱汞九錢六分

食鹽十五錢　枯礬五錢六分　青鹽三錢五分

右件共研不見星。入磁器密封。二十日取出。入磁爐內。貧家所用價賤者佳俗言斯鴞吉訥非乙列。

上火。藥化爲蟹目沸。則以筯攪之。不可止手。俟其凝結乾燥。離火候冷。用小新土器密蓋。收艾炷者。世俗言灸瓦。此物大抵與煙爐口相侔。以紙撚或麻線札定。如十字樣。次以麵粉鷄子清和調爲糊。以是固濟縫合處。待乾倒安大磁盆之中心。邦俗所稱之手水鉢也。口寬尺許高七八寸者妙。乃加灰於四圍。與磁爐底平等。又另於矮坐洗盆內。邦俗所稱手水盤。盛水三四寸。乃安置磁盆於其心。以浸底於水中。與陳氏微微擦水於盞底者同意。然後熾炭置磁爐底。先用文火。漸漸加炭用武火。一二三香足。用尋常香黃土色者 離火先用甘草牙皂各二錢濃煎汁。收別器。以之灌瓦器底。埋土中一日夜。取來發開。則白丹砂在瓦器底裏。如束針之狀。依陳氏法。以白丹砂厚紙裹。浸甘草牙皂煎汁片時。取出埋土中三日夜。取來晒乾亦可。 取來每兩加冰麝各七釐辰砂九分。共研極細。外用乳香一錢二分。滚水燉化。和前末研勻爲丸。每重一錢一分。外以黃蠟封固。卽名生生乳。夫陳氏製法。取白丹於上。此法取於下。其法雖殊。理則同。學者宜察焉。

諸家經驗方

予好醫方之癖。聚諸家所經驗之祕方無慮數百。今舉其一二。以示同志君子。

神仙百中散　治紫赤黑白癩疾。百發百中。屢經驗無比神方。非其人勿傳。

人參　白蛇　烏蛇　血竭　眞珠各六錢

右爲細末。日用一泉。加金粉二分。白湯送下。更吞大楓子丸。

大楓子丸　大楓子十七錢

右爲末米糊丸。無槵子大。日用三十粒。兼用白丸利腸胃。

白丸方　巴豆四錢去皮膜入鉢乳內擂如泥

右米糊丸。作四枚。濕紙包裹。煨以紙微焦爲度。〇用法壯者一日用四丸。〇弱者用三丸。其欲用之。則先斷鹽二日。而早辰頓服。當大便屢下利。若利下不止。則宜以味噌汁及白粥冷食卽止。

震靈丸　治癩疾之神方。

大楓子去皮五十錢　天石五錢　大黃　黃蘗各五十錢　荊芥　爐甘石各三錢

瓠瓜燒存性　山櫻皮燒存性各一錢五分

右八味。細末爲丸。分作丸十圓。壹粒重一錢四分。日服三粒白湯下。〇凡服此丸。至十日。則臨臥宜服金聲散。

金聲散

大黃十錢　川芎八錢　蕎麥五錢

右細末。臨臥以一錢半。溫酒送下。次早宜下玉振丸。

玉振丸

白丑　木香　川芎各四錢　巴豆二分半　乾姜一錢半

右爲末。薄稀糊丸。梧子大。第十一日臨臥以五分白湯呑下。與此丸之日。不可服震靈丸。

崎陽一瘍醫某。授其所祕之膏藥方於余。甚簡易。且不用獸脂。余屢試應效如神。不忍自祕。乃錄以弘傳。雖非瘍醫。家家製以常貯。宜臨時施之。

跋日栗膏　不論癰疽發背。一切腫瘍。貼之聚毒化膿。尤神妙。已潰膿者。吸膿生肉。而腫自愈。

瀝青五十錢宜用紅毛產　黃蠟十錢冬月用七錢　麻油一合

先煮麻油片時許。挑貼紙以不暈爲度。乃下黃蠟瀝青令溶化。攪轉。用細舊絹濾滓。納貯瓷器。　隨見症宜加減。○欲令腐潰則加巴豆胆礬。銅綠。○痛甚者。加乳香沒藥。○瘙痒者。加枯礬。○潰後不肉起者。加木乃伊。○新肉漸長腐肉未盡去者。以千膚刺膏等分和勻。○腐肉漸去。新肉已長。而猶不斂口者。加輕粉。瘡久不潰。欲爲內攻者。加失貲必兒末過篤少許。

千膚刺膏　貼諸瘡。止痛散血熱。治丹毒打撲五痔。

白蠟二十錢　白麻油一合　龍腦　粉錫各四錢

先以白薔薇花四錢半。浸麻油中一宿。乃上火煮片時。濾去滓入白蠟將柳木篦攪轉。須溶化下火再濾滓。更入粉錫龍腦又攪轉。納貯瓷器。

鴟僕斯膏　治下疳漏瘡。久不斂口。其他瘡瘍荏苒難瘳者。

松脂四十錢　沒藥八錢　銅綠十七錢　乳香十錢　蜜陀僧八錢　麻油六十錢

黃蠟五十錢　豬脂四十錢　米醋一合

右前五味。極細末。先將黃蠟。松脂。豬脂。麻油。文火煮五六沸。用細舊絹濾去渣。再上火入乳香。沒藥。減火攪勻。須臾入銅綠。蜜陀僧。而後入米醋攪轉千遍勿止手。

蜜乙喔乙膏　治諸瘡瘍及濕痰結核。筋骨疼痛。肩背腰痛。

鉛丹十二錢　黃蠟二十三錢　麻油一合

右先煮麻油。次下黃蠟。更入松脂。鉛丹。攪轉濾去滓。再上火。然後入少水。則忽沸溢如湧。再攪轉一霎時。候水氣去。乃收貯磁罐。

【底野迦眞方】

明艾儒略曰。如德亞之西有國。名達馬斯谷。土人製一藥甚良。名的里亞加。能治百病。尤解諸毒。有試之者。先覓一毒蛇咬傷。毒發腫脹。乃以藥少許。醮之無弗愈者。各國甚珍異之云云。曩歲蠻舶齎此藥。其效能令痘瘡起脹。而此藥近盛行。醫俗往往用之衆疾。曩予就爲阿蘭學者詢此方。秘惜不敢傳。是故以不能詳其藥性。不試之十年所。頃一醫生自肥前州來從予受業。渠傳其眞方於予。蓋所得譯司某也。今之庸醫未詳底野迦爲何物。而有漫稱奇藥者。豈醫之志也哉。因舉于此以弘其傳焉。欲令天下人知其配合藥品以臨症用之不誤爾。此予之老婆心也。

蝮蛇（去頭尾及皮。剖腹去腸。唯留心與肝。洗淨。乃石臼內搗爛。取起入鍋內。以文武火加上下。焙乾如作蒸米法。俟其稍乾。復入臼中搗之。更加白蜜三倍。鍋內炒過。而後爲細末。二十四錢。）　鞬地亞捺根（草名。和蘭本草。有大小二種。其小者形狀主治與龍胆正同。故今用龍胆八錢。）

設獨亞栗乙根（草名。今換用高良姜八錢。）　的蠟矢及羅怛（今以赤石脂代之。十六錢。）

安傑栗加（白芷屬。今代之。四錢。）　沒藥（和蘭稱印謁孤窒蔑剌者最上好品。宜擇用。八錢。）　石硫黃（明淨瑩徹者八錢）

泊夫藍（四錢或七錢）　桂（七錢或八錢）　重樓金線（和蘭稱設扁蒲瑙獨屋爾的兒。此品漢船雜之甘松或蒼朮中而來。蓋以稱斤量爾。宜）

（探索藥鋪中以堅硬肥大爲佳。四錢。）　丁子（三錢）　阿片（壓定爲扁者）　佛手柑自然汁（各三錢或七錢）

右十三味。除阿片。佛手柑汁。搗餘藥爲末。而入二味。鉢內和勻。乃將杜松糕。（製法見于後）蜂蜜。各等分。（加本劑之量各三倍）徐徐加之。共研勻如泥。令可丸。而釜內重湯煮。候和下火。冷定收貯。（天明壬寅歲。和蘭人入貢。有猗瑳迦知心幾者。曰。此方如法製煉收貯。歷一年許而後再煑和勻更妙云。）

杜松糕法　杜松實（和名年詞薩矢卽鷺僕烏）一斤。搗細。好酒三升內浸一宿。次日露器煮取汁。

主治天行溫疫。頭痛發熱。能發汗。又能益心氣。令人安眠。或胸膈窒塞。怔忡心氣不寧。或嘔吐下利。及諸熱凶惡證。其他疝疼積痛。和諸痛。解諸毒。又用痘瘡令起脹。○凡熱熾者。醋和調服。○勞瘵初起者。用此尤效。○癲癇。瘧疾。疫疾。熱往來久不止者。燒酎或麻油勻塗背。奇效。○疔瘡。便毒。及螫蟲。狗鼠咬傷等。亦燒酎解開塗患處。亦貼火傷湯泡卽效。每用一錢或二錢。以醋或溫酒送下。○凡諸邪毒壯熱證。其邪火日加者。宜和醋與之。能折其病勢。令其速解散。

亞爾牟的栗亞加方。亞爾牟者。言賤也。蓋此方以爲貧賤者設也。

月桂 用實○和名達木或貲詞　沒藥　龍胆　馬兜鈴 各十六錢

右先以沒藥碎細而下餘藥共搗和爲末。加上好蜂蜜研調。上文火煮。以木條子攪。不可住手。俟如膏爲度。下火冷定。密器收貯聽用。

主治諸中毒。或蟲獸諸傷。或傳染諸病。肚腹疼痛。或搐搦拘攣。失心顛眩。

每服小兒自二三釐至一分。大人強壯者。自一錢至二錢。○凡天行疫疾。瘧疾。及一切潮熱。或心胸小腹諸痛。及便毒並背脊手足硬腫等諸症。以燒酎或麻油。和勻敷之。皆悉有效。

舌疳妙方

金粉散　治舌疳如神。

硼砂 七分　白檀 五分　丹砂 一錢　烏梅 五分　鬱金 七分　金粉 一錢

右爲細末。分作紙撚六條。先入麻油於盞中。將一條浸之。點火如尋常燈火法。另取黑豆三合。以水三升。煮取二升。俟冷定含口中。然後嗅煙。若豆汁得溫則換之。日用二條。○此方岡本朴仙祕方。而上總州圓城艮庵所屢經驗。予得此方甚艱。今不吝祕公之。

骨鯁

金鳳散　治魚骨鯁及竹木刺神效方。

鳳仙草花實莖根俱燒存性　青松葉燒存性各等分

右細末。每服五分。溫酒送下。此方非但治魚骨鯁咽。其他竹木金銀銅鐵等刺身體不出者。一服見效。眞絕世神方也。東都本街一藥店賣此藥。日得數千錢。

下血塊妙方

魁蛤燒

右爲末。米糊丸梧子大。每服五十丸。數日而當下血。若塊減者。宜加生蒲黃。餌食亦宜魁蛤。藕根。

金瘡鐵扇散洗寃錄　治刀石諸傷。起死回生。神異靈驗。難以具述。

象皮切薄片用小鍋焙黃色。以乾爲度。勿令焦。　龍骨用上白者生研。各五錢。　石灰歷數百年者佳。

寸栢香卽松香中之黑色者。　飛礬將白礬入鍋內熬透。便是。　松香各一兩。與寸栢香一同鎔化攪勻傾入冷水取出晾乾。

以上六味。共爲細末。貯磁罐中。遇有刀石破傷者。用藥敷傷口。以扇向傷處扇之立愈。忌臥熱處。如傷處發腫。煎黃連水用翎毛蘸塗之即消。

沈氏醫案云。傷處喜涼惡熱。夏月宜臥涼地。冬月忌臥熱處。傷口不必包裹。致過煖難於結痂。并忌飲酒。以致血熱妄行。設遇傷處發腫。以鷄鵝翎毛蘸黃連水塗之。可以立愈。至於敷藥之時。若流血乃用扇。血不流則不扇。蓋熱血迸出。藥必隨血流去。故藉扇力使血稍涼。乃能凝結。若血不流則不必扇也。

治瘭瘡神效方（此病喜着十指。初指頭先作黯疱後始腫赤黑黯瘮。痛入心是也。）

杉葉芽二錢　白梅肉一錢

右二味。細研。以水一盞拌和。以患處浸之。日六七次。其水黏而痛立止。

若指頭潰爛露骨已欲頹落者。用後方。

閨模吉閨兒蔑刺

丹礬　沒藥各等分

右二味。蜜和勻敷患處。

諸病蒸洗經驗祕方

治痛風蒸洗法

杜松八錢　木通五錢　荆芥三錢　防風三錢

右以水一升五合。煮連滓熏洗。

治諸痛蒸洗法

杜松上　野菊花上　鼠麴草上　羌活中　防風中　細辛下

煎法同前。一方加獨活。芎藥。桔梗。

癰疽發背。諸腫瘍。不能成膿者。以之蒸洗之。必潰而愈。

鷄卵一枚　麵粉四合　葱白一把　酒一合　生姜切一合

右以水五合。煮乘熱熨患處。其效如神。

治陰門瘙痒疼痛蒸洗法

艾葉十五匕　苦參七匕　荆芥十匕　防風五匕　地床子十匕　連翹三匕

右以水一升五合。煮取一升。頻淋患處。

治一切陰囊濕痒蒸洗法

陳茶一撮　蒼朮二錢　皮硝三錢　花椒　地床子各一錢　煨鹽半兩

白礬一錢　蒼耳子量入

右水八合。煎汁去渣。入鹽硝礬泡化。先蒸後洗。三四次絕痒。

治五痔熨藥方

忍冬　黄栢　黄連　薄荷　甘草皮各三錢　葱白五錢　荆芥二錢

右以水一升五合。煮取一升二合。熏洗患處。

又方

蛇床子　忍冬各四錢　黄栢　石菖蒲　甘草各二錢　白礬一錢

煎法同前。或加荆芥三錢。

治脱肛妙方

馬糞兩掬許。入滚湯内。攪和熏患處。則瘙痒當甚。乃傾去之。再以鷄屎一椀許。入滚湯内。蒸如前法。三四日而必愈。

治瘰癧妙方

治瘰癧破爛。連及胸腋。臭穢難聞。三五載十數載不愈者。藥到病起。用新出窰礦石灰一塊。滴水化開成粉。用生桐油調勻。乾濕得中。先以花椒葱煎湯。洗淨其瘡。以此塗之。不數日全愈。此法陳飛霞得一愚人屢取奇效云。周曩歲治一老嫗瘰癧發結喉者。以赤小豆石灰等分細末。敷之全瘳。

牙齒疼痛

不論尋常牙齒痛。及齲齒疼痛。以速效散。止痛散。擦患上止。或含丁香散亦可。此皆熱因熱用之治法也。又有酒客内熱熾而用前方不效者。宜開笑散。又齲齒痛用諸藥幷不效者。宜取昆布上鹽胡椒大許。包裹於絹。以麻線縛于細竹條頭。蘸熱麻油中。乘熱卬於齲齒臼中。二三兩次而痛如掃。絶妙。

速効散　治牙齒疼痛如神。

蘆薈　丁香各四錢

右為細末。敷患處。立功。

止痛散

胡椒　楊梅皮　焰硝各等分

右為末。擦患處則痛更甚。須臾全安。

丁香散

艾葉大檳榔大　花椒十粒　丁子三箇

右三味。盛布袋滾湯浸。須臾絞之。以患齒齧布袋。熏之。而後用藥汁含漱。

開笑散

牙茶四錢　大黃　黃芩　升麻　當歸　地黃　牡丹皮各二錢

細辛五分

右八味。以水五合。煮取三合。頻含漱。

治牙痛齲齒痛方

燕屎長夏日取之

右細末。麻油和勻。隨齒痛左右。以少許入耳中。即愈。

治齲齒疼痛灸法

上齒痛者。灸足三里。下齒痛者。灸列缺。

陳存仁編校

皇漢醫學叢書

藤氏醫談

近藤明隆昌著

藤氏醫談

提要

本書爲日本近藤明隆昌氏所著。書分二卷。共列一十六篇。上篇述温病疫疾等凡十論。下篇述雜説傷寒等凡六論。每篇辨證確鑿。言論折衷。如辨温病與時疫之分析。首從歷代未有定論。以致疫温誤認。次推吳氏又可之發揮。深信疫乃厲氣之爲病。與感風寒暑溼之常氣而病温者。大相徑庭。並正吳氏對於冬傷寒春病温亦即疫疾之誤會。又引内難經旨。以證疫温傷寒之逈別。其他各論。亦莫不然。瑕瑜互錄。加以考正。間有附方。以明療法。琳瑯滿目。頗爲精要也。

藤氏醫談序

執古方以爲治。謂之泥。捨古方以爲治。謂之鑿。泥也鑿也。皆非也。如吾近藤先生之於術。其庶免于斯弊者乎。蓋先生之學。祖述劉張。探泝李朱。旁搜曲證。至矣盡矣。先生嘗謂病有古之病。則方亦有古之方。病有今之病。則方亦有今之方。夫人身者。活物也。何必以古法于今乎。不必泥古方。不必捨今方。别有一條正路焉。噫。先生之意。不固不陋。可謂盡矣。寧令先生當古昔之世。劉張朱李可亦許乎。頃著藤氏醫談。以示門下。子弟刻成。命予校。且序焉。然是特先生之緒餘也耳。世勿以爲盡先生而可也。

享和壬戌冬。門人泉海林延辰謹誌。

藤氏醫談目録

卷上

卷下

藤氏醫談　二

藤氏醫談卷上

泉堺　草醫　近藤明隆昌　著

辨温病時疫

疫之爲病也。歷代諸名家論之者紛紛。未有定説。或云温病。或云天行病。或云時氣病。而中暑傷寒。雜糅其間。規則法律。莫能曉然。及其臨證處方。不能無狐疑焉。巢氏以温疫爲天行時氣病。而其所説皆是温病。而温疫之論。亦無明文。楊玄操註難經。誤以爲温病者。乃是疫厲之氣也。龐安常謝堅白之徒。皆雷同是説。於是唐宋以下之方書。皆使温病温疫混淆莫辨。踈笨之過竟誤千歲。豈非可歎乎哉。至明末吳又可。獨能有見於此。取法千古。經著論示方。釋漢唐以下之惑。明辨温疫之一症。條分縷析。不遺餘力。諄諄如響應聲。照照如鏡照面。於是疫症始晰。治方大精。使醫家始得辨温疫之病。使生民免夭枉之患。其功于天下後世。可舉言乎。且其所論。以爲寒熱温涼。乃四時之常。因風雨陰晴稍爲損益。亦天地之常氣。未必多疫也。傷寒與中暑。感天地之常氣。疫者。感天地之厲氣。在歲運有多寡。在方隅有厚薄。在四時有盛衰。此氣之來。無論老少強弱。觸之者即病也。是即温疫之正論。而經所謂日久成鬱。即暴熱迺至。赤風腫翳。化疫温厲。又云。厥陰不退位。即大風蚤舉。時雨不降。濕令不化。民病温疫是也。以是觀之。疫厲之爲氣也。因歲運多寡陰陽厚薄。而天地間。別有一種惡厲之氣。而使人病。曉然可見矣。古云。草多則天芸以風。人多則天防以疫。是亦言天地間。有一種惡氣出也。是蓋與麻疹瘧疾等之病相類。故又可氏本瘟論一語。且立邪從口鼻而入之説。以爲半表半裏之病。而至其處方。以胃經爲規則。以舌苔爲繩墨。踈利以導之。汗下以驅之。其進退逆從。徵諸古今無所疑。質諸鬼神無所愧。實可謂吾黨千載之聖手爲耳矣。但其中矯激過正。間有可議者。學者不可以無辨矣。其設雜氣之説。以爲如大麻風。鶴膝風。歷節風。疔瘡。發背。癰疽。流注。霍亂。吐瀉。暴注。腹痛等之諸症。皆感雜氣者。而疫氣亦雜氣中之一。但有甚于他氣。因名之厲氣也。噫。是蓋又可氏之僻見。學者所宜分辨也。蓋又可氏。諄諄說温疫一症。因併使他病混淆。如夫大頭瘟。蝦蟆瘟。麻疹。瘧疾等之症。實與疫氣同屬感厲氣者也。至大麻風。鶴膝風。歷節。疔瘡。發背。癰疽。流注。霍亂。吐瀉。暴注。腹痛等之諸症。實非惡氣之所感者也。蓋皆外來之邪氣。而感天地間之常氣者。經所謂虛邪賊風。或風寒暑濕燥火者是也。是豈盡可以爲異氣厲氣乎。又又可氏。正傷寒例云。冬傷寒。至春變爲温病之温者。非温病即温疫也。且云。冬時嚴寒所傷非細事。反能藏伏過時而發耶。是亦吳氏未深思之誤也。豈爲温疫之毒。獨能有伏藏。而寒毒之氣。則無伏藏乎。是冬感寒。至春變爲温病之温者。所謂感虛邪賊風之常氣者也耳。又可特欲說温疫一症。而唯以傷寒與中暑爲天地之常氣。而以他氣皆爲厲氣。是又可不立六氣之誤也。六氣固有多寡輕重之分。温疫之氣亦然。豈終可以是一混耶。余嘗謂又可氏至論疫之一症也。至矣盡矣。無以尚焉。但其有矯論可辨者。要白璧之微瑕。不害爲寶。是蓋非深于經者。不能至是。然以疫與瘧同類。僅徵瘧論一語。不多引經語。以飾紙上之言者。亦是又可氏之深識。慮後人淺學者。或生多歧之惑者也。予間嘗閱一醫人。論温疫者。其書多徵經語。雖略似有明文。而於經旨。猶有未合者。其書有言云。温疫經稱虛邪賊風。越人仲景名中風傷寒。皆是外來即發之病。而疫病之義也。是不明事理之誤也。夫厲氣者。別有一惡氣。而以外來虛邪賊風爲疫病者。是不會虛邪賊風即爲天地常氣中之一物故也。難經曰。病有虛邪。有實邪。有賊邪。有微邪。有正邪。又云。心病中風。得之爲虛邪。傷暑得之爲正邪。飲食勞倦得之爲實邪。傷寒得之爲微邪。中濕得之爲賊邪。是可見虛邪賊風。實非疫厲之氣矣。又云。温病感冬時嚴寒之正邪。至春發者云温病。又名伏氣。病非感虛邪賊風。又云。非正邪則無伏藏。虛邪賊風者中即發。是即温疫。中風。傷寒。是也。是何不思之甚也。蓋正邪固有伏藏。有即發。而虛邪亦有伏藏。有即發。至於疫厲亦然。何謂非正邪。則無伏藏哉。經云。虛邪入客於骨。而不發於外。至其立春陽氣大發。腠理開。因立春之日。風從西方來。萬民又皆中於虛風也。是等之語。豈非皆爲虛邪伏藏而發歟。而謂非正邪無伏藏者。獨何也。故非善讀書者。則或陷於多歧之惑。非深達事理者。則終朽於庸醫之拙矣。今請明辨之。夫麻疹。温瘧。温疫等之症。皆是感天地間一種惡厲之氣者也。而疫厲之爲氣。最爲重毒。中風。傷寒、中暑、中濕、温病等之症。皆是感風寒暑濕之虛邪賊風者也。而傷寒之爲症。最爲猛烈。而惡厲氣有伏藏。有卽發。虛邪賊風。亦有伏藏。有卽發。二者皆有寬急輕重之分。因以致病之轉變、不可究極也。苟非有見解。難以辨別之矣。凡夫醫之爲事也。臨機應變。無有一定之法。故古昔名家哲匠之設論處方。亦無有一定之說。或名同病異。或病同名異。或詳乎論而略乎方、或精乎義而簡乎術。雖得失互有。而要皆益于道矣。夫唯能繹其條理、提其要領者。而後可以讀方論。可以言治術。學者其可以不致思乎。

疫疾汗解

凡事不患不詳。患其多而惑也、於吾道爲最甚。自漢長沙氏以來、名賢代起。方法議論、於今無不備矣。然其說愈繁。其辨愈鑿。苟非能繹其條理、提其要領、何以臻于妙妙之術哉。夫汗吐下温清補治術要領之所在、而其施之之方。各當其可。是之謂能得其條理也。若夫傷寒温疫二症、汗解之功居多、而傷寒與温疫進退前後迥別。不當其可、何以治病。吳又可曰、傷寒投劑一汗而解。時疫發散雖汗不解、傷寒汗解在前。時疫汗解在後。余讀此論至于此。未嘗不喟然嘆吳氏之精到矣、徵之于症候、施之于治術。無毫髮之違。是治疫之要領、而吳氏乃能得其條理者也、能得此訣以臨病、終無有誤、世醫間不知傷寒與温疫有分別、一遇熱毒、漫稱云温疫、投以葛根湯、麻黄湯之類、發汗而間有瘳者。蓋傷寒感冒之邪、而非疫邪也。醫工不知、則自誇曰、吾藥能去疫毒、病家亦歡唱呼神醫。是何蒙迷之甚乎。醫家終身不悟、其及一遇真疫症、亦猶稱温疫、一切恃前功、殊不知温疫初起在䟽利、漫投發汗劑、只損表氣、既而遷延十餘日、病勢漸張、疫毒已離募原、欲表未表、當一汗以可解、時乃引經語發汗過多亡陽、遂以柴桂湯、黄連解毒湯、瀉心湯之類、專務清熱、是以邪氣不能出表、邪毒漸瘀到胃、通舌變黑、病勢加重、當是時一下可以解、又稱爲陰症、投以真武湯、附子理中、或益氣湯之類、邪毒益固、變症日增、神脫氣盡、卒至斃、是蓋不知治疫之要領、終違條理而所致、向則不應汗而反汗之、今則應汗而反失汗、此醫不知傷寒與温疫有分別、用藥前後失序之誤也、蓋温疫與傷寒所以異者、傷寒之邪、自毫竅而入、時疫之邪、自口鼻而入、故傷寒汗解在前。時疫汗解在後。且温疫之爲治。首尾以通行爲主。初起在踈利。至邪毒漸離募原。專主發汗。或幸有得自汗。盜汗。戰汗。狂汗而愈。若邪毒愈重。漸留在胃。則一下得以解。知其要領得其條理。何難之有乎。然世醫動輒稱温疫漫投發汗劑。不知傷寒汗解在前。温疫汗解在後。一概遵用斯法。是豈得有兩全乎。余故謂治傷寒能察仲景之旨趣。治時疫能取又可之法。而得其要領條理者。雖遇千變萬化之奇症。易于拾芥焉矣。又偶有感之重而邪毒猛烈。表裏共熱等之症。是不可專任踈利。桂枝麻黄之類可以分解。別詳論之。

決死生

治之爲事也。有可治焉。有不可治焉。有不可治而可治者焉。治可治弗治。不可治固亡論已。彼弗治不可治。而可治者。將焉用醫工乎。庸醫終未達于經旨。方術猶未精。動輒曰。我能治可治。弗治不可治。而一遇危篤難治之病。則不能盡治術于專一。專以決死生。計死日爲至。既而其人死。則曰我能決死生。我能計死日。因是至危篤難治之病。則不察脈理。不詳所因。戰戰履冰。兢兢臨淵。專以讓于他醫爲得矣。是以不可治而可治之病。竟以至於不可治。豈非不仁之甚乎。經云。死日有期。醫不能明。不問所發。唯言死日。亦爲麁工。此五過之一也。若夫至危篤難治之病。能察其所因。能詳其虛實。能按其治術。則刀圭朝入口。夕至死。實非醫工之訛也。故歷代名家云危篤。云難治。云九死一生。云十死一生者。皆是死生不決。不可治而可治之病也。古人猶且如此。況今人豈有一一能決死生乎。至其不可治者。古人云不治。云必死。然則醫家之要。不在決死生。言死日可知矣。世醫多以察死生爲務。曰我能治可治。弗治不可治。蓋治可治。不治不可治者。庸醫能之。弗治不可治。而可治何足以稱醫之良矣乎。

辨補與養

物非可以一理徵。事非可以一途驗焉。夫人身之疾病。非有餘則不足。有餘者瀉之。不足者補之。是醫途之大關。治術之要法也。若有少乖違。將實實虛虛。致邪失正。遺人天殃。絕人靈命。不可弗慎矣。而補之於術。所係甚重。而其施之之法。又甚多方。蓋古人之所難。所謂不可以一理徵。不可以一途驗焉者也。世醫往往不知補字義。以補爲養。混淆無辨。漫斥補湯之論。醫家者流。不可以不辨矣。蓋補瀉之術。古謂之調氣之方。於鍼科謂之迎隨之法。

按補塡也。塡調榮衛不足逆亂之氣之謂也。譬猶以薪煮物。薪伏則火氣不熾。以手搖薪。則火勢大興。是補之義也。夫醫家之於補。以藥石塡調其不足之氣。則榮衛流行。元氣大興。是謂之補益。此專爲病者設者也。又養者育也。以穀肉果菜養育平常之氣之謂也。是專爲平人無病者言者也。非謂穀肉果菜可以治不足病矣。故合平變則言補養何可無別乎。世醫又曰。仲景無補劑誤矣。夫長沙氏之於補。以瀉心湯補心氣不足。又大黃䗪蟲丸。以緩中補虛。隨症制宜。人見其方有異後世之撰。而遂以爲無補者非誤乎。至後世李杲薛己之徒。專立補益滋潤之方。其有藥品之異者。蓋亦隨症制宜。要法仲景之遺意爾。是皆爲病者調補其虛氣充足。其不足者。非以補平人無病者之謂也。或又引素問毒藥攻邪。五穀爲養之語云。藥石偏味。不可以爲補。穀肉果菜之補充元氣。是謂之補。其徒雷同蟻附。皆曰草根木皮。豈補元氣乎。金石丹砂。豈延生命乎。遂使虛耗脫精之病者。禁補益滋潤之劑。有餘實火之病者。有膏粱滋味之害。豈不悲乎。是不知補與養有分別之誤也。蓋脾胃者。倉廩之官。飲食入脾胃而後水精四布。五經並行。是以榮衛流行。能終天命。是養育平人之義。故曰。穀肉果菜。養人身之具。非所以補。蓋病人也。及一朝生病虛乏脫精也。水醬酒醴。且猶不可入口。况穀肉果菜。何以能充腸乎。膏粱滋味。何以能適腹乎。其唯草根木皮。以補其元氣。金石丹砂以去其病患。是之謂善補其病體也。既而元氣復初。則穀肉果菜。復養其平。膏粱滋味。復時其羞無適而不可矣。是可見補與養。大有分別。不可以混淆矣。是故靈素八十一難皆曰。穀肉果菜養元氣。未嘗曰補元氣。夫靈素難經者。聖經也。人人可以信矣。故曰。物非可以一理徵。事非可以一途驗焉。夫補元氣者。草根木皮是也。養元氣者。穀肉果菜是也。學者其勿繆旃。

草根木皮可補元氣

古曰。草蟲鳴則阜螽躍。一雞鳴則萬雞鳴。信哉吾邦近世名賢輩出。唱古方之學。一時風靡。實可謂千歲之盛矣。蓋彼皆眼飫千載之醫籍。心厭百家之腐說。乃新創一家言曰。百病生于一氣之留滯曰。萬病皆一毒。其意以爲藥石攻病之品、不可以補生氣、夫唯菜穀養生之具。可以補生氣。皆一雖取法于靈素之間。而頗涉矯激其弊誤末學者。亦多矣。蓋此數家。皆一時之俊傑。其言亦鑿鑿可據。然後來愚眼淺識之徒。藉彼聲謦傲然。稱古醫方家者流。或謾詆斥先賢。或妄棄擲舊式。其言曰。草根木皮。豈補元氣乎。金石丹砂。豈延靈筭乎。竟以奇種神丹。以爲傷生之品。延齡固本。以爲驅邪之具。嗚乎。以一時之矯論。遺害於病家。可不愼乎哉。是蓋不知補瀉之事理之過也。又其論百藥之良毒。以爲人參黃芪不爲良。巴豆芒硝不爲毒。雖有小毒大毒之不侔。而渾以爲攻邪之物。豈其然乎。豈其然乎。若果其言之是乎。則一二味。而可以足焉。仲景何煩制許多藥方乎。既有許多藥方。則雖一味有良毒之性。明可見再。爾天下藥品。一物無有同其効者。亦猶一物無有同其形者。夫草根木皮。金石丹砂者。皆禀偏勝之氣者。可以補瀉病人之不平。穀肉果菜者。皆具中和之味者。可以養育平人之常度。凡人之受病也口不能適味。但恃補湯之力。以助其元氣而已矣。而菜穀藥石。亦同天地之生類。其性殊不相遠。果菜已有能養生氣者。則草根亦有能補元氣者。木皮有能攻病者。則穀肉亦有能驅邪者。而菜穀有佳麁之品。藥石有良毒之性、互相爲用。是以神農本經。分上中下三等。上藥以養命延年。中藥以養性補虛。下藥以治病。除寒熱。何者、是天下品類。無一物同者也。若唯偏以藥石。渾爲攻邪之物。菜穀盡爲補益之品。或至使人爲夭枉短折之鬼焉。或曰素問云、大毒治病。十去其六。無毒治病。十去其九。穀肉果菜食養盡之者。豈非食養爲補之謂歟。曰不然。蓋斯時醫治之法未備。藥石之用未周。雖僅存十三方。而其方今不堪取。由是觀之。雖稱上古神農日嘗百藥。而至漢始有本草之名。則黃岐之世。猶未周備者可知。故纔以鍼石論補瀉之術。至湯劑則唯有大毒無毒之論。未嘗及補湯也。雖然鍼石。且猶有補、況於草根木皮乎。況於金石丹砂乎。古書云。五穀充飢體。而不能益壽。百藥療疾延年。而不能甘口充飢。執斯術者。所宜致思也。

尊信李杲辟己

天降時雨。山川出雲。天恤生民。必生聖明。天皇氏。地皇氏。邈矣姑舍之。伏羲氏之王天下。民居穴家巢。與禽獸同遊。葆真守樸。積精全神。是以人壽皆亘百歲。動作不衰矣。及神農氏王天下也。民寖恣情縱欲。病道日加。神農氏有憫焉。乃鞭百草。日嘗百藥之毒。以救人民之疾苦。然猶未有病論。岐黃之世。病論始立。補瀉之術。始顯矣。然唯重鍼石。按摩之法。藥方甚少也。蓋雖曰神農氏。日嘗百草。而未有本草之名。至漢平帝之時。始舉天下通知本草者。本草之名。始見于此。是知黃岐之世。藥方未備矣。夫秦越人之在戰國。淳于意之在西漢。雖有論列方。亦亡傳。及漢末張仲景氏出。始立湯方。以治外感之病。攻補溫涼之法。於是乎備矣。嗚乎。如仲景氏。信所謂集大成者也。然其書止詳外感。而內因之病。蓋闕如也。蓋當時民風猶淳。病端未多。不然則又安知不有張氏別有成書。而論補益滋潤之法者乎。夫汚隆隨世者。天地之常。淳漓成俗者。必然之理。人身之疾苦。經年彌多。內因之症候。乘時益繁。降至元明李杲薛己之徒迭起。始精內因傷感之病。首制補氣補血之劑。民到于今。受其惠賜。是天以其時生其人者。猶夫時雨之降山川出雲之類耶。天之恤生民。何其周到。李薛之功。於是爲大矣。余嘗謂夫天地運動。終古不變。而民生氣稟。逐世而遷。以其躁競之心。涉彼希靜之塗。意速事遲。名利攻其外。情欲惱其內。滋味煎其藏府。醴醪浸其腸胃。是後世內因之所以多也。豈單可以古方療今病乎。蓋人身之疾病。有內因。有外因。仲景者。精外感。李薛者。詳內因。故夫治外因者。捨仲景不可以取効。治內因者。捨李薛不可以施療。仲景者醫聖也。李薛亦聖乎也。仲景可尊信。則李薛亦不可廢。世醫多知祖仲景。而不知宗李薛。及其臨病外感則可。或遇內因。將何以取法乎。夫刀圭之失。恐置人於夭枉。餬口于斯技者。其可不愼乎。故醫人體夫天恤生民之心。則庶幾矣。

祖述靈素難經

夫醫道之來也尙矣。黃岐問答之書名云內經。蓋岐黃之世。民寖淫于安。病以時成。於是黃帝與岐伯鬼臾區等。上窮天紀。下察地理。五行陰陽。以應人身之度。數經絡配當。以論府藏之疾苦。互相問難。發玄微于不朽。躋生民于壽域。民到于今。受其弘慈。然其爲書也。理道淵深。文辭古雅。而後人續貂。玉石混淆。且歷年數千。誤字錯簡。亦多矣。非善讀不易以通曉。及戰國之時。有秦越人者。作爲難經。以纘黃岐之遺緒。此二經者。蓋醫家之準繩。病候之規矩。舍之莫以取法矣。是以自漢張仲景以後。劉河間東垣朱震亨輩。皆依靈素。互有發明。世稱四大家。其所立言。醫林奉重焉。如仲景之於外感。河間之於熱病。東垣之於內傷。丹溪之於雜病。皆取靈素難經之要旨。而各自成一家之言。夫靈素難經者。實聖經也。吾大東昇平百年。敎化誕施。大雅之音。遍于四方。是以雖寒鄉邊鄙。殆無不文之醫。於是乎名賢數輩。巍然崛起于其間。涉獵百家。跋扈千載。設百病生于一氣之溜滯。萬病皆一毒之說。各成一家之言。皆有所見。要其歸趣。蓋亦取法于靈素焉爾。此數家者。實吾東方之俊傑。中夏二千有餘年。亦寥寥乎無有此說矣。醫林後生。亦可以重也。然其立言也。務釋拘滯。動過矯激。曰運氣配當道家之事。不足以徵靈素難經。後人之僞撰。亦不足信。是以其徒弟。皆排素靈。其意往往以爲運氣。配當五行陰陽等之說。非醫家之所宜掛齒牙也。遂咄喝咦嗟塗人耳目。於是後來懸眼淺識者。或有一窺聖經者。亦不深致思。総無得其蘊奧。唯漫稱後人之僞撰而已。殊不知其一氣一毒之說。果出于何書。已自號稱古醫方。而一廢古經。抑是何意。間有致思于聖經者。竟爲庸醫所折。豈不悲乎。蓋彼數家。實吾道之英雄。嘔血白髮。焦思靈素難經。以發一氣一毒之說。可尊可重。然至于其排聖經者。殆矯激之遺害。後醫之大患。嗚呼。彼排經之說。卒爲後生文不學之資。可謂功過相半者矣。蓋人身之疾病奇症。異候變化。不可舉知。舍靈素難經。其何以爲規矩準繩哉。故後生致思于是書。亦可以發先人之未發。可以臻妙妙之術。是醫猶工之欲善其事者乎。舍規矩準繩。其何以乎。其何以乎。

補湯

言之過文學者。所患雲漢孑遺。秦誓漂杵。詩書且然。況其下者乎。夫補湯之有益于人身也。大矣。唐宋以下之醫生。特大其言出延命不老之說。是以後來懸眼淺識者。不知補湯之理而生疑。于此乃謂草根木皮。豈有延命不老之理乎。人參黃耆。豈可補氣乎。地黃當歸。豈可延年乎。因自稱取法于長沙之古。專求攻伐之事。擅爲毒藥攻邪之說。其故何也。蓋唐宋以下之醫。及出延命不老之說。特大其言過文誤實。竟使後世醫工。不曉補湯之理。可不惜乎。蓋補者填調。填調榮衛亂逆之氣之謂也。非謂以藥石充足榮衛不足。若以爲充足之義。則終不通。且所謂補氣補血者。果何謂也。故知補爲塡調之義。則補湯之理。豁然明了矣。夫夭壽有命。豈可以草根木皮求乎。但其以藥石塡調榮衞亂逆。以終天年者。補之功也。夫唯以此榮衞流行。以至終天年。則云充足云補益延年。又不誣而已。若曰。以草根木皮充足不足之元氣。則無有此理。且夫古以鍼石按摩補不足。見內經。至長沙氏。始有補劑之設。長沙氏云。心氣不足。吐血衄血者。瀉心湯主之。又云。虛勞裏急。諸不足。黃耆建中湯主之。又云。五勞虛極。羸瘦腹滿。不能食。食傷。憂傷。飲傷。房室傷。饑傷。勞傷。經絡榮衞氣傷。內有乾血。肌膚甲錯。兩目黯黑。緩中補虛。大黃䗪蟲丸主之。又云。虛勞腰痛。少腹拘急。小便不利者。八味腎氣丸。又云。虛勞諸不足。風氣百疾。薯蕷丸主之。其他補方。不可枚舉。是仲景用補湯之法。明白如此。但仲景以瀉心湯。補心氣不足。以大黃䗪蟲丸。補五勞虛極。然則云補之者。非充足之義。塡調氣血亂逆之氣之義。亦復明白如此。不然。則鍼石按摩。大黃䗪蟲。黃連黃芩俱充足元氣之品哉。因是準之黃耆建中。八味腎氣。薯蕷丸之類。亦皆調氣之劑。而爲塡調氣血亂逆之主方可知也。後世嚴氏歸脾湯。李杲補中益氣。局方十全大補之類。其他唐宋以下哲匠所製之補湯。蓋皆祖長沙氏調氣之意。而非充足之義。亦可知也。以今考之藥物品類。亦與仲景不甚相遠。而其精意。全過于仲景。可以補不足。可以應無量奇疾。然至強大其言。立延年不老滋潤固本之說。則所謂過文之失學者。不以言害志而可矣。故學者先知補爲塡調之義。而後補湯之義可以通。補湯之義可以通。而後延年不老滋潤固本之效可以言而已矣。世醫雖曰尊信仲景。而不知其補湯之旨者多矣。徒取其攻伐之劑。以爲盡仲景。何其弗思之甚也。噫。

臟腑配當

源泉竭。則枝流涸。根蔕朽。則莖葉枯。言其本傷則末不得全也。夫醫之治病也。亦知其本末。而後其治可施焉。蓋人身自五臟六腑中氣血流行。津液涌出。以達四體。故藏府一有傷。則先見某藏某府之症。譬如肺病。而損於皮毛。心病而損於血脈。脾病而損於肌肉。肝病而損於筋。腎病而損於骨。見其症之所在。而知其病之屬何臟何腑。是枝流涸。知源泉之竭。莖葉枯。知根蔕之朽者也。其施治之法。不先察其源泉根蔕之朽竭。奚得救莖葉枝流之涸祛乎。是方家所說二千有餘年。上之黃岐。下之李朱。其間名手哲匠。何啻千百。而其所論說。舍此莫以得啓喙焉。然則臟腑經絡之說。爲醫道之蘊奧。方家之要務也。決矣。世醫稱古醫方家之徒。皆不取運氣陰陽之說。併亦絀經絡配當之言。以立一家之說。其所論說。有足以破庸腐之惑者。不爲無功矣。然吾道之爲事也。關人之生命。不可眩于過文激論。以枉志業。余請以臆見斷之。夫運氣配當五行陰陽者。蓋過高之言。無益于治術。非疾病醫之所與也。如夫臟腑經絡配當者。當然之理。不可以廢。廢之則無知枝葉之根蒂。河流之源泉。嘗試論一二。憂愁思慮則傷心。飲食勞倦則傷脾。人人所知。不待煩贅。唯五藏之傷于內。是不可知者也。人有所悲哀則淚忽下。有所羞愧則汗必出。見美味流涎。嗅惡臭發嘔。其故何也。蓋皆臟腑中有所觸發于其事而已。未有見美味而發嘔。嗅惡臭而流涎者也。然則其臟有病。見其症。其腑有病。見其症者。是宜有之事。故凡病不以臟腑經絡。求其所因。何由可尋根蒂泉源乎。余故曰。運氣陰陽之說。蓋非醫家之要。至於臟腑經絡之理。我不能敢廢也。

左右偏勝

夫人身之疾病。或偏左。或偏右者。何也。凡人身之體。氣血周流。如環無端。榮養四肢百骸。達于鬚髮爪甲。無往不有氣血。若其有病。則當周身病也。而今有偏勝之病者。蓋有故。醫法曰。肺大腸脾胃命門三焦者。位于右。肺者主氣。脾者後天元氣之所出。命門者。主下焦之陽氣。故以右爲氣之位。心小腸肝膽腎膀胱位于左。心者主血。肝者藏血。腎者主陰精。故以左爲血之位。是左右氣血之分位也。因是論左右則偏勝之疑。可以冰釋。至于朱震亨始以左爲血。以右爲氣。遂立法謂中風左偏枯爲血虛。右偏枯爲氣虛。此說始創于丹溪。蓋漢唐以前。唯有中府中藏中血脈之分。此言未嘗經見。是丹溪循古醫法。以發前人未發者。實古今卓見。可以則可以法。於是薛立齋龔廷賢輩。皆遵用斯言。或以偏左頭痛爲血虛。以偏右頭痛爲氣虛。右足痛爲氣。左足痛爲血。左脇痛爲血。右脇痛爲氣。一取法于丹溪。不敢有違。到於今。猶依其遺法以施於治術而有驗者。實丹溪之賜也。時醫分別左右偏勝者或鮮矣。故聊揭于此。夫謂一氣一毒。或留滯于左。或留在于右者。奚止于千里之謬乎。

藤氏醫談卷下

泉堺　草醫　近藤明隆昌　著

雜說

夫醫名司命者。蓋司人身生命之謂也。其職任尤不輕、非有博覽强記之識。以通知于古今。審問精思之勞、以窮于髓奧、未可以委人命。自古稱良醫良工者。業餘亦操筆立論。以示方法。其爲書汗牛充棟。皆所以欲躋天下後世於仁壽之域也。其勤亦至矣。余也生于刀圭之家。竊欲倣古人之爲。然庸愚且貧。加以多病。如是而終何異草木之朽枯。素餐之誚靡以逃焉。是故區區之心。聊亦欲著述一書。爲初學成法。則又思前哲之正說既明且備、無復待吾輩之容喙。如斯編者。亦唯拾餘唾於舊編。倘或有一得之愚可以取。則余之幸矣。

近世有釋氏之徒。間傍言醫事者。曰吾知醫。曰吾以此消閑。嗟夫醫者仁術也。委人之靈命、謂之司命之職業、醫者夕思朝苦。嘔血白髮。而猶苦未能到神妙之域。而況供佛之暇。纔窺國字方書、可以司是靈命乎、且刀圭鍼砭、豈消閑之具乎。投劑一誤。冥報頓至。吾恐五逆罪業。未必如是慘。

世稱古醫方者云。欲學醫讀一傷寒論足矣。豈其然乎。醫方千卷。猶未盡其理。豈可僅以一傷寒論、應于無涯奇疾乎。彼有徒言八味丸。治脚氣。而懵不知其因。補腎經者。亦寡聞之由也。

厭繁好簡者。人之情也。時醫事配當者。亦往往暗于道。拙于術。靈素難經。束而不讀。竟趨于論症不論因之簡。專從毒藥攻病之說。及其遇病。則朝投攻伐之劑。夕躊躇及補湯之論。此何無特操也。是非繁之害。抑示好簡而疎漏者也。

正五倫之名者。聖人之所以立教也。立五臟之位者。醫師之所以治病也。有五倫而教術立。有五臟而病位定。若不審於此。而從醫藥之事者。有遺人夭殃耳。

近世有漫刪削傷寒本論者。縱令其近理。亦纔泥于紙上之言。而不益于活用。反失仲景之旨趣者必多矣。大與聖人刪詩正樂者異。

世或云通知于醫經者。反拙于治術。異吾所聞。世醫多不攻學。徒以辨口佞諛。規偶中之利。乃作斯言以欺世誣人耳。自古稱聖手哲匠者。孰有不學者乎。且也病之所怙者。醫也。醫之所恃者。書也。捨之可以託夭壽安危乎。縱令姑釣譽於一時。日療數百人。何以此爲榮乎。故業是業者。第盡力于此。其得志與不得。抑有命矣。非醫工之恥也。

夫惡夭好壽者。人之情也。求名貪利者。人之欲也。予嘗讀司馬子長貨殖傳。壯士在軍攻城。先登陷陣却敵斬將搴旗。前蒙矢石。不避湯火之難者。爲重賞使也。賢人深謀於廊廟。論議朝廷。守信死節。隱居巖穴之士。設爲名高者。安歸乎歸於富厚也。夫千乘之王。萬家之侯。百室之君。尙猶患貧。而況匹夫編戶之民乎。由此觀之。名利之所在。至於忘生忘死。然則名利之欲大於夭壽之情也。是故脾腎之成病者小而易守。心肝之成病者大而難愼。若人病云脾虛腎勞。則遽節飲食愼房事。是人之惡夭好壽之情。而所以易守也。若其心勞肝傷。則雖自知災害不能違之。是猶名利之欲。至于忘生忘死。其難愼十倍于脾腎之病。故脾腎之病易發見。心肝之病難發見。脾腎之病易治。心肝之病難治。王公貴人。猶患不能遂欲。況貧賤之家固應多此病耳。世稱脾虛腎虛之病。多非脾腎之虛。心肝勞而見于脾腎者也。

史記扁鵲過虢。謂中庶子曰。越人爲方也。不待切脈。病應見於大表。予讀此傳至于此。始悟治術之要道焉。蓋越人者。古來稱脈家。其所著。有脈經。而猶有是言者。蓋夫至危急存亡之期。豈待切脈乎。病形危則脈危。病形安則脈安。至其脈疾而症不病。症疾而脈不病之論。醫家平日所當講究耳。

朱震亨論濇脈曰。人之爲病。有四。曰寒。曰熱。曰實。曰虛。故學脈者。亦必以浮沉遲數。爲之綱。是脈家第一大關鍵。

語云。子之所愼齊戰疾。又曰。丘未達不敢嘗。此愼疾謹藥之言也。醫家者流。亦宜雖毒藥穢物。必自嘗以知其良毒。而後以施諸人。神農氏日嘗百草之毒。醫當體其仁慈耳。

禮君有病。則臣先嘗藥。父有病。則子先嘗藥。是忠孝之道也。今或君父有病。而不擇醫之良否而委安危。亦可謂不忠不孝焉。

前漢藝文志云。有病不治。常得中醫。旨哉。與投不適之藥。寧莫藥焉。又明吳又可治疫先用緩劑。察病轉變。蓋亦不敢以人腎腸試毒也。

孫思邈曰。人無故不應餌藥。有所偏助。則臟爲不平。善哉言。然季世人民無病者。十中之一也。但內有疾。而外未病而已。司命者。治其未病可也。

世俗之醫急遽作許多之藥。投病家去。可謂略矣。凡煎法過不及。分量輕重。水之好否。水量之多少。發散疏通滋潤攻擊之異。煎法武火文火之有進退宜詳。分付病家。不可疎略焉。

東洞先生。講論醫教。每擧靈素之語。言其可否。纚纚數十百言。門人問云。先生常弗取靈素難經。以爲後人僞撰也。而講論之日多擧其語。豈先生亦有閲覽是書耶。先生云。吾於是書作暗誦。莫須觀覽耳。噫。後輩不識靈素一字。漫以先生藉口。亦先生之罪人也。

凡一藥之中。有麁品。有佳品。世多好大劑固善。然與麁藥之大劑。寧佳品之小劑。

古人之法。凡諸病誤藥雜亂。脾胃不和者。先以六君子淸醒脾胃。夫久病痼疾。日夜把百藥雜投。諸藥雜亂于胸腹。却成奇疾。當此時。以六君子先補脾胃。是法尤善。古言不治得中醫。亦懼至於是耳。

世俗醫往往不讀書。不知古法。唯誦國字方書。而以爲足矣。至於其治病也。間雖有似奏効。亦偶中已。豈可共談司命之事乎。孫思邈云。不明陰陽者。不足謂之大醫。是戒學者。安於小成者也。

韓文公曰。玉札丹砂赤箭青芝牛溲馬勃敗鼓之皮。俱收並蓄。待用無遺者。醫師之良也。嗚呼。醫人何不用心于此乎。問證而厲鍼。按方而采藥。若偶遇急卒之病。將何以應之。而又可謂之仁術乎。

醫人動輒以長者自許。豈於術有少長之殊乎。可笑之甚也。古云。騏驥之跼躅。不如駑馬之安步。騏驥且然。況駑馬之老者乎。

人身之疾病。不可不辨內因外因之異矣。若夫混爲一氣一毒。則亦似無詳覈。

李中梓引致求正錄云。劉朱之言不息。則軒岐之澤不彰。誠斯道之大魔。亦生民之厄運也。夫劉張朱李之言師法于當時。然尚有是拒違之言。無怪後世。破劉朱之說。實蕃有徒矣。

古語云。病傷猶可療。藥傷最難醫。學者宜鑒戒之。

前哲論富貴貧賤異治。想應有此也。唯吾曹艸澤賤醫。纔往來于鄉里。出入于閭巷。至于朱門黃扉。吾所未覩。不敢以此概彼。

世有原方上。漫爲增加。添蛇足之類耳。當依古之定法規則。攷君臣佐使之分。審良毒。辨好惡。而後以爲加減。不然。大失原方之旨趣焉。

李士材云。病不辨則無以治。治不辨則無以痊。夫汗吐下溫清補者。爲治術之要領。就中吐爲最難。吾邦近世用吐方尤精。往往勝于中夏。蓋非有特得之術。難以妄爲焉。余歷年試于治術。知吐方之甚難。是以偶遇可吐之症。則辭不敢施治。懼代斲傷指耳。

自古賢者之隱于醫卜者。是蓋負其才能。未遭遇其時。託以潛跡于此而已。吾輩鉄瓶之識。粗淺之學。縱令遭遇其時。焉能有所爲焉。非夫奇士之懷才。以隱于醫卜之類。但纔嗣箕裘之業。奔走于醫事。蓋亦技殫於此而已。且不肖自幼多病。不勝勞務。性好讀書。居恆在先考膝下。旦暮鑽研其道。先考每戒醫藥之差謬。天刑不可逃。不肖於是悚然懼。瞿然警。終上溯岐黃之經。下塈李朱之編。及其他吾邦近世新著遍讀之。然未能曉然。及十五歲始遊于京師。就淺井氏。受靈素難經之說一年。徒懵然如處雲霧中。不辨東西。又聞衡山先生唱古醫方。就學一年竟無所得。芒芒而歸。復在先考之傍。朝有所聞。夕有所試。遂綜博千古。涉獵羣策。始悟醫途之要務。不必泥古方。

不必捨近方。別有一條正路也。於是十年疑團。渙然冰釋。似暗室之張燈。既而又把先考所著古方類苑。藤氏方選。旦暮誦之。稍稍知其用心之所在。以是日試于疾病。又稍稍知其立方之不繆。十有餘年。而今而知醫道之難也。因念夫賢者之隱于醫卜。亦非以此消閑。要以試其所負於此耳。不肖如僕。黽勉從事。其苦心固當然爾。然施治之暇。未嘗少廢筆研。以誌吾自少小一二所得。示門下之子弟。而欲使知夫醫事之難。非偷惰苟且之所能得云爾。

傷寒

傷寒者。非汗解不解。蓋傷寒之邪。自毫竅而入。其汗解在初起。長沙氏以桂枝麻黃發其汗。于前論已明備。若一誤其機。則諸症百出。或可吐。或可下。或可和解。或可大黃。可芒硝。可附子之症。皆出于汗解之誤治。不可不謹矣。予歷年試許多之傷寒。可汗解者。十中之九。非汗解者。十中之一而已。是蓋非汗解之病如是多。世醫恐汗解而不解之故也。世醫恐汗解如虎如狼。發汗過多。則云亡陽。或云亡津液。是以可解之邪。鬱伏為壞症。遂至云附子。云芒硝。云大黃。而或竟斃。何恐汗解之至於是乎。仲景云。本太陽初得病時。發其汗。汗先出不徹。因轉屬陽明。是之謂也。故仲景云。自汗出而不愈者。先其時發汗。則愈。宜桂枝湯。復無汗者。以麻黃湯發之。蓋傷寒初起。有汗無汗。只發其汗則愈也。是長沙氏之法也。且夫汗解。非唯陽症。陰症猶且然。仲景云。少陰病得之二三日。麻黃附子甘草湯。微發汗。是陰經猶專汗解。況於陽經乎。予往往療汗解之壞症。以長沙氏之法。得奇功不少。附于後。

太陽病

桂枝湯　自汗出者。

桂枝加葛根湯　自汗出者。

葛根湯　無汗者。

麻黃湯　無汗者。

大青龍湯　不汗出而煩躁者。
如仲景主治者。不贅于此。下倣之。

陽明病

白虎湯　陽明病發汗之主劑。
按此方。仲景未嘗言發汗。古人亦爲清涼之劑。陶弘景云。石膏發汗。古人亦以爲不稽之說。成無己云。石膏乃重劑。而又專達肌表。吳又可云。白虎辛涼解散。服之自汗而解。又云。脈浮者。當汗解。宜白虎湯。余考白虎。本非發汗劑。而石膏乃陽明胃經之主藥。傷寒温疫。同是邪毒。今邪毒聚胃經。則石膏以涼解之。是以邪氣達表。自汗發汗而解也。猶服承氣者。裏氣一通。則汗解。仲景立此方者。蓋陽明胃經之主藥也。又可治疫主此湯者。又以邪毒在胃經也。故曰。此湯陽明病發汗之專劑矣。
桂枝湯　論云。陽明病。脈遲。汗出多。微惡寒者。表未解也。可發汗主之。
麻黃湯　論云。陽明病。脈浮無汗而喘者。發汗則愈主之。
小柴胡湯　論云。陽明病。脇下鞕滿。不大便而嘔。舌上白胎者。可與小柴胡湯。上焦得通。津液得下。胃氣因和。身濈然而汗出解也。

少陽病

小柴胡湯　少陽病發汗之主劑。
仲景云。少陽不可發汗。按少陽不可發汗者。言不可用桂枝麻黃也。仲景云。凡柴胡湯。病證而下之。若柴胡證不罷者。與柴胡湯。必蒸蒸而振。却發熱汗出而解。又柴胡湯之條云。外有微熱者。去人參加桂三兩。温覆取微汗愈。
柴胡加桂枝湯　仲景云。傷寒六七日。發熱惡寒。支節煩疼。微嘔。心下支結。外證未去者。是湯主之。

按桂枝湯。元發汗之劑。小柴胡又發汗。二方合。仍能爲表發。予每用是方得奇功不少。或隨症加減。凡傷寒日數過多者。多在柴胡桂枝之間。宜哉此湯有効。且夫此方和榮衛之補湯也。艮山氏嘗知此方之奇異。予倣之。投諸病。實知古方之奇能也。

太陰病

桂枝湯　論云。太陰病脈浮者。可發汗。宜桂枝湯。

少陰病

麻黄附子甘草湯　論云。少陰病。得之二三日。麻黄附子甘草湯。微發汗。

麻黄附子細辛湯　按亦發汗之方也。

厥陰病

麻黄升麻湯　厥陰編云。傷寒六七日。大下後。寸脈沉而遲。手足厥逆。下部脈不至。咽喉不利。唾膿血。泄利不止者。爲難治。麻黄升麻湯主之。令盡汗出愈。又云。下利脈數有微熱。汗出令自愈。又云。下利脈沉而遲。其人面少赤。身有微熱。下利清穀者。必鬱冒。汗出而解。

桂枝湯　厥陰編云。下利腹脹滿。身體疼痛者。先溫其裏。乃攻其表。溫裏四逆湯。攻表桂枝湯。

小柴胡湯　厥陰編云。嘔而發熱者。小柴胡湯主之。

今舉于此者。總發汗之一例而已。其他六經之諸症治方。不贅于此。當熟考仲景本書矣。

時疫

治時疫也。亦非汗解不解。蓋傷寒之邪。自毫竅而入。時疫之邪。自口鼻而入。傷寒汗解主于前。時疫汗解主于後。又可氏詳論之。學者當熟參焉。予按傷寒汗解之治。在桂枝麻黄。時疫汗解之治。在白虎承氣。是前後進退。有別故也。呉又可治疫製達原飲。以導邪毒。又主白虎承氣。俟自汗盜汗狂汗戰汗。其論已明備。然予以爲達原飲。三消飲。柴胡淸燥等之方論。未足深信。偶感之輕者。或毒熱薄者。雖非無其効。而至于邪毒猛烈。表裏共熱等之症。豈達原淸燥之緩劑。所能導達乎。是蓋非分解其熱毒。則不可得安。何者。邪不傳則不去。邪不去則病不瘳。至白虎承氣之時期。自汗盜汗狂汗戰汗者。卽邪去病瘳之時也。而俟其時者。不如分解邪毒。和榮衞。蓋又可氏俟其時以達原淸燥之緩劑調理之。至其感之輕者。實可謂良法也。然至其邪毒盛表裏共熱等症。猶用緩劑。以俟邪之衰。似非上策。不如分解其邪毒。以俟白虎承氣之時耳。故予每至邪毒盛者。以桂枝麻黃分解其邪毒。察其進退。俟白虎承氣之時。同歸一途。蓋邪毒非發汗不解。白虎承氣者。實發汗之專劑也。予歷年用仲景之處方。倣又可之法者。附于後。

達原飮　感之輕者。
三消飮　感輕便結者。
柴胡淸燥湯　感之輕者。
桂枝湯　邪毒重汗出者。以是方分解。
麻黃湯　邪毒重無汗者。以是方分解。
柴胡桂枝湯　邪毒重緩症者。以是方分解。
白虎湯　又可氏云。白虎辛凉解散服之。或戰汗或自汗而解。
白虎加人參湯　又可氏云。遍身血液枯涸。不得汗者。用此方汗解。
三承氣湯　又可氏云。宜承氣先通其裏。裏氣一通。不待發散。多有自能汗解。予按承氣發汗之意見于此。
予錄于此者。只舉汗解之一例。而至其病化之轉變。解後之養榮等。亦當倣又可氏之法也。

痢疾

痢疾之證。自古未有明說。經云。腸澼云。暴注下迫。難經云。大瘕泄。大腸泄。仲景云。下痢者。皆古人以爲痢。似未的當。巢氏病源。思邈千金方。王燾外臺秘要。皆腸澼殄泄混同。未見正辯。外臺許仁則。略似有明說。而其論所因。又尙未合。於是歷代方書。或云滯下。或云瀉痢。或云痢。命名論治。総無歸一。或以赤白分寒熱。或以赤白分氣血。至論其因。或云飲食積滯。或云腸中鬱滯。或云寒。或云熱。或脾虛。或腎虛。至其治術。或偏於辛熱。或倂於苦寒。或主踈滌。或主補氣補血諸說紛紛者。如此。今審其症候。與歷代名家之所論其病形懸殊何也。蓋今之所有痢者。與彼所謂痢者異邪。將其土異而因致有其證之異邪。將古無今痢。古痢亦無于今乎。何其齟齬之至。於是也。業是業者。若不審其所因。而施其治術。則何止千里之謬乎。余嘗歷觀今所謂痢者。推究其所因。本不過外來之邪氣而已矣。外臺所引病源深師范汪甲乙等所云。天行熱痢者。略相似矣。蓋外來之邪毒。客于腸中。以腐爛其穢物。因致赤白滯下膿血下重諸症者也。故其病形與傷寒時疫彷彿。初起頭痛發熱口渴舌燥憎寒壯熱身痛腹痛。而下痢膿血。日數十行。臍腹疼痛。其形狀與傷寒時疫本無大異。只加下痢膿血。臍腹疼痛數症而已。是蓋以邪毒客于腸中。因致此數症。差所以與傷寒時疫爲異也。然其所謂邪毒者。不過于外來之邪毒。故其施治。亦不過于解散邪毒。若邪毒留滯于腸中。則毒熱薰上。禁口發嘔。奇證百出。以至不可救。不可弗愼矣。且夫今痢。自夏初至秋末流行。冬春甚罕。是蓋外來邪毒之所致。而非內因明矣。若是內因。則何必於夏初秋末乎。余故曰。彼腸中之鬱滯。或脾虛腎虛等之論。亦不可取矣。予歷年經驗之方。錄于後。

倉廩散。龔氏方即人參敗毒散。加黃連陳倉米者。龔氏云。治痢疾。赤白。發熱不退。腸胃中有風邪熱毒。及時行瘟疫。沿門闔境皆下痢噤口者。服之神效。

醫宗金鑑云。初痢有表證發熱者。不宜攻之法。當先解其外。用此方汗之。○予每治下痢。不問新久難治者。用此方間得奇効。

柴胡加桂枝湯仲景方　予或加干姜。温發邪毒。

桂枝湯仲景　逐邪毒。

桂枝加大黄湯仲景　逐邪毒。
厚朴七物湯仲景　先輩云。痢初發。惡寒。發熱。腹滿痛。飲食如故者。
大承氣湯仲景　逐邪毒。
温脾湯千金　補元。氣逐邪毒。
温脾湯方　大黄　桂心　附子　乾薑　人參
駐車圓千金　治血痢。
駐車圓方　黄連　乾薑　當歸　阿膠
予每以此方治陰虚勞嗽而爲利者。殊効。
芍藥湯張潔古　治下痢膿血裏急後重。
芍藥湯方　芍藥　當歸　黄芩　黄連　大黄　肉桂　木香　檳榔　甘草
人連湯丹溪　下痢禁口不食者。
半夏瀉心湯仲景　禁口發嘔者。
建中湯仲景　邪毒盛形氣衰弱者。
理中湯仲景　邪毒半解中氣不足者。
補中益氣湯東垣　邪毒解後。中氣不足者。調補脾胃。
八味腎氣丸仲景　邪毒解後。下焦不足者。

脚氣

脚氣者。腎虚也。非外感邪賊之病。蓋腎主下焦。而爲生命之府。其精乃臟腑之真元。非榮血之比。故曰天癸。以養一身之司命也。人之精血。常患不足。故腎有補而無瀉矣。若一散亂。則形體失守。病尋成。蓋脚氣一症。本出于腎虛。腎在下焦。故腎經失守。則邪毒乘虛入于下焦。是風寒暑濕之乘腎虛也。譬猶守兵怠而賊兵入關。或遂至陷其城。若慎其守。則賊兵何敢覬覦乎。夫腎氣竭。而邪毒至衝心者。乃城既陷者也。蓋腳氣之症。不衝心乃不死。既至衝心。則非復鍼灸湯液之所及。是以治腳氣者。只強其腎精。堅其根本。雖邪毒侵下焦。不至以衝心。其所以衝心者。以下焦無守也。是以崔氏治腳氣上入小腹不仁。用八味丸。八味丸者。仲景之所製補腎之主劑也。是蓋邪毒不至衝心之前。先強腎精。堅根本之法。方本非爲治腳氣設。而實治腳氣之良劑也。世醫或只言八味丸治腳氣。而不知其因補腎經而然者。是不會方意者也。夫八味丸品味。非治衝心之藥。又非有逐邪毒之能。只強下焦補腎經而已。崔氏之以此治腳氣小腹不仁。可謂得仲景之微意也。蓋腳氣不衝心不死。只以仲景之法。能補其腎經。能堅其根本。又何憂之有。腳氣之治。實莫善於是矣。

又按腳氣之症。古人以爲難。黃岐之世。名云緩風。云濕痺。又云厥。而此病尚罕。至漢唐之世頗多。故自長沙氏以來。議論紛紛。奇說百端。孫思邈千金方。王燾外臺秘要。所舉病源。蘇長史近効。崔氏唐侍郎延年廣濟等。其說雖詳。而議論不可取者多。蘇長史雖最詳。而專禁補。亦不可從。議論亦多謬見。崔氏獨能通長沙之意。又得腳氣之治。尤可規則耳。其後至宋金元明諸家。無復足取者。只當依仲景之舊。餘備于參考也。錄予歷年所試之方。且取捨諸說附于左。

千金論曰。考諸經方。往往有腳弱之論。而古人少有此疾。自永嘉南渡。衣纓士人。多有遭者。嶺表江東有支法存仰道人等。並留意經方。偏善斯術。近來中國士大夫。雖不涉江表。亦有居然而患之者。良由今代天下風氣混同。物類齊等所致之耳。

按是論腳氣。依方土風氣。予不以爲然。腳氣者。內因也。內因者。固不依方土。居然自病。亦不足怪。古少是病者。以人性厚強也。至漢唐頗多者。蓋民風稍瀉。元氣轉薄。而情欲日益縱恣。是所以多此病也。且夫黃岐之世。已有緩風濕痺之名。而後醫猶不識。謾爲餘病療之。是不特當時少此病。亦識此病者少耳。蓋腳氣者。腎虛也。豈有依方士風氣之理乎。

千金又云。凡患脚氣到心難治。以其腎水剋心火也。　按脚氣本下焦之毒也。毒乘腎虛。遂衝心則死。非腎水剋心火也。

病源云。凡脚氣病。皆由感風毒所致也。得此病者。多不即覺。或先無他病。而忽得之。　按風毒者。病之枝葉耳。是不知病因在內之說。不可從也。

又云。大虛乏短氣。可間服補湯。隨病體之。　按脚氣者。本虛病也。至于虛乏短氣者不治也。非補湯之所及也。用補湯者。當用未至短氣之前也。

蘇長史論曰。脚氣之爲病。本因腎虛。又云。脚氣病雖苦虛羸。要不可補之。補藥唯宜冬月。　按蘇云。脚氣本腎虛。而復云不可補。何言之矛盾乎。蓋脚氣之本。爲腎虛也。治其本者。治脚氣之法也。故仲景以八味丸治其本。今夫禁補湯者。捨其根本。伐其枝葉也。反仲景之法。不可從。若夫捨根本伐枝葉。何保無衝心之憂乎。

千金云。脚氣之疾。皆由氣實而死。終無一人以服藥致虛殂。　按思邈之言。後人以爲則。而猶有是繆論何哉。夫脚氣之病。出腎虛明矣。何不可補乎。所謂由氣實而死者。由邪氣實而死也。豈有精氣實者。而邪毒侵之乎。蓋脚氣症本因腎精虛乏。邪氣盛實而死。豈有精氣實者。而至死乎。經云。邪氣盛則實。精氣奪則虛者。是之謂也。且夫藥物者。補精氣。去邪賊之具。豈有服藥致虛之理乎。噫。以思邈之賢。猶尙有是繆論何哉。

蘇長史云。室女及婦人。或少年得此病者。又非由腎虛。而得卑濕之士。　按蘇以爲室女及婦人。或少年。無腎虛。何不通于事理之甚乎。夫人身之體。有生之初。已有厚薄。故丈夫有腎厚。兒女有腎薄。不可以膠執夫婦女少年得此病者。皆以有生之初。腎薄之故耳。不復足怪矣。且夫婦女少年。有肝肺虛。則可謂腎獨無虛乎。蓋此病以腎薄下焦虛之人。得卑濕之士。以發爲耳。非由腎虛。而唯得卑濕之士以發者。甚輕症也。不以足曰脚氣。

許仁則云。有乾濕二脚氣。濕者脚腫。乾者脚不腫。　按此說雖支離也。亦可以備參考。

陳無擇曰。脚氣不專主於一氣。亦不專在一經。故與中風寒暑濕爲異耳。　楊氏云。脚氣是爲壅疾。　東垣云。脚氣之疾。實水濕之所爲也。　丹溪云。脚氣多屬肺氣之實。　按數條皆是。雖係名家之說。然今熟審其症不合。不可從。

活人書曰。凡脚氣。補藥之當禁。禁其始也。發散疎下之後。而病屬虛者。豈可禁乎。　按補藥之當禁。禁其始也。是何言之謬也。蓋脚氣本出于腎虛。補當在其始也。至于邪氣實者。非補湯可及。至其邪氣盛者。發散疎下以攻伐可也。故補當補于其始耳。

按論脚氣者。外臺秘要最爲詳也。然議論方法不可從者多。至其補湯。間有可取者。然無有踰長沙之八味丸者。降至宋金元明。諸說紛紛。或云虛。或云實。或云濕。或云壅。或云肺。今概弗取。其處方。或攻擊。或補湯。予歷年試用有驗者。錄于左。

八味腎氣丸　仲景云。虛勞腰痛。少腹拘急。小便不利者主之。又云。夫短氣有微飲。當從小便去之主之。又云。男子消渴。小便反多。以飲一斗小便一斗主之。又云。師曰。此名轉胞。不得溺也。以胞系了戾。故致此病。但利小便則愈。宜腎氣丸主之。　按八味丸。補腎之劑。而益精強元之方也。而後世有以爲小便通利之劑者。是遽讀仲景主治之言。而不審察其旨趣之所在者也。蓋仲景製八味丸。本爲補腎設。而其云利小便者。非直利小便。使腎經強矯也。腎經強矯。則小便自利。故云利小便耳。如夫消渴病小便反多。以飲一斗小便一斗者。亦用八味丸。以是觀之。非利小便。使腎經強矯者明矣。是仲景之真意也。而其用之治腫滿。似有通利之功者何也。蓋腎主水。腎虛則不能宣通水液。水液不傳於小腸。水氣擁溢。所以致腫滿也。於是乎用八味丸。補腎而小便自通。腫滿自消。是仲景之方。所以妙于千古也。夫通利之劑。足以治脚氣。則五苓散可耳。何必待八味丸乎。故八味丸之有通利之功者。治不利之本者也。學者其審諸。

外臺云。崔氏脚氣上入小腹。小腹不仁。卽服仲景八味丸。　按八味丸。治脚氣。是崔氏之所發明也。是方仲景所製。而未言及脚氣之治。而自崔氏初發之。實可謂得仲景言外之意矣。知夫脚氣爲腎虛。又知八味丸爲補腎之劑。則脚氣之治。莫藉於他耳。

又按八味丸。非唯治脚氣諸病。屬腎虛者。皆用。可以補後世名家用之。皆以爲有補腎之効也。而或以爲通利之劑者。非悖乎。　又按脚氣非補腎不治。故上自千金外臺。下至李朱之書。補腎之方劑。亦不遑枚舉。然無出于八味丸之上者。予每用此湯於脚氣。治其本至治其標。雜投諸家之方。其經驗者。錄以示幼學。　甲賀通元云。金匱中風歷節附方崔氏八味丸治脚氣。上入小腹不仁。按此崔氏八味丸品味分兩。與婦人轉胞腎氣圓同。乃林億等。自外臺秘要。脚氣方中採附于金匱中風歷節之後。蓋八味腎氣丸。仲景所製。而又治脚氣上入者。出於崔氏所治。故標出崔氏八味丸。此崔氏未審名字。應是仲景以後人耳。諸方書或以八味丸爲崔氏製者。非也。

烏頭湯仲景　治脚氣疼痛。不可屈伸。予每用此方。療脚氣標症。兼用八味丸。治其本。

越脾湯千金　療風痺脚弱　此方即仲景越脾加朮湯加附子者。予每用此方。亦兼用八味丸。

茱萸湯千金　外臺文仲云。毒氣攻心。手足脈絶。此亦難濟。不得已作此湯。

茱萸湯方　吳茱萸　木瓜

外臺唐侍中療脚氣方　大檳榔　生薑　橘皮　吳茱萸　紫蘇　木瓜按先輩名大檳榔湯。治脚氣。

千金治水腫利小便酒客虛熱當風飲冷水腹腫陰脹滿方　商陸　甘遂　芒硝　芫花　吳茱萸　末蜜丸

按先輩名平水丸。治脚氣腫滿及下部病。

敗毒湯三因　治三陽經脚氣流注。脚踝上焮熱赤腫。寒熱如瘧。自汗惡風。

依本方加大黃蒼朮　予用此方。每得奇效。亦兼用八味丸。

按治脚氣之方。外臺千金最爲備。此舉其經驗者。其他元明之方。亦有可取者。學者當參考。

虛勞

虛勞者。勞傷臟氣之謂也。夫人身之疾病。非外感則內因。內因亦有虛有實。虛者所謂虛勞也。蓋治之之法。不可汗。不可吐。亦不可下。只有補之耳。而補之義。予前詳論之。夫補者。非充足焉。非滋潤焉。填調其勞傷不足之義也。旣填調之。臟氣循環。榮衛流行。則臟氣自充足焉。榮衛自滋潤焉。是蓋體用耳。補之調之者用也。充足之滋潤之者體也。非謂草根木皮。直充足滋潤臟氣也。予歷年所用之方。附于左。

三黃瀉心湯金匱　補心氣不足。

桂枝加龍骨牡蠣湯金匱　補腎虛。

小建中湯金匱　補諸不足。

千金云。治肺與大腸俱不足。

黃耆建中湯金匱　補諸不足。

酸棗湯金匱　補心虛。

大黃䗪蟲丸金匱　治諸不足。緩中補虛。

炙甘草湯金匱　治虛勞不足　甲賀通元曰。按金匱虛勞附方。出千金翼炙甘草湯與傷寒論同。蓋治虛勞不足者。出於千金翼耳。

八味腎氣丸金匱　補腎虛之主藥也。

錢氏地黃丸小兒直訣　卽六味丸。　補腎虛。

王海藏元戎云。八味丸益火之源。以消陰翳。錢氏地黃丸壯水之主。以制陽光。

逍遙散局方　補肝脾虛勞。

四物湯局方　補肝脾腎虛。

四君子湯易簡方　補脾虛。
六君子湯濟生方　補脾虛。
十全大補湯局方　補氣血兩虛。
茯苓補心湯千金方　補心氣不足。　按千金方三因方易簡方袖珍方云。茯苓補心湯者。主治品味不同。宜用千金之舊。
八物湯袖珍方　補氣血兩虛。　按八物湯古方。品味有不同。宜用袖珍方。
歸脾湯濟生方　補心脾。　按濟生原方。無當歸遠志。薛氏加當歸遠志。今從薛氏。
補中益氣湯辨惑論　補脾胃虛。
人參湯金匱　即理中湯。　補中焦。
千金云。已產訖。可服此方。新生臟虛。此所以養臟氣也。
予常用補湯尚多。舉於此者其大約耳。其他不遑枚舉。又至主治品味。不復贅於此。當就本書而攷也。

跋

古方之精。後方之密。不一而足矣。後學何患不備哉。如斯書。固非敢爲醫門之準繩。亦不足以爲初學之階梯。直以記平日醫談而已。至夫治驗之方。特鄙事。至經所謂侯王之治。吾豈敢謂知之哉。識者無嘲之。則幸矣。

享和壬戌冬近藤隆昌　誌

陳存仁編校

皇漢醫學叢書

醫斷與斥醫斷

鶴冲元逸
和柳安著

醫斷與斥醫斷

提要

本編首列醫斷。次列斥醫斷。原分兩書。今併爲一。皆係東洞先生之高足所著。錄先生之說而述醫斷者。鶴元逸也。毆先生之辭而撰斥醫斷者。和柳安也。鶴氏研醫十載。每苦學無系統。其說似冰炭殊懸。其治似隔靴搔痒。歷游京師。亦無見解。自從學於先生。前惑頓釋。乃述醫斷三十七章。力闢空言虛論而求明辨詳實。然其有涉悖理之處。和氏遂作斥醫之斷。是是非非。悉歸於公。篇凡四十三章。將醫斷文緊要處。分段附入於前。而不舉其全。以省煩也。

醫斷序

吉益君爲醫也。稽古立極。明今御方。蓋其所祖述。特在張仲景氏云。乃至其發奸誅邪。排固解難。確乎不可拔。凜乎不可動。譬猶執鉞旄制閫外命也。是以世之疑且懼者多矣。而至衆工無措。見以爲遊魂行尸者。得君能起。則世不可以無君也。平居謂爲世之疑懼。吐剛茹柔。阿媚希售者。奚其無特操乎。且也予生之初。祼蟲耳。藉令術之不行。亦豈失爲祼蟲乎。何媚世之爲屬者。其門人輯錄師說。命曰醫斷。此書之行也。疑且懼者。亦益多矣。而后識者左袒君也。猶矍圃之射焉爾。長門龍長愷彌八父序

醫斷自序

余自成童學醫。鑽研其道者。十年所于茲矣。每病其諸說冰炭。施治隔靴搔痒。乙丑之秋。遊于京師。逹觀於諸老先生之所爲。猶未足以解此惑也。後僑居倉街。與北奥孔澤氏相知。遂締交莫逆。膠漆以視。孔澤氏學於東洞先生。勸余執贄從學焉。蓋先生之術。一據仲景。試以奏効。其教明辨詳實。行事爲先。諸空言虛論者。斥之不言。余侍帳前。得聞其說。則如冰解而炭灰。如撤靴以搔痒。前之病者惑者。一掃都盡。遂記其說。輯以爲一小册子。求正於先生。請評於諸友云。

延享丁卯冬十月西肥鶴冲元逸書于洛西僑居。

醫斷斥醫斷目次

醫斷

斥醫斷

醫斷

西肥　鶴冲元逸著

司命

古人謂醫爲司命官者。蓋本諸扁鵲之言是不知道者耳。扁鵲之言曰。疾在骨髓。雖司命無奈之何。是謂雖司命。而不謂己爲司命也。可以見已。夫死生有命也。命者天之令也。孔子之所罕言。諸子之所不得聞也。醫其如夫命何。蓋醫者掌疾病者也。謂之掌疾職則可矣。謂司命官則所以誣扁鵲惑來學者。莫斯爲甚矣。學者思諸。

死生

死生者命也。自天作之。其唯自天作之。醫焉能死生之哉。故仁不能延。勇不能奪。智不能測。醫不能救。唯因疾病致死非命也。毒藥所能治已。蓋死生者。醫之所不與也。疾病者。醫之所當治也。故先生曰。盡人事而待天命。苟人事之不盡。豈得委於命乎。是故術之不明。方之不中。而致死者非命矣。執古之方。體今之病。能合仲景之規矩而死者命也。質諸鬼神。吾無愧爾。世醫動輒預定其死生。彼其意謂斃於吾手。則害于名矣。間有一二中者。益信其臆不爽也。夫察聲氣色。眡其死生。周官所命也。豈不可乎。雖然。察之以臆。眡之以臆。使其生者輒編之鬼籍。恝乎束手以待其斃。是豈仁人之用心乎。故既眡其死。猶且盡吾術。以望其或生。古之道也。然而不生。

然後可謂命也已矣。唯重其名。故唯眠其死。不能忘死生於執刀圭間。所以惑也。唯重其仁。故唯眠其生。所以世醫所謂死者間有起者也。故曰死生者。醫之所不與也。

元氣

元氣之說。聖人之所不言。六經莫有焉。蓋自漢儒創也。下至唐宋大盛。遂爲醫之恒言。曰元氣虛。曰元氣衰。曰補元氣。夫元氣者。陰陽一元氣也。天之所賦。人之所生。所謂先天之氣也。是豈可虛衰者哉。亦豈可補乎哉。若夫隨年齒而旺衰者。天地之道。萬物之常也。非人力之所能挽回矣。如其當強壯而衰弱者。則有所抑遏也。除其所抑遏者。則自復其常矣。彼不辨之妄以爲虛衰而欲補之。可謂愚矣。又曰。行氣則病自除。蓋本之素問曰。百病生於氣。雖然病之者毒也。毒乘之也。豈氣特病乎。又豈毒自除乎。說者不論及此。誤矣。

脈候

人心之不同。如其面也。脈亦然。古人以體肥瘦。性緩急等。爲之規則。然是說其大抵耳。豈得人人而同乎。醫謂人身之有脈。猶地之有經水也。知平生之脈。病脈稍可知也。而知其平生之脈者。十之一二耳。是以先生之教。先證而不先脈。先腹而不先證也。扁鵲曰。越人之爲方也。不待切脈望色聽聲寫形。言病之所在。可以見已。且如留飲家脈千狀萬形。或無或有。不可得而詳矣。夫脈之不足以證也如此。然謂五動或五十動。候五藏之氣者。妄甚矣。如其浮沉遲數滑濇。僅可辨知耳。三指舉按之間。焉能辨所謂二十七脈者哉。世有隱其病。使醫診其脈以試之者。乃恥其不知之似拙。以意推度。言其髣髴。欲以中之。自欺之甚矣。醫其思諸。

腹候

腹者有生之本。故百病根於此焉。是以診病必候其腹。外證次之。蓋有主腹狀焉者。有主外證焉者。因其所主。各殊治法。扁鵲曰。病應見於大表。仲景曰。隨證而治之。宜取古法而求其要矣。

臟腑

周禮曰。參之以九藏之動。而不分腑也。仲景未嘗論矣。無益於治病也。傷寒論中適有之。然非仲景之口氣。疑後世攙入也。夫漢以降。以五行配之。以相克推病。且曰。腎有二。曰。臟五而腑六。曰。臟六而腑五。曰。有命門。有心包。有三焦。其說弗啻堅白。要皆非治疾之用矣。

經絡

十二經十五絡者。言人身氣脈通行之道路。醫家之所重也。然無用乎治矣。是以不取也。如鍼灸法。無一不可灸之穴。無一不可刺之經。所謂所生是動井滎俞經合等。亦妄說耳。不可從也。

引經報使

本草曰。某藥入某經某臟。又曰。某藥治某經病。某藥某經之藥也。某物某臟之劑也。其分別配合。歷歷乎如可據者。若其如此。雖失正鵠。然而不可以此治病則其爲牽強。可以知已。古法唯因上下表裏所主。而處方不同焉耳。

鍼灸

鍼灸之用。一旦馳逐其病。非無驗也。唯除本斷根爲難而已。如痼毒。灸之則動。動而後攻之易治。故鍼灸亦爲一具。而不必專用。亦不拘經絡分數。毒之所在。灸之刺之是已。

榮衛

榮衛者。氣血之別稱也。所謂榮行脈中。衛行脈外。行陽二十五度。行陰二十五度。亦理而已。非疾醫之用也。不可從矣。

陰陽

陰陽者。天地之氣也。無取於醫矣。如表裏爲陰陽。上下爲陰陽。猶可矣。至如朱丹溪陽有餘。張介賓陰有餘之說。穿鑿甚矣。後人執兩家之中。以爲得其所。所謂子莫之中耳。其他如六經陰陽。不可強爲之說。非唯無益於治。反以惑人。學者思諸。

五行

五行之說。已見虞書及洪範。下至漢儒。熾言之。素問難經。欲由是以總天下之衆理。窮人身之百病。說之若符契然。雖然要皆論說之言已。今執其說。施之七術。則致謬千里。是吾黨所以不取也。後人增演其說。以誇窮理。可謂無用之徒也已。

運氣

五運六氣者。無驗於病也。考司天在泉。推太過不及。定寒熱溫凉。按主病。試脈者。無有其驗。可謂迂矣。要是陰陽家之言。奚取於疾病醫乎。

理

世之好言理者。必物推事窮。至其所不通。鑿以誣之。蓋理本非可惡者也。惡其鑿焉耳。故雖口能說百病之理。而難其治者。爲其鑿也。夫理無定準。疾有定證。豈可以無定準之理。臨有定證之疾哉。故吾黨論其已然者。不論未然者。又不論其所以然者。蓋事理相依不離者也。故事爲而得之。理默而識之。

醫意

醫意之說一出。而世之狡兒。以爲口實。曰醫之道。唯意以推之。何必讀書受業。而後爲之邪。吁。妄哉陋哉。豈可與言道哉。蓋醫之爲道。自有一定法。何鑿推妄行之爲。其如是也。不由規矩。以擬方圓。不用繩墨。而置曲直。豈得不差乎。學者思諸。

痼疾

世醫以痼疾名持病。而難乎治矣。至如中風喘噎脹滿痿躄等。難之益甚。是無它。方不得法也。蓋方法不愆焉。則無病不愈也。今從法處方。其所難者。得治不少矣。彼已不能治。則雖千百人中起一人。不亦善乎。此非入門同道。不易論焉。

素難

素靈二書。古人以爲先秦之僞作。周南先生曰。六朝以降之書。然其中間有古語可法者。學者擇焉。難經傳以爲越人書也。而其言理最勝。故害道亦多。考之扁鵲傳。亦唯僞作而已。

本草

本草妄說甚多。不足以徵也。然至考藥功。豈可廢乎。宜擇其合於仲景法者用之。至如延齡長生。補元氣。美顏色。入水不溺。白日見星。殊不可信也。其非炎帝書也。不待辨而明矣。後世服食家說。攙入本經。不可不擇焉。

修治

後世修治之法甚煩。如煨炮炒。中黑微炒。酒浸酢浸。九蒸九曝等。與作飯作餅。爲羹爲胾之法何別乎。去酷烈之本味。偏性之毒氣。以爲鈍弱可狎之物。何能除毒治病哉。蓋毒卽能。能卽毒。製以益毒則可也。殺毒則不可矣。

相畏相反

相畏相反之說。甚無謂也。古人製方。全不拘于此。如甘草芫花。未見其害也。其他亦可以知已。

毒藥

藥者草木偏性者也。偏性之氣皆有毒。以此毒除彼毒耳。周禮曰。聚毒藥以供醫事。又曰。以五毒攻之。左傳曰。美疢弗如惡石。古語曰。毒藥苦口利於病。內經曰。毒藥攻邪。古者以藥爲毒。可以知已。後世自道家之說。混于疾醫。以藥爲補氣養生之物。不知其爲逐邪驅病之設也。可謂失其本矣。甚則至有延齡長年。還少不死等之說。庸愚信之。煆煉服食。以誤其身者多矣。悲夫。

藥能

諸家本草所說藥能。率多謬妄。故先生壹皆考信於仲景氏云。參觀其方。功用可推也。今舉本草所載。不合仲景者一二。如人參治心下痞鞕。而彼以爲補氣。石膏已渴。而彼以爲解熱。附子逐水氣。而彼以爲溫寒。其相齟齬者。大抵爲爾。先生別撰藥徵以詳之。故不贅于此。

藥產

藥產有某土宜處。某土不宜處。其土之所生。性之所稟。不可不詳也。

人參

人參有數種。今觀清韓賈舶所載來者。皆非古也。蓋參本味苦。治心下痞鞕之物也。仲景之書。及千金外臺方中所用。可見已。自服食家之說行。有補元氣益精力之言。於是浸甘草汁。甘其味。加修飾。美外形。以衒貴價也。人以爲救死之良藥。醫以爲保生之極品。承誤以傳。眩贋而失眞矣。貧賤而死者。以爲不用參之尤。富貴而斃者。以爲參不及救之。唯遁辭於彼而已。且今用之。心下痞鞕不治。和參能治之。是其由製造。可以知也。

古方

方者莫古於仲景。而仲景爲傳方之人。非作方之人也。蓋身爲長沙太守。博集羣方。施之當時。以傳後世。而其書具存焉。故欲用古方者。先讀其書。方用可知。然後藥能可知也。未知方用。焉能知藥能乎。雖然。未知藥能。則方用亦不可知也。況方意不可解者甚多矣。蓋雖仲景。亦或有不解者。雖則或有不解者。而昔人所傳。既用有驗者。又奚容疑焉。降至千金外臺書。方劑不古者居多。其可取者。不過數方而已。概多味者可疑矣。世有欲以數藥兼治數證者。自謂無不中也。亦唯暗投瞑行也已。學者思諸。

名方

世俗所謂名方者。間有奇効。故醫傳之。非醫者亦傳之。不審其所出。而一時施用有驗者。相傳以爲名方也。蓋載書籍者。未必佳。傳俗間者。未必不佳。宜博求普問。以輔其術矣。

仲景書

仲景書。有傷寒雜病論。金匱要略。玉函經。其論傷寒及雜病。甚詳悉焉。然如要略玉函。僞撰已。先生辨之。故不贅也。雖傷寒雜病論。獨出于仲景。然叔和撰次之。加以己說。方劑亦雜出。失本色者。往往有之。且世遐時移。謬誤錯亂。非復叔和之舊。不可不擇也。後之註家。皆爲牽強附會。不可從也。故先生之教。其理鑿者。其說迂者。一切不取之。所以求其本色也。學者宜審焉。

傷寒六經

傷寒論六經。非謂病在六經也。假以爲紀也已。及其施治也。皆從證而不拘焉。如後世謂某證在某經。某經傳某經。及誤下越經傳之說。皆非矣。不可從也。

病因

後世以病因爲治本也。曰。不知之焉得治。予嘗學其道。恍惚不可分。雖聖人難知之已。然非謂無之也。言知之。皆想像也。以想像爲治本。吾斯之未能信矣。故先生以見證爲治本。不拘因也。卽仲景之法也。今舉一二而徵焉。中風頭痛。發熱汗出者。下利後。頭痛發熱汗出者。皆桂枝湯主之。傷寒寒熱往來。胸脇苦滿。中風寒熱往來。胸脇苦滿。或瘧。或腹痛。或熱入血室。有前證。則皆小柴胡湯主之。傷寒大煩渴。中熱大煩渴。皆白虎湯主之。是雖異其因而方則同矣。可見仲景從證不拘因也。若不得止論之。則有二矣。飲食外邪是也。雖然。入口者。不出飲食。蓄留滯則爲毒。百病繫焉。諸證出焉。在心下爲痞。在腹爲脹。在胸爲冒。在頭爲痛。在目爲翳。在耳爲聾。在背爲拘急。在腰爲痿躄。在脛爲強直。在足爲脚氣。千變萬怪。不可名狀矣。邪雖自外來。其無毒者不入。假如天行疫氣。間有不病者。天非私。人非不居氣中。是無毒也。然則一也。故仲景隨毒所在而處方。由是觀之。雖曰無因。亦可。是以吾黨不言因。恐眩因失治矣。後世論因。其言多端。不勝煩雜。徒以惑人。不可從焉。

治法

治有四。汗吐下和是也。其爲法也。隨毒所在。各異處方。用之瞑眩。其毒從去。是仲景之爲也。如其論中所載。初服微煩。復服汗出。如冒狀。及如醉狀得吐。如蟲行皮中。或血如豚肝。尿如皂汁。吐膿瀉出之類。是皆得其肯綮然焉者也。尚書曰。若藥弗瞑眩。厥疾弗瘳。可觀仲景之術。三代遺法也。今履其轍而嘗試之。果無有不然焉者也。於是乎。吾知其不欺我矣。然而世人畏瞑眩如斧鉞。保疾病如子孫。吁。其何疾之除哉。甚矣其惑之也。

禁宜

人性之所好惡不同。稱口腹者爲宜。不稱者爲不宜。古者養精以穀肉果菜。未嘗言禁宜也。後世嚴立禁宜。曰。某物增病。某物勝藥也。然其爲物所奪者非藥也。何以勝彼病之爲哉。立禁宜之弊。至進其所惡。禁其所好。不亦左乎。

量數

銖兩升斗。古昔所用。甚密矣。雖然。年世悠久。不可得而審也。如其概則可推知已。先生乃有所考略此。後世彼方。一貼之重。大率不下數兩。今見華客來長崎者所用。亦然。此方有以一錢爲一貼之說。輕重僅出入此耳。夫以殺性之藥。作如此小劑。且其煎煮之法。不一而止。再煮其滓服之。何其治疾勝毒乎。是故先生之教。專守方書。輕重必較。多少必量。如其再煮。則古所無也。故不爲矣。

産蓐

產蓐之法。方士所習各殊。其有害者除之。無害者從之。勿爲收生家法所拘束焉。恐反生它病已。蓋產後困倦。欲眠且臥。而今京師俗。數日戒之。甚不可。若血暈。欲以參芪之劑防之。妄矣。宜審證治之。又姙娠腹帶之法。中華古無之。本邦有之者。世謂神功皇后征韓。姙娠擐甲。故用之。非常法也。

初誕

初誕之法。務去胎毒爲主。且不早與乳可也。一二三日爲度。若早與之。其毒難去。如朱蜜茯苓五香等。何毒之逐。不用而可。至其有病者。莫令綿延。須急攻之。今人動輒謂。人之稟性。古今自有厚薄。今也薄矣。故不勝攻擊也。宜補之。惡。是何言哉。夫人者與天地參焉。天不裂。地不壞。何唯人之異哉。雖草木亦然。以今之藥。攻今之疾。何畏怖之有。

痘疹

痘疹之證。古籍不概見焉。東漢初。始有之。本邦則聖武帝時云。蓋天地人物。無古今一也。豈古有之者。無于今。今有之者。無于古哉。意者自古有之。不傳其名已。其爲病也。始與癰瘍無異矣。治法亦以除毒排膿爲主。如補瀉二法。則不知者之所立耳。蓋見毒酷而死者也。未見毒盡而斃者也。其斃者。是酷毒壅塞之所致也。醫其詳諸。

攻補

醫之於術也。攻而已。無有補矣。藥者一乎攻焉者也。攻擊疾病已。內經曰。攻病以毒藥。此古之法也。故曰攻而已。精氣者。人之所以生也。可養以持焉。養持之者。穀肉果菜耳。內經曰。養精以穀肉果菜。不曰之補而曰養。古之言也。蓋雖穀肉果菜乎。猶且難補之。而況藥乎。豈人力之所能也哉。故曰無有補矣。後世並論攻補。岐藥二之。專爲補氣之說。曰病輕則攻之。重則補元氣。若強攻之。元氣竭死。夫藥者一乎攻焉。豈得能補之哉。元氣果可補。則人焉死。妄誕特甚矣。

虛實

夫正權衡而後。輕重可較也。審平常而後。虛實可論也。蓋人自有常焉。失常然後有虛實矣。於精氣謂之虛。於邪氣謂之實。何以言之。內經曰。邪氣盛則實。精氣奪則虛。夫精氣者。人之不可無焉者也。唯懼其虛。故言之虛又言之奪。邪氣者。人之不可有焉者也。唯懼其實。故言之實。又言之盛。是故虛以養言。實以攻言。攻之者毒藥。養之者穀肉。此古之法也。故虛實皆可由平常而論焉。有人於此。體甚羸弱。所患最多。問曰。僕免身至今。如此其患。衆醫咸曰。如爾此天質之虛症也。病不可治矣。若欲強治之。其斃也必矣。不若補以全生也。乃以藥代飲食。無一日廢之。雖然。尙仍舊。子之所見亦如之乎。願聞其說。曰。豈其然乎。以余觀之。子之所患。是乃實也。其人諤然曰。子何言之妄。瘦瘠如此。加之以痾。人咸爲虛症。何謂之實也。曰。吁。何此之謂哉。夫虛實者。失常之名也。於邪氣謂之實。於精氣謂之虛。子已有病。何命以虛乎。又豈得謂之天質乎哉。是當其胚胎之初。受疾而生。精氣爲其所抑壓。而不能充暢者耳。內經曰。邪之所湊。其氣必虛。是也。然則審其術以攻擊之。飲食隨其嗜欲。則病去而精氣自充暢矣。夫然後肥瘠強弱。是其性已。於此乎可謂天質而已矣。彼不由平常。而論虛實也。紛紛乎不知所適從矣。故目不見其病。唯羸弱是視。遂名以虛症。不亦謬乎。是不正權衡而較輕重者也。且夫所欲補之者。非藥乎。藥者偏性之毒物耳。是以雖能拔邪氣。而不能補精氣也。若唯精氣之虛。盍以穀肉養之。彼既欲補不能也。竟使人不免瘁爾懷痾。以終其身也。悲夫。要之坐不辨其爲失常之名焉耳矣。又如謂氣虛腎虛脾胃虛之類。亦牽強之。皆不因疾命名。衒之所創焉。

刻斥醫斷凡例

一是非者天下之公也。此篇所述。卽吾儕二三子。舉醫斷之說。以質之先生。先生發蒙解惑。徵諸聖言。而是是非非。一歸于公而止。乃書以授弟子。非敢與人爭衡。亦出于授業施教之不得已也。

一此書初脫稿。徒弟之外不許輕示人。但恐謄寫致謬。或失微旨。故固請先生。上諸桑梓。以與同志傳之。論辯簡易。不用縟采。辭達而已。非敢告大方君子也。

一全篇凡四十三章。將醫斷逐段附入。彼則低寫于前。此則高寫于後。且欲省煩。故抄彼文緊處。而不舉其全。覽者詳焉。

一此刻有病機診候。未盡其歸趣者。蓋所以不涉駁義。則不論及也。

一本書可非者。不在此限。然不與大義者。乃所不論也。

一各條不揭題辭。以讀其論而義自見也。且就簡云。

門人和州足高恭謹識

斥醫斷

法眼平安畑惟和柳安甫著

緒言

余讀鶴氏所編吉益子醫斷。廢書而歎。可爲太息者三。可爲流涕者一。其佗背理而傷道者。難偏舉矣。夫醫雖小道。其精理妙用。非聖人不能肇修之也。是以古今醫流。雖有卓識俊才迥出于人者。然其論辨取舍。一皆折衷於經而終不能更其轍也。人命所係。至重綦大。豈可不愼哉。而彼書也。斷然擯醫經。弃陰陽。變古今不移之道。而異其端矣。嗚呼此言之行也。後將不勝其弊矣。可爲歎息者一也。雖以仲景明敏。猶質信於素問陰陽大論。彼書雖稱取方於仲景。然取舍任意。加以妄說。謂人參無補而治心下痞鞕。附子非溫而逐水氣。然則仲景何不舍人參用枳實。代附子以甘遂乎。可謂無稽之言矣。可爲歎息者二也。夫政有王霸之別。吏有循酷之異。醫道亦然。彼書論術甚率易。分證尤忽略。不求標本、不究病因。有攻而無補矣。譬猶李斯商鞅之術。郅都杜周之治。如此而不敗者幾希也。可大息者三也。雖死生有命。醫事所關亦大矣。原治術之得法以回生。與失宜以速死。則可以知之矣。吉益子謂死生者醫所不與也。此言之弊。終令庸愚者。視人死如風花。吁。民病將疇依。可爲流涕者四也。其最勝悲者。初誕嬰兒。不辨稟賦渥薄。一切攻擊之施。古今經法。置而不論。臆斷所是。無少顧帰。至痘疹之治。慘刻益酷。可不謂忍乎。可爲流涕者五也。此五者。誠足以爲天下後世之患。夫俗樂悅耳。詭辨驚聽。彼人之論。亦取快一時。而其實有不測之禍。不可不辨也。作斥醫斷。

古人謂醫爲司命官者。蓋本諸扁鵲之言。是不知道者耳。至誣扁鵲惑來學者。莫斯爲甚矣。

司命出周禮星名也。扁鵲引而諭之。思邈借以名醫。猶管子以穀米爲民之司命。孫子曰。將者人之司命。可以徵也。聖人制醫藥。以濟民夭死。則借司命以名醫。亦何不可之有哉。誣扁鵲惑來學者爲誰也。可謂離蹤而跂訾者也。

死生者命也。自天作之。至醫焉能死生之哉。

死生有命。出子夏之言。顏子而夭。盜跖而壽。貴不能奪。賤不得讓。數盈運盡。無奈之何。此夫人所知。何煩說之爲。然亦有不幸者。有自取者。王仲任所謂強弱壽夭之命。所當觸值之命。及正命。遭命。隨命等之說。議論多端。終難得其要領。此卽聖人所罕言也。而況非聖者乎。蓋煩說之必惑人。輕言之則傷物。言之有弊。先賢愼焉。夫惟忠臣烈士。舍生而取仁。犯難而踏義者。臨時自斷曰。死生命也。則可已。其佗或爲慾伐性。因忿忘身者。至其不可奈何。乃亦曰命也。此豈命哉。乃自求也。然亦自傷而止。無害乎人矣。惟刑官與醫者。決不可言命也。言必有害乎物焉。何則。醫與刑官。皆與生殺之事者也。平反則多活。失入則多寃。診應病而起。方失法而斃。片紙具案。一匙藥劑。殺無辜而折多壽。莫斯可畏。以生殺爲重任。畏之愼之。猶恐得罪於造化。而況一託之於命。而謂己不與焉乎。此非所宜言也。又敢唱以導人乎。若其說之行也。庸醫凡工。不論己術之粗妄。人死則曰。病吾除之。死生命也。醫不與焉。黠者藉以爲口實。愚者信以爲實。然競爲酸酷。無復忌憚。其禍豈可勝言也哉。出言不善。弊至於此。凡爲醫者。所宜深察者也。

死生者醫之所不與也。至執古之方。體今之病。能合仲景之規矩而死者命也。質諸鬼神。吾無愧爾。

天地大德曰生。聖人爲醫藥。濟民夭死。書稱天工人其代之。周禮載凡民之有疾病者。分而治之。死終則各書其所以。而入于醫師。歲終則稽其醫事。以制其食祿。先王所以愼死生者。至矣。盡矣。死生而醫不與。則何爲書死終以制食祿乎。嗚呼。恝然無心于死生者。非醫矣。是以良工知幾微而治腠理。故使良醫得蚤從事。則疾可已也。身可活也。及其入膏肓也。雖神醫無奈之何。吉益子言死生者醫之所不與者。蓋本諸扁鵲之言也。然亦不知本者已。扁鵲之言曰。越人非能生死人也。此自當生者。越人能使之起耳。此以未入骨髓者。與旣在膏肓者言之矣。若使齊桓蚤從扁鵲之言。則病可已也。身可活也。有病不治而死。不可謂命也。虢太子待扁鵲而蘇。可以見也。故使良醫蚤從事。則病者或以愈。且死或以生。然世醫專以死生爲己任者。疑乎仁。其失愚也。言死生醫不與者。疑乎知。其失賊也。愚與賊。君子不由焉。醫當以可治爲可治。以不可治爲不可治。何必言命耶。治人病不愈。而皆謂之命也。豈理哉。假令仲景當之。我不信焉。況不爲仲景者乎。況不合仲景之規矩者乎。須徵諸聖人之言。而後言命也。不揣其本而齊其末。方寸之木。可使高於岑樓。此之謂也。

世醫動輒預定其死生。彼其意謂斃於吾手。則害于名矣。至死生醫之所不與也。

知人死生。決嫌疑。定可治。醫之能事也。古之道也。工拙之所以分也。何尤世醫之爲哉。彼既謂眂其死。猶且盡我術以望其或生。然而不生。然後可謂命也已矣。嗚呼視不可治而欲治之。愚也。古人不爲之。非爲害于名。治之無益也。是扁鵲所以視桓侯之不可藥而逃去也。其言忘死生於執刀圭之間。辟諸操舟者。言忘覆沒於檝棹之間。豈可哉。

元氣之說。聖人之所不言。六經莫有焉。至是豈可虛衰者哉。亦可補乎哉。

元氣之說。雖不具於六經。其義則備焉。吉子以名求之而不得。輒謂六經莫有。聖人之所不言。可不謂昧乎物乎。夫元者萬物之初。是以易之教。以元爲大。曰。大哉乾元。萬物資始。至哉坤元。萬物資生。乃天地之大德。所以生生不已者。非氣而何也。繫辭曰。精氣爲物。祭義曰。氣也者神之盛也。在天爲元。在人爲仁。在人身爲體之長矣。孔子曰。元者善之長也。天非元無以運化乎萬物。君非元無以運化乎天下。人身非元無以運化乎四肢百骸也。夫元原于天。行于人。通于萬物。呼爲統名。此亦不外於天地自然者也。彼曰。是豈可虛衰者哉。亦豈可補乎哉。非也。此氣衰。則化育失時。災害並至。君不君。臣不臣。干戈爭起。天地四塞。禮記曰。氣衰則生物不遂。衰氣不可不益。易曰。損而不已。必益。故受之以益。書曰。燮理陰陽。寅亮天地。可見此元氣或時虛衰。亦可以益之。后以裁成天地之道。輔相天地之宜。天地之氣。且可益。况於人身哉。孟軻曰。氣體之充也。苟得其養。無物不長。夫名定而實辨。言正而義行。彼姤繆於道。而誘其所好也。荀卿以爲亂正名使民疑惑。則謂之大姦。豈可不愼哉。

若夫隨年齒而旺衰者。天地之道。萬物之常也。至說者不論及此。誤矣。隨年齒而形與神旺衰者。素問論之詳矣。夫元氣之在全軀也。徹上徹下。無所不至。此氣也。分之則爲陽。爲陰。爲精神。生氣通天論曰。其氣三。是也。有所抑遏而不流。則爲病。所謂壯者氣行則已。怯者則著而爲病。此非眞氣之衰也。氣不流。有似乎衰耳。所以不用補氣之藥。反施耗氣之劑也。內經所論。陳言戴人所說。亦不可不知焉。豈說者不論及此乎。彼適不思諸已。

人心之不同。如其面也。脈亦然。至先證而不先脈。先腹而不先證也。古人以四診病。自望始焉。蓋診外及內也。彼盭經旨。反古法。誰入不由戶。其以人心之不同。比脈之有異。可謂非類矣。若夫堯桀之心。霄壤不啻也。然其臂不爲桀短。不爲堯長。則脈亦豈天淵乎。故曰。以心比脈。可謂非類矣。

扁鵲曰。越人之爲方也。不待切脈望色聽聲寫形。言病之所在。可以見已。

扁鵲欲奇己術。故張言以夸中庶子。其不待切脈望色聽聲寫形者。此夸張之言耳。及其入診太子。則曰陽脈下遂。陰脈上爭。此切脈也。上有絕陽之絡。下有破陰之紐。破陰絕陽之色已廢。此望色也。及其聞耳鳴而鼻張。循其兩股以至於陰。則聽聲與寫形之診。可謂詳且明矣。鶴氏之子。不能讀書。漫引夸張之言。以爲之證。可謂認影響失其實者已。

如留飲家脈。千狀萬形。或無或有。不得而詳矣。夫脈之不足以證也如此。至自欺之甚矣。醫其思諸。

留飲之脈。或伏或見。如結如散。不可以名狀者。此所以爲留飲之脈也。病怪則脈亦怪。如沙脹邪祟。有此病則有此脈。怪病亦有屬飲者。皆脈道窒礙所致已。醫眩此而言脈不足以證者。可謂執一廢百矣。五十動代脈之說。靈樞八十一難論之。仲景亦謂動數不滿五十。短期未知。夫代者止歇不還之脈。陽氣竭盡。而氣脈不接續也。至或如雀啄。或如屋漏。或如弦絕者。與死爲隣也。仲景曰。得此脈者必難治。所謂予之短期也。進退動數以見緩急輕重之候。豈可謂無此理乎。其佗如傷寒心悸脈代者。腹痛結瘤止代者。妊婦惡阻脈代。及結促者。阻滯去則脈復平。不可一途而論之也。至匿其病情。令醫診之。以驗其工拙。則蘇東坡有論闢之。愼疾者不可以不知焉。

腹者有生之本。故百病根於此焉。至宜取古法而求其要矣。視疾之法。背腹手足上下。無所不診焉。如仲景所謂結胷病正在心下。按之則痛。但滿而不痛者。此爲痞。及按之濡。按之石鞕。按腹之法。蓋爲審也。其寒熱虛實。腎間丹田。若夫裏結硬糞。可探而知焉。則可以知病之狀也。豈啻腹已哉。如扁鵲循其兩股以至於陰。可觀大表之間。無所不診也。

周禮曰。參之以九藏之動。而不分腑也。仲景未嘗論矣。無益於治也。至其說弗啻堅白。要皆非治疾之用也。

甚矣哉。吉益氏之解醫也。以周禮不分藏府。非醫書之言。周禮之書。非爲治疾而設。其言何一一盡醫理乎。彼既不能以周禮治疾。而以醫書治病。則醫之言不可以不取則焉。如吉氏謂藏府陰陽。腎命門。心包三焦之說。無益於治而不取。辟猶以眉髮爲無益於身而去之。眉髮在身。身未必肥。眉髮去身身未必瘦。而不去之者。以具體不可缺也。古人垂法正名。豈但眉髮之於身乎。且仲景曰。清邪中於上焦。濁邪中於下焦。又曰。屬藏者攻之。不令發汗。屬府者。不令溲數。溲數則大便鞕。是等語皆緊要。其他內經所論。難經所辨。暨千金。外臺類於法。品於治。豈無益於治乎。而言仲景未嘗論。鹵莽殊甚。

十二經十五絡者。至亦妄說耳。不可從也。

扁鵲曰。中經維絡。別下於三焦膀胱。又曰。絕陽之絡。破陰之紐。此以經絡視病也。夫經絡於人身也。辟諸枰之有罫。今以經絡爲妄不取。猶對無罫枰。假令弈秋爲之。終不能善之也。史曰。必有經紀。拙工有一不習。文理陰陽失矣。此之謂也。

本草曰某藥入某經。某藏。至其爲牽強。可以知已。古法唯因上下表裏所主。而處方不同焉耳。

醫之用藥也。猶將之用兵歟。彊弱安危之效。死生起活之機。不可輕也。夫兵有正有奇。馬步擇地。弓刀異便。多算勝。少算不勝。豈唯兵爲然哉。仲景之論醫也。方法有經。逆順異治。機變不可窮也。豈惟上下表裏。足以盡古法乎。如張元素引經報使之說。雖古無此說。然仲景之方。亦皆以桂枝麻黃發太陽。葛根解陽明。柴胡和少陽。及理中之理中焦。白虎十棗承氣。抵當均入胃。而藥氣之所趨。如皷進金退。左麾右指。運諸掌上。則有此甚於彼者。至哉斯術也。莫不以合法爲本。趣變爲用。苟反於法。則安者危。不知變。則存者亡。稽其聚散離合之際。不可謂無入經入藏之理矣。

鍼灸之用。一曰馳逐其病。非無驗也。至不必專用。亦不拘經絡分數。毒之所在。灸之刺之是也。

鍼灸之有經紀。內經之法古也。扁鵲刺三陽五會。仲景刺期門於太陽之縱及橫。其它尸厥刺巨厥。期門。太陽少陽併病刺大椎及肝俞。太陽病刺風池風府。且灸少陰。灸厥陰。不一而止。後世不敢易紀律。而精術妙手。出於其間者不鮮矣。今滅法立違。而寘經絡分數於度外。嗚呼弓矢不調。則羿不能以中微。六馬不和。則造父不能以致遠。此之謂也。

榮衛者。氣血之別稱也。（至）非疾醫之用也。不可從也。

榮衛者。水穀精悍之氣也。不可直指爲氣血之別稱也。蓋運行一身經脈之中外。如經營衞護然也。爪之生。髮之長。營衞之行。無少間斷。均是氣血也。運行者曰榮衞。盈滿者曰氣血。猶水之與流也。如謂流是水之別稱。豈理也哉。故仲景之書。有並稱榮衞氣血者可以徵焉也。或榮衞和則愈。或榮衞彊弱。榮衞不能相將。三焦無所仰等語。皆切於治者也。彼言非醫之用也。不思諸甚矣夫。

陰陽者。天地之氣也。無取於醫矣。（至）非唯無益於治。反以惑人。學者思諸。

夫天者氣而不質。地者質而不氣。人則氣質合焉。氣陽也。質陰也。此人身陰陽顯然者也。彼吉益子者。體不具陰陽則已。然彼既謂今天地卽古天地。人物亦然。如果不具陰陽。則人物亦非古之人物也。何言之相矛盾乎。陰陽之於醫事古人規則。莫外於此。豈可悖焉哉。扁鵲謂以陽入陰。所以治虢太子也。仲景曰。陽不足。陰不足。陽結陰結。陰陽會通。陽去入陰。所以治本陰陽也。若或置陰陽而不論。偶一得功。亦是詭遇已。何足尙也。夫朱丹溪。張介賓之論。所見各偏矣。所以名不正。而言不順也已。

五行之說。已見虞書及洪範。（至）吾黨所以不取也。後人增演其說。以誇窮理。可謂無用之徒也已。

醫書。以五行配五藏。以辨其用與其位。其來也尚矣。猶周禮官府之六屬。以天地四時配之。五行氣也。故曰行。人亦稟天地之氣以生。故以氣配之。仲景曰。夫天布五行以運萬類。人稟五常以有五藏。五者並行而不相悖者。亦唯醫之教爲爾。如周禮食醫。春多酸。夏多苦。秋多辛。冬多鹹。調以滑甘。是以五味配之也。又大卜所謂各以其方之色與其體辨之。亦可以徵也。五行出尚書。配當之義見易。高明配天。搏厚配地。此亦可併思也。若夫拘束地上五物。及生尅勝復之理者。不足與言治矣。

五運六氣者。無驗於病也。考司天在泉。至要是陰陽家之言。奚取疾病醫乎。

運氣司天在泉之說。無益於治療。而有誤乎來學。疾病之嬰人身。豈可推司運而預期哉。況又非內經之原文乎。齊褚彥通。明王安道。繆希雍。既辯之。可謂英斷也。然如周禮疾醫。春時有痟首疾。夏時有痒疥疾。秋時有瘧寒疾。冬時有嗽上氣疾。及內經陰陽應象論等說。醫所當知也。

世之好言理者。必物推事窮。至其所不通。鑿以誣蓋理本非可惡者也。惡其鑿焉耳。至 蓋事理相依不離者也。故事爲而得之。理默而識之。孟子曰。所惡於智者。爲其鑿也。如智者若禹之行水也。則無惡於智矣。禹之行水也。行其所無事也。如智者亦行其所無事。則智亦大矣。醫之爲術亦如此也。惟理無形。以順爲形。禹之行水。亦唯順是行。今棄理而臨疾。又言不論其所以然者。所謂盲人騎瞎馬。半夜臨深池。吁危焉哉。

醫意之說一出。而世之狡兒。以爲口實。至豈得不差乎。學者思諸。夫醫之術也。出於法而入於意。得于手而應于心。故其精微之極。有不可以言者也。苟意之不周。惡能至精微乎。易曰。精義入神。以致用也。利用安身。以崇德也。惟舊典可博涉。機變則不可預論。思之不置。神將通也。居今之世。爲古之工。唯意與法已。醫而不用意。奚知其可。仲景曰。伏氣之病。以意候之。此於四診之外。更示人以意候之法也。醫意之說。其來也有據矣夫。

世醫以痼疾名持病。而難乎治矣。至如中風噎膈脹滿痿躄等。難之益甚。方不得法也。止此非入門同道。不易論焉。醫之治痼病也。瞑眩攻擊。或可除之。然猶眎其元氣如何。況其痼之久也。雖良醫不能拔而去之。而彼庸醫者欲必除之。盡力以攻之。病未去而人斃。中風噎膈脹滿痿躄之病。未入膏肓者。何治而不愈之有。其已入骨髓者。雖盧扁亦不能治焉。其方法與治術。可學而知。可思而得。余亦有病論治驗。見所著醫叢。不贅於茲。

素靈二書。古人以爲先秦之僞作。至難經傳以爲越人書也。而其言理最勝。故害道亦多。考之扁鵲傳。亦唯僞作而已。內經之爲書。不知出于何人之手。亦無古文可以徵焉。衹古人質樸。編述多不書姓字。如尚書。論語。國策等。不命其所編。後來無復識別。內經之書。劉向。程頤。宋濂。以爲戰國之文。不過以其地名官稱言之耳。蓋上世作醫藥。以救夭死。其術與法。人以傳人。後恐失其傳。書以傳焉。家異法。人殊書。故漢書有黃帝白氏扁鵲內外經。今之存者。黃帝內經已。其白氏扁鵲。及外經者。不可見。不亦遺憾乎。而於今可見古義者。獨賴此書之存。雖秦和。越人。倉公。張機。亦無能踰其矩度。學者豈可不思哉。彼既非內經。又言有可法。不免首鼠兩端。八十一難。以扁鵲傳不載之爲僞作。何考之疎乎。秦漢以降。天下言脈者。無不皆賴此書。故扁鵲傳曰。至今天下言脈者。由扁鵲也。彼亦兩手診脈。按腹斷病。則居此書之術中。而不自知。可謂從宅忘妻矣。難經訣診於寸口。候氣於腎間也。其度越前古。獨步後來者。炤炤乎。誰出其範圍乎。而彼言害道且非扁鵲書。夫誣扁鵲惑來學者。莫斯爲甚矣。

本草妄說甚多。不足以徵也。(至)後世服食家說。攙入本經。不可不擇焉。諸家本草。博采衆說。旁及道家方士之言。而尨雜無統也。醫當擇之明白的實。不眩邪說。自試有効。瞭然自得。而後用以治疾也。古云。工欲善其事。必先利其器。若器不利而事善者。未之有也。屑屑神仙延年虛妄之說者。豈可與論醫焉哉。修德氏已辨之。余亦稽古徵今。撰本草筌。欲以告同志矣。

後世修治之說甚煩。(至)蓋毒即能。能即毒。制以益毒則可。殺毒則不可矣。

仲景之法。有㕮咀者。各別擣者。臼中杵之者。且鉛丹香豉。出于制造。麻沸甘爛。異於煮法。均皆修治也。豈可厭煩乎。雖本草家之法。多難遵用。然砒石制以益毒。膠皮制不減能。炰炮炙洗燒。各適其可。則亦似乎未可全擯斥之也。學者思諸。

相畏相反之說。甚無謂也。至其它亦可以知已。

古人制方也。妙義精術。試諸千載之下。見奇奏効。應驗合轍。蓋品味和調。則桴鼓影響不啻也。若夫處劑失法。則非徒藥不靈。過端已萌於此。凡物之決然畏滅者。蟹膏消漆。枳椇化酒。羚羊能碎金剛。胡桃亦割鐵錢。豈祇是已哉。磁石引鐵。琥珀拾芥。及彩也。染也。飪也。得法而出色。失和則損味。其餘相畏。相反。相宜。不可勝數也。譬如賢佞不相容。寬猛難並行。何曰甚無謂也。

藥者草木偏性者也。偏性之氣皆有毒。以此毒除彼毒耳。至煉煆服食。以誤其身者多矣。悲夫。

以毒除毒。猶以兵攻兵耶。然兵有攻有守。或奇或正。及虛及實。避銳氣。擊惰歸。知節勢。審動靜。途有所不由。軍有所不擊。全國爲上。破國次之。百戰百勝。非善之善者也。唯醫亦然。虛虛實實。緩急成敗。唯法是依。唯機是察。治法必以除毒一法。非善之善者也。

諸家本草所說。藥能率多謬妄。至今擧本草所載。不合仲景者一二。如人參治心下痞鞕。而彼以爲補氣。石膏已渴。而彼以爲解熱。附子逐水氣。而彼以爲溫寒。其相齟齬者。大抵爲爾。

甚矣哉。吉益子之好奇也。君子一言以爲知。一言以爲不知。何其言之疎亘妄也。仲景未嘗言人參非補。治痞鞕。附子非溫。逐水氣。可謂誣也。今舉其一二以證之。傷寒論太陰篇曰。自利不渴者屬太陰。以其藏有寒故也。當溫之。宜服四逆輩。又少陰病。脈沉者。急溫之。宜四逆湯。又發汗病不解。反惡寒者。虛故也。芍藥甘草附子湯主之。又曰。附子溫經。及下利清穀裏寒者。四逆湯主之。如是則附子非溫而何也。其甘草附子湯。桂枝加附子湯。眞武湯等方中。有附子而利水氣者。乃溫中運走之餘力耳。非本分之能也。如代赭石湯。瀉心湯之屬。治心下痞鞕。亦猶是已。非人參之能。而黃連代赭重墜苦寒之力也。如桂枝人參湯治痞鞕。則爲表裏不解數下之而裏氣大虛而設也。痞不待治而治者乃人參補正之餘功已。且通脈四逆湯下云。利止脈不出者加人參一兩。發汗後身疼痛脈沉遲者。人參新加湯主之。霍亂篇曰。惡寒脈微而復利。四逆加人參湯主之。霍亂寒多不用水者。理中湯主之。臍下悸者用人參。長沙氏以人參爲補。炤炤乎不傒辯也。石膏治渴。以解熱也。熱之不解。惡能已渴。如厥陰篇云。傷寒脈滑而厥者裏有熱也。與白虎湯。三陽合病。自汗出者。白虎湯主之。此條不曰渴也。其它治渴者。有五苓柴胡猪苓承氣等法。豈石膏而已哉。鹵莽滅裂。不顧紕漏。遂爾排擊世醫。建立門戶。自是而非人。如此者。豈能合仲景之規矩耶。可謂扁蝠掛軒。笑人之倒行已。

藥產有某土宜處。某土不宜處。某土之所生。性之所稟。不可不詳也。橘踰淮爲枳。雞舌不產倭華。及韓參之甲天下也。實土宜之異產。地方之界物哉。醫不可不辨識也。彼已言詳其土宜。而舍韓參爲非。用倭參爲能。前言而後反。嗟蜂也。口甚甘。尾乃毒。學者勿愛其甘而受其螫。

人參有數種。今見清韓賈舶所載來者。皆非古也。至今用之。心下痞鞕不治。和參能治之。是其由製造。可以知也。

人參之品類雖多。而以朝鮮產爲上。方今此邦。治化隆盛。四方交易。無物不到焉。往年朝鮮貢人參實。官園種之。於是此邦有韓參實濟民之仁澤也哉。余嘗得其實而種之。花實根形。與本草說相符。取此證彼。則韓舶所載來者。眞贗可辨。製造可分。何容賈豎欺乎。蓋人參功力豈徒止治心下痞鞕哉。此物大力破堅積。治痞鞕。亦唯補正運化之餘力已。不然則漢以降醫方之言。豈無驗而言之乎。彼獨造不經之說。於千載之下。誣古人。簸弄來學。此坐於不知土宜。與淺人參是也。

方者莫古於仲景。而仲景爲傳方之人。非作方之人也。至亦唯暗投瞑行也已。學者思諸。

仲景之論法設方。明白精正。千載一人。於斯爲盛。以至後世肘後。千金。外臺等。傳方之書。所祖述。所取則也。而仲景以前。無方之可見。無論之可證也。故褚澄曰。漢以前。有說無方。漢已後。有方無說。而彼以爲傳方之人。非作方之人也。且言雖仲景亦或有不解者。此有何所見。何所徵。而言之邪。肆口之甚。一至于此也。可謂妄矣夫。

世俗所謂名方者。間有奇効。故醫傳之。非醫者亦傳之。至宜博求普問。

以輔其術矣。

本邦醫俗傳稱名方者。蓋本邦上世之遺方歟。抑俗間驗而傳之也。未可知焉。間有奇効者。醫當求以輔其術。非無裨補也。宋御局所輯者。亦如是已。彼若知之。則何取方仲景之一書。悉舍後世方而不取。反俗方是問之爲哉。可謂貂不足狗尾續已。

仲景書。有傷寒雜病論。金匱要略。玉函經。共論傷寒及雜病甚詳悉焉。然要略。玉函。僞撰已。（至）其理鑿者。其說迂者。一切不取之。所以求其本色也。

傷寒雜病論。仲景手錄。書已亡矣。今之存者晉王叔和所詮次。非復長沙之舊也。稱金匱玉函者。按文獻通考。至於宋王洙得於蠹簡中。蓋蠹餘書。豈莫錯簡闕誤。然微言方略。多存於其書。則可不徵諸。江南諸師。秘仲景要方者。見千金。夫曰玉函。曰金匱。皆後世美稱已。非舊名也。故仲景自序曰。作傷寒雜病論十六卷。未嘗曰作玉函金匱。千金亦稱要方。都是一書。宋時始分爲二書。去玉函二字。單名金匱要略。蓋其雜病論也。今坊間所刻。玉函經。清陳世傑僞撰。以欺夫小子亡識人已。彼言理鑿者。說迂者。一切不取之。何不別著一書而論之。而作此兩端之說。以惑來學哉。

傷寒論六經。非病在六經也。假以爲紀也已。及其施治也。皆從證而不拘焉。（至）皆非矣。不可從也。

扁鵲曰。疾之居腠理也。湯熨之所及也。在血脈。鍼石之所及也。其在腸胃。

酒醪之所及也。在骨髓。雖司命無奈之何。仲景論傷寒。亦猶是已。其序六經之病則。不可易也。趙繼宗作邪說。戴思恭有異論。而後及本邦後藤氏。大造畔正之說。設淺深閉脫。以變亂之。然其說至合病併病而窮矣。趙嗣眞曰。仲景之書。一字不同。則治法霄壤。讀者其可不於片言隻字。以求其意歟。不達其意者。悖師而惑於所見也已。彼書所論。大氐不出于後藤氏之糟粕。實慕商鞅變法。襲李斯故智哉。

後世以病因爲治本也。曰不知之焉得治。予嘗學其道。恍惚不可分。雖聖人難知之已。（至）雖曰無因亦可。是以吾黨不言因。恐眩因失治矣。後世論因多端。徒以惑人。不可從焉。

醫病求因。治術要領。古之法也。素問曰。治之極於一。一者因得之。又曰。治病必求其本。今以傷寒之一事證之。仲景曰。本太陽病。醫反下之。因而腹滿時痛者。屬太陰也。桂枝加芍藥湯主之。此太陰之見症。而用太陽本病藥。非治因而何也。其它病發於陽而反下之。熱入。因作結胸。本是霍亂。今是傷寒。本虛。本不虛。是本病。及某經傷風某經傷寒等語。無往而非求因也。彼今舉桂枝湯。柴胡湯。白虎湯。逌治之例。而言無求因。何術之粗邪。此所謂醫不執方。合宜而用者。如珠走槃。如槃走珠。無不可者也。在金匱曰。短氣有微飲者。當從小便去之。桂苓朮甘湯主之。腎氣丸亦主之。病溢飲者。當發其汗。大青龍湯主之。小青龍湯亦主之。此所謂貴活法也。不言因者。傷寒論中。雖一一有之。亦精求其意。則不可謂無因也。若夫不求因而治病。必敗之道也。豈可僥幸十一於千萬。以取必敗之禍哉。傳云。皮之不存。毛將安附焉。吁危矣哉。

治有四。汗吐下和是也。其爲法也。隨毒所在。各異處方。用之瞑眩。其毒從去。是仲景之爲也。至 甚矣哉。其惑之也。

治法以汗吐下和爲限者。張戴人之糟粕。而後藤氏之唾餘已。仲景之設法也。豈徒四而已哉。有溫經者。有溫裏者。或利小便。或救裏。治中州則曰建。曰理。治厥則爲四逆。爲通脈。攻心胸。有陷胸瀉心之分。或止利。去黃刺者。灸者。與水者。不與者。及內藥於鼻中者。諸禁汗吐下者。觸類而長之。則何所不有之有乎。其它後世治術。可取法者猶多焉。以四者限之。術亦拙哉。

人性之所好惡不同。稱口腹者爲宜。不稱者爲不宜。古者養精以穀肉果菜。未嘗言禁宜也。至 不亦左乎。

古人設禁忌甚嚴矣。傷寒論桂枝湯方後云。禁生冷粘滑肉麪五辛酒酪臭惡等物。又烏梅圓下云。禁生冷滑物臭食等。其餘各方下云將息及禁忌。內經所論。千金外臺所序。愼房室。戒口腹。且聖人鄉黨之教。何言古者未嘗言禁宜也。作此謬言。取容於世。可謂陋矣。

銖兩升斗。古昔所用甚密矣。雖然年世悠久。不可得而悉也。及 夫以殺性之藥。作如此小劑。至 故不爲也。

度量衡三者。聖人所製。經濟所先。古今沿革。史書可以徵也。豈爲不審耶。

此書舉一二而失一亡。乃不可歟。醫若不詳之。則今古方藥分數。何由準之。夫度量衡之原。以秬黍起數。見漢書。本邦之制。大抵從唐朝制。據杜氏通典度量衡三倍於漢。以本邦今通行者考之。大抵衡三倍於漢。量十倍於漢。度以貨泉大爲一寸。醫當由此準之出入和劑。以彼準此。依物作證。何不詳之有。李時珍曰。今古異制。古之一兩。今用一錢可也。古之一升。即今二合半也。此亦以明秤量準漢制者歟。凡古之方藥劑大而服小。以傷寒。外臺千金等。疾差停後服。不必盡劑。或服不盡劑。服一劑盡。病証猶在者。更作服等語而可知也。故內經曰。能毒者。以厚藥。不能毒者。以薄藥。此劑之輕重因病爲之也。余有考證。附醫叢中。彼曰殺性之藥作如此小劑。不經殊甚。不勝捧腹。

產蓐之法。方土所習各殊。至若血暈欲以參芪之劑防之妄矣。宜審證治也。又姙娠腹帶之法。中華古無之。云云 非常法也。

臨蓐之法。醫所當審密看察也。豈可必倣習俗乎。產後血暈。必要參蓍。庸醫所爲。守株刻舟之屬已。產帶之法。雖華人有之。爲初胎設。不聞如此邦產帶習爲常而其法亦差異。奚囊便方曰。初胎四五箇月前後。用軟絹或帛闊七八寸。自背纏至腹。以針線縫住。如兜肚樣。晝夜不解。倘胎長大覺胸中有氣急狀。方可線三分或五分。不可滿寸。漸以調之。則肌肉有所束縛。不使胎長極大。便於產也。此方不特宜于初胎者。雖慣胎亦可。知非通行者也。吾門亦有產帶法。產後枕法。不贅於此。

初誕之法。務去胎毒爲主。如朱蜜茯苓五香等。何毒之逐。不用而可。至夫人者與天地參焉。天不裂。地不壞。何唯人之異哉。雖草木亦然。以今之藥。攻今之病。何畏怖之有。

初生醫法。千金方有拭法。以拭取舌上惡血。甘艸湯。吐去心胸中惡汁。朱蜜法。定神止驚。其它準繩有黃連湯。活幼方有黃連甘艸拭法。直指方茯苓丸。以枳殼黃連治氣短腹滿。非茯苓爲下胎毒也。豈待辨之。千金朱蜜法。彼謂爲逐毒。非也。五香湯出千金。聖濟總錄。御局等癰疽諸瘡之方也。本邦醫俗。以爲胎毒之藥。鹵妄之甚。當辯正而禁之。夫人者與天地參。確乎聖人之言也哉。而彼已以陰陽五行爲外物。此何其言之太相逕庭哉。天地之氣有盛衰。草木有苗而不秀。人生亦有稟賦强弱。是乃所以與天地參耳。彼已作天不裂地不壞之言。不論嬰兒强弱。一切攻擊。又何畏怖之有。豈是仁人之用心哉。

痘疹之證。古籍不概見。東漢初始有之。至始與癰瘍無異矣。治法亦以除毒排膿爲主。如補瀉二法。則不知者之所立耳。蓋見毒酷而死者也。未見毒盡而斃者也。其斃者。是酷毒壅塞之所致也。

痘疹治法。大要與癰疽無異者。薛立齋之言也。又曰。宜辨表裏虛實寒熱。蓋表虛而用發表之劑輕。則班爛重則不能起發而死。裏實而用托裏之劑。輕則患痘毒。重則喘息腹脹而死。裏虛而用疎導之劑。輕則難以貫膿結痂。重則不能結靨落靨而死。治法豈可不愼哉。若果除毒一法。爲能治痘。治亦易易哉。可謂古今小方脈。牛刀割雞。長殳刈薺。豈其然也哉。況起發。灌膿。結痂。三者皆賴脾胃榮養。何可妄投尅伐之除毒。以招夭枉乎。夫痘疹爲嬰孩保生第一關隘也。術豈可若斯粗哉。魏桂岩。順逆險三法。及錢仲陽。陳文中之論。雖各有得失。亦後昆所取則。其它博問審尋。不可敢忽。是古者醫學之所以分科習業。貴乎精專也。

醫之於術也。攻而已。無有補矣。藥者一乎攻焉者也。攻擊疾病已。至元氣果可補。則人焉死。妄誕特甚矣。

語曰。一言而可以興邦有諸。一言而喪邦有諸。孔子曰。言不可以若是其幾也。彼吉子者。欲以攻之一言。盡醫之術。妄亦甚矣。夫事物之理。勢二曰利。曰害。而利或生害。害亦生利。凡人身所患。唯邪盛正虛耳。攻之去邪。將大利於人身者也。然圖之不審。害旋隨之。惟攻可攻於可攻之時則利。攻不可攻於不可攻之時則害。用舍有宜。張弛異勢。而彼不辨虛盛曰。攻而已。吁玉石俱焚。良姦同陷。此存亡之樞機。不可不察也。故善醫者。先料內以攻外。不逐末以損本。然後安平可保。大邪可除。今不辨虛盛。惟一於攻。攻罷卽敗。不保其勝。恐非疾醫之良算也。如能知邪正利害之際。可攻而攻之。可撫而撫之。庶幾不誤乎興喪安危之數矣。

夫正權衡而後輕重可較也。審平常而後虛實可論也。至又如謂氣虛腎虛脾胃虛之類。亦率準之。皆不因疾命名。後之所創焉。

以尫羸言虛實者。猶以皮相分賢愚。凡庸之見已。今以羸弱立虛實論。設羸弱賓以證虛實。醫主天稟謂之虛。彼主失常謂之實。不知指物，不能正名，皆非也。又欲實其說，而引內經邪之所湊其氣必虛。若內經言其氣必實，則可也。欲證實而反引虛。賓不知而謂然。醫不知而默然。彼亦不知而妄言。豈可不笑哉。以氣虛。腎虛。脾胃虛。爲慾之所創焉。以余觀之。猶作環舞者。宮室皆轉。瞰回旋者。頭目自拖。非宮室之幻惑也。人自惑之。非回旋之改變。而人自變之。彼以攻一言。斷醫之道。主見證而希速効。終乃畔理傷道。猶硜硜然欲果於行。危矣哉。聖人言曰。無欲速。無見小利。欲速則不達。見小利則大事不成。信也哉此言，學者可不愼焉矣夫，

題斥醫斷後

近世香川子。首倡儒中之醫。傲然曰。自我作古。則廢古來醫說。以解其拘攣。排擊世醫。以破其盲瞶也。直截痛快。莫甚於此云。世醫小有才之輩。遽喜其新奇。妄謂千古不傳之祕者。殊不知議論之激。矯而過正。好奇之甚。稍涉偏僻。其究弗使庸醫恣而自用其意。妄而輕試其毒者幾希。嗟呼流弊之至。賊夫人之子者。不亦悲哉。頃吉益氏門人鶴生作醫斷。則全然香子之說。剿以爲己有。稍換其字。或微變其意。左支右吾。敷衍成篇。其他一二異見。飾以師說。而務立其門戶。以稱卓然自信者。亦唯殺機之存心。不覺口自出。乃至曰死生者醫之所不與而極也。其少恩而慘礉。雖香子之勇哉。殆足以寒其膽者也。則儒中之醫。於是乎終臻其極矣。此雖其人奇癖乃爾。細究其病根。則香子之藥無乃瞑眩乎。不則長沙之靈爲之祟者非耶。何其慘毒。嗚呼儒中之醫而有斯弊。不亦怪乎。吉子之才而墜其唾餘。何其不悟。而况鶴氏之子。白面醫生。學而未試。其藥不售。終日兀坐。與書爲仇。剿襲剽竊。弄筆遣悶。亦其中不能自信。特大言欺人耳。此輩鹵莽。何足論哉。予嘗作斯論。以評一子者久之。雖然辨之不得已。掎齕逼人。頗闕遜讓之義云。則未嘗與而語之人也。吾友新甫子好學之醫也。其術大行于世。而行餘之文。亦不堪技癢。著書以見示。則斥醫斷也。力排吉子。攻擊之殷。不遺餘力。因又命予跋。以請掎角之援云。不亦甚哉。順也怯懦。豈奮於掎角者乎。無已則曩者之論歟。雖一矢加遺哉。強弩之末。何援之有。新甫子則扼腕曰。吾子偏師攻香子。吾全軍擊吉子乎。掎角之勢。莫熾於此云爾。則亦何其狂。且近於戲謔也。不覺相視大咲。尙且左手捧腹。右手揮毫。因書之卷末。亦豈跋云乎哉。聊與新甫子相戲而已。吁甚矣吾黨之狂也。赧顏投筆而走云。寶曆壬午春三月

平安醫士法眼武川幸順撰

陳存仁編校

皇漢醫學叢書

北山友松著
北山道修編

北山醫案

北山醫案

提要

本書三卷。爲北山友松先生之遺著。先生精乎醫學。神乎治術。左長沙。右東垣。深究素靈秘蘊。平素頗有著述。但不爲一家言也。其孫道修氏集其驗案於遺稿之中。得數十條。編纂成冊。而名北山醫案。末附閩籍獨立老人之用藥方。乃先生之受於老人者也。脈論精當。堪爲醫則。全書治例。乃臨病撮藥之間所手錄。故不飾文辭。聊以筆記耳。案中有首尾同方者。有換方至三五次者。足見證治方法。有先後緩急之不同。其臨證力探本源。處方深合經旨。無論疑難痼疾。莫不如皷應桴。而諸案之中。恆多有所發明。誠爲後學導師。臨牀之指南也。

凡例

一卷首所載一十餘案。最多所發明。乃治病求於本之切要者也。故冠于初卷。以爲子弟之楷式。

一每案臨病撮藥之際。怱怱手錄。敢不飾文辭。今皆依舊案中首尾。有同方者。有換方至三五次者。可以見其前後緩急之法。

一案中某人州里姓字。或錄或否。望問之間。不遑詳錄也。

一每劑所用藥品。生半夏湯洗七次也。生橘皮去白不炒。生黄芪生附子生川烏頭生南星之類。皆不煨熟也。川芎酒炒。麻黄不去根節者。欲緩其性也。瓜蔞帶殼粗剉炒過。蓋取速入于肺也。

一藥劑分量。皆用國秤也。卷尾所載獨立老人用藥方。亦同于此。古方分銖稍異者。悉錄於每藥下。使以知各有所取用焉。

一卷末所附獨立老人用藥方。乃吾翁所受於老人者也。脈論精當。可以爲醫則矣。故附之。獨立者。閩人也。從某禪師東來。寓于長崎。通素靈及本草。善醫術。

北山醫案目錄

附錄

北山醫案卷上

孫　揖陽　北山壽庵道脩輯

【氣鬱食滯】一武官江馬氏直番江都。忽聞在鄉老母病篤。焦慮太甚。夜不成眠。飲食減少面色慘然。官暇不打話只打瞌睡。乞診於予。診之。左沈滑右沈緊時一止。予問曰。曾調理乎。答曰。已服友菊拙齋二醫商榷之歸脾湯將百帖矣。服之不驗。更請太醫見教。太醫亦勸我多服前藥。只令加半夏陳皮二種耳。予曰。此正是嚴用和治思慮過制變生諸症之妙劑。后薛立齋加遠志當歸以充腎氣與心血也。且胃氣不和。加半夏陳皮之良法也。然以脈論之。良因遙憶令堂病篤。心脾鬱結不暢。官事猶冗。不免強食而應役。早晚不自覺加食。以故胃有食滯。氣不暢達。而不能化也。法曰。傷食惡食。是以惡食而食減少矣。且下經曰。胃不和則臥不安。右脈沈緊。亦是食滯於胃也。法當先以香砂平胃散倍加母薑煎成。日飲數次。以至不惡食氣乃停服。睟時然后須以歸脾六君子輩補益庶可也。渠中心病快然從之。遂用前法。不月告瘳。或稟上某侯。侯召愚問曰。下藥相同。治病有此大異何也。愚對曰。岐伯曰。治病先其藏府。誅其小過。後調其氣。盛者寫之。虛者補之。必先明知其形志之苦樂。定乃取之。侯曰善。

【好酒失眠】鮑肆一價年壯好酒。一日感冒。得藥而解。後不得臥。醫用溫膽湯及酸棗仁湯出入三十多夜。不能瞑目。家人傍惶求治於予。診之弦滑。予云須以內經半夏湯調其陰陽可也。價曰願聞其方。予曰伯高曰其湯方以流水千里以外者八升。揚之萬遍。取其清五升。煮之。炊以葦薪火。沸置秫米一升。治半夏五合。徐炊令竭爲一升半。去其滓飲汁一小杯。日三。稍益以知爲度。故其病新發者。覆杯則臥。汗出則已矣。久者三飲而已也。渠請藥。遂命徒依法而與之。果然。一飲而知。三飲而已矣。妙哉聖方。有此立驗也。後治數人。亦見大效。但不先以火煮沸其水而後置藥於沸湯之中。及不多揚其水。只以生水煎成。則無斯大驗矣。吁。常見市井老婆嗜飲煎茶者。亦知擇其水沸其湯。況臨病時。其可鹵莽乎。其藥分數學醫者所必準則也。茲不及下註脚。

【卒中險症】隱士彥坂一竿夏四月。陪大坂布政司某侯於天王寺僧坊午齋。齋罷。回到稅官平九郎第中。乃覺心腹不佳。吐出痰涎及所食齋蔬。忽爾手足戰掉。昏不知人。命醫工谷村昌安治藥。越重召青木老醫辭不下藥。夜將二更。請予至第診之。十二經脈並絕。四末稍厥。唯臍間動氣應手而已。稅官請治。予曰。此險症也。雖有治法。不知應否。稅官云子固辭而不藥。再請他門移時也。醫及至。病人必絕矣。且自午後用藥至今。重病變危。危而至險。唯待盡之命乎。予是其言。乃曰。汝家藏有人參一根。重五七錢者麽。稅官曰。吾從來未蓄珍藥。由醫士不我教也。於是催篙回家。擇人參重六錢許者。命徒玄三子截去蘆梢。只存五錢強。乃撮三生飲。計重一錢五分一貼。親付使者。面囑云。這人參一根。要全切片。加炮薑五分。與藥一並用河水二鍾。煎一鍾。緩緩灌之。口中藥盡。再報消息可也。使應諾跑去。翌朝使至再請云。病人服藥將盡。天明回生矣。予赴而診之。十二經脈都應手沉弱。其衝陽太溪應指如蛛絲矣。稅官曰。夜來子後灌藥三五口。就有生意。丑后四末稍溫。寅后脈應手而能應諾也。再勞下藥。予回寓復撮前藥及人參一根。以付於使。第三日復請診視。視之則六脈機神動蕩。唯足脈尚微焉。病者自能言謝靈藥甦命之德。稅官復請藥。予曰。治下名醫陪侍者多。今元陽既復。宜命侍醫調理爲便矣。稅官曰。然則何如。予曰。愚意只將東垣調中益氣湯加附子可也。言訖而歸。日後差手下高原氏來謝活命之德。次高原氏低聲云。前者先生所附人參。一醫恐多云。減去一半用之。試一半有效。則再用其餘可也。予愀然曰。翌日之人參亦減乎。曰然也。今見先生聞醫減藥。不怒而反皺眉者何也。予曰可惜許一竿子之命。被庸醫暗殺也。怪得十二經脈全復之際。足脈比手脈微甚。吾故教你主人於益氣湯中加附子者是也。期三年之內。必卒死矣。曰何以然。予曰明醫葛可久善武藝。一日見獐猺。桑弓挽之而斃。歸而下血亟命其子。煎大黃四兩飲之。其子恐多。減其半服之。不下問故。其子以實對。可久曰。少耳。今則未也。來年當死也。再服二兩愈。明年果卒。由是言之。用瀉藥消瘀。不及其病且死。何況於補藥接命乎。諺云。有是病服是藥。藥不瞑眩。厥疾弗瘳是也。庸醫原來弗達這等大義。外假小心而惑人。內裝暗毒以姡能。揜其不善。自著其善。欺人欺己。其咎當自執矣。前診脈時。足脈微甚者。想庸醫只用人參上半截。而不全用之過歟。前者吾用全參一根者。欲達表裏上下。追復元陽。補接正氣之設也。方有生附雄壯下行。安得見此脈候乎。但事既敗矣。既往不可咎。子可記取吾言。時至便見也。高原唯然而去。高原者。小徒道因子迺父也。故言及焉。後聞一竿次年四月卒死於尼崎客舍矣。吁嗟。此非庸醫暗殺乎。

【氣中卒倒】河州佃戶宗。是年七十三。因赴佛會於大坂婿家信宿。早飯後。忽爾卒倒。不省人事。牙關緊急。身冷。脈沈滑。急請予診。便以蘇合香丸。薑汁調灌之。稍醒而能飲藥。時見一婦手捧煎成湯藥將使飲之。予問婿曰何物也。曰乃某醫使服三生飲也。予急止之云。此乃七情氣逆。且因食滯而然。不可妄用急劑以伐無過矣。病者于今人事醒矣。藥能啜矣。藥病投機。可立待其痊矣。爲其生平居鄉。不以酒爲漿。不以妄爲常。守己樂業。

安分養性。故年雖七十。比市井放肆之徒。猶未艾也。何必須投急劑乎。婿曰。是何病耶。予曰。憑脈與症。乃似中氣。而實食滯也。夫中氣症。大略與中風。亦自難辨矣。法曰。風中身溫。氣中身冷。風中多痰涎。氣中無痰涎。風中多有汗。氣中則無汗。風中脈浮。氣中脈沈。又曰。以氣藥治風則或可。以風藥治氣則不可也。今夫不論氣中食中。一藥雙治也。將藿香正氣散。去白芷加香附。每一貼重五分。生薑一分。水一鍾半。煎八分。作數次服之。何如。婿曰。唯命是從。予撮與服至五貼。諸症平復。改用錢氏異功散收功。撮藥時。一僧醫常德寺者。見其藥之小貼。問曰。世醫有議先生之藥一貼大則五錢。小則二錢。與今醫之藥。大小懸隔矣。今此老人重病。小劑只得五分許者。莫非致疑病候而然乎。予曰。窘哉問也。凡人少壯老。其氣有弱壯衰三等。故岐伯曰。少火之氣壯。壯火之氣衰。蓋少火生氣。壯火散氣。況於衰火乎。故治法亦當分三等。其少壯老之人。皆當別處也。示從容論亦曰。夫年長則求之於府。年少則求之於經。年壯則求之於藏云云。此亦分少壯長三等求治之法也。子既是醫。何不知乎此。而與世醫唯疑議乎藥哉。常德曰。某甲今日知成醫之道矣。予曰。何也。對曰。熟讀內經。暗記本草而已。予曰。賢者易言。良馬易御。子之謂也。

【痰喘癍疹】北濱宇和島氏。年甫十三。患吼喘。聲聞閫外。且發癍疹。搔之加癢。使婢數輩。隔生絹按之摩之。其母舅志源翁請予診之云。外甥生未滿月。發小瘡如痱如痤。一啞科云。是胎毒也。服以攏藥。敷以末藥。其毒起伏不已。至於孩笑才瘥八九。又變痰喘。而請坂陽兒醫殆盡。又訪京師出名孺師。莫不求治。治之一旦似瘥。過時又作。凡出京者七。赴堺者三。近鄉草醫。遍請診視。或針或灸。自孩至於舞象並不脫體矣。未審日後能成人乎。予細視之。精神雖固。身體矮小。年至十三。恍如髫齡。診之浮弦而促。予曰。經曰。夫五藏之有疾也。譬猶刺也。猶汚也。猶結也。猶閉也。刺雖久。猶可拔也。汚雖久。猶可雪也。結雖久。猶可解也。閉雖久。猶可決也。或言久疾之未可治者。未得其術也。由此論之。令甥未在死症。設得明眼醫師下手。安有弗瘥之理乎。翁低首以手加額曰。欲煩先生留神調治。痼疾愈日。報恩有地也。予笑曰。報恩且置。只圖試藥耳。因與大全千金丹三分。磨水食遠服一次。喘減十之二。臨臥再進一服。又減十之五。次日又進。又減十之七。臨臥復進。其夜吼喘定而熟睡不覺至日出矣。翁與父母大喜曰。小兒得病爾來。未有如昨夜之安眠也。請求煎藥杜後。予曰。癍疹未瘥。須臾服之。以至疹退則停藥。晬日然后以湯藥蕩之。未爲晚矣。翁曰。一藥能治二疾。甚奇事也。予曰。證變二三。良由外科敷藥逼毒入於肌裏膜外。溜於胸膈。變成痰涎。因天之陰晦。時之寒暄。食之增損。是皆能令發喘。又發疹也。其標似異。其本一也。所以一藥之兼治二疾也。后遂與閻氏和中散去黃芪加陳皮。每貼一錢許加薑棗各三分。煎成日服一貼。至五百餘日。脈和而不促。乃止藥。或問小兒用藥。將及一年有半。無乃過多乎。予曰。三部九候論曰。先去後調。無問其病。以平爲期。由斯言之。更服百日。未爲多也。此兒蓋因屢服退疹驅痰止喘雜霸之藥多年。故體亦不能長。費調理也。如此焉。停藥后身長體胖。日愈一日。一年間裁縫衣著者三。以至於加首服之時焉。

【瘧疾傷胃斷食】一大夫加納氏。壬午秋杪於江府患瘧。某府侍醫酒井三伯與岡本友菊商治。或清或攻。或用獨參。出入五十日餘。寒熱似退。四體羸尪。不能起於眠褥。大小便時令侍士數輩舁出於圊室。又慮風濕再襲。用紙屏圍之。勞神也多矣。且惡食氣。不食完穀。口舌煩燥。而又吐涎。只飲湯水者十日餘矣。其親友中川氏素知醫事。乃問於三伯曰。加納氏沈疾將兩月矣。日重一日。且又斷食。未知安否。其脈色何如。三伯曰。外候乃衆士目擊。其疾沈篤不在言也。論其脈弱甚。蓋脾胃絕症也。中川氏錯愕曰。胃氣絕難再生也。易他醫如何。伯曰。一任加納氏之意矣。於是與在府親戚諸士商議。別請他醫。衆士一齊願請予下手。中川氏曰。此舉是也。吾欲再舉一醫爲之副何如。衆親士曰。敢問其舉。中川氏曰。吾所舉者。祗園順庵也。順庵常以師長待北山氏。而北山氏亦以友弟視順庵也。今大夫病危。非日夜診視臨時處置。則失機宜。若再一變。則無起日矣。且二人之見。或勝一人之識。未可料也。使順庵把匕副之。北山氏直言正之。乃一舉兩得之謀也。衆從其言。乃稟某侯臨危換醫之事。侯然之。遂命召二人同診。臨夜至邸診之。左微弱。右弦弱。予曰。今夜只用參湯補接。待來晨再診。而后相議藥方可也。衆從之。於是翌早天光時候。再到而診視。時順庵侍某侯夫人直邸。路遙來晏。適予有某邸之行。日晡回寓。順庵乃待予回于寓。曰。向診大夫之脈。與昨無異。乃因日夜闕服。朝來大夫請藥甚急。親士議曰。暫撮一貼。先煎待先生回時領教未遲。以故從衆撮一貼。而付之也。予曰。是何藥劑歟。曰六君子湯加麥門白荳蔻耳。予良久大笑曰。吾由子能解內經。能辨本草。將謂良材矣。臨病必也能幹。元來只如此耶。曰請大教。曰吾爲子述子之臆度可乎。曰諾。曰脾胃怯弱。不能起居。主用四君。吐涎似痰。主用二陳。口舌乾燥。潤以麥門。惡聞食氣。醒以荳蔻。且夫六君荳蔻。薛己以後。名醫藉此補益脾胃。醫案多多。故效顰也。順庵曰。實如先生之說。未審有何不是。曰子於端午見俗繪紙旗上的橋辨慶乎。順庵罔措。予笑曰。牛若子右手揚刀。左手舉扇。腳穿木履。且踏欄杆。未審都能成功乎。順庵頗解其事。曰。每聞先生戲論。使小子通身流汗也。其過且置。望先生垂教而改之。予曰。錢氏白朮散何如。曰。中有木香未審可乎。曰。此正是張易水教李東垣調中益氣方中橘皮之下有云。如腹中氣不轉運。加木香一分者是也。大夫於今惡食氣。唯飲湯者。由腹中氣不運也。藉藿香之芬芳。與木香斡旋同功。則思食而不惡也。曰若氣轉而思食。則不用木香而加陳皮何如。予嘉之曰。舉一反三者。子之謂也。然方中人參須倍用之纔當矣。所以然者。曾聞前醫調治。或用柴平。或小柴胡。或截瘧飲。或養胃湯。各有人參在乎方中矣。且又別煎獨參湯而間服矣。然則不倍黃參。恐保中氣之力弱矣。順庵然其言。即撮白朮散加倍人參。其木香只用一分許懷之。至病家而易自撮之前藥云。　服三貼。粥飲進。五貼後。頗知穀味。至第三夜有少煩熱。次晨又請予議藥。順庵曰。夜來之煩。莫非木香之咎乎。予曰。脈無變易。非藥之爲也。但多日不食。恐一時喜食。食氣浹洽而致然乎。東垣所謂若喜食。一二日不可過食。恐損胃氣。而生熱也。須薄味之食。或美食助其藥力。益升浮之氣。而滋其胃氣也。然論雖如是。退煩之物。不可不備也。子將加酒芩乎。抑加黑梔乎。順庵擬議。予解頤曰。子平日強記本草。何不應此期會乎。順庵默然。予曰。久病未復。脾氣未充。苦寒之物。絕不可餌。唯一味竹葉甘寒可充。五七葉淸其胃氣可也。順庵大悅。手搭肩曰。利名共得者。謂斯事也。　如前法出入。調養五十餘日。諸見症平復。

六脈和順。而右關弦脈尚在。予曰。須加芎藥可也。順庵曰。當歸芎藥。曾用
數回矣。予曰。何不用酒以砂鍋炒香。曰。何也。曰。用酒炒香而用土器。則理
脾而伐肝。能退土中之木也。曰。唯然。他日加納氏令椿一遊翁特差使致
謝云。嗣子此番沈痼。遙聞先生用意居多。所以百死之中而得一生。所謂
絕後更甦者也。此恩此德。難以補報者。由先生賜嗣子於老夫。而爲送老
之樂也云。

【飧泄】癸丑春仲小徒元貞報曰。有一野夫。年三十歲許。自天明至門。自
訴親父爲患泄瀉。五十餘日。先發寒熱。不食。日夜泄五七度。因請醫士調
治二十日許。熱雖退。而進些粒食。則完穀不化。泄出原物。日將十次。或帶
血絲。或如泔漿。因求一醫。又加腹痛。四體消瘦。不能起坐。又請一老醫診
視。醫曰。痢疾也。泄瀉變痢。在法難治。固辭而去。舉鄉期之必死。茲因母氏
痛哭云。嘗聞紀州伯父曾某極言門下起死回生之盛德多多。以故母氏
流涕云。你爲人子。豈無請醫救親之念乎。某云。苟有可爲。捨身何惜。母云。
你忘卻伯師常舉當時明醫乎。某聞之。魂不付體。放下諸事。連夜飛跑。既
至潭府。又無申訴之緣。坐以待旦。直至門開而已。且自因由乞憐於小子
輩耳。予聞之。出廳呼入相見。見其手足皸皴。粗衣襤褸。著麻袴。捨短刀。膝
行俯首而進。徐徐訴自如此如此。予聞之曰。就你之言。病乃重耳。吾當撥

暇便去。渠大喜。隨篙先導。直至鳥飼新家村也。父母聞之。合第歡喜。親眷莫不踊躍焉。茶罷爲之診視。一如其子之說。然其泄雖久。精明未壞。脈之浮弦而小。脈要精微論曰。病成而變者。風成爲寒熱。又曰。久風爲飧泄。蓋風從木化。久風不已。則脾土受傷而下利清穀。病名飧泄也。陰陽應象大論亦曰春傷於風。夏生飧泄。亦此類也。且其鄉。四至水田。一帶大河。常流不斷。其卑濕不待言也。因撮人參敗毒散二錢五分一貼。內人參焙用五分。加陳粳米五分。生薑五分。水二鍾。煎八分。作三次溫服。云良久問其內人。哭至吾前云。丈夫不幸將絕。而靈藥亦難救濟也。予曰。何故乃爾。內人云。卽今藥成。病夫如教服之。一口輙大吐逆。顏變足冷。唯待斃耳。予憶藥病投機。安有急變之理。畢竟煎法有弊。乃問曰。水潔淨乎。曰淨也。曰持藥罐來看。其子攜至座前。予啜藥一口。藥極淡而有臭氣。揭而視之。乃用舊小袋煎之也。袋小藥多。築而裝之。又不先沸其湯。就生水急煎。故其惡臭也如此耳。予打開藥囊。取出一新絹袋而與之。令將前藥裝於新囊之中。用葦薪煮之。命子伺候藥成。令病人再服數口。病人服之曰。我胸開矣。更服之。曰我心快矣。其妻子親族大服予之定慮。乃歎曰。非神醫。豈能知吾輩之誤事乎。予回時再撮五貼而與之。曰三日後再通好消息也。三日後。其子來報喜曰。愚父蒙臺下神藥。病痊十之八矣。予詳問始末。而後改用東垣清暑益氣湯。每貼二錢五分。仍用人參五分。或去麥門當歸。或加粳米粟米。出入增損。六十餘貼告瘳焉。至今時饋嘗新物色不絕。謂報德也。斯民也。身居野外。義勝士子者多矣。

【泄瀉】河州佐藤善性年七旬。舁病來寓求治於予。醫士善龍相隨。詳言得藥始末云。三年前。中元後傷於冷麵。吐瀉交作。用香砂六君輩。吐止而瀉未止。法眼山田元真以胃苓湯而瀉止。厥後凡食冷食或多食輒瀉。元真以爲脾胃虛弱。以補中益氣湯。加砂仁木香之類。凡五閱月。或止或瀉。改用參苓白朮散。以棗湯調下。瀉未止而惡食。故停藥月餘。去秋請青木玄知老醫。用六君木香升麻柴胡服至八十貼許。晝間之瀉雖止。夜來依舊瀉二三次。腹脇作聲漉漉溏泄如冷水焉。乃去升柴。加乾薑。調理半年。頗不惡食。腸鳴雖已。夜泄自若。今春再請法眼元真主藥。真曰。老人久病不宜強責效驗。須多服補養中氣之藥。自有平安之時。又爲之灸肺脾腎三俞各五十壯。待灸瘡愈再報。前日壯數愈了。復報謂此二俞不可斷灸瘡也。所以然者。三臟虛甚。非特參朮補藥所能作效。而除其病根矣。善性然之。孟春始灸。孟夏報之。孟秋又報。其瀉仍作。甚則夜三晝一。緩則夜行二次。自始至今。經三年所。其泄每夜無間斷。故心甚疲困。面色青慘。年且七十。未知老病可能生乎。予診視其精明未陷。氣息自若。言雖輕微。語有收攝。脈之左手關尺弦微。右手三部沈中帶弦。予問之曰。素有疝氣乎。否乎。曰無。又問耐夏不耐冬乎。曰然。予微笑曰。吾藥能生。不死病也。於是撮正傳附餘當歸厚朴湯二貼。以與之。限今旦服至明旦盡二貼。再來診視焉。次早復來求診。其脈大抵相似於昨。其面有喜色焉。曰每夜行圊二三。昨服貴劑。昨夜只通一度。且不覺冷。而只溏耳。自得病以來。餌藥不缺人參矣。即今蒙賜之藥。甚辣不可於口也。予厲聲曰。善性汝能酒乎。曰否。予曰。汝既不飲。則沙糖與糖何如。善性自知失言。唯唯而已。予曰。醫者診病撮藥。與老吏據案結款相似。故臨機會難容一針之私。豈可因口之好惡而失治病之機。乃喪百年之命乎。性曰三年之疾。一旦將痊。喜而不勝。其所以錯言者在乎是也。望先生亮之。予遂與前劑二貼。照昨夜服之。次日脈色柔順。因連與十五貼。泄瀉止。面色潤。飲食甘。起居便矣。後教善龍調劑黃芪建中湯百十貼。而得全愈。原方用良薑五兩。官桂三兩。當歸厚朴各二兩。右剉每三錢水煎食前服。

余應奎云。治肝經受寒。而色青。慘厥而泄利者用之。經曰。腎司閉藏。肝司疎泄。肝腎氣虛爲病泄瀉何也。蓋腎者。所處在下。大小二便之門戶。而肝者。又爲門戶約束之具。肝腎氣壯。則能閉能束。故不泄瀉。肝腎氣虛。則閉束失職。故泄瀉也。又肝者。脾之賊。肝經正虛邪盛。未能制土。亦作泄瀉。此當歸厚朴湯所以實肝而止瀉也。

再按前方乃治心腹絞痛如刺。兩脇支滿煩悶。不可忍之高良薑湯也。四味中只當歸用三兩。餘藥數相同也。出千金心藏方中矣。予得余先生之教。凡有腹內久冷腸鳴泄痢。服補脾胃諸藥不應。脈之沈弦緩小。症屬肝經虛寒者。投之必見其効。因查本草諸說。唯張元素有入足太陰陽明經之言。無入足厥陰之説矣。大明氏有主治轉筋瀉痢之言者。蓋兼入肝脾腎之謂乎。待明者辨之。

【瘧後肝經虛寒】在江戸治一酒戸婦人。年三十許。原娼家從良者。娶三年後生一女孩。形容端正。親族愛重焉。然其女多病。父甚愛惜之。每啼號便責其婦不知撫育。或少病亦責其婦不知母道。故令兒有所苦焉。其婦吞盡辱罵。嘗盡辛辣。少無怨恨人天之心。且事姑竭誠致敬。世希有也。聞前年秋。患瘧三十多日。服清脾養胃諸藥而瘳。今春末腹脇支滿。手按之則自期門有聲漉漉。鳴至章門。京門。以至五樞上下。或以謂瘧母所爲。針之弗應。藥之弗効。乞予治焉。診之左右沈弦而左似微。乃作肝經虛寒。因與當歸厚朴湯。加酒芍藥生甘草。每貼一錢五分許。煎成冷服。服之三貼知。六貼平。用藥在夏六月。故使冷服也。至眞要大論曰。必服其所主。而先其所因者是也。設在寒涼之月。全用原方可也。標一奇方效驗。分二症者欲教子弟求本治病云。

【痔疾下血】布施氏，年六十餘，素患痔疾。庚申秋月，燥令大行，大便結硬，數至圊而不能便，日久下迫廣腸，僻裂努出，其痔如榴花然，外科敷藥雖收復發，後用針灸塗抹油膏，因大便時，清血隨滴，而痔依舊飜出，肛邊生瘡，痒而復痛。一醫内服外敷，亦不見效。一日登圊，忽下清血不止，事急請予診視，予至則倒於寢矣。診之兩手俱絕，不及問候來歷，令急煎人參五錢許，煎成緩緩灌入口中，少頃，其脈應指如蛛絲然，再三灌之，乃省人事，而能認得人矣。又撮補中益氣湯，如脾胃論之方之數，復陞當歸，如黄芪之目，人參同之，再加酒芍藥，充當歸之數，九味共作一貼，水二鍾，煎一鍾，作三次溫服，仍間服獨參湯，次早診之，脈洪而軟弱，予告其妻子僕從曰，久痔失血，脈當小緩，今反之者，難復其本歟，別請良醫可也。妻子苦求曰，家翁識先生久矣，一旦聞辭藥之言，勢必再絕，望先生憐之，予不得已，再與前法調理三日，病者言行如常，只苦下疾臨圊飜出，血絲點滴不絕，且素好清潔，每圊後以溫水淨洗，而水爲之色變，使婢拭乾。一任外科敷貼焉，不知外科妄貪速效，以砒礬硝烏枯痔雜藥搽擦月餘，臨圊雖寬，肛門腐壞，肌肉難生，每敷藥之時，其氣臭如屁者，從魄門衝出，恍如燃薪吹火之勢焉。予聞之，謂其妻孥曰，令家翁日飡之穀肉菓菜有數，魄門衝泄之氣無限，魄門即肛門也。大腸與肺爲表裏，肺藏魄而主氣，肛門失守，則氣陷而神去故曰魄門矣。此雖出外科之妄。或由天命之盡耶。未可知也。吾欲使翁預知何如。妻子聞之失色。含悲而已。他日因收官債而有喜色時。予論及石崇豪富。范丹窮苦。甘羅早貴。呂望晚榮。顏子短命。老彭高壽。六人總歸天乎命乎人乎。渠笑云儒不云乎。死生有命。富貴在天。予帶笑曰。翁若天命有盡何如。翁笑曰全身葬在某寺足矣。某嘗與寺僧有約矣。艮久曰。但官債未白。使某過冬收拾官債。付與兒僧。則世事亦足矣。豈貪老耄之限乎。予於是褒其有超人之見。微笑而別。時十月望也。後易外科付貼稠粘膏藥。欲保下吹之氣之泄少矣。於是每日撮人參養榮湯三錢半。外增新羅參一錢爲一貼。其或見他症。如傷食。如感冒。如勞心。如勞動。則易藥處治。別煎人參膏以參末調和爲丸。每服一錢許。日三。前后計用人參九斤許。及過殘臘。朔風匝地。嚴寒逼人。一如常時。飲啜自若。應酬禮宜。不知怠倦。其收放結算有家人管理焉。新正啓賀停藥三日。自覺起居不便。四體無力。口失滋味。目不欲開。言不欲發。心神懶惰。乃云先生嘗云人參開胃消食。久服延年。諒不虛也。我停服人參三日。便成死態也。如此。惜乎不早知此神草。臨死服之。亦能延我百日之殘喘耳。予聞之曰。爲神農氏左袒者。其在翁乎。病者歡喜。依前服之。數日後其神氣又復常耳。延至仲春之望。忽爾小便不通。自覺便道內無急脹之苦。外無點滴之水。唯溜入廣腸隨大便而出焉。此乃外科毒藥急攻。蓄毒於內。蝕於溺道而致然也。後又腐壞及臀。以至不救焉。前是冬初。與翁談及生死有分之事。翁願過冬收債爲足焉。故藉大力神草而補難補下脫之氣。假搖光紫氣。而延莫延有限之時者。實緣不期然而然之奇物也。詳記之。以遺子弟作榜樣云。

【怒氣鬱結浮腫】今橋定休年過古稀。精神不邁。收放官債爲業。蓄積甚厚。近年來放多收少。忤情逆意。鬱滯有日。使抑鬱之氣留滯不散。停於胸膈。不能流暢。致腹脇虛脹。大腸虛悶。小便濇少。面目四肢浮腫。請後藤益庵調治三月餘日。其症弗瘳。更加口舌乾苦。飲食減少。或薦予爲治。脈之左右沉中帶弦。予謂怒氣結聚。不得發越。升降失常。遂用古方八味逍遙散。白朮易蒼朮。倍柴胡茯苓。加越桃鞠芎香附醋製每貼二錢。燈芯生薑各二分。流水煎服。五貼許。小水通利。浮腫全退。口舌知味矣。於是改投薛氏歸脾湯。仍加越桃鞠芎香附。服五十貼后。脈得動蕩然而弦形尚在。因加酒炒白芍。又使服五十貼。脈症俱和。再去所加三品及白芍。迺用原方五十貼而停藥。時壬申秋月也。　癸酉初秋。因追薦亡侄於法華寺。請僧頓寫佛經。於老心有所感慨。適僧請小食。強飡數口。自覺心胸不快急舁歸家。忽吐所飡之食及痰涎黃水。口不能言。眼不識人。昏倒於席焉。幸手下有人。知用人參急煎三錢許灌之。及予診視。口眼定動。頗能認得親疎耳。於是再煎人參五錢。炮薑一錢六分。強使緩啜之。又撮香砂六君子湯相間服之。次日六脈俱應。只沉弱矣。再煎參薑如昨。六君子湯少加木香以進。第三日亦照於前調養。厥後或單用歸脾湯或二方合和。直至竊臘停藥。前後用人參四斤云。

【縱飲冷酒吐血】伊丹性有年四十許。性嗜冷飲醇酒。聞一月前。吐出紫血。倭量三升許。其爲人也。勇健而不求醫。而乃云我平生所飲冷酒。何翅三升而已哉。若不吐去瘀血。日後生變未可料也。吐去酒瘀。正好多飲。恬不挂懷。任意飲啜不已。一朝又多飲而酒器在手未放。忽又吐出鮮血盈盆。若量之。亦不下壹升矣。命僕將酒來洗我胸膈。言猶未了。又吐鮮血數口。眼黑頭旋。忽爾昏倒。時僕從急請靑木玄知老醫父子齊到其家。議藥。其僕有頗學醫藥名目者云。家主素嫌芳藥之氣。不待到口。嗅鼻亦嘔。望名手察之。老醫遂調五味異功散去人參而與之。煎成服之。元氣彌弱。手足不能舉動。有一世家與渠近隣。又與之雅好。時適予過門。就拉予同往看病。予診其脈甚微。聞其呼吸不齊。乃大聲曰。性有性有。子平素喜飲冷酒不悟。有今日之事乎。渠眽眽不言。予於是用茅花一錢五分。揀參一錢五分。以河水二鍾。煎一鍾。徐徐服之。卽日服一貼。次日又服二貼。進些稀粥。第三日脈色稍和。又教服二一貼。與淡粥齏魚。如此補養十日許而安。本當多養數日。塡補血氣。因渠素惡藥氣。故已之而擇穀菓肉菜。充其倉廪而已。良由年壯氣行而自愈也。或問失血過多。奈何不令多服補氣養血之劑。而只服人參不及三兩。卽便止藥。無乃阿順人情乎。曰。經曰。臨病人問所便。渠既不便服藥。豈宜強之乎。予所以擇其穀菓肉菜者。正爲此也。藏氣法時論有曰。五穀爲養者。養生氣也。五菓爲助者。助其養也。五畜爲益者。益精血也。五菜爲充者。實藏府也。經所謂氣味合而服之。以補精益氣。此五者各有所利。此聖言可師也。又聞之先師云。藥之治病。因毒爲能。毒也者。以氣味之有偏也。蓋氣味之正者。穀食之屬是也。所以養人之正氣。氣味之偏者。藥餌之屬是也。所以治人之疾病也。五常政大論曰。大毒治病。十去其六。常毒治病。十去其七。小毒治病。十去其八。無毒治病。十去其九。穀肉菓菜食養盡之。無使過之。傷其正也。不盡行復如法云云。由是言之。用治之法。在醫者眼力定奪。或有未盡。再行前法。以漸平之。寧從乎小心之謂也。

【瘡瘍】泉州藤井法橋道安老母七十三歲。庚戌仲春。發瘍在京門帶脈之分。大五寸許。法橋昆仲四位。俱顯醫名於時也。昆仲相議。先用呂洞賓仙傳化毒湯。次用托裏消毒散。再用精要十宣散。一外科爲之敷貼。潰后膿汁清稀。瘡口乾燥不赤而黯。咽膈不利。咳嗽粘痰。其仲子北村救齋與予隣居於坂陽。請求赴泉。爲母診視。脈之虛弦。予謂諸昆仲曰。令壽堂年過古稀。發瘍至今。潰膿多日。血氣必虧。須進獨參湯。大補元氣。間用十全散。或增溫中托裏之物。或投消痰化毒品。緩緩圖之。且元陽未至敗絕。飲食不減常日。治不失法。回生可期矣。脈之虛弦。老者之常例。潰瘍之當然也。但發於少陽多氣少血之地。似爲可慮於收合之際。然而瘡口雖闊。根盤似淺。可以動搖。得補托之內服藥。灸之外施。或可移於太陽背部。未可料也。法橋昆仲眼眼相覷。唯唯低首而已。予曰。外科書。所謂瘡瘍灸法。有回生之功。若未潰則拔引鬱毒。已潰則補接陽氣。祛散其邪。瘡口易合。其功甚大。東垣亦云。毒氣沈伏者。或年高氣弱。若服尅伐之劑。氣血愈虛。膿因不潰。必假火力以成全功也。遂教以附子爲末。唾津和作餅。厚三分。安瘡上。以艾炷灸之。使微熱不可令痛。乾則易之。如困則止。日灸三度。夜以太乙膏每一兩加石菖蒲末硫黃末各一錢。牛油五錢。木蠟三錢。一處溶和作油膏。攤在舊綿布。貼於瘡上。次日又灸三度。次夜又貼油膏。第三日赤處漸見。至七日夜。黯處全消。赤肉漸生矣。於是改用東垣通氣防風湯一貼。每三錢許。一日與二貼。仍進人參湯一貼。至三日後。令擣萬挫綠雲膏攤貼太陽經旨門志室之分。以至瘍之小半。以吮引之。又製象皮膏敷貼大横腹結及章門。以至瘍之大半。以追推之。其上總以加味太乙膏封之。待二日后。剝而視之。其瘍將移於太陽經分之勢成矣。再如前法敷貼七日。内服補中益氣湯。加芍藥桂。增胡柴陳皮至十五貼。乃少陽之瘍移於太陽之分矣。猗歟藥中肯綮。有如是之奇妙哉。其法雖似怪誕。其實遠邇共知。故録之以俟好事君子爲榜樣矣。醫中微妙。書不盡言。言不盡意焉。後用生肌膏藥貼之。至三月餘。瘍平而收口矣。壽至八旬餘而終矣。

【背俞發瘍】住吉社僧北之坊年六十餘。瘍發於背之上下二處。上乃風門。肺俞。厥陰俞。魄戶。膏肓之際。下乃胞肓。居窌之次。大四寸餘。攝泉二州名醫。邀之殆遍。補以參芪。則妨礙飲食。托以十宣。則瘡口作痛。艾灸桑烙。其病越篤。因請予求治。脈之左沈弦有神。右沈滑流利。聞其爲人。性直確。少言笑。常患氣滯。或腹脇痞滿。或大便祕難等候云。記得陳鶴溪云。凡癰疽不問虛實寒熱。皆由氣鬱而成。經云。氣宿於經絡。與血俱澀而不行。壅結爲癰疽。不言熱之所作而后成癰者。乃因七情有所鬱而成也。治之以遠志酒。獨勝散云云。聞其性格。察其脈色。遂投和劑三和散。全用原方分目。每貼二錢。加香附五分。水一盞煎六分。去滓溫服。不拘時候焉。或問前醫累用參芪補托。亦未見功。師用此藥。當得甚事。予曰。正由是也。此僧乃如陳鶴溪所言之候。而醫不先用行氣解鬱。乃用補托太早。所以壅結於上下二處。雖用艾灼。瘡色不活。用補便作痛耳。和劑謂此方。主治五藏不調。三焦不和。心腹痞悶。脇肋䐜脹。諸氣壅滯。肢節煩痛。背痛脇痛。有妨飲食。手足微腫。腸胃燥澁。大便祕難等症。故試數貼。觀其可不矣。服五貼二便通順。次服五貼。飲食有味。再服五貼。瘡色紅活。而不疼痛。再服五貼。痞滿漸寬。更服五貼。胸脇大通暢矣。僧喜曰。自服先生靈藥。不特今患得痊。乃覺舊疾亦脱體耳。因渠年老。恐香燥過劑。消耗陰血。改用參歸芪朮等物。便覺舉動不安。復用三和散。加當歸加川芎之數。連服二十餘貼。稠膿滾出。而瘍口自平滿焉。記得丹溪先生云。獨勝散治氣鬱血滯。而諸瘍愈後常服半年尤妙。此皆施於體實氣鬱之人。予見吳兄厚味氣鬱。而形實性重。年近六十。患背疽。醫與他藥。皆不行。唯香附末飲之甚快。始終只此一味。腫潰恃此而安。然此等體實。而又病實。乃痊。千百而一見者也。今此老僧與吳氏元氣大同。孰不謂其膿既泄。氣血乃虛。只宜純補哉。

【背瘍癰毒】坂陽糴米小倉店年六旬許。患背癰。其瘍初發時。先於七椎之傍。重著而癢。使婢爬之。其癢不已。因取艾灸之。而不覺痛。因求外科處治。外科艾灸貼敷。初如豆大。三兩日如掌大。五七日小盆大。至十餘日乃發腫。上自三椎。下至十一二椎。其闊六七寸許。其腫不高。亦不光澤。法眼元眞疑是疽。初用化毒。次內托。復兼用獨參湯五七錢許。病者胸腹䐜脹。妨礙飲食。且手背足趺微腫。其子恐生變症。冀請予診。脈之輕緩重緊。予投和劑熟料五積散去麻黃加人參每服三錢。生薑大棗各三分。羌活黃柏各二分。水一盞半。煎一盞去滓溫服。或問其所以。予曰。東垣先生曰生氣通天論云。營氣不從。逆於肉裏。乃生癰腫。陰陽應象論云。地之濕氣。感則害人皮肉筋脈。是言濕氣外傷。則營氣不行。營衞者。皆營氣之所經營也。營氣者。胃氣也。運氣也。營氣爲本。本逆不行。爲濕氣所壞。而爲瘡瘍也。此邪不在表。亦不在裏。唯在其經中道病也。已上內經所說。俱言因營氣逆而作也。遍看瘡瘍論中。只言熱化爲膿者也。蓋有言濕氣生瘡。寒化爲熱。而爲膿者。此瘡瘍之源也。宜於所見部分。用引經藥。并兼見證中分陰證陽證。先行營氣。是其本也。標本不得。則邪氣不伏。言一而知百者。可以爲上工矣。由是言之。腫發不高。亦不光澤。雖多服參芪補托。其脈仍緩或緊者。乃濕氣所壞。而爲瘡瘍。寒化爲熱。而爲膿者也。經所謂治病必求其本。吾故用之。欲成其事也。或唯然。於是使服三十餘貼。其瘍將愈時。加黃芪倍人參。又三十餘貼收功。

【腰脊生瘍】門人元貞子。壯年遷居新宅。日應世事。夜讀醫經。勤勞日久。腰脊間發出一瘍。大如碗許。腫不高起。色不光赤。托外科付貼自用調理多時。膿水將盡。不能生肌收口。請教於予。予問用藥始末。貞曰。依方書之例。先用解散。次用托裏。自知血氣未甚虛耗。所以未服純補人參湯耳。於今多日。不生新肌。且瘀肉未盡。外科雖累易去瘀生新之藥。而不能成功。爲之奈何。予診之沈緩。遂教用熟料五積散加人參少充獨活皂角針爲引用。服未及五十貼。其瘍痊安。此與米價之瘍相若也。但因年之壯老。費工有多少之殊耳。

北山醫案卷中

孫　攝陽　北山壽庵道脩輯

治某侯病之案

從孟冬二十六日。診候或似弦似滑。或寧靜四動半有奇。或流利五動。十五日。辰後請候臍間動氣。某侯許候之。及候臍腹有動氣。自水分衝上不容築築然。不息升浮而動。臍間動氣亦浮。侯自覺上脘浮脹。阻礙飲食。予惶然曰。是何邪之所干耶。衆醫教我曰。侯素有動氣。動定浮沉。乃過日不藥自息耳。予曰元有不忌。既若是。務宜保養。遂書養神保精調氣節食老老及服食愼忌等篇。及七情生尅調理之法。與加藤氏

晚脈六部俱四動半和。而帶弦如條條然動氣或動衝。或升沉如阻飲食。食物不爽快者數日矣。侯覺不容上下。皮厚而氣不暢矣。

十八日亥時。侯忽覺鳩尾下兩旁疼痛。更一條牽強如帶者。橫於中脘及胸脇下。或有塊如桃許。衝於脇下而痛。加藤氏曰此乃少時乳癖自來有此塊耳 不喜重手而按。仍命加藤氏輕手按摩。少頃腹裏雷鳴。塊者下。強者寬而痛漸止耳。然動氣築築然不收。侯自覺體倦身弱。而察聽輕濁矣。

脈兩手微弦。兩尺微弦而滑。久拙 上養胃丸。三十不應。

十九日卯初脈弦而似長。貴症同前。命衆醫進藥。或擬上香砂平胃。及不換金正氣等劑。予正色曰。吾居客位。豈敢妄主藥方。冀諸位察其症候。省其平常。用其對症之藥可也。雖然。有淺見在。若動氣衝不收。則白朮一味。斷不可輕用。待其動氣收。然後隨症而用之。則無妨礙於動氣也。年高且氣易閉而腎氣之動惡燥故醫議已定。遂上正氣散。予曰。嚴寒傷冷。不拘於何方藥中。加以姜桂何如。蓋有所思而發不特謂之必先歲氣勿代天和之誡衆不允。紛紛議之。乃加木香干姜。予亦不言。二味雖溫治病醫壞右上一貼。一錢加姜一分半進小半服。鳩尾下衝動。再進小半服。又加疼痛。侯曰。是藥何如此之不快耶。醫議欲再進養胃丸。予拒之曰不可。是丸多主攻擊消導。前上三十不應。今又再進。此后再進。且侯年高氣弱。又無食滯。恐不勝其藥力矣。侯然之。命衆停服再議。自卯后足膝冷。察聽濁。

午後侯命進藥。衆議不一。予懷一紙以待明授曰。數日來變症累出。以愚度之。宜先治其本而後治其標。本者腎間動氣也。標者寒濕痰飲也。言動氣者何。蓋本乎腎間之氣動耳。症屬少火。象似震巽。人之軀不可無此火。亦不可恆衝動也。似有似無曰正氣鼓手衝動曰邪氣臍名神闕。一身之樞。居腹中央。若左右上下衝動不息。醫不急治。則變症百出。再失其治。不至於危者幾希矣。吾人爲司命者。可不愼歟。

午末醫議擬上治中湯。人參白朮干姜陳皮青皮甘草予曰。是藥近於治者也。宜去白朮。前言重出乎此耳治症論在節滃六書入門醫鑑書蓋腎間動氣衝鼓不息。要急治。不然、則成奔豚矣。謂動氣築築然不息衝動如豕之奔耳加肉桂一種引火歸宗。則動氣自收。足膝溫煖矣。亥時初進加減治中湯。一錢姜一分半一貼三分之二、動氣收過半。足膝回暖。脈浮細數六動有奇矣。醫疑其脈數、予曰。溫藥中病、動氣將收。寒氣將散。脈當如是。然胃欠穀氣。脈色不潤耳。勸侯強粥數百顆。至子時末脈和五動矣。

丑時末侯起身小解。覺惡寒半時許。索藥而飲成服、加藤氏對侯曰惡寒若退微熱至矣願勿以爲慮矣寅時末微熱至。脈又浮細數。醫又疑各各主意不定。又以前言寬解及乎諸子。

二十日辰時前藥進二貼。動氣收。足膝溫。脈和五動而帶弦滑。侯又索藥。衆曰。藥力勝病。恐生別症。勸停藥強食。侯以爲然。

午末大便稀泄。酉末又稀泄五盞許

申時末脈六動許。尺似弦帶滑。面瘦倦睡。肌體弱。侯自覺胸脇下似有物相礙腹牽強。醫議欲進藥選人參養胃湯。人參草菓茯苓蒼朮半夏厚朴藿香陳皮甘草予固拒之。考其方曰。草菓辛溫厚朴苦溫。不宜濟乎脈數肌熱困倦之候。蒼朮甘燥。藿香芬燥。未卜用於面瘦體燥牽強之症。半夏之辛燥。茯苓之淡滲。得其助則能理脾氣而不偏。失其助則反燥胃液以成伐。參陳甘草雖能調中州若佐使不得其正。反增其病。勢使然也。吾不言乎此。牽強而痛。動氣再衝。還有何手段之治術耶。唯患其后患。不得已而呈其萬一矣。醫拱手曰。然則奈何。予曰。中侯之病者。溫補脾胃。調養氣血。不滯不偏之品也。雖然。今日藥力偏勝恐生變症之際。宜暫進行氣香蘇散。（去麻黄減甘草）一貼五分。生姜二分。從容服之。待藥行氣周。風寒及夾飲牽強些寬。再以溫平之劑調理如何。醫然其說。至夜戌初進小半服。氣暢胸寬。而痛不減。微喜按摩。至亥時氣行吐痰飲一盞許。亥末泄二次。

子時初命診。（加藤氏診脈五動六部和利貼肉而有力一齋摩腹謂中氣想弱腹間弱無癡手者）醫又議換方。予曰。前方劑之輕者也。（陶氏曰輕可以去實實者邪氣也邪不去正何由養）醫不決。予曰。若如是。只以治中散二分貼飲下之可也。衆議畢上治中散二次。是夜。（瀉蓄止而熟睡尿赤）半夜后。又議進六君子湯加干姜木香生姜。（一分半）予曰。六君子干姜用之固當。木香之加有何臆説耶。醫頷之。遂議定進六君子干姜。（一貼二錢加姜三分）寅末上大半服。（作二次服）

二十一日。卯末脈五動有奇。似滑而潤。侯覺胸滿。候之腹間。少有動氣。衆強藥言後自寬矣。

午前泄一次。午後吐痰飲五盞餘。申時又泄一次。（似飲者三五盞）侯問如此吐泄。屬甚病因。去冬之患。亦猶是耶。（仙齋有傷濕之語）晚上前方。至夜熟睡。（是日食飲少進）亥時脈和。

二十二日。辰初診脈五動有奇。而和帶滑神氣和。（巳時尿少清）

戌時脈五動餘。而和帶滑。有動氣。在中下二脘。是日食飲少進。言語聲清。候言上脘如有物礙耳。然按之肌肉間。並無著手者。想留飲之餘耶。是日夜醫言上前方二貼

亥時後。口燥咽乾。痰粘聲濁。子后泄下而上脘時加痛。

二十三日。卯時脈左和利而滑。右三部和利之中。有動蕩之形。候言覺胸膈不快然矣。

予謂二十一夜。六君干姜倍母姜作三分以進者。一以利參氣。一以散寒飲之設也。又且本因動氣未收。經曰腎惡燥以辛潤之。開腠理致津液通其氣也。觀乎此古聖之格言焉可不從而自慕耶不測醫不倍母姜。竊添木香。妄自是。及乎察脈審候。疑其藥之添病而吐露矣。藥之技至如此因再勸諭曰。前木香之加。且置勿言。六君之中。去白朮加干姜等分母姜三分者。藥之應病。大有意存焉。白朮性燥而閉。閉則氣不通。氣不通。則痰飲聚而聲濁也。燥則胃失液。胃失液則口燥咽乾也。脈既利。宜以此方調之。無失治其中也。然滑形之脈。示痰飲之將聚也。當是時也。不可強用治術。宜理正氣。補中州爲主。間服以參朮膏。每二分許。子午二時。津下。或謂既去白朮之燥閉。又用參朮膏。亦有理耶。予曰然。去之者湯劑也。用之者膏劑也。湯劑性猛而閉氣。膏劑性緩而潤土。古聖用藥之得力者。在於斯也。上藥后一錢貼

晚脈左右五動有奇帶滑。亥后更衣泄止矣

二十四日辰時初。脈左右六部平靜。而流利。大有復元之機。胷間動脈亦靜。然而更有邪之餘動。侯言夜來順睡。五體調和。胸脇爽快矣。察聽亦清。日進前藥一貼及參朮膏三分

晚脈五動靜帶滑形。心脈躁。想思慮所役耶。或痰將聚耶。或疝氣耶侯曰。適間小用心耳。是夜進前方乃參朮膏

二十五日辰時脈左右寧靜五動少躁。有上下去來之勢。衝陽太谿脈俱和。動氣依前未全收。言清色潤矣。侯曰。夜間好睡耳。

午前命進藥。予懷一紙。再待明授。醫議欲加減前方乃出愚按曰。連日進二陳參姜痰氣稍不滯矣。尊年容平失調。冬發飧泄。幸今少止。然則養陰之法。不可忽也。經曰。陰者藏精。陽者衛外。陰不勝其陽。則脈流薄疾。陽不勝其陰。則五藏氣爭。是故調養之法。不可偏勝者。有明訓在。考諸二陳善治痰。過則燥血。參姜善調氣。多則虧陰。况脈過息。尊容瘦燥乎。宜加養血之品於方中。一以潤脈息。一以復瘦燥。一以養其陰。則免患來春之痿厥。抑又不失其中矣。脈息潤。則陰陽和。瘦燥復。則內外調。養其陰。則氣血從。不失其中。則氣立如故矣。未知衆位以爲何如。醫然之。遂加當歸於前方。進一貼一錢加姜

晚酉時末。六部靜而帶滑形小躁。比昨大靜。比今晨少有躁。侯曰。午後用

筆紙而使然耶。上藥二次參朮膏三分

二十六日。卯時未左五動流利。關帶弦滑。右和。關有弦形。左腹有氣。自五樞上循天樞左旁直至期門而動。小水自昨不清。食飲如前。雖進不爽矣。

愚按左關弦滑。肝邪使然也。腹左氣動。木氣獨專也。小水不清淨。腑不潔也。右關脈弦。且食飲不爽。乃木氣干乎土而胃氣未周也。原有疝症。乘其勢衰。左之右之。變其症也。雖然尊年積病不可猛攻。待其勢退。肝氣復正。脾不受尅。自然飲食爽快矣。古曰窮寇勿追是也。是午停參朮膏

申時脈五動和。然而六部中尚在弦勢。且停湯藥。以飲食調理中氣。

二十七日。辰時脈左關帶弦滑形。餘部和。是夜熟睡 侯問曰。據衆醫診候脈既自昨和順。何其飲食不爽耶。曰言尊診和者。就其症因而謂也。肝部弦滑。乃知餘邪未盡也。雖然有說焉。難經曰。少陽之至。乍大乍小。乍短乍長。難經曰。少陽之氣。王於冬至后六十日。陽氣尚微。陰氣未退。故長數爲陽。踈短爲陰。而進退未定也。察病指南曰獨左手關脈如此則謂之少陽膽脈 脈既見少陽生發之機。內養其精氣。外調其飲食。則可以指日復元耳。午上參朮膏一分半生姜五分煎湯下

夜酉時脈六部和五動。左關少有弦形。

二十八日。辰時脈六部機蕩有弦形。左關弦滑。右尺有力。侯曰。清晨漱口誤吞熟水。因欲和其水。就食稀粥而使然耶。

午後六部寧靜五動。（小水清大便固）酉初六部流利。左關些弦。少有動氣在上脘左旁。予曰。一連停服三日。飲食如前不爽。怠倦不已。又且好睡。可勿藥乎。醫曰。累年病后如是。過乎數日。後漸得痊而進膳耳。曰是何言哉。君年氣弱。年不及年。月不似月。束手而待痊。無乃欠主張乎。藥有常服久服。進食養補之品。倘專患不食。亦以隨症施治。何況高年病后。闕其調理之法耶。

加藤氏曰。昨晡進膳少許。至更深不消。滯於胃口而脹。命一齋按摩少頃。侯曰。胃口寬矣。可菊診脈數。至丑時寒熱作。少頃寢汗。遂進稀飯少許而睡矣。予曰昨若進藥補養。不至於此也。

二十九日。診得脈五動浮。左似和而滑。右似和而微滑。醫僉曰。脈和。予曰不及六部。少機神而上下去來之勢微矣。按腹左右寬闊。唯中脘有滯氣。似礙指而響碌碌。甫元曰。朝來按腹欠上下之氣脈耳。予曰。指哉乎。泉庵曰。痰之聚氣之滯也。痰聚則滑。氣滯則欠神矣。予頷之。醫議進藥。予曰。就前方治中湯。（人參乾姜陳皮青皮甘草茯苓母姜三分）醫曰去白朮加茯苓何謂也。予考其方曰。參苓甘草四君之純良。古人以之調氣弱。陳皮國老二味之甘平。局方以之消痰聚。青皮之用何。一以平左氣之專。一以安脾下食。乾姜之佐焉。一以退虛熱與寒。一以調養天和。析而論之。數日食阻。賴以二皮。乃丹溪艮法。半夜寒熱。用以二姜。亦本草明訓。脈欠機神。參甘以補之。腹有礙滯。青陳以平之。茯苓之加。寧其神志。導其丙丁。消其聚飲。清其水也。白朮之去。解在前篇。（上藥一貼一錢三分之二）

二十九日。晚脈五動和利似滑。腹間動氣微。臀間動氣浮。左腹衝者緩。侯日。晡後覺鳩尾下寬暢。不日能進食耳。（是午后養庵診侯附耳艮久）

十二月朔旦。脈六部機神蕩動。按之似滑。舉之和緩五動許矣。可菊曰。五更巨闕下微痛。瞬間寧定耳。按腹間動氣少許。在中脘建里間。（一齋子曰子畧不諳常法調理也侯意若是予何敢進曰豈然哉予走筆以答既有降邪手爲無復正才五湖烟景好容我問陶來）

愚謂自違和前五六日。邪勢甚剛。變症數出。幸藥力行正氣立。復後五六日。或藥或停。唯待進膳而后已。今也附諸常侍醫員依常日調理。則不失其常法耳。譬之帥之克征。兇盜伏首。唯其約法安民矣。克征者帥之事也。安民者吏之役也。出帥入吏。吾豈敢能。非未學也。乃不諳其常套也。今盜已伏。唯民是安。吏盡其法。民若反爲盜。乃吏之失也。非帥之過也。知言者鑑諸。

晚脈左五動。右五動半。按之有力。舉之似濇。（疑何事耶問諸左右不言）按之腹間建里有塊。碌碌而響。期門不容水分。俱有動氣。獨中脘建里最甚。（未時催而少）

二日。辰時脈五動餘。按之肌肉而得似靜。僉曰脈和。予謂少氣。

未時更衣多於常倍。色赤黃不成塊二次。（一常一倍）

晚脈五動似靜。僉曰和比之數日脈候。今晚大好。獨加藤氏爲最。予出謂人曰。脈數減動。莫因便后腸胃無物而然歟。明理論曰。病之虛實也。出者爲虛。入者爲實。自違和十餘日。進膳甚少。胃乏水穀精氣耳。前泄四次。昨行一次。晡又大通質粘。唯恐倉廩受盛傳導數官失職。而不能留水穀矣。經曰。胃滿則腸虛。腸滿則胃虛。更虛更滿。故氣得上下。五臟安定。血脈和利。精神乃居。

晚診似和。由欠穀氣。使血脈虛而然耶。加藤氏曰。動氣靜矣。予曰。精氣少。中氣將憊耳。

子夜後胸腹痛。時半許。

三日。脈五動餘。細滑。動氣自丹田起臍旁中脘不容俱動。左期門尤盛。足趺陽脈浮弱。太谿微。（足趺少浮）

侯曰。口乾咽燥甚矣。良久曰。無一點食氣矣。（加藤氏傳言自今日服養庵藥）

晚脈五動零。細滑。僉曰。幸脈如常矣。侯曰。脈既和。膳焉不爽。僉曰。天寒雪凍。因之不順也。予曰。言脈寬者稍與病相稱也。脈似沉和乃少膳。及更衣之多。因之如是耳。自朔晚大同小異。動數未減矣。

侯曰如是。（二十三日進參朮膏大補中土者唯慮其虛弱而有此趺浮耳）

四日。辰時脈五動。似和靜。少上下去來機神。僉曰。大好動氣不息。
晚脈五動似辰脈。僉曰和。予出謂衆議論不一。動氣如晨。侯曰。食物則脹。
未知何理。予曰非小人之所知。養庵獨主藥方無所考也侯曰然。
五日。午後脈五動。衝陽太谿脈有力。對元伯論症與田井氏看脚及肢瘦等
六日。午脈左右五動。機神流利。自朔晚脈失調。未診如今之機神矣。衝陽
太谿有力。動氣在中脘。建里宗氣脈應手弱。予謂藥必去其攻劑歟。且某
次君回鄉。因茲使然耶。
晚脈五動無力。氣口濇。次君細問症候。予曰。雖曰自十八日未逾兩旬。聞
初冬中浣外感以後。將及五旬日矣。尊年氣弱。藥草更治。中氣必也勞倦。
膳微多日不及半斤。自初三日。足趺虛浮。肢體困倦。先朔日后不聞神方。
唯診其脈。脈色甚變。症候參差。不知其所自矣。按難經曰。虛爲不欲食。許
林曰。但食與不食。係乎虛與不虛耳。夫脾者。爲胃行其津液。磨胃中之穀。
主五味也。脾既虛。則轉輸失職。而飲食不磨。食不磨。則胃必因而病。故有
心腹痞滿。臍腹作痛。或惡食。或飧泄。口不知味。四肢倦怠。發熱憎寒。可見
脾傷胃亦傷也。此古人之格言。今侯之違和。與夫前言。初則小異。今則大
同。過於斯者。足趺虛腫。動氣不息。乳房乾燥。體瘦聲低之數症矣。其可以
反其治。以用其消食止痛燥土之劑哉。此數端君莫嫌過於懼耶。程氏有

云。聖人臨事而懼。儒曰一則以懼。況愚而自是不遠慮乎。次君曰。足趺之腫。或曰濕。曰氣。未知孰是。曰高年纏病。飲食不爽。乃脾土之氣虛。不能藏太陰之濕。夫飲食入胃。無非濕土之化。脾弱不能尅制。則變邪泛濫妄行。故先注足趺四末而浮腫矣。口不大渴。二便皆順。明非外邪所襲。乃土中眞氣不實。而假邪使然也。易曰。至哉坤元。萬物資生。此古聖補養中氣。以土爲萬物之母者也。若土一虧。則五藏百骸。皆無以受氣。日增羸弱。而趺腫。乃脾氣不能運行矣。曰既若是。當用何法。曰新病久疴。治法不同。先聖明訓。載於方册。焉用贅爲。

七日。卯時脈左右四動半有奇。

晚脈左四動半有奇。似滑。右四動有奇。似濇。予曰。動氣上乎左。穀食礙乎胃。及問候不差。

八日。晨脈四動沉靜。動氣在中脘下而靜。

晚脈四動半似滑。動氣在中脘而靜。

九日晨脈五動。左躁右似滑。候曰。夜來心動矣。足脈靜。右趺腫退些。午四動半弱。晚同。

十日。巳末脈五動弱。趺腫進。太谿脈微。候曰。此二日食物如嚼砂。胃口不快矣。想邪氣似退。唯脾胃不和耳。醫診如何。予曰。誠哉明哉。

晚脈四動半有奇。弱似濇。侯曰。服參苓白朮散可乎。予曰可。侯曰。異功散加升麻柴胡苡仁可乎。予曰不知其可不可也。侯曰。參朮膏輩。予曰不可闕也。

十一日。脈五動弱。中有上下之神。動氣降於臍之上下四圍。足衝陽太谿無力。宗氣應手。氣冲和。趺腫退三之二。按前一日。侯曰吾病不似常例。口不渴。頭不眩。心不怔。二便無礙。唯覺四肢無力。食物不味。乃病在脾胃也。衆宜細察云云。昨夕又曰吾服參苓白朮散也。朝又曰。此症服歸脾湯之候也。衆醫狂措予大漢服 少頃。加藤氏傳命曰。異功散。雖能補土。胃口覺燥。加陳米何如。衆感服。予走筆書曰。幾句病因出自然始知高傑拔羣仙延齡豈假俗人力方信壺中別有天

晚脈左右五動。氣口似有生發之機。人迎以下似有疾在。

十二日。辰脈四動餘。不流利。按之渾渾然。侯脈從來天晴則清。天陰則渾。予嘗試之。果驗。不知所以然而然也。

午天霽。脈色清五動弱。

未時。更衣濕硬相雜。多於常之倍。廿二次一常一倍小水清

申前聞服白朮散。全用甘草其味甚甜 少頃腹左右少陽厥陰之分微痛。不喜重按。命一齋輕摩良久。侯曰。此痛屬何因。醫僉曰乃疝氣耳。是夜三更惡寒戰慄。半時餘。又發熱出汗。時半許。尊侯甚疲。侯曰。食飲不知其味也。

十三日。早脈五動半有奇。浮弱。兩尺極無根。午後溏泄色青。至晚數次。半夜一次。尊侯大疲。四末虛熱。摸之腹間。如爛絮無力。命一齋按摩。大慮中氣虛弱。小腹皮竭。恐成遺失耳。晚脈五動半有奇。浮弱數而散無根。尊侯大疲。衆醫不及言候而退。欲進方藥。併無一草之上試。唯皺其眉。糊其口耳。

夜深。次君及家宰併諸武衛數十員、迫予撮藥上進。予何醫哉。敢當關係大任耶。固辭而退。前是午。諸武衛請次君上廳召衆醫相議調治。或俯首。或默口。一無啓齒者。又召針醫元伯者。伯曰。今日動氣止耳。腹雖軟弱。是藥力將應而然耶。予曰。爾言動氣者。蓋陶節庵所論之動氣歟。謂其人本有痞積。被庸醫誤試攻擊之劑。以致痞塊衝動奔走。築築然不息。如豚之奔。得其治則安。失其治則危之說也。方侯之動氣。不似前論新症。乃二十年舊痾。升浮降沉不時。況此番未有止治之法。何動氣一止如是耶。莫正氣內虧。氣血不能守衛。而邪氣亦無力以動。因此外候假似寧靜乎。伯曰。未可知也。予因言於諸醫曰。侯之違和。雖曰唯脈是診。由乎數變其候。或弦數浮滑。或微濇遲弱。或失上下機神。或無去來動蕩。因藥攻補。因食多寡。隨早隨晚。並無一定之候者。想病勢之使然。及其精微。匪吾儕所明察。必也待其聖於醫。神於脈者出。而后決矣。闇是勿言。且論外候數端。與衆共議焉。侯之尊庚八旬。一也。動止常弱。動輒感傷。二也。容平肅燥。大失調理。三也。食飲減少。四也。日漸羸瘦。四肢骨立。五也。動氣不息。因時繫動。六也。脚趺虚腫。七也。痞疝牵痛。痛則疲倦。八也。數成溏泄。九也。痰飲時作。十也。天寒氣冷。時令不順。十一也。山野感傷。日經五旬。未有確治。變成數症。綿纏不脱。十二也。不得明醫。病由何痊。十三也。此數者。乃衆人目擊。不特醫者。雖樵牧亦知之爲重病矣。其營衛氣血經脈臟腑之虚實。及平氣運往復。土地異宜。標本得失。亢承害制。闇之勿論。待明眼而辨焉。衆位侍醫。年深必有妙劑。局套願出國手。而爲焉。若再失正治。日甚一日。日疲一日。將顛困之際。安可枉投試劑。而束手坐視乎。衆罔答而散。養庵曰待吾診而進劑耳后聞上四君柴芍而溏再上四君木姜不止及更深。侯命診焉。脈左六動餘。而浮。機神不調。右浮弱散。侯曰。吾病篤也。爾何袖手耶。不妨爲吾調治焉。予不敢答。唯鞠躬而退。次君強撮藥上試者數。予不能數辭。同幸庵子泉庵子議曰。據侯數症。原失其調理。變症各出。而成其利害耳。不可以小方單劑所能爲也。宜急上人參湯。間上湯藥。或上丸丹。察其變而正。看其虚而補。務要活潑。或陰或陽。或正或邪。待其機而應之則可。若言常套局守。則不可也。二子同其説焉。

人參湯　人參一錢　晩粳米一錢　右貼水煎

考其方曰。人參復眞元於無何有之鄉。陳米養坤元於利牝馬之貞。形氣不足者。溫養以氣味。故用人參之甘補溫潤以調之。治其物者。求其屬故用粳米之甘平純補以養之。有生者曰形。曰氣。曰脾胃。此不可須臾忽也。數症雨聚原乎眞氣弱也。三旬少隂。乃爾胃氣憊也。二味之用治病。必求其本。當斯時也變症姑捨專以此爲本者焉豈曰不宜。

湯藥方　炙人參　熟地黃　生黃耆　乾山藥　土白朮　茯苓

姜杜仲　補骨脂　廣陳皮　五味子　煨乾姜　酒當歸　肉桂

澤瀉　炙甘草　右劑一錢　晩粳三分　炮生姜一分

曰尊庚八旬。不宜攻奪。故用前品之純良以固其精氣神之三眞。容平失調。故用方中八味丸。以潤金水。乃清其源。則泒分也。動輙感傷。故用方中當歸補血湯。一以調其營。一以充其衞。營調則無內傷。衞充則無外感也。食飲減少。故用方中異功散。補其坤土。土一健。則食飲進也。羸瘦骨立。故用歸朮湯。以補氣血。則肉實而外充。肌肉自復矣。動氣衝動。故用方中肉桂。理中湯以和之。待其眞火歸宗。則動氣自收也。脚趺虛腫。故用方中朮蕷以成堤。澤苓以決瀆。參芪以升提。則中國以治平。何末症之有也。疝氣牽痛。故用方中煖腎丸以溫之。苓朮桂甘以和之。何疝痛之不除哉。數成溏泄。故用方中二神丸以斂其下關。痰飲時作。故用方中仲景澤瀉湯。局方橘紅湯。一滲一行。痰自消矣。天氣寒冷。故用方中姜桂湯。謂其勿伐天

和也。數症綿纏。故用多品合方以緩治。待其臨機以變通。應用無窮。恬其
套也。不得明醫。故不專偏。不猛奪。暫養陰陽以適中也。其有見垣一方者。
予豈敢是前論焉。顧正諸。右人參湯前方各上 一貼。
十四日。脈五動有奇弱。是日卯午酉三時泄下其色青
午脈五動零弱。方同前各上一貼 脈不似昨之浮散。至是而斂。且將靜耳。
晚脈五動弱。趺腫退十之八。動氣浮動矣。
前方去乾姜 加良姜一分
按侯脈常帶弦形。自月初失其常候。脈神混矣。且侯素有疝症。及患肝
氣。侍醫以疎肝抑木爲主治。昨之溏泄。面候慘寒。其脈浮弱。其色甚青。
其發寒熱。其痛弦急。共屬肝部之症。故用方中當歸補肝血。肉桂行肝
氣。良姜以溫肝。乾姜以理肝。則疎泄止矣。
十五日。脈四動半有奇。似弦形。左關應之 一齋按摩曰。胃之上口。痰將聚矣。加藤氏曰製半夏如何予頷之
前方 加半夏 良姜
晚脈四動有奇。左右似弦而緩。
前方 加半夏 良姜
十六日。辰脈左似滑。形欠疏利。又有神在。午里見保庵診

前方　去半夏　艮姜　澤瀉　粳米可菊曰當避東垣以風藥何如予曰然

升麻　加防風　桔梗各少許　砂仁三釐許肉桂換薄桂

按脈似滑而不利。欠升降不至五動。一齋按摩巨闕間似碌碌之聲。候自覺有物礙於胃口。如阻飲食。此無他焉。食飲入胃。化其精微。上輸於肺。脾氣虛弱。不能薰蒸。以致精微滯於胃口。似痰非痰。似脹非脹。久則變飲變濁變溏變腫。或礙於胃口作痛。或阻闌門而嚮動。可見每經二候。先礙次痛而后溏則肌如削矣。治以辛溫升之劑。辛以分其清濁。溫以調其津液。升以提其精微。則胃口寬而碌碌息。礙痛止而飲食進。溏泄和而肌肉澤矣。或曰。前品半艮澤粳既有應機之功。去之如何。予曰不。曰藥之成而退爲其品多。反成混雜。姑暫置之。仍加防升梗借其輕揚升浮舟楫。以就固眞之能也。少加砂仁。引其苄梫歸宿丹田。調其樞也。

十七日。脈四動有奇。有上下之勢。無澀弱之形者。藥應之耶。病將復耶。是午前小水清而多內帶濁者以謂清者升乎上濁者降乎下耶

午末前泄未固。下一次覺胸寬痞散。尊體暢利。予曰寬之者。升提之應。泄之者。補肝之小。當如是也。

晚脈四動有奇。大抵同辰診。

前方　加良姜　粳米　暫去輕升之品

是夜泄止熟睡半夜許。翌日尊容轉悦。察聽清亮。容顏開耳。

十八日。脈四動有奇。大抵同前。上人參粳米湯

是午里見保翁診。曰。和論症次教我以方焉。曰外臺茯苓生姜湯服之可也。予從之。

前方　人參　陳皮　茯苓　生姜　白朮

當歸　砂仁　肉桂　良姜　甘草

加枳實名茯苓生姜湯外臺方

去杜仲　五味　骨脂　熟苄　山藥　澤瀉　黃芪　粳米

或問用前方得驗良多。固賴杜苄脂芪蓣粳五味之力。何故去而不用。唯劑氣藥之十種歟。予曰然。吾聞之耳。用藥如用兵。方其陣勢也。譬之全方多品。猶若八陣大軍。左擊右擊。奇正相應。則不失其隊矣。侯之違和數症往復。前者全軍以平之。及乎今也。陰陽雖未全周。趺腫退。動氣止。肌體潤澤。脈色正。察聽清。唯其食艱進。痞難暢。胸不寬。泄未止耳。暫憩補陰之劑者。若兵之柔也。特遣調陽之品者。如兵之剛也。故用兵者。察其所當擊。或強兵突之。或輕騎劫之。所謂攻其不備者也。用藥者。明其虛與實。或甘溫補之。厚味養之。所謂臨機活潑者也。十種之用人參。爲

主帥以樹中營之幟。白术爲戶部以充倉廩之富。艮姜肉桂當歸補將軍血氣。以固其踈泄。陳皮茯苓縮砂輔中軍以防痞脹。炮乾二姜爲先鋒。開其道路。則胸膈寬而水飲不滯。甘草者誰。當用武之際。可無國老以輔政。相緩其勢平。待明日剛者柔。逆者順。合總軍以饗貂有何不可。

晚脈四動半。上下去來有機。

十九日。辰脈四動半有奇。大抵相若。上前方回眞飲人參湯一錢

是午又泄一次。比昨少而濃。

晚診同上。前方回眞飲人參湯八分

二十日。辰脈四動半有奇。大抵相若。右氣口似躁。而滿指下。

午鳩尾下疼痛。按之張弦。脈五動半有奇而躁。

侯曰。前疾又發。肢體弱不禁其痛耳。予曰。標則相同。本因實不同也。以藥解之必也止矣。侯索藥。遂上加味香蘇散。

酒香附　廣橘紅　紫蘇梗　藿香梗

縮砂仁　姜厚朴　橄欖肉　淡蘆根

右一貼八分。生姜二分。武火煎成而進焉。侯服五口。痛減半。服半貼。痛漸止。全貼疼痛如失。

按侯常嗜飽。因數症往復。然不敢進。此三日病勢似弱。藥力似應。脈色

不雜。然膳不進爲患。因此特上鯽羹以爲進膳之設。不意鯽羹滯於胃口而發痛。故用橄欖蘆根以解其毒。香砂藿梗以通其氣。通則不痛橘朴以消其物。消則不滯蘇梗之用。下其氣也。氣下則暢又曰。香蘇之設。一以治其疝。一以通其數貼之藥力。一以消其內蓄之腥氣耳。右上一貼停服

晚診六動躁。痛雖漸止。體倦食減。予又上丸藥五十丸。作三次而進或曰。是丸性溫。不宜上於脈躁體倦之際。未知有見識焉。予曰。候之違和。每與常異。自一月以來。痛則寒熱發。疝氣強。溏泄頻。以致危急者。有前轍矣。故用是丸。一以固其溏。一以調其疝。雖有寒熱由乎疝溏而發也明矣。又曰。溫能除大熱。溫能調大寒。用之有何不可。體倦食少。乃正氣虛耳。待明日寧靜。暫留煎成固眞飲以進之。未爲晚矣。

丸藥方　艮姜　乾姜　故紙各十錢　杜仲五錢　五味　肉桂各三錢

姜朴　酒歸　吳萸　小茴　肉蔻各一錢　白朮二錢

右生姜五錢　煎湯調石蓮粉爲丸。

考其方曰。艮姜乾姜。乃局方二姜圓。用以治其寒痛冷泄也。故紙五味。乃濟生二神丸。用以治其腎虛痛瀉也。杜仲故紙乃青蛾丸。用以補煖下焦之虛。而且泄也。肉蔻五味乃石山肉蔻圓。用以止住脾腎之泄而虛寒也。桂朴歸艮。乃丹溪治疎泄之要。茴茱蔻味。乃東垣治經年之溏。合六方以

治其三冬寒疝痛泄。敢曰的當。調二一品以緩其衆味燥熱。尤謂出格。唯明者辨焉。愚者雖不悟焉。足恥焉。或曰。寒熱臨發進之何如。予曰。症似各是本。出一端強進丸數。眞寒假熱。勢自伏而疝定泄止耳。遂上半夜痛大止似有寒熱之作然不多耳自翌日再不瀉泄天明時進膳少許

或曰。是丸唯可以治其泄及寒疝乎。予曰。豈然哉。以樹皮草根。而調小天地焉。局於一隅。而能應百病者哉。丸藥之用。折而贅。茲當歸扶虛而補心。肉桂溫潤而利肝。杜仲壯骨而煖腎。五味生津而滋肺。良姜養氣而健脾。小茴通氣以除疝。利乎小腸。乾姜逐冷溫氣和其膽。吳萸除疝溫膀胱。厚朴止瀉溫大腸。蓮肉和中而養胃。至於三焦命門。有生之火也。雖在四時。固不宜撲。故以蔻紙生姜以充之。豈謂朔風嚴寒之用哉。白朮蓮肉。調中氣也。當歸肉桂。養營血也。故五藏六府得其正。則百邪不能逞其兇。氣血陰陽得其正。則營衛不致有敗失。寒邪冷氣不害其少火。則元元自固矣。又曰。痰或作滯。以二姜推之。下關虛冷。以四神溫之。食飲作痞。以良蔻消之。疝氣作痛。以茴萸退之。唯其邪火實。眞元虛損。則有他方在。雖曰。肌熱發渴。若不引水症屬假火。亦宜用之。陶氏曰。溫能治大熱。此之謂耶。

夜子后脈五動餘。侯曰倦耳。

二十一日。卯時脈五動。尚有昨夜之餘氣。侯索藥。遂上昨午煎成固眞飲。或曰。今朝焉不合藥。予曰。昨日之藥可也。曰過氣耶。曰不妨勉進之。令諸侍官。及諸醫知吾用方有理。不爲偶中也。侍醫士途溫之上。侯覺暢快。體倦自和。

午脈五動勢似和。保翁曰。歸脾料不可忽也。予曰然。晚脈大抵相若。上人參湯固眞飲

夜丑后更衣濕而不多。

二十二日。辰脈四動半有奇。

上前方

晚脈大抵相若。當日腹和。然舌燥胸滿。足趺餘腫。

是夜。四更大便逼而堅。自五旬日。未有此便也。

二十三日。脈四動有奇。大抵相若。醫按胸腹良久。予出曰。今日侯當晻　痛矣。及午侯覺惡心欲吐。醫僉曰。何前症之累發耶。予曰不。乃早間按摩良久。寒氣所襲耳。進二姜圓二粒。姜湯下。須臾即已。

晚診同。按數日之藥。中下二焦雖固。尚餘舌燥胸滿尿赤趺腫不食數症。議欲換方。或曰。連日藥病相投。何其數易耶。予曰。古曰藥無定性。中病則已。今也下部雖固。心脾未周。故餘舌乾脾之竅心之苗胸滿心不能周脾不能運趺腫中氣下陷尿赤數症耳。經曰二陽之病發心脾。男子失精。隱曲不利。正此謂也。其不食者。亦

由是也。

歸脾湯全料　加陳皮　五加　升麻　羌活　縮砂　木瓜

歸脾之用。調其心脾也。陳升之加補益中氣也。木瓜五加。行其腿趺之氣也。羌活之用。行大陽之氣。以消背脊之腫也。縮砂之用。啓其脾也。

二十四日辰脈大同。上加味歸脾湯人參湯減半　侯曰。舌潤耳。

晚診同。上前方。是夜小便多而長亦清次早脊腰腿腫退趺腫減

二十五日辰脈四動半有奇寧。前方。加味歸脾湯人參湯三分

晚診同。一齋曰。太陽經腫已退。肌似潤矣。唯肋下有痞。固此虛里不應。及季肋甚弱。伯翁亦教我上歸脾香砂之類

歸脾料　加陳皮　五加　升麻　木香　川芎　肉桂　酒芍

晚診同。侯覺舌潤氣爽。及察聽清。趺腫減。是夜小便清長而多

二十六日脈左尺弦滑而流利。右尺弦而和。可菊曰。右脈好。予曰。立春在邇。宜平左部之弦利。今日始診其生發耳。侯曰。五更進粥數口。滯於胃口。服丸藥可乎。予曰。似滯而非滯也。侯曰。脹是痞耶。予曰。脈色和流。非其痞也。乃正氣聚於氣海耳。何用湯丸爲。侯曰試焉。一齋曰。虛里應肋痞降矣。唯帶脈爲患也。是日舌潤言清。胸快肚寬。進膳常之倍。

晚脈四動半寧。

二十七日。脉大抵與昨晨同。

前方　去桂加酒蘖減遠志。倍當歸。

午里見保庵有尊恙無及遠慮之語。

晚診五動寧。

歸脾湯料　倍當歸　加五加　升麻　酒栢　芍藥　川芎　生姜

是夜小便清而長安然熟睡。

二十八日立春。是早脉四動半有奇。有上下之神。無濇弱之形。兩尺有神而蕩。觀察和悅。聽之不清。趺腫愈退。衝陽太谿脉和。唯其陰陽氣血未周。瘦弱未復耳。

按雲林龔氏曰。大凡大病後穀消水去精散衛亡。多致便利枯渴。治宜補中益氣爲要。蓋脾爲中州。澆灌四傍。與胃行其津液者也。況大腸主津。小腸主液。亦皆稟氣於胃。胃氣一充。津液自行矣。燥甚者別當以辛潤之。（故用肉桂）以苦泄之。（故佐酒栢）及倣治周侍御患元氣虛弱。心神虛損。飲食不思。六脉虛微。倍用參芪加遠志棗仁酒芍地黃麥門。連進數劑得効。公案故方中全用前品。一以體歸脾之料。治心苗之燥。一以潤腸胃。順大便之結也。肉桂獨活之使引衆品。調其下元。酒蘖地黃之用。以救將絕之腎水也。又獨活五加。行氣於下部。退其虛腫。兼同地參補腎元也。

補益料　加肉桂　遠志　棗仁　茯神　地黃
門冬　酒芎　獨活　五加　酒蘗
右一錢二分，姜二分，煎熟而進。
其有川芎、故紙、杜仲、山藥、山茱、五味、良姜、羌活、木瓜、防風、木香、砂仁、牛膝、茴香、楝子、桔梗等品，俱湊進退加減，應病之効。恐藥味渾雜，反成其偏。姑捨焉，唯摘其要，以充其劑耳。知醫者不妨爲俟拈出。
晚脈四動半，有上下去來之神。跗腫將平，飲食順，言亮聲響。
前方　去酒蘗，加香砂。
二十九日，辰脈四動半有奇，流利，尺滑。
前方　去門冬地黃黃栢，加木瓜杏仁香附。
或曰：藥病相應，又胡出入？曰：數劑潤品，固足潤其腸胃津液矣。當行大便之際，不宜驟用門冬地黃，以其滑腸也。加以木瓜杏仁，利其氣，通其脾也。東垣云杏仁治氣秘，佐以陳皮，正此謂也。
午上獨參湯。
晚診同前方。
是夜丑前大解，不硬不濕，者適中。
三十日，卯時脈四動半有奇，清和流利。

補益料　加肉桂　遠志　棗仁　茯神

川芎　酒芍　木瓜　五加

午診四動半有奇。流利。機神動矣。是午承怡子診曰脈數良久再診曰動數減半唯五動耳又曰多日不食脾胃脈虛弱也里見保庵診曰脈和唯心脈未蕩

或曰。按侯尊年久病。血氣陰陽未復。營衛宗之氣未周。食飲未甘口。肌瘦未充。體脈當浮弱而濇。或兼虛似數。何機神蕩動。去來和利之見診也。丹溪曰。瘦人脈浮。戴氏曰。久病脈弱。是其候也。又曰。氣虛。脈如病蠶食葉。血虛脈如雨霑沙。中帶虛數一二者。乃濇脈也。侯診無上諸脈。何與病相反耶。曰。子知之脈。不察之治。言醫者。先明脈病之虛實。而后用藥之不忒。則重病就輕。輕病就愈。將復未復之際。脈先蕩利耳。自前至今。經兩旬日。凡用人參湯三十餘貼。日夜不間斷者。正慮其高年嚴冬。久病脈濇。氣弱數喘矣。譬之世。人脈病相失。良醫束手之際。單用參湯而復命者間有矣。標明厥旨全在薛立齋虞恒德龔子才所編書況進參湯。及峻補藥劑多日。今日得機神蕩利不言而可知矣。吾將停藥兩日。溫之以食者。正由脈之動蕩耳。經曰。人形病。脈不病。曰生。難經推明之曰。人形病。脈不病。非有不病者也。仲景叮嚀究之曰。人病脈不病。名曰內虛。以無穀氣。神雖困。無苦。是言形體憔悴。精神昏憒。食不欣美。而脈得四時之從也。擴之病后調理。理猶明當。

辛丑年正月元旦。精神爽快。食物飲美。聲亮色潤。脈四動半有奇。上下去來之勢利。

是日停服。

北山醫案卷下

孫　攝陽　北山壽庵道脩輯

【風勞】奉診某君脈數次。或浮而滑。或弦而數。或滑而數。兩關前猶甚。聞自秋仲外感鼻塞。或用敗毒正氣等劑。發表延至冬初。晡熱痰紅。或用滋陰降火。及至臘末。猶患惡寒晡熱。頭痛額痛。鼻乾齃腫。痰嗽聲重。或用補中益氣。數症還復。百藥齟齬。非藥草之不靈。計症候之不明也。茲承某君命。不敢隱諱。略窺線道。以陳始末。夫風天之陽氣。百病之長也。營衛失調。皮膚不密。陽邪外襲。傷人尤速。一失其治。傳入湊理。再失其治。傳入骨髓。不能泄越者。內作骨蒸而成風勞矣。論其變。或令人寒熱。或咳嗽吐血。遺精盜汗肌瘦等症作矣。豈曰盡屬陰虛而用滋降。再曰中氣虛弱而用補益。枉投藥劑。坐觀其効。如衆盲摸象者哉。故藥分三陰三陽以施。症隨各經各脈以斷。縱得外邪之傷。乘其邪淺。藥不數服而得愈矣。原某君數症。雖經幾月。幸年壯氣旺。陽邪不爲傳變。唯滯於一經也。謂一經者。足陽明也。自迎香交入鼻。歷承泣起頭維。循鼻外入上齒。及走下關頰車數穴云。所患數症。不外斯經。申酉晡時。足少陰表裏所主。土一受邪。侮其所勝之水。則晡熱作矣。經曰。應於申未發者。謂之潮熱。邪在胃也。脈浮滑弦數。陽也表也。乘其脈勢。先以表散陽明之邪。候其脈和。後以調理陽明之土。則無實實虛虛之患矣。所用藥方考略陳如左。

升麻　葛根　白芍藥各五分　當歸二分　白芷二分　甘草二分

芷葛升麻。辛甘輕清之品也。辛甘法乎陽。可以發陽明之表。輕可以治陽明之實。清可以理陽明之滯。以白芍斂其清發之氣。以甘草可以緩其陽明之土。經曰。邪之所湊。其氣必虛。佐以當歸之甘溫。和芍藥之酸寒。調其營。又和炙甘之溫平。和其衛。營衛調而外邪伏。陰陽和而寒熱除。是以加味之升麻葛根湯。由乎陽明之症而所設也。

前方上五貼。諸症如失。唯鼻塞耳。脈左右關尚弦。再加二味於前方。慮一味之和滯不專。姑置之。

加芎辛各三分　去歸

右上六貼。鼻氣通暢。頭面爽快。六脈平和。飲食自若。然因歲末年始。出入甚繁。初四日。覺皮膚惡風。今猶平快矣。承某君命。再一製方云。

前上升葛數劑。諸症速痊。昨似有風寒之狀。然脈既平和。不可過服表劑。亦不可峻補。將前劑宜合友賢之補益湯料想適中也。特考藥品。再驗萬一。

人參　黃芪　白朮　陳皮　當歸　柴胡

升麻　川芎　白芷　白芍　葛根各二錢　炙甘一錢

參芪朮陳甘溫而補右。芎歸柴芍。味厚而調左。升葛白芷。引衆藥以行表。國老之甜。和衆藥以緩勢。一補而惡寒退。一發而惡風散。一升而上部症和。一斂而中州氣平。或曰醫王湯病后固宜分兩。得不從東垣氏之古製而用等分。無乃逾古賢之法乎。曰吾聞之矣。用藥如用兵方其陣圖也。苟執其方。而不考其藥。如將之師。師唯執其陣其圖。以遺其兵勢也。臨機不能應變。而不致倒戈棄甲者鮮矣。是以君臣佐使異用。寒熱虛實異劑。輕重異宜。亢承異制。故曰神而明之。存乎其人也。東垣立方。以參芪爲君。以脾胃爲言。予之變方。以升葛爲引。以固表爲用矣。古人有言曰。世或操禁方爲口實。剽竊陳言。甚託言師心。倍古昔而自用。誇之誇者也。與其自用。無寧有方。與其執方。無寧窮理。誠萬世方家之指南也。曰子之合和補益升葛二方。分兩果有理乎。曰既陳之右矣。能升其清。則濁自降。清濁復位。營衛斯調。

【吐瀉】紀州五旬男經霜路十餘日。因病后患不服水土。吐痰瀉利。覺四肢怠倦。脈左關弦數右弱。

〔初用方〕　生半夏　生陳皮　白茯苓　白朮　人參　厚朴　藿香　青皮　白芥子　萊菔子　甘草

〔次方用〕 固眞飲子 〔終用方〕 三子養心湯

【肛癰】中年男常患小腹弦縮。飲食不甘。過則屎結尿數。覺口中粗淡。本年八月肛門腫痛。膿汁不斷。脈弦弱數。

人參 白朮 當歸尾 陳皮 柴胡 沒藥 桃仁

槐花 白芷 甘草節 川芎 益智 地楡 黃芪

【内痔】壯男患内痔。直腸腫痛。膿汁不乾。

當歸 桃仁 枳殼 苦參 白芷 地楡

紅花 甘草節 兼用苦參丸每服十丸

【淋濁】紀州大井氏。壯年患濁。莖痛發疳。愈后淸汁不乾。夢遺。令服忍冬草一斤餘。脈數而弦。兼患淋濁。陰囊左邊腫核。

〔初用方〕 當歸尾 川芎 黃栢 甘草梢各三分 忍冬五錢 肉桂

橘核 牛膝各二分 〔次用方〕 黃芩 黃栢 肉桂 龍骨 車前子

當歸 熟地黃 山梔子 黃芪梢 甘草梢 牡蠣 柴胡 辰砂

〔次用方〕 白朮 肉桂 茯苓 澤瀉 猪苓 木香 川楝子

蘇木 木通 檳榔子 橘核 川芎 生姜 鹽 茴香 蓮肉

〔次用方〕 補中益氣湯對五苓散加 橘核 酒黃栢 吳茱萸

生姜 鹽 車前子 茴香 〔次用方〕 黃芪 蓮肉 人參各二錢半

黄芩　麥門冬　地骨皮　車前子各一錢半　附子　肉桂　梹榔子　熟地黄　山茱萸　山藥　澤瀉　牡丹皮　青皮　橘核　〔次用方〕

八味地黄丸料加橘核　延胡索　茴香　川楝子　〔終用方〕

同方　加石菖　甘草　烏藥　益智　鹽　龍骨

【目疾變證】壯歳男前年患眼。上盛下虛。飲食不成肌肉。脈舉之似緩。按之全無。

〔初用方〕　固眞飲子　〔終用方〕　升麻葛根湯　加薄荷　白芷　決明子　獨活　細辛　黄栢酒炒　當歸　夏枯草　甘菊花

【瘧後變證】水野氏。前二一年患瘧。后噯氣。嘈雜。腋汗。腰痛。足弱。遇寒則便結。疝動則溺黄。臍腹痛。睡則身麻。夜不能寐。雙眼矇昧。肌肉瞤動。右脇築塊。脈弦而少數。

〔初用方〕　破鬱丹料　〔終用方〕　固眞飲子　加青皮　香附子

【瘧後瘈瘲】遠藤氏四旬。十年前患瘧三載。后右手戰。左右有時不便。四肢冷或足熱。項太陽筋強。兩脇筋強。或築。左胸鳩尾及臍邊動氣。一或用氣則目眩身搖。遇食則瀉上氣。頭痛。遇冬腰冷。久坐則足痺。不知脫履。時患濁痳。

〔初用方〕　人參養胃湯　加黄栢酒炒　青皮　鱉甲　〔次用方〕

沉香天麻湯加青皮檳榔子　茯苓　黃栢　車前子〔次用方〕

半夏白朮天麻湯　加青皮　羌活〔次用方〕　人參敗毒散

去人參加木瓜　薏苡仁　黃芩黃栢〔次用方〕　前劑去木瓜

黃栢　薏苡仁　加黃連　芍藥〔次用方〕　羌活　獨活各一錢

藁本　防風　甘草　川芎各五分　蔓荊子三分　附子五分〔終用方〕

羌活　葳靈仙　黃芩　甘草　酒香附　桔梗　當歸　皂角刺

防風

【頭痛眩暈】一壯男四年前。正月停食已前頭苦痛如釘。眩暈至今。腹內不和。心下攻築。或瀉利。或耳鳴。

半夏白朮天麻湯　加青皮〔又用〕　交感湯　加甘草

【胸痛失眠】十八歲男子身體衰弱。時吐痰。早晚和靜。子午勞倦。胸痛上氣。不寐。小腹無力。脈細數弱而不調。

補脾瀉肝湯對定志丸料　加陳皮　香附子　酸棗仁

【喉右結核】白樫氏內人。壯年右喉結軟核。臨夜咽乾口渴。或身體痛無定所。噯出氣。則胸寬。不噯則緊。脈上部滑數。下部五動弱。

〔初用方〕　破鬱丹料　或藿香正氣散〔次用方〕　加味四七湯

加酒黃連〔終用方〕　四物湯　去熟地黃　加生地黃　香附子

薄荷　桔梗　酒黃栢　知母　甘草

【左脇動氣】澁谷氏。左脇動氣上升。目眩。頭或覺酸痛。背脊強。手足甚冷。停食則易饑。多食則倒飽。

〔初用方〕　半夏白朮天麻湯　加香附子　青皮　〔次用方〕　升麻葛根湯對平胃散　加羌活　川芎　白芷　細辛　藿香　天麻　石菖　生姜　〔次用方〕　沉香天麻湯　加青皮　〔終用方〕　升麻葛根湯　加羌活　細辛　川芎　天麻

【耳鳴身痛】四旬男。患下疳。愈後耳鳴身痛。一醫用藥。鳴定嘔逆。脈浮細弱。

〔初用方〕　附子理中湯　〔次用方〕　六君子湯　加天麻

〔終用方〕　前劑　加乾姜　黃栢

【發斑】寺本氏。肌體壯熱。發斑有汗。不食。面赤。眩暈。足弱。

玄參升麻湯　倍白芍藥

【痰嗽】伊達氏。五十歲。多年患痰嗽。日則少靜。至夜半后。痰甚嗽多。或耳鳴目昏。腹脇衝弦氣動。多食則嗽愈甚。大便祕。小便如常或澁。

三子養親湯　加括蔞實　海浮石醋製

【耳鳴脚弱】石原氏。壯年四月間。遍身發小瘡。如麻如斑。服藥愈后。傷風吐痰。左手足不便于動。左脇如有物衝氣動。耳左鳴不聞。有時脚膝弱。或左腕腫。脈左右上部浮弱數。下部弱而數。

當歸　川芎　芍藥各二錢　威靈仙　忍冬各三錢　羌活　黄栢　石菖

紅花各二錢五分　蟬退一錢　防風　枳殼各七分　甘草五分　生地黄一錢　桂枝三分

柴胡　升麻各八分

【頭痛耳聾】岡村氏。壯歲患頭痛。不食吞酸上氣。或胸痛四肢冷。耳右聾左鳴。目昏足膝麻痺。或舌強咽乾。眩暈吐痰。健忘遺精。或小便溷濁。脈上部弱數。下部似滑。

〔初用方〕　益氣聰明湯對六君子湯　加天麻

天南星　石菖　獨活　〔終用方〕　通明利氣湯

【潮熱發斑】一一旬男。肌腹日晡發熱。頭面無汗。四肢覺冷。惡聞食氣吐逆。遍身將發斑狀。頭痛脈沉數或弦數。

〔初用方〕　太無神朮散對升麻葛根湯　加玄參　〔終用方〕

不換金正氣散對升麻葛根湯　加石菖　枳實　人參　生姜

右數貼前症愈。發黄眼色如金。口渴。

茵蔯五苓散　加葛花

【疝瘕惡候】高田氏。患氣鬱。腹圍作聚。少食。白濁。脈左右俱濇。五動一止。

或三動一止。醫爲惡候。予曰。是。然醫書言疝之變症。惡候百出

〔初用方〕　行氣香蘇散　加青皮　山查子　木香　或去三味

加茴香　青木香　三稜　莪朮　木通　〔次用方〕　三和散

覺臍上下氣動。脈三十動一止。二十五動一止。

〔終用方〕　人參　乾姜　肉桂各一錢　甘草　黃栢　知母各五分

【胸脇動氣】一壯男。患左腹攻築。行步無力。胸脇氣動。飲食減少。

〔初用方〕　行氣香蘇散　加青皮　山查　木香

天麻　半夏　〔終用方〕　八物二陳湯

【腹冷跗腫】青木氏肥壯。常苦小腹冷。足弱或跗腫。

蒼朮五錢　黃栢三錢　甘草五分　牛膝八分　生姜八分

【腹痛肚脹】一男子。因食魚生腹痛。左甚作瀉。脈實。常患腹脹。面赤上氣。

厚朴　山查子　青皮　木香　藿香　縮砂　甘草　芍藥

烏梅　梹榔皮　半夏　陳皮　香附子　青黛共十四味

【疝瘕】五旬男。平素用心太過。仕官朝夕無暇。常犯疝症。小腹冰冷。及腰脊。或覺腹內如轉索。或肚腹如絮柔痰支心下。脚腿酸弱。脈沈細無力。或細動似弦。

十全大補湯　去肉桂　白朮　加附子　羌活　防風　製半夏

乾姜　陳皮　杜仲　牛膝

【狐疝痔漏】一男常患狐疝。或濕或隱。下血數年。在四季八專之令。右脇結塊如碗。不動不痛。覺腰背冷。頭鳴。目眩。小過于食則吐飲一口。多年病痔瘻脫肛數症。

〔初用方〕二陳湯　加蒼朮　川芎　香附子　羌活　青皮

〔次用方〕芎藥　當歸尾　地楡　桃仁　枳實　厚朴　青皮

〔次用方〕清氣化痰湯〔次用方〕藁本　白芷　羌活　天麻　葳靈仙　細辛　蔓荊子　生地黄　當歸　便香附　山梔子　陳皮〔次用方〕香砂平胃散〔終用方〕活血化痰湯　加地楡　黄連

【傷食痞氣】一男常患肚弱傷於食。右脇痞氣。臍下亦然。或似傷風。肩背緊。或秋末痰支咽喉。或聞鳥羽聲。則胸心怔忡不時。口舌或鹹。有時便燥。脈滑數。右關無力。

〔初用方〕二陳湯　加青皮　蒼朮　茴香　香附子　川芎

〔次用方〕行氣香蘇散〔終用方〕柴物湯對二陳湯　加知母　黄栢　延胡索

【心腹脇痛】高柳氏患心腹胸脇痛楚。面白唇紅。

〔初用方〕 蒲黄 五靈脂各一錢 木通 赤芍藥各五分 黄連一錢二分

附子二分 〔次用方〕 椒梅湯對七味清脾湯 加紫蘇 白茯苓

〔次用方〕 當歸 茯苓 陳皮各一錢 白芍藥 酒黄連 山梔子

酒香附各八分 青皮 川芎 半夏 厚朴 柴胡各七分 吳茱萸

甘草各四分 〔次用方〕 推氣散 加厚朴 沈香 木香 〔次用方〕

黄連 吳茱萸 木香 沈香 延胡索 香附子 桂心 姜黄

砂仁 〔終用方〕 當歸 茯苓 青皮 陳皮各一錢 白芍藥 黄

連 山梔子 香附子各八分 川芎各六分 半夏 厚朴 柴胡各七分 甘草

吳茱萸各四分

【積氣眩暈】河島氏患腹肚積氣不食。體瘦。發作則眼暈背強。手足冷。或

夢遺惡食。

〔初用方〕 半夏白朮天麻湯 加青皮 香附子

〔終用方〕 分心氣飲

【鼻痔】淺井氏。平常少飲。左鼻孔生痔。體溫則通。遇寒則塞。

〔初用方〕 補中益氣湯 加白芷 細辛 辛荑 木通 川芎

石菖 〔終用方〕 辛荑 木通 防風 細辛 藁本 升麻

白芷 葛根各三錢 黄芩 甘草 薄荷 石菖各一錢五分

【潮熱盜汗】安西氏内人二十歲。因産後喪孩。至六月后。發熱晡時。或盜汗。不食。醫治后。體瘦弱。面赤。或盜汗。不食。脈七動無力。左右項生癧。六七顆。經水或居。

〔初用方〕　黄芩　柴胡　桃仁　玄參　犀角　赤芍藥　牡丹皮　生地黄　〔次用方〕　活血化痰湯　加地骨皮　牡丹皮　紅花　桃仁　延胡索　香附子　白朮　酒黄栢　〔次用方〕　柴胡　連翹　黄芩尾　甘草　三稜　牛蒡子　蘇梗　黄連　紅花　括蔞根　知母　貝母　白芷　葛根　生姜　〔次用方〕　桃仁　赤茯苓　柴胡　三稜　白朮　貝母　酒芩　山梔子　桔梗　當歸尾　縮砂　甘草　陳皮　括蔞根　紅花　皂角刺　生地黄　〔次用方〕　山梔子　柴胡　葛根　川芎　黄連　芍藥　地骨皮　當歸　白朮　茯苓　紅花　桃仁　牛膝　甘草　〔次用方〕　括蔞枳實湯　去當歸　加桃仁　紅花　牛膝　赤芍藥　當歸尾　〔終用方〕　加味逍遙散對四物湯　加貝母　括蔞根　紅花　桃仁　牛膝

【腫瀉絶證】一奴。勞役后病瀉。面部四末虚腫。色青黄。痰喘不眠。不進飲食。言語呢噥。脈左寸不應。餘部浮弱。或弱數五動半。餘醫治將及半載。病日篤。並無寸驗。予曰弱則衛氣敗。弱數營將奪。不救。其主再三求請曰。服子之藥一貼。雖瞑目在九泉之下。亦無怨矣。予不得已用藥。七日浮腫退。痰喘止。粥飲進。呃喃定。外症悉平。唯脈不復。予曰無奈矣。其主再求曰。服子之藥。得其神驗。更乞一治。予曰獨參湯大貼。延三日之命也。后果然。

〔初用方〕 當歸厚朴湯對六君子湯　加木瓜　阿膠　煨生姜

〔次用方〕 當歸　厚朴　前胡　甘草各五分　肉桂　陳皮各七分半　蘇子　半夏各一錢　人參二錢

〔次用方〕 六君子湯對錢仲陽白朮散　兼用獨參湯

〔次用方〕 駐車丸每二十粒粥飲下

〔終用方〕 消氣散

【咳嗽】五旬男。患咳嗽。或飲食。或睡臥。身暖愈嗽。脈滑。

三子養親湯對二陳湯　去半夏　加生半夏

山查子　香附子　神麴　括蔞仁

【稜骨痛】岸本氏患稜骨痛。五六年。或咽乾。齦腫。頭痛。面目腫。右脈滑。

升麻　白芷　蒼朮　薄荷　黃芩

甘草　防風　半夏　羌活　天南星

【麻痺不遂】紀州落合氏。前年患疸。愈后右脇築塊。左足麻痺而弱。左半身覺不便。常耳鳴。或夢泄。脈五動。

三妙散　加當歸　川芎　青皮　獨活　甘草

【咳嗽夜劇】六旬男。自去冬。初覺傷風吐痰。咳嗽至夜尤甚。頭汗如流。脈弦濇。

三拗湯對二母散　加製半夏　阿膠　五味子　款冬花　桑白皮

【痰嗽痺弱】西村氏患痰嗽。脚腿痺弱。腰腹沉重。及秋似傷風狀。脈或滑數。或弦數。

除濕清熱卻痰丸對三妙散

【四肢痛痺】七澤氏老母患四肢不便。動則痛楚。背肩強急。手腕結核。前服六味地黃丸料不愈。

〔初用方〕　當歸　赤芍藥　黃芪　羌活　鬱金　防風　獨活

川芎　甘草　桂枝　陳皮　半夏　茯苓　〔次用方〕　羌活

獨活各一錢　藁本　防風　川芎　防己　當歸　芍藥　熟地黃

蒼朮各五分　甘草　蔓荊子各三分　〔終用方〕　人參養榮湯　加羌活

【魚口結塊】戸田氏患魚口。愈而結塊。手足時發紅點。脈實。

防風通聖散　去芒硝　石膏　加黃栢　木通　牛膝

紅花　再去四味　倍防風　加大力子　蟬退

【內障失明】木村氏患內障。左失明。右少光。頭重耳鳴。前與補中益氣湯。及益氣聰明湯。六味丸等劑。右眼復光。今春為官役自紀至武。路途勞神。

覺鼻塞。眼暗。上氣。等症。脈左浮弦。右弱弦。

〔初用方〕 蔓荊子 羌活 決明子 當歸 川芎 芍藥 黃芪 熟地黃 甘草 防風 陳皮 蒼朮 升麻炒 柴胡炒 沙參 共十五味 〔次用方〕 前劑 加青皮 人參 〔終用方〕 人參 黃芪 白朮 當歸各二錢 五味子二十粒 黃栢 山茱萸 牡丹皮 澤瀉 茯苓各二錢 熟地黃四錢 甘草五分

【頭痛目眩】宇藤氏性急。左脇衝動攻築。或頭痛目眩。或吐痰鼻塞。夜不安眠。自正月初旬。遍身似傷風。然后吐痰盗汗。頭痛。目眩。晡熱。數症往復。脈滑而無力帶弦。

〔初用方〕 天南星 甘草 柴胡 白芷 牙皂 黃連 枳實 括蔞仁 川芎 赤芍藥 蘇子 香附子便製 貝母 天麻 白芍藥 前胡 桂心 黃芪 茯苓 人參 細辛 當歸 麥門冬 陳皮 甘草各一兩 生半夏七錢半 〔終用方〕 當歸六黃湯

【瀉痢】八旬男。患休息痢二一年。及本年正月。傷食泄利愈重。至月初醫灸數處。亦作溏瀉。或嘔吐頭痛腹滿。脈弦細。

〔初用方〕 藿香正氣散 加酒黃連 兼用駐車丸 〔次用方〕 茯苓 白朮 人參 陳皮各三分 乾姜 甘草各一分 白芍藥 澤瀉各二分半

升麻八厘　〔終用方〕　白朮　陳皮　茯苓各三分　人參一分　縮砂

酒香附各二分　甘草五厘　半夏一分五厘　當歸五分　杏仁二分

【結氣衝動】木村氏。習射數年。胸腹結氣衝動。或肩背痛。或頭痛上氣。或不食等症。

〔初用方〕　二陳湯對三子養親湯　加天麻　酒香附　〔終用方〕

香附子四錢　白茯苓一錢　天麻　青皮各八分　甘草四分　木香一錢　當歸一錢

【羸弱】布施氏。肥胖。病后覺體弱。

二陳湯對平胃散　加桑白皮　白殭蠶　白芷

【咳血】一男。患咳血。寢汗脈數。

陳皮　白茯苓　甘草　桑白皮　當歸　天門冬　麥門冬

黃芩　山梔子　芍藥　生地黃　紫菀　阿膠

【脚氣】壯男患痳濁。愈后發脚氣。腫痛。

人參敗毒散　去人參　加木瓜　牛膝　蒼朮

【內痔】四旬餘男。患內痔。結糞疼痛不已。夜甚。脈左弦尺弦實。右浮弦五動餘。

當歸尾　赤芍藥　川芎　荆芥　地榆　枳殼　槐花

酒黃連　生地黃　防風　乳香　沒藥　桃仁　甘草節

【痔瘡】一男患痔瘡。逾年不愈。狀如燭殘。臉腫遺膿。脈弱散而似滑。或弱數。

〔初用方〕 黃芪尾 人參各三錢 甘草節五分 當歸 白芷 皂角刺各二錢

〔次用方〕 黃芪六錢 當歸二錢 川芎 柴胡 生地黃 芍藥 甘草節各二分 白芷二錢

〔終用方〕 人參敗毒散去人參 加金銀花 防風 薏苡仁 連翹 黃栢 皂角刺 木瓜 木通

【下痔瘡毒】林氏患瘡毒下痔。愈后肢體弱。兩腿緊痛。缺盆肩井左右發數十塊。或潰或愈。脈動而弱。

〔初用方〕 十六味流氣飲 加木瓜

〔次用方〕 疎經活血湯

〔次用方〕 四物湯 加黃栢 木瓜 梹榔子 蒼朮

〔次用方〕 同方 加黃芪 防風 杜仲 羌活 人參 牛膝 甘草 附子 黃栢 梹榔子 沒藥

〔終用方〕 當歸拈痛湯 加附子 細辛 乾姜 防風 茯苓 山茱萸

【手戰舌強】四旬男。常患右手風戰。本月初日晨唇緩舌強。不能言語。至巳時漸復。至今二十餘日。每早如前。昨今二日口無食味。脈左弦數。右弦數弱。

〔初用方〕 烏藥 陳皮各二錢 川芎 白芷 枳殼 桔梗各一錢 荆芥

白殭蠶　乾姜各五錢　甘草三分　或加黃連酒炒　羌活　或加防風

〔次用方〕　瓜蔞枳實湯　加石菖　半夏　人參　白芷

〔次用方〕　藿香正氣散　加人參　石菖　葛花　〔次用方〕

八味順氣散　〔次用方〕　定志丸料　加木香　當歸　酸棗仁

〔終用方〕　治心虛手振藥劑十五味

【痘瘡】十七歲女子。初九日發熱。初十日見痘。是夜經水適行。十一日酉時痘發遍身。滿面根窩不潤。咽喉乾渴。肌體尚熱。脈浮滑數。用當歸芍藥川芎葛根牛蒡子連翹木香生地黃等劑。四物補其血。則紅點能潤。又理經水。葛根解其肌。則脈自能和。兼行陽明。牛蒡連翹化痘毒。以治十二經之火。香可以去穢。故用木香而淨其經水之汚。輕可以治實。故佐葛根而治其肌表之壅。又木香能行血藥之滯。芍藥善斂輕發之氣。

【痰核】豐州青木氏女。患痰盛發熱。項生一物。如橘大。焮腫疼痛。咽乾口渴。一醫與清涼散合二陳湯。治十餘日並無寸効。不食三日矣。請予診。左寸關弦數。右大數。予曰此方宜矣。但二陳湯未可也。原用清涼散加山豆根栝蔞仁枯黃芩三貼。而痰退熱止。仍以清涼散爲末。醋調敷痛處。明日其腫卽退。舉家神之。

【脫肛】一富商。年六十餘。頭項腫痛。不能搖動。一醫用人參敗毒散數十貼。熱退腫如故。又用內托之藥不效。請予診之。脈虛緩。左尺澁。及伸手乞診。轉身之際。皺其兩眉。眼看身下。予曰。平素莫犯脫肛麼。患者曰。已多年矣。予乃知前用敗毒散之非。撮補中益氣湯加茯苓酒芍藥倍人參黃芪三貼而膿出。七貼而收功。外貼拔膿滋血膏藥。

【項下腫核】大坂一婦人年三十餘。項下腫痛結一核。紅如柹子。一醫用人參敗毒散。數日不效。請予治之。仍用前方加海帶昆布山豆根黃芩黃連瓜蔞仁五貼。而腫消熱退。外用海帶以下六味粗末。連錢草汁。和醋調貼。

【肝鬱血瘀】一官家婦人。常患兩脇有物衝上亶中。則口中乾燥。頭痛目眩面熱足冷。大便常澁少。諸醫治十一年矣。或止或發。不能去根。少有思慮則發。又不飲食。命予診之。兩手弦數六動餘矣。予曰。此肝氣有餘以致矣。一醫曰。某常診多年矣。此生成脈矣。予曰。豈有是哉。人長脈遲。年老脈緩。是其常也。此必前醫補之過也。以小柴胡湯去人參加川芎地骨皮梹榔子枳殼青皮七貼。而胸寬上部病減半。仍用香附四製合大黃四製爲丸。服二百餘丸。用煎湯送下。大便頓解。目眩如忘。通身發斑瘙痒。脈五動矣。予曰。脈動如此。必有十全。雖想前醫用調經補血熱藥峻補多年矣。行年五旬餘。經水不斷。已前發熱。今發斑者。乃血燥而然。有物衝上者。乃瘀血也。用四物湯合小柴胡湯。加牛膝紅花桃仁便香附黃栢作大貼。頓飲四貼。下瘀塊如碗者數次。連下紫黑臭膿經水。十餘日后。診脈只四動半矣。予知症痊。用川芎當歸酒香附黃栢數十貼收功。

【健忘怔忡】一侍女年三十餘矣。常患健忘。如怔忡。夢中作驚。大便秘結。血塊衝上。頭暈目眩。不思飲食。五年餘矣。醫用歸脾逍遙八珍等湯。及清心圓。安神散等藥不効。求治於予。余製一方。牽牛大黃檳榔子枳殼桃仁紅花牛膝滑石爲丸。每日服三十丸。抑陰湯下。數日眩暈止。大便寬。覺胸中涼快矣。予曰未也。必須大下血塊。又用四物湯服前丸藥數百丸。下瘀塊黑膿者七日。后用沉香木香烏藥香附子藿香紫蘇山梔子陳皮茯苓白朮甘草五貼。再加當歸川芎芍藥黃芩十餘貼。諸症如忘。后用加味逍遙散。調理出入月餘全効。

【血塊衝動】井上氏女。年十八。患血塊衝動。面青口乾。髮脫。經不調。衆醫不効。請予治。用香附烏藥蔓荆子白芷沉香菊花川芎黃芩桔梗黃連爲散。以小柴胡湯去人參加青皮煎湯送下。日二服。數日后。病症減半。髮不脫矣。再用四製香附加桃仁紅花莪朮三稜枳殼檳榔爲丸。以四物湯送下。諸症如失。仍用小柴胡湯加減全効。

【脚氣危候】坂陽一賈。常慣使氣。一事忤意。則終日不食。一日事不如意。

忽患兩脚冷痺。氣上衝胸。食輙吐而失味。足冷面熱。諸治數日。其勢彌急。求予診之。弦數。予曰。此脚氣也。不急治則危矣。屬撮蘇子降氣湯加木瓜。又令灸風市三里絕骨各七八十壯。灸未畢。湯已成。便使服之。且灸且服。至三四時許。病勢稍減。服五十餘貼而平。

【卒中痰厥】一男五旬肥白。常用心機。一日會客。忽暈倒不省人事。痰壅喉鳴鼻鼾脈浮滑。會有客醫先灌蘇合香丸不應。欲作傷食治。予診畢曰。氣虛而得痰厥症也。宜醫林三生飲。加人參。一醫曰。何以然。曰虞天氏曰。肥人中風。或口喎肢麻。不分左右。皆作痰治。又曰。肥人多濕。宜用烏附是也。脈浮而滑。且喉鳴鼻鼾故耳。遂與

南木香一錢半　南星生六錢　川烏　附子各生三錢　人參五分

右作七貼加焙姜煎服。而得回陽。后用六君子湯加天麻而痊。肥白之人。知其素有痰症。而卒用心。正氣奪而忽暈倒。痰壅喉鳴。故多用南星以驅其頑痰。鼻鼾氣奪。故加人參以復其根本。佐用木香以理其氣。川烏附子性猛而躁。故用於元陽暴絕之時。追回發陽而成其功也。方名三生。生用其藥。而存其勇烈之性耳。或曰得子之法。病愈十之八。中風之因。有五不治。鼻鼾居其數也。子何神焉。令病者而脫其死耶。曰是言也。誠知醫之用焉。病證有疑似。元氣有強弱。子言鼻鼾一症。謂肺絕也。猶有說。師曰。肥人

中風者。以其氣盛於外。而歛於內也。肺爲氣出入之道。肥者氣必急。故令鼻鼾。乃痰涎壅盛。所以氣急有假似之不同也。宜熟思之。

【痰嗽失血】一童患痰嗽。吐血發熱。不食。胸痞乾嘔。用白术人參黄芪乾姜伏龍肝名白术散。服十貼。症減大半。服五十貼而瘳。若拘於熱症之常而用寒涼。乃爲泉下鬼耳。醫而未至於變法之權。則烏足語此。

附錄

大明獨立老人用藥方

老人治一老父。形瘦患疸。某曰。是血燥發黄症也。譬如秋燥之令一行。萬樹萎黄。其用藥之始末錄之也。

八月八日　脈左寸沉數。關尺沉帶細濇。右手三部沉而數。寸猶數大。老人云。熱鬱於中不上散。胃中火滯而然。脈見乎上。是以上部多見色黄。

地骨皮　知母　連翹　枳殼各三分　黄芩四分　山梔子二分　薄荷葉半分

右三劑分二貼。作四次。日夜服。

九日　脈同前但左寸些浮而和　本方　去薄荷　加當歸　防風　秦艽各三分

十日　脈左尺沉弱而安。右手機神動蕩。不似昨朝脈之沉濇矣。尺微弦。

瓜蔞根八分　知母　連翹　枳殼　地骨皮

黄芩各六分　黄栢　白芍藥各四分　防風　甘草各二分

右分二貼。作四次。日夜服。

前八日云寸脈數大。熱鬱于中不上散。胃中火滯云云。因用薄荷防風之品。十日夜。鬱火升動。肌膚有熱。日夜不退。火炎則水乾。故陰熱將發也。燥萬物者。莫甚乎火。故羸瘦不生肌肉。火甚則速於傳化。故善穀不宜嗜食熱燥。此劑苦寒甘涼方也。苦能瀉火。火去而陰自生。陰生則肌肉自長。寒能勝熱。熱退而燥自潤。燥潤而黃自退也。

十一日　脈氣漸浮。熱鬱自得升動。但脈氣浮不無熱動。此正治耳。

玄參　白芍藥　連翹　知母　瓜蔞根　地骨皮各三分

黃芩四分　黃栢二分　甘草一分　右劑分二貼溫服。

十二日　脈失錄　熱申時發至亥時。

黃連　白芍藥　玄參　黃芩　知母　枳殼　瓜蔞根各三分

黃栢　牡丹皮　地骨皮各二分　甘草一分

前方　加桔梗梢二分

十三日　脈失錄　六日夜大便燥結。因加桔梗。謂其氣少升。則大便通矣。

十四日　脈失錄　前方　因數日便結。製通大便方。

萊菔子七分　枳殼四分　知母五分　桔梗二分

右煎湯生擣瓜蔞根五錢　取自然汁。投入湯藥中。再加蜂蜜一匕拌溶。重湯溫服。至夜半后寅初刻。大下燥屎糞后下些黃汁如豆淋者。其后自止。次晨胸膈涼快。腸胃寬快。濁滯不下。則清氣不升。陰陽之道也。小人不退。則正士難進。家國之道也。故燥熱日久。裏積燥糞。燥糞不去。則脾胃愈積。故假此而推之。治病之道也。

十五日　脈六部些數而和。但兩尺沉澁。右寸弱。

白芍藥　黄芩　知母各二分　石斛五分　牡丹皮

生地黄姜汁炒各三分　枸杞子五分　陳皮三分　甘草一分

右劑分二貼。作四次溫服。是日晡熱又來。飲食少進。氣色怡惓。經曰。一水不勝五火。故此劑以瀉五臟之火也。燥熱之藥。久服致脈數雖和。沉而無力。此幾而無水。故瀉火以存水矣。用陳皮甘草以養胃氣。石斛等物。清肺源矣。

同晚　脈失錄　陰時作熱。由邪所至。便漏漸能止也。但得脈神旺長。不爲濇滯乃佳。是在調其氣而和之云云

廣陳皮五分　石斛七分　桔梗一分半　白芍藥三分製

香附子五分酒製　白茯苓五分　甘草一分半　縮砂仁四分爲細末

右劑水煎熟。投砂仁末。作二次服。

十六日晨　脈六部和滯少弱之意。

前方　減茯苓三分。用二分。加黄耆一分。

十七日晨　脈左和。右寸關濇。恐是胃口閉鬱。

前方　去茯苓　加枳殼二分　連翹三分

同晚　脈失錄　申時熱發。胸膈煩熱。咳嗽。

立師曰。前方加香附子砂仁者。止下之用也。下止可去矣。今朝逮欲去之。恐未盡矣。今晚脈沉而致嗽。宜去香砂耳。

前方　去香附　砂仁　加黃芩　知母　地骨皮各三分

十八日晨　脈右寸關浮大帶濇。

黃芩四分　枳殼　白芍藥　防風　柴胡各三分　黃柏二分（腎無實不可泄今在尺脈沉火不息故暫用矣）
甘草一分　知母　貝母各五分爲末　調前湯送下。

同晚　脈左三部和。右寸浮數。或曰。浮脈應秋。肺金獨旺。恐伐和平之氣歟。曰然。用枳柴發動右陽。二母以潤肺金。是所以也。然藥力未行矣。須用二貼而知之。明早脈得和。喘少熱微。氣色和怡。

十九日晨　脈六部和而斂。昨脈右寸關浮數減大半而斂。

前方　去栢芍柴　加桔梗二分　椒目五分

或問症得之燥熱。用芍藥酸寒收斂。是法也。今去何爲。曰芍藥雖治土之熱。實治左關藥也。右關土位脈弦。乃泄土中之木。今脈和故去之。

二十日早　脈左三部如無力。右上部始得平和。嗽止夜熱退。小便些淡。

黃芩　椒目　天門冬各三分　知母四分　貝母　沙參各五分
當歸　枳殼　白芍藥　連翹各二分　甘草一分

同晚　或問燥症發熱是常。而反惡寒何也。曰六脈無寒熱之至。此因燥見陰血之虛矣。

前方

二十一日晨　脈六部和而弱。

沙參　貝母各五分　當歸　連翹　柴胡　黃芩

知母各三分　黃栢　防風　白芍藥各二分　甘草一分

同晚　晡時熱，至夜不退。

同方　去防風

二十二日晨　脈左寸發動。關尺沉。右寸關沉澀。其中如有物應指。尺沉數。或問累日下藥。熱不卽退。症得之金燥火鬱。倍用潤劑何如。曰。雖然今晨之脈。右手俱沉應指。如有物。想是燥屎也。宜推下之。

前方　去柴歸翹　加梹榔子　枳實各五分　山查三分

右煎午未時服一貼。申時下燥屎一顆。如羊糞而堅者。復下腸垢些些。

二十二日夜　熱退。戌時再進一貼。至夜半又下燥屎二顆。如前者。丑時微熱似不覺。

二十三日晨　脈右關浮澀。顏色輕和。

前方　加黃連二分半

二十三日晚　脈兩寸實數。微熱而嗽。曰寸熱而發於夜。宜降陰耳。

生地黃　山梔子　枳殼各三分　黃芩四分　牡丹皮　白芍藥各二分　甘草一分

右煎服。

二十四日晨　脈左三部沉而緩。寸些大。右寸關大。

前方　加黃栢二分　倍生芐、　黃芩各一分

右煎服。小便些清而多。熱不大退。微微而熱。

二十四日晚　脈左三部沉中些數帶弦。右寸關大。而衝上。其中應指如有物。或議用推而下之。曰。左脈不浮泛。所以熱不易退。高年病久。不宜重加寒降。重之。則生氣不達。愈見其熱。宜和之以少甘溫之味。則生氣生達。而脈浮泛。若胃有遺屎未盡。后再推下之。未爲遲也。

生地　黃芩各四分　牡丹皮二分　當歸三分　白芍藥二分

枳殼　梹榔子　神麯各五分　黃連一分　甘草二分

二十五日晨　脈左三部俱平、右上部些數。下部平然。大抵共見緩弱。故用補劑。

當歸二分　生地　牡丹皮　沙參　神麯　廣陳皮

黃芩各三分　甘草　炒黑乾姜各一分

二十五日晚　脈左三部數沉中有生動之機。右寸關數有泛發之氣。尺濇。北政之年太陰司天右尺不應連日不論右尺是不應故也

前方　去歸薑陳　加玄參　地骨皮各三分
二十六日　脈左上部數有浮泛之氣。下部起動似數。右寸平。關平而長。尺似濇。
羌活　地骨皮　知母　玄參　黃芩　神麴
葛根　犀角各三分爲末　黃栢二分　甘草一分　牡丹皮二分
右劑煎熟。入犀角末一沸。溫服。
同晚　脈左上部和。尺弦數。右寸關和。尺些數。
立師曰。左尺絃數。而起腎熱見矣。右部寸關今日熱退。而尺猶屬腎經氣分。兩尺熱見。法當治以辛苦涼。辛以散。涼以潤。苦以降。是日全治耳。
黃栢　知母各四分　地骨皮　澤瀉　玄參各三分
括蔞根七分　山梔子二分　甘草一分
二十七日晨　脈左三部平少數。尺有生發之氣。右寸緩。關長。尺濇。帶緩。
前方　加枳殼二分
同晚　脈左寸平。關數些大。尺平。有根起浮之形。右寸平。關長而大。尺平。
大約六部雖平。有數脈之形。
立師曰。今晚兩關脈大。
前方　去枳殼　加山查二分

二十八日晨　脈同。但右關些〻長。

前方

同晚　脈左上部些〻數。尺沈濶。右寸關大。尺濶大低。六部些〻數之形。

栝蔞根七分　生知母　地骨皮　山查子各五分

生黃栢　天門冬　山梔子各三分　燈心二十條

二十九日晨　脈左寸關些〻數。尺數而沈細。右寸些〻數而些〻大。關數而大。

尺平。大抵六部些〻數。隱隱有上升之氣。

前方　倍門冬六分　減山查三分　加神麯三分

同晚　脈左寸關些〻數而和。尺有斂起上行之意。右寸平些〻數。關大尺平。

前方　去燈心　減栝蔞根二一分。作五分。

三十日晨　脈左三部平和有圓活之意。右寸和。關尺數中有衝動之意。

前方　加生茅根汁二匕　右煎半熟。投入茅根汁服。

同晚　脈左三部平不泛起于上。而中體大。右上部數中衝動少和。

枸杞子七分　人參一分半　知母　地骨皮

天門冬　山查各五分　沙參三分　甘草一分

九月朔日晨　脈左上部平和。尺中有發動圓活之意。右寸關些〻數而大。

尺中少動。

前方　倍枸杞三分。作一錢。

同晚　脈左上部數。尺有圓活利動之機。右上部些〻數。關數而些〻大。尺微。

前方　加生酸棗仁三分

二日晨　脈左三部微。右關微數。寸尺微。大抵六部微有些〻些〻數。意曰脈微氣微。所以氣急。由不能上下之意。兩尺之微。有以見之。補下。則寸關之數自息。

枸杞子一錢　沙參　地骨皮　天門冬　黃芪各三分

五味子三粒　人參二分　山查五分　甘草一分

同晚　脈左三部些〻數中有圓活升降之意。右寸圓活。關數而虛大。尺平。

前方

三日晨　脈左三部和平之意。但少力。右三部圓活。關些〻些〻數。

前方　倍門冬二分

同晚　脈左三部圓活有生氣。尺脈自診二十餘日。未嘗得如此之機神也。右關些〻數。寸尺似沈濇而微。

前方　倍人參五釐。加連翹。尖檳榔。各二分。

四日晨　脈左三部和緩。尺些〻弱。右寸沈而緩。關些〻大數。尺沈而弱。

前方　去檳榔　倍黃芪二分。作五分。

同晚　脈左上部和。右關大些數。兩尺活動而和。

前方　去連翹　加神麯五分　桔梗一分　枳實　檳榔子各三分

胃口閉塞，有噯氣，而胸前少熱，然小便些淡。日飲食入胃，上口承之。胃氣不運，積而成滯，滯久化火，而不下。此清氣怫鬱於下，濁氣填塞胸中。法當推而下之，上下之用，必在一提挈之功，則清而自上，濁而自下，滯氣自消矣。又曰，食而作酸，俱在胃上口。酸久積，上則化火矣，所以吞酸初發爲寒。寒者物也，久則化熱，熱久則積成之。非散莫能去之，推者下散，提者上散。一提一推，和氣乃見。

五日晨　脈左三部融和。尺有生氣。右寸和。關尺旺。六部有圓活之機。

枸杞子一錢　天門冬　山查子各五分　黄芪四分　人參

地骨皮各三分　北五味三粒　沙參三分　甘草一分

同晚　脈和如早脈。但右關長。尺寸和。

同方

六日晨　脈左三部如綿裹石，隱隱有生活衝動之氣。右寸關些大而和。尺沈弱。或診六脈弱而不旺。補以斂氣，而益其神，則旺自得矣。

枸杞子八分　人參　沙參　地骨皮　黄芪　杜仲各三分

五味子二粒　山查子　神麯各五分　甘草一分

按早脈如綿裹石而生活動。右關既旺。何故□□日晡熱至。
同晚　脈左上部衝動流利。下部旺動。右三部活動。六部動且大而數。
前方　減參芪各半　加枳殼　黄芩　穀芽各三分
七日晨　脈左上部旺而有力。尺有活動之機。右寸雖和少定神。關大些些數。尺有生活。
厚朴　白芍藥　神麯　地骨皮各三分
枳殼　山查各五分　黄芩四分　甘草半分
同晚　脈左關些些大而數。寸尺和而緩。右關大數。寸尺和弱。
前方　去枳殼　加人參　穀芽各一分　知母　天門冬各三分
按前用芪參十餘貼。各三錢餘。至初六晚。脈神大旺。故停一伏時。脈神又弱。再加之以助脈神矣。
八日晨　脈左三部和。右寸和。關數。尺沈。
厚朴　栝蔞根　白芍藥　神麯　地骨皮　知母
天門冬各三分　黄芩四分　山查五分　穀芽二分　甘草半分
同晚　脈左關些些數。寸尺些些數而和。右關滑數而短。寸尺數中和。
前方　去蔞根穀芽　加青皮三分　胡黄連二分
九日晨　脈左三部緩小而和。右寸小而和。關些些數。更有升動之氣。尺和。

前方　減厚朴青皮各一分。

同晚　脈左關數。寸尺此些數而和。右三部平。但關少數而弱。俱得活動之體。曰左三部沈中見數體。而不見弦。現而平沈。則熱在內。所以不伶利也。

按先治其數后補其弱。謂實者先瀉之。虛者后補之。是此歟。

生地黃　龍膽草　枯黃芩　玄參各三分　柴胡

白芍藥各二分　黃連一分　山查五分　甘草半分

右水煎臨服調犀角末二分　牛黃末二厘　作三次溫服。

十日晨　脈左三部和中有活動之氣。兼弱。右關此些數。而往來明白。寸尺和而少數。

前方　去柴胡　龍膽草　牛黃

右補瀉兼行也。

同晚　脈力少而弱。宜大補陰血。以燥自潤矣。左三部此些數中似弱而少力。右三部平和而此些數。

當歸身三分　熟地黃五分　五味子五粒　枸杞子七分

洩人參三分　乾山藥五分　山茱萸二分

十一日晨　脈六部沈而無力曰緩。曰老人脈緩。是病之常。但未能亟起矣。

前方　加地骨皮三分　金毛狗脊五分

後日脈左寸關和有圓活之意。尺弱右寸平。關此數無力。尺弱。

前方　去地骨皮　金毛狗脊　倍加䃼人參。一二百餘貼。諸症全愈。

陳存仁編校

皇漢醫學叢書

生生堂治驗

中神琴溪著
小野匡輔輯

生生堂治驗

提要

本書上下二卷。爲中神氏琴溪先生之驗案。門人小野匡輔所輯。匡輔三世其業。又承家訓。復負笈於千里之外。忝列於琴溪先生之門。數易寒暑。盡得其秘。輯錄平日疑難驗案。以資精研臨牀學識。日積月累。彙集成冊。刊布行世。以垂不朽也。本書所錄主名證候。或取矩於周漢。或參術於元宋。博采羣論。折衷古今。以成一家之言。可謂彙粹之精細矣。此皆琴溪先生天稟異常。胆略過人。其所揮霍刀圭。驅使藥石。有如良將使兵。龍韜豹略。雖奇正百出。而機捷縱橫。宜乎所施無往而不利也。

生生堂治驗序

甚矣。醫之難明也。夫人命雖繫乎天。以七寸之匕生死八尺之軀。診候倉卒之際。辨冷暖於疑似之間。索虛實於冥漠之中。豈易易乎。其診與方合。病與藥值。而後可始與言醫而已。吾友匡輔。三世其業。既承家訓。猶以爲不足。慨然負笈千里之外。得中神氏於京師學焉。數歲而歸。歸則言論纚纚可得而聽也。於才診六徵之技。陰陽不測之術。一循師家之規則。標幟傳響以爲己有。唯其有之。是以似之。且言余初所志者。欲遍問洛諸名家。搜其帳祕。而營營逐逐。徒費神力。竟無所得。是以輯錄師家經驗之言。夜閒燈下。稍稍謄一二紙。積日之久。集而成冊子。其方則吾師神知所發。妙手所施。治驗之迹。了然可觀。獨意記寫綴敍滯澁脫略。恐不能宣其義。雖然文句之陋。靑囊家素所不恥。況方脈之言以辭爲勝哉。但如其事實毛舉纖微。苟可傳以爲法者無遺漏也。於吁祕諸帳乎抑公諸世。與獨再三思之。懷其寶不如表章其言。令人免夭折之患。遂刻示諸同門不窺室家之好者。若能隨余所選。斯繹斯取。思過半矣。其書上下卷。主名論候。無不具備焉。若夫金石奇疾。封灸異病。汗于陰。下于陽。參附于沈。石黃于浮。無足異者。至吐以下劑。溫以冷藥。斷然不疑。則不可得而測知者。余嘗見其所著醫談。非溫補主攻擊。以張一己之說。竟不免自固之誹。自言其靑年客氣所令。然今此書所錄。非復彼偏倚可驚。詭劇可畏之比。取矩於周漢。

參術於宋元。旁撫西洋之所傳。博采衆方。折中古今。以立一家之才。可謂熟夫用之用。而不熟不用之用者非邪。噫秦漢邈矣。張機氏以還。誰謂無張機氏。西州邈矣。誰謂東方乏其人。余也武人。雖未嘗存心於刀圭之技。於琴溪氏竊嘆夫醫之不難明矣。鄉者匡輔親炙之日淺矣。若能再游而潤色。鴆業則十全之効。蓋有所期。是所望乎匡輔也。享和癸亥季冬

同藩　生駒厚撰

生生堂治驗目錄

卷上

生生堂治驗卷上

門人　小倉小野遜匡輔　輯

吾師琴溪先生。天稟之異。膽略過人。其揮攉刀圭。驅使藥石也。如良將使兵。龍韜豹略。奇正百出。機捷縱橫。所向無前。以小子所聞見其起痼救危。温補攻擊。各適其宜。百不失一。蓋思慮之精。施術之工。可謂醫之神者。古云。英俊隱醫卜信矣。是以乞治者。日盛月熾。莫不感其恩而服其妙矣。小子往者在于左右。私錄其治驗響應者。藏諸筐中。積得數紙。因繕次條記。謀諸同門之士。以上木公于世云。唯小子之拙。文字陳言。爛說不足盡其妙。愧懼良多。觀者莫以此而輕視先生幸甚。

【發癍紫黑】京師油小路五條北近江屋甚助之妻。總身發癍。大者如錢。小者如豆。色皆紫黑。日晡所必發痛痒。又牙齦常出血。先生診之。臍下拘痛徹腰。與桃核承氣湯。兼坐藥。前陰出濃血。數日乃痊。

【兩目生翳】岩神街木屋某。雙眼生翳日久。先生診之曰瘀也。刺委中放血。日一次。三日乃痊。

【妊娠水腫】車屋街夷川北萬屋喜兵衞之妻。妊娠至五個月。患水腫。及分免尚甚。一醫人治之。用許多利水之方劑無効。既而胸滿短氣。煩躁幾死。一坐倉遑不知所爲焉。時向半夜。病者云。腹上津津似有水流狀。皆異之。即披衾視之。臍傍腠理自開。腫水流漓。自是腫減者過半。然尚大便溏泄。形狀殊危。醫以爲表虛裏奪。榮陽益氣。亦不可及。勇退而去。因延先生。

先生診之脈微而促。指甲暗黑面色鮮白。四肢腫存半。按其腹無痛。唯臍下鼓然。如未製皮中包絮者。問家人曰小便利否。答曰就蓐以來未曾見其快通。即作麥門冬木通湯與之。小便快利。大便時通。仍與前方數十貼。腹皮竟軟。爾後發癇狂。呼妄詈。晝夜無常。先生往。將脈之。則張目舉拳勢不可近。因換以甘麥大棗湯。服百數貼。而漸漸得復故。

麥門冬木通湯方

麥門冬三錢　木通四錢

右二味。以水三合。煮取一合。溫服。

【黴毒】一男子年六十餘。患黴瘡。來請治於先生。先生診之曰。毒甚深矣。今不以輕粉朱砂輩治之。則後必悔。其人憚而辭。後半年餘。又來請。即診之。其毒殆結痼。先生爲言曰。毒非發於耳目。則必發于口鼻四肢。不急除之。恐爲廢人。又不肯。比及三年。總身麻痺煩疼。不能轉側。目盲耳聾。其族來謝罪。且謂渠前不用先生教。故今果如此。死無日矣。不忍坐視其死。渠縱令不治。一蒙辱先生之治。死且無恨。萬一得開生路。何惠如之。懇請不已。先生謂之曰。今百倍於初所見。非一旦以其最峻者攻之。則病勢不可撓屈。迺與七寶丸八錢四分。朝六分。暮六分。服之七日。咽喉大腫。齒齦斷切。吐出紫黑血及涎沫約二斗許。凡二十有七日。始得起。由是諸症稍退。但目未明。更與風流湯。期年復常。

【臂腿生癰】寺街綾小路南象牙屋八兵衛之女。年甫十餘。自膝至臂腿。其大幾類於中人。而無痛。色亦不變。身唯仰臥而不得反側。歲餘。衆醫僉以爲痼癖。不可療也而辭。竟乞拯於先生。先生脈之細數而有力。按撫其腿膝間良久。顧謂門弟子曰。其狀殆難言。爾等按之。以能諳識諸掌。是此中大釀膿。不急除之。後必有大害。廼使召外科某具告由某危疑有憚色。先生諭之曰。余有所見也。子解疑効驗乎。卽使某以藥湯熨腿膝間。而與浮萍加廣東人參湯五六日。浮郄穴上果大泡起。又使某帖腐藥。遂潰膿水流出。二旬餘。得爲常人。

【產後塊痛】烏丸二條北丹後屋某妻。年四十。產後其左脇下。有一塊閑臥則無所患。動展輒疼痛不禁。四肢亦然。如此者二年。然身體常肥大。先生診之。心下滿。卽與桃花湯取瀉。日三行或五行。月餘乃愈。塊亦自消。

【腹脹】四條堺街西近江屋總七之妻。患腹脹者一年餘。先生與之桃花湯下利。則其腹從軟。利止復脹滿如初。因作雞屎白散服之。小便快利。百餘日遂愈。

雞屎白散方

雞屎白二合　麴一升

右二味。細末。以白湯下之。日二錢。

【妊娠頭痛目翳】河東小野田屋重兵衞之妻。妊娠五月。患頭痛。六月左眼生浮翳。遂失明。右眼尋亦發赤色。醫治多方不効。先生與涼膈散。作吹鼻散兼用之。使以出鼻涕。眼翳隨去。數日全差。又一婦人年二十餘。妊娠七月。頭痛如劊。而雙眼赤色。如湧血。左遂不得視。復以前方瘉之。

吹鼻散方

瓜蒂　皂莢各等分

右末搐之鼻內。

【黴瘡】一娼婦二十歲患黴。先生診之。脈沉澁而非全無力。顏色青黃。肌肉消瘦。咳唾白沫。額有一瘡。其口流膿。滴滴然。陰門亦腐爛崩塌。臭氣掩鼻。自謂曰。賤妾始所請醫藥。皆如應而不應。羈遲數年。荏苒至此。病最奇。胸中鬱悶。飲食減少。今願委治於公。生死唯命。先生即與涼膈散。并以七寶丸三分服之。居二三日。口爲之將腐爛。因以龍門丸三十許丸下之。如此者十數次。口遂不爛。疾亦漸漸而愈。

【黴毒作痛】錦小路近江屋治兵衛妻。四體疼痛。痛處無定。或手或足。或在其左。或在其右。醫認爲風毒。治之無驗。脈沈結。舌上白苔。其臍旁有一塊。先生曰。黴毒也。與龍門丸一錢。酒服之。即大瀉泄。幾昏倒矣。稍覺其痛減。更飲浮萍加大黃湯。十許日。復與前丸。如法服之。月餘全已。

【癲狂】夷川間街北井筒屋喜兵衛妻。發狂癇。發則欲把刀自殺。或欲投於井。終夜狂躁不寢。間則脫然謹厚。女功無一息。先生以瓜蒂散一錢五分上涌三二升。服白虎加人參黃連湯。不再發。

【頭瘡】佛光寺街山形屋久右衛門之妻。患頭瘡。其瘡蔓衍。狀如覆瓮。歲餘不愈。先生與浮萍加大黃湯。時時以龍門丸一錢取瀉。不出十日復故。

【雙眼澁痛】佛光寺火宅僧妻。雙眼澁痛不開。先生診之。小腹拘急。與桃核承氣湯。兼用吹鼻散。一日。大衄。眼疾全愈。

【麻木】柳馬場四條南丹波屋九兵衛。年三十。總身麻木。目不能視。口不能言。其人肥大。性好酒。先生診之。脈澁而不結。心下急喜嘔。卽飮三聖散六分。不吐而暴瀉五六次。越三日又服。分量同前湧出可三升。由是目得見。口得言。兩手亦漸漸得動。後與桃花湯百餘貼全已。

【臟結】高倉錦小路北桔梗屋某僕二十歲。晡飯後可半時。卒然腹痛入陰囊。陰囊挺脹。其疼如剜。身爲之屈不能復伸。輾輾悶亂。叫喊振伏。遽迎先生診之。其脈弦而三動一止。或五動一止。四肢微冷。而腹熱如燔。囊大如瓜。按之石硬。先生曰。此不可治。卽張機所謂藏結入陰筋者死是也。如此疾余嘗見二三人。輙大黃芒硝烏頭天雄。或鈹鍼以挫其急暴。然皆自如不起矣。爲憫然拱手苦思者良久焉。病者昏憒之中。愀然告曰。心下有物。如欲上衝咽者狀。先生聞之。乃釋然撫掌謂曰。汝可拯矣。以瓜蒂散一錢。湧寒痰一升餘。次與紫圓三分。瀉五六行。及其夜半。熟睡達明。前日之病頓如忘。居三日自來謝。噫呼師遇若病。作若奇術。實神之所通。人有不可知者。

【痧毒】一男子。年二十。胸膈鬱塞。似痛不痛。時時嘔吐。每吐鮮血線線。從之先生診之。脈結而口吻黎黑。舌生白苔。曰此痧病也。便刺口吻及手大指頭。及尺澤。取紫黑血。病乃愈。

【浮腫】六角新街東柊屋重兵衞。通面浮腫。口爲之被封。纔得歠粥。數日。然猶無有他患。先生切之。脈浮數。背彊惡風。無汗。頭痛如錐。與葛根湯十數貼不應。因以瓜蒂散五分。嘔其粘黃水六七合。明日復以葛根湯發汗如流。諸證霍然愈。唯腫氣十餘二三。轉葛根加烏頭湯。

【癲癇】一婦人。幼而患癲癇。長益劇。立輒暈厥。有少時而甦者。日一二。如此三十有餘年。而衆醫雜療無效。其主人偶聞先生異術。乃來請治。往診之脈緊數。心下硬滿。乳下悸動。乃謂先生曰。心神惘惘。不須臾安寢食。數十年一日也。視其顏色。愁容可憐。先生慰之曰。可治矣。病婦實信之。乃服柴胡加龍骨牡蠣湯。精神頗旺。調瓜蒂散五分。使吐粘痰升餘。臭氣衝鼻。減毒過半。或五日。或六日。一發。凡期年全愈。其間行吐劑約之十六度。渠性忌雷。每聞雷聲隆隆。輒發前病。自用瓜蒂散以往。迅雷震動。舉家畏伏蔽耳。渠獨自若不畏。於是乎益懷先生恩。終身不忘云。

【瘀熱發黃】富小路五條北伏見屋重兵衞。年三十。心中懊憹。水藥入口輒吐。經日益劇。先生視之。眼中成黃。心下滿。按之痛。乳下扇動。紊亂不定。先生爲言曰。此瘀熱在裏也。蓋不日身當發黃色。迺食鹽三五匕。以白湯仰呑之。大吐冷水。更與茵蔯蒿湯。身果發黃色。圊黑糞。仍服前方十有五日復常。

【瘀血發瘡】一婦人。年三十。久患頭瘡。臭膿滴滴。流而不止。或髮粘結不可梳。醫因以爲黴毒。攻之不愈。痛痒無止。請之先生。其脈弦細。小腹急痛引腰腿。曰瘀血也。投桂枝茯苓丸。加大黃湯。兼以坐藥。不出月全瘥。後一夜腹痛二三陣。大下畜血云。

【翳膜遮睛】一婦人。年四十。頭痛項背强。兩眼翳膜遮障積年。以茶調散六分。乃快吐。後桃花湯取瀉。不日愈。

【便血】一男子。腰痛。每大便下血者合餘。面色鮮明。立則昏眩。先生處桂枝茯苓白朮甘艸加五靈脂湯頓愈

【咳嗽遺溺】一婦人。行年三十餘。每咳嗽。輙小便涓滴汚下裳者。數回醫。或爲下部虛。或爲畜血。萬盤換術。百數日。先生切按之。其腹微滿。心下急。按之則痛牽兩乳及咽。而至咳不禁。與之十棗湯。每夜五分。五六日差。

【痧毒發瘡】柳馬場綾小路南近江屋三郎兵衛父。年七旬餘。人中發疔。疔頭紫黑。四邊泡與。唯覺痒而已。總身煩熱。口苦咽乾。其子來請曰。吾聞疔瘡之爲毒也猛劇。少壯之人。尚且可懼。况家翁春秋高。氣力甚衰。唯恐其不堪。先生乃診之。脈遲。曰。郭志邃所謂脈證相反者痧也。翁之所患。亦痧而非疔也。今毒所釀。雖纔在於寸步間。不速治之以砭石。則毒必陷攻其內。竟至以蔓衍。卽殪不旋踵。窘迫如此。老少強弱何別焉。然則安危之機。在今日所任。唯砭石而已矣。他奇方毒藥。非所能及。譬之猶蛞蝓之生于園也。其始生纔在一枝一葉。速折其枝。剪其葉。則其災一朝可除。不然則詵詵蕃息。至舉園死之。三郎兵衛大悅。託治先生。迺以鈹鍼十字截之。入二步而深。血迸食。頃氣宇爽然。翌亦刺血滴二合。三四日腫減。諸症盡退。又建仁寺街四條南道具屋仁兵衛。行年四十有二。兩眉間生一瘡。有奇痒。往來寒熱。其他食飲無所異。衆醫皆以爲疔。先生脈之短澁。而參伍亂列。曰是痧也。可速割去毒血矣。因引前老人之病以證之。其人不可。明

日復往喩之。猶有憚色。爲言曰。然則先試延他醫診視之。一醫視之曰。形色不變。聲音如常。非危證也。乃帖膏藥於瘡上。於是愈不信先生。而其夜遽走人來叩門而請曰。果如先生之言。今病者通面渾然焮腫。呼吸塞迫。呻吟之聲達四隣。衆醫皆辭去。唯仰先生辱臨耳。辭曰。毒既熾矣。余往亦莫奈之何。使人復至。不得已。往見之。脈絕四肢厥。鼻內腐爛膿血如湧。呼吸之氣甚臭。曰不可濟。竟不投藥而歸。訃尋至。

【黴毒喉痛】一男子。咽喉腫痛。一醫刮之出血而疾頓已。日後尋復發。其腫痛倍于前。飲食不下。死在旦夕。先生迺窺其咽中赤如燃。而舌白苔。曰嚮陰莖發一瘡。不待藥自愈。先生曰黴也。與章門丸一錢服之。經二日。其人自來謝曰。服已畢而腹痛暴至。瀉下數十行以達曉。而腹中鈌然。腰脚罷弱。力不能出。則匍匐就寢。便食餅子數枚。咽喉不痛。始知其疾之愈矣。後與再造散以酒服之。數月不再發。

【黴毒發癰】釜坐椹木街北石野長右衞門之家保年三十餘。患黴毒日久矣。自肛門至陰囊其間。潰作巨孔。腐膿淋漓。食飲頗禁。形體悴羸。而煩熱盜汗等諸證。日篤。治理百端。功皆不就。偶聞先生。一代名醫也。急延視之。其脈數而暗帶力。曰可治矣。與風疏湯兼龍門丸。每日服三十丸。百餘日。毒盡除。唯以胸中彭滿。飲食猶未進。先生謂病夫曰。今疾既已矣。而獨所以食之不進者。無他。佳味珍羞常不撤枕邊。而飽厭其氣之所致也。請屏之絕食二三日。以開胞內。病者愼守教。一日半飢不自堪。乃就食則覺菜羹當肉味云。

【黴毒】一男子。年二十有七。患黴毒。來視之。總身黎黑而處處墳起。皮膚之間。隱然含疹。耳蟬鳴不能聽。眼中赤。而隱澁不開。咳嗽吭吭。聲爲之啞。其脈虛細。卽與大劑浮萍加川芎湯。門人問曰。此湯是發越表毒之劑耳。而斯人耳目旣失用。按其腹有沈結。豈非裏毒倍於表者耶。而今先生攻毒於表之輕者。而遺其裏者何也。曰。何其嚚嚚。我有所見。當解疑於効驗。居一二日。果來報曰。服藥後。纔覺惡心嘔血塊之大如雞子者。後又泄瀉紫黑血。目始清涼。脈亦甚和。更用薰藥。月餘全差。

【縊死治法】一人走來叩門。謂先生曰。事急矣。請速來。倉皇不告其故而去。先生至則堂上堂下。男女狂躁。一婦人斃而在傍。先生怪問之。曰。今有一忘八少年屢來求貨財。不知饜。我今詈之。忘八狂怒奮起。將打我。拙荊驚遮之。當其前。渠縊其喉直斃。而忘八駭走。事甚急矣。先生速來。幸甚。先生卽命傍人汲冷水盈盤。扶婦人枕之。灌水頸項。半時而後刺之。卽蘇。更令安臥。而又以巾浸水。敷其頸。覺溫乃換。使瘀血不凝結也。與桃核承氣。加五靈脂湯而去。明日復往視之。婦人大喜。且謝曰。妾幸蒙神救得不死。今咽喉尙無恙。唯胸脇體攣微覺疼耳。飲食如常。師復令灌巾冷水匝脇肋如初。經三日愈。夫先生之於術也。對奇疾應變。故影響無窮。可謂不世出之才。余親炙之日。所見不爲少矣。不遑悉筆。唯舉其一二三而已。

【四肢疼痛】寺街透玄寺僧某。四肢疼痛緊急。不能屈伸。踰年。益甚。其脈鬱滯。腹拘攣。尺澤委中邊有紫筋。刺之出血。服防風散瘀湯乃已。

【頑癬】一男子。年五十。腰間發二三頑癬。嘗藥之者數次。差而復發。毒遂蔓延。周總身。暖輒發痒。抓爬不止。來請治。先生迺診之。曰。外藥以拔之。內藥以發之。則已。夫二三頑癬。其毒猶不可除。徒以託諸外藥。恐陷攻骨髓。況今患至此乎。卽浮萍加大黃湯。兼漆漆丸。每服五分。日一服。尋作敷藥用之。頑癬爲之怒發。其密不容髮。所爪膿血如泥。十餘日。盡結痂。因浸巾。熱湯。以拭之。於是痂落。至翌年。腰間復發。餘毒。刺取黑血。數日竟愈。又雙目赤痛。不能開。卽使病者袒。視其背。風府穴上有瘻如桃核大。色紫黑。病者曰。自五六日前發起。如此。曰此鬱也。卽刲之。出膿血。雙眼痛遂止。

敷藥方　巴豆去皮拾錢　蓖麻子去皮五錢　干薑二錢

大風子三錢

右四味末之。和輕粉一錢。漬酒作泥。

【腹痛】河東古門前松葉屋利助母。腹卒然攻痛。迷悶無極。叫號幾死。衆醫伎既窮。而及於先生。其脈閉塞。按其腹硬。顧傍人謂曰。此必平生月事不順者邪。曰。不。其行倍他人。曰。然則無子邪。曰。否。已生三子。於是先生憮然有阻色。時弟子在側。以爲此衆醫所去。既不可治。然先生斷之血證。而不中。遂自疑惑。此宜速辭矣。有少焉。曰。可治矣。求生泥鰌數頭來。主人乃走人得之于肆而還。卽以冷水生吞之。自覺其圉圉焉。下至腹而痛頓已。座中大驚。後不再發。

【浮腫】一男子。年五十餘。身體洪腫。短氣。小便不通。脈沈而有力。與桃花加芒消湯。瀉下如傾。其腫減過半。服之三十又餘貼復故。

【手指痿弱】一男子。右手痿弱。而拇指最甚。爲之不能從事者三年矣。醫者或以爲風痰。若濕毒治之無驗。先生刺尺澤及拇指頭以取血數次。動作適意。唯拇指竟未復故。

【黴瘡輕粉發毒】一男子。患黴瘡。初多服輕粉。而無効。爾後唯氣上焰。頭大重。時時昏冒。而不能步。耳蟬鳴。舌彊不能言。精神爲之散亂。大便或祕或自利。先生脈之緊數。其腹拘急。曰此輕粉之所祟乎。夫輕粉之於黴可謂神藥。雖然由是誤生命者。亦不可勝數。此無他。在其劑之過不及耳。卽服黃連解毒湯。兼江秋散。以去粉毒。

【腫脹咳嗽】小沙彌年可十五。腹腫脹大。如瓮。飲食輙格於胃脘而不消。咳嗽唾白沫得之一周。手足削瘦。脈反滑。與桃花加芒消湯三十貼。而諸症皆退。

【身腫短氣】不明街萬念寺北小原永藏年五十餘。身體洪腫者久矣。大小便固不利。一日短氣煩躁。倚坐不能臥。先生脈之。沉促。卽投桃花加消石湯。二三日而腫大減。復卒然呼吸短迫悶亂。脈將絕。與豉子丸三分。食頃。呼吸始穩。更服前方。而頗難奏其効。命數在天。卒至不可救焉矣。

【黴毒潰爛】一少年。得黴毒。骨節煩疼。屈伸不便。先生診視之曰。毒未結。今尙可攻之。其人未服。更就他醫治之。處三年而咽喉腐爛。鼻準崩頽。而缺骨如小豆大者。往往自口出。臭氣不可近。聲泄於鼻。於是來謝罪。且請治。脈力大衰。其口鼻四邊毒最猛烈。即七寶丸二錢一分。如法服之。口爛環唇反腫。膩痰綿綿流出。或紫血粘膠。口中則以指括去之。已而水穀不下。其間三十餘日。而始得啜粥。猶不至死者。蓋以藥氣之養其精歟。不可解也。於是更與驪騙丸十五粒。三日一次。或五日一次。二旬餘。毒全除。先生問其人曰。所吐涎沫幾何也。曰約可八斗云。

【身發奇痒】一婦人。舉身發痒。搔搯不禁。不須更措爪。歲餘肌膚爲之甲錯。百醫不能治。先生與之浮萍加大黃湯。兼龍門丸一錢。酒服瀉數行。痒乃止。

【痧毒頭痛】一婦人。居常患頭痛。一日大發。先生視之。有紫黑理在其左手掌後引及尺澤。曰此痧也。刺之。血泝如絲。疾頓愈。

【兩足不伸】有一僧。兩足一屈不能復伸者多年矣。先生視之。紫筋數條。盤于脚裏。刺之放血可三合。凡刺三四回。乃得伸。

【溲血】一老人。患溲血。血必先而溲。頻年不已。先生作五靈脂湯與之。乃愈。

五靈脂湯方　　五靈脂三錢

右一味水三合。煮取一合。

【心痛】一男子。年四十。患心痛徹背之六七椎。時時嘔吐酸水者。無慮十數年。而一二三年來殊甚。先生脈之沉遲。心下堅。與道水湯。兼赫赫丸。每服五分。日一服。十有餘日奏効。

【血室有熱】醫人藤本氏之妻。始患瘟疫。餘邪不除者有日矣。神氣幽鬱。動作乃懶。飲食不進。好在暗處。來見先生告之曰。余周閱金匱千金諸書方。苟其可當者無不行矣。然卒無寸功。願煩刀圭。幸賜臨之。先生診之。脈細而有力。少腹急結。曰邪已除矣。今所患唯血室有殘熱也。醫治苟誤。恐變爲骨蒸。夫骨蒸癆熱者。余雖往往見之。然至其眞者。蓋稀。多是問切不審。藥劑不中。竟誤之使然也。子其可忽哉。卽與桂枝茯苓丸加大黃湯。復來曰。諸證雖退。更罹疫痢。厄腹絞痛裏急後重。所下赤白糅然。先生復診之曰。鷓鴣菜湯之證也。與十又三貼。果下蚘蟲數條乃愈。

【吃逆】一男子。吃逆經三四日而不休。水藥入口輒益劇。先生以三稜鍼刺兩手少商放血。與冷水一盃乃愈。

【痧病瘈瘲】一婦人。年三十餘。從肩髃引右手食拇二指作瘈瘲。身爲之顫掉。其痛處無定。起臥言語。輒應痛殊甚。衆醫不能治。先生診之。弦澁。腹猶穩。曰痧病也。卽刺肩髃尺澤。合谷。少商。或角之。角以吸瓢吸瘀血也與葛根加大黃湯。百餘貼全愈。

【癇狂】松原寺街東小川屋萬助之婢。發狂癇。百治無功。先生卽與瓜蒂散一錢。主人狐疑未肯服。竟爲庸醫所欺。更服他醫。踰月不靜。故再請先生。又或阻之。竟罷。病勢益劇烈。於是始知非他醫所能理也。主人自造門謝曰。噫吁患以至如此。君若不以前日罪。幸寵臨。何惠加之。復與前藥。適不吐而大瀉。翌復服一錢。大吐。其夜察吐定。以紫圓二錢。取瀉數十行。大有功。後再發。而尙懼。竟不請。

【膝腫不伸】烏丸押小路北岡田屋文作之母。六十餘。兩膝焮腫。不能屈伸。其狀類鶴膝。腫上青筋縱橫。因刺之。每三日一次。與浮萍湯。兼玄玄散。半歲漸復恆。

【遺毒發瘡】西洞院五條南近江屋某兒。三歲。腿股間。發瘡五六。頭皆潰。而膿水流出。及暑。其臭氣最不可聞。雜治無効。愈益腐爛。至五歲。而患殊甚。形體已憊。顏色青黃。腰脚委弱。不能步動。輙物觸其患處。則啼叫不已。聲音大嗄。師診之。脈微細。謂主人曰。此遺毒也。卽與浮萍加大黃湯。兼赫赫丸。時主人嘗聞之一書生。赫赫丸則以生生乳爲君藥。於是懼然有難色曰。今體虛已如此。若遽用之。藥毒甚於病。先生曰否。阿郞之有病。猶子之家食姦奴。今子豪賈也。夫賈者。以能得其利者爲才。有才奴於此貨財所殖。必克走買賤賣貴。屢建奇功。此子之所愛也。然聞其有博弈好飮酒。殺越人於貨。則猶用之乎。抑逐之乎。曰不用也。卽逐之。雖其才可愛哉。知其惡發。則累及我身也。未如之何已。曰才奴爲姦。猶且畏而謀之。矧兒之所養毒。卽姦也。姦豈可不逐。至其姦極。雖悔何及焉。耆婆扁倉。亦無所試方矣。古曰。癰瘡屬熱。世醫徒眩二三外證。妄投烏雞人參之類。姑息之。汝不省以熱當熱。噫。主人曰諾。愼受命。因與前方。而每日服芥子大者三十丸。數日膿不出。明年而漸得健步。

【咳嗽白沫】一婦人。年十八。形色瘦悴。咳嗽唾白沫。氣鬱鬱食不進。所遇多忤其意。醫皆治之以勞瘵。先生診之。脈沉微而如閉。曰。嘗有他患乎。答曰。自幼鼻涕常流無歇。其歇後。久覺鼻內之燥。遂發病。因與之吹鼻散。清涕膿血交出。不日諸症盡退。

【脫肛】智音院一沙彌。患脫肛。起居太苦。有事於伏見某寺充其役也。欲速收之。諸治無驗。乃來告其狀。且曰。期逼。來日不速收之。竟不能從事此役。子幸有奇術乎。先生曰。蓋有之。嘗聞某家有嬰兒患脫肛不堪步行。欲收之。百法無驗。冬日使家僮負之出遊。僮無慧也。涉水轉躓。墮兒於水中。己憒然出水。振衣拭面。而不顧兒。兒則泣於水中。路人見乃救之。叱僮令背之歸。家人大駭。且罵僮。省兒所患脫肛既收。後不復發云。由是觀之。冷水豈脫肛之良藥乎。上人其試之。沙彌曰諾。乃盛水盤中。灌之者數四。果有効。來謝曰。幸奉教。而宿痾頓愈。伏見役得卒事云。

【奇疾】一老婆有奇疾。每見人面皆有疣贅。更醫治之也。不可勝數。然無寸効。先生診之。脈弦急。心下滿。服之三聖散八分。令吐。後與柴胡加龍骨牡蠣湯。自是不復發。時年七十許。

【喘急】棋山先生之室。喘家也。一夜發甚急。遽招先生往診之。脈促。心下石硬。喘急塞迫。咽中作引鋸聲。唯坐不能臥。他醫二三輩。先在坐焉。治方已窮。待先生。先生至曰。予有一奇方。往往用之頗奏奇功。請嘗試之。卽作生蘿蔔汁注之咽中。未盡一盃。喘頓止。大息曰。精神始爽。

【蹶仆損傷】寬政戊午秋。大佛寺災。其材鉅麗嶔詭。一朝忽爲灰燼。於是都下觀者接踵。井街冄馬屋喜兵衞者。年已七十餘。亦往睹之。路有一大樹。蜂房繫焉。兒輩戲以竿挑之。翁不知之。暫息其下。怒蜂羣聚。欲爭螫。囂囂乎耳邊。翁駭欲走。傴僂盤旋。轉蹶遂仆。腰腿撲膝骫傷。足不能立。惋然唯弔天。路人扶之。徐得歸家。其夜渾身煩疼。腰痛殊劇。烈喊聲聞四隣。遽請先生診之。脈遲身熱如燒。痰喘哮哮。舌黃苔。穀食不下。唯欲冷水。即與大承氣湯。欲兼飲麻甘湯。預諭其瞑眩。皆恐不敢。先生曰。然則此疾不可極。辭去。居三日。病勢彌篤。復來謝前過。乞再診。先生辭。於是親戚交懇請不止。因與前方。兼麻甘湯一貼。重三錢 不省人事者。亥至辰。翌日往診之。脈徐和。痛楚減半。其夜亦與前方瞑眩如初。凡與大承氣湯者。三十貼。鑊鑠不異舊。

【哮喘】某兒初生五十許日。一夜卒哮喘攻咽。直視厥冷。舉家大駭。招醫見之。醫脈之曰。此爲寒所傷也。於是裹定諸乎爐旁。而所施桂麻灸火。而病勢益加焉。因請先生往診之。脈應矣。腹亦不異常曰。無毒也。裹定之厚。與藥劑。惟毒而已矣。遽去爐脫衣被。臥之涼處。俄頃熱退喘治。啼呼如常。

【鼾聲驚人】一婦人來見先生謂曰。妾二三年來。每寢鼾響孔噲。大驚人。妾甚愧之。因切心中及臍上硬急。以三聖散上湧乃已。

【熱結膀胱】一男子年三十餘。遇寃下獄。首不受櫛者久矣。會遇赦而出。體羸骨立。不勝衣帶。忉然閉戶。不接人者有日焉。遂傷寒戰寒。一伏時。四肢微冷。而如獨與鬼言者狀。先生診之。小腹急結。小便頻數。日熱結膀胱也。與桃核承氣湯六貼。其夜大瀉。而後又下血數合。而諸證罷。向所慷慨亦脫然如忘。

【下疳瘡毒】一男歲二十。患下疳瘡。其毒遂上攻左耳。聵聾。咽喉腐爛。喉外自發瘡。嗣後咽中腫痛。米粒不能下。久矣。唯待死耳。先生省之。且使門弟子診之謂曰。二三子以何等之方治之。皆曰七寶丸。若龍門丸。先生笑曰。不。爾等既泥於我規則焉。正以殺人而已。古諺曰。欲投鼠而忌器。斯人也。而有斯病。猶鼠之近器。豈可不追。然而糧道已絕。胃氣憊者久矣。二三子之言。雖當乎損其器。亦如之何。先與半夏苦酒湯。嚥而飲之。明日使人來曰。咽痛如忘。腫亦隨消。居旬餘。其腹頗當毒矣。因與桃仁解毒湯。行熏法。後以龍門丸下之。一二月耳亦有聞。

【痘】石屋武兵衞之姪。年二十八。發熱惡寒。頭疆。項痛。脈浮緊。胸腹悸動。心下急結。面色焰焰。先生視之曰。痘也。卽與浮萍湯。幷服燕支丸。百餘粒。其夜峻瀉數行。至翌則痘亂點於總身。及至成漿。最稠密。凡卄許日落痂。其間無他變。

【腹癰】上立賣室街西小泉源五者。男年二十又一。一日更衣。忽腹痛。施四肢急縮。不能屈伸。家人聞其悶呼就視之。昏絕。四肢厥。卽扶之臥室內。延醫鍼灸。徐徐而厥反。脈應。腹復迸痛。悶呼。不可聞。肛門脫出。直下如腐爛魚腸者。膿血交之。心中懊憹。食飲不下咽。醫爲禁口利。療之數日。時聞先生多奇術。遽走人延先生。往診之。脈遲而實。按之闔腹盡痛。至臍下。則撓屈拗悶。曰不堪其痛。先生曰腹癰也。先漬食冷水食之。病者皺舌喜盡一盂。因與大黃牡丹湯五六日全愈。又其妹十七歲。特食菓實。不近五穀者月餘。皆以爲姙娠。討之先生。先生診之。切其腹脇滿。心下悸。其餘百舉無異。恆曰非妊也。食鹽三匕。以溫湯吞之。忽湧粘痰升餘。其夜既就哺飯云。

【肢腫黃病】田近左衞門婢。年二十有五。面色靑黃。四肢微腫。其乳下動悸。深掌爲黃瘁治之者有年矣。先生診之。臍下結硬。足之腠中痧筋如羅。刺放血。二日而一次。或五日一次。月餘全差。

【傷寒食復】花屋街松葉屋某。傷寒陽明病。下之。諸證徐退。裏和食進。一日倍一日。一日晡飯未終。忽然發噎逆。飲食百端而不能通。或作摶飯如彈丸。齠其間投之白湯以仰送之。輒嚥然而下者。十纔一二。餘皆失其機。則怒嘔。居三日。穀氣殆乎絕矣。精憊氣耗。舌強面煤。鄭聲重語。技方千端。都下之醫。僉束手。會有人嘗睹記先生之術。來訪之。以爲事已急。倍行謀之。先生行省之。一坐號泣。既爲脩冥福之狀。診脈至巨里趺陽。暗如有應。且章門左邊有應。其噎逆築動者。卽行之燒鍼。未畢。噎逆頓治。試按其心下。氣息甚穩。欲眠。旁人見之。且駭且喜。瞧瞧不知所爲焉。先生掣之曰。勿咻。恐復驚之。良久鼾聲如雷。發熱汗如流。脈亦尋復矣。因作糜粥放冷之。俟寤而啜之。訖復就睡。時已質明也。先生將辭。室人交乞藥不止。曰渠向起於病也。毒既殫矣。然隱曲不禁食飲亂節。是以有再患。今我何攻。曰啜糜粥之最糜者。守數旬。則必表裏實。陰陽當自和。月餘果自來謝。

【黴毒發瘡】一男子。年三十餘。黴毒骨節煩疼。尾閭傍生瘡。膿汁滴滴然。與龍門丸。每服三十丸。每日一度。臨臥溫酒下之。數月全差。

【交感小腹急痛】一婦人。年三十餘。每交感。小腹急痛。甚則陰門出血。而月事常無違。其餘腹脈亦無異常。醫藥萬方。一莫效。先生曰。所謂下有病。上吐之。乃與瓜蒂散六分。以吐粘痰升許。訖。與大柴胡湯緩緩下之。後全差。

【失瘖】一男子。年三旬。不語歲餘。凡百醫療及祕咒禱祀無不盡。先生診之。心下急。腹內如盤。試開口令發聲。輙其舌隨攣縮。與大陷胸加烏頭湯。兼以漆漆丸五六日。通身發紫癍灼然如蝦魚之新發於鼎悶。痒不可耐。使人搔爬無釁隙焉。病者彌憤如突。然曰喝曰伽由呂（和言痒謂伽由呂）與沈吟之聲交發。一坐大駭。令復言。輙如欲挨口出者狀。及至翌日。喉舌殊旋轉。言足達意。癍亦經日愈。服前方百餘貼。爲他醫所拒。竟辭藥。

【黴毒陰瘡】一娼婦。患黴毒解後。獨陰門腐爛。入其內者深二寸許。諸帖膏插藥輙溺洗濯之。遂不能就其効。先生之治巴豆輕粉。亦延月無寸効。因作坐藥。兼用之。復故。

坐藥方　輕粉

右一味。作紅段囊如食指大。長可二寸者。充藥其內寸餘。而以線扎住之。

深蓄之陰內。三日處以湯熨小腹。及腰以下而後換。

【恚怒卒倒】一婦歲五十餘。恚怒卽少腹有物上衝心絕倒。牙關禁閉。半許時自省。月一發。或二發。先生診之。胸腹動悸。與柴胡加龍骨牡蠣湯數旬愈。

【傷寒】一男子。太陽與陽明合病。下利遺汗之流漓不禁。七八日。而四肢微冷。目中反如衂朱。或有知識者。來訪之。則必瑣瑣口演己之譫狀。忽焉言天言神恍惚如不從其臆出者。醫以爲心虛。與眞武湯。其夜耳聾舌蘁。病勢彌逼矣。先生診之。沈遲舌苔黑。腹燥屎。與之大承氣湯。貼重六錢未畢一貼。痢反止。撮空妄言。煩熱如燒。復與前方三貼。重同前從亥至卯。不知因作生藕自然汁兼飲之。與前方。凡十餘貼。下燥糞及粘黑物。且發汗浸衣被。而前證徐穩就睡。居十餘日。諸證大退。唯心下煩滿食不進。更與小柴胡湯。三十又餘日復故。

【消渴】艸廬先生。年七旬。病消渴引飲無度。小便白濁。周殫百治。而瘁疲日加焉。舉家以爲不愈。先生亦弟囑後事。會先生診之。脈浮滑舌燥裂。心下硬。曰可治矣。迺與白虎加人參湯。百餘貼全愈。歷歲而前病復發。家人彊薦先生之治。曰予死期當在昔年。汝輩之所識也。以琴溪子之靈。幸得至乎今。豈不賜之大者。今也疣積數竭不可救斯天也。非藥石之所知。何辱琴溪之爲。居無幾。竟卽世。時年七十有八。

【痧證厥逆】四條寺街東澤屋某妻。年二十又八。卒然大吐瀉。脈絕手足厥冷。主人遽邀先生即往。先是一醫人即與四逆加人參湯。不應。見先生謂曰。予已投參附矣。然其厥不反。脈不出。危在瞬息。子尚有術乎。先生診之。胸腹煩熱。口吻紫黑。曰痧毒也。可治矣。即刺口吻及期門。徐徐厥反。脈出。投五苓散數貼。復舊。

【驚風吐乳】某氏兒生二歲。患驚風。其瘥後。猶吐乳。聯綿不止。衆醫爲之技窮。而及於先生診之。無熱而腹亦和。即作連翹湯服之。一服有奇効。

連翹湯方

　　連翹三錢

右一味。以水一合。煮取半合。溫服。

【黴毒腳攣】一男子。自小腹引兩腳攣縮。不能屈伸。醫以爲腎虛。若腳氣治之。先生目之曰。汝黴毒也。病者大驚曰。然嘗有發便毒。其發也。未五日。而自治。先生曰。蓋其毒在腰腳之間也。診之果然。即刺委中取血。每日一回。時時以龍門丸下之。乃已。

【痧毒】八幡人鍵屋喜兵衛者。以他事來見先生。先生望見其色。謂之曰。汝有痧毒。不日必發。暴疾發則可刀割膏肓邊以出血。不然必危矣。喜兵衛大駭。且抵掌謂曰。三年前。卒然氣上衝咽喉。項背攢痛。四肢微冷。舌上不下。冷汗濡身。時醫皆束手。及病勢殆急。竊以爲陽火騰而壅鬱項背者。欲使人截肩際以醫之。有禁不敢爲。幸覩一劊子。在枕前。引之。自刺見黑血滴。而其疾乃愈。先生今一望而知之。何其神哉。可謂能視垣一方人矣。請謹奉教。厥明年有人自八幡來時。先生問喜兵衛。則曰。以去冬十二月死。蓋夜半疾發。乃將自截其肩際。爲醫及家人所拒而卒瞑焉。

【酒毒】某氏每逢烈風。其遍面頓紫赤。冬日最甚。皆以爲癩風。先生視之。其體豐腴。而黑色。其人曰。余嘗嗜酒過度。先生曰。此酒毒也。梔子散。酒服數日痊。

【噎膈】伏見農人利兵衞年五十。患膈噎。諸治無寸効。先生診之。脈嗇。按之有力。其心下至臍上。堅如石。身體顏色黎黑。先生叮嚀之曰。是非醫藥之所能濟。有一術於此。每旦食前食鹽二三匕。以新汲水送下。乃應嘔出粘膠者。其人固信先生。故守其法。如教。累月不懈。數月而來謝曰。自初奉教。不數日食旣得下。其身體壯實。

【癩病】醍醐上積野人某輿病來視之。卽癩也。口吻紫黑。肌膚甲錯。手足皸裂。其狀如鵝掌。兩足心有孔。廣半寸。深一寸。痛甚不能步。與大劑浮萍加大黃湯。且刺尺澤腰中諸穴出血。後扶杖而來。肌膚澤然有潤色。期年自謂力作於南畝。

【狐惑】近江大津人某。來見先生。屛人竊言曰。小人有一女。年甫十六。旣許嫁。然而有奇疾。其證非所嘗聞者也。蓋每夜及巳首伺家人熟睡。竊起舞躍。其舞淸妙閑雅。宛然似才妓最秀者。至寅尾而罷。遂寢以爲常。余間窺之。夜夜輙異。其曲曲從變奇不可名狀。明朝動止食飮無以異常。亦不自知其故。爲告之則愕然而怪。竟不信也。不知是鬼所憑乎。若狐狸所惑邪。他若聞之。恐害其婚。是以爲之陰祝咒禱祀無不爲也。然猶不効。聞先生之門多奇疾。幸來視。先生應曰。此證蓋有之。卽所謂狐惑病者。行診之果然。與之甘草瀉心湯。不數日。而夜舞自止。遂嫁某氏。而有子。又聞大津一婦人有奇疾。初其婦人。不知猫在櫃中。誤蓋封之。二三日開之。猫飢甚瞋目嚇且走。婦人大震。遂以作疾。號呼臥起。其狀一如猫。清水某者。師之友也。乃効先生方與甘草瀉心湯。以治之。又御幸街三條南俵屋治兵衛之妻。患下利數年。食不進。形體羸尫。肌膚甲錯。非人扶持之。莫能起臥。衆醫更治之。以參附訶罌類。先生診之曰。百合篇。所謂見於陰者。以陽法拯之者也。迺與大劑桂枝湯。覆以取汗。下利止。更與百合知母湯。以穀肉調理。漸漸復故。

生生堂治驗卷下

門人　小倉　小野遜匡輔　輯

【熱入血室】京師閙街五條北近江屋利兵衛妻傷寒經水適來。譫語若見鬼狀。且渴欲水。禁不與。病勢益甚。邀先生診之。脈浮滑。是熱入血室而兼白虎湯證者也。即與水不禁。而投小柴胡湯。曰張氏所謂其人如狂。血自下。血下者愈。雖病勢如此。猶自從經水而解。果五六日全瘥。

【交腸】一婦人。年可三十。有奇疾。後竅閉塞不通。大便却從前陰泄。如是旬許。而腰腹陣痛。大煩悶。燥屎始通。前陰所出亦自止。嗣後周而又發。蓋患之十餘年。醫藥百端。無不爲矣。容貌日羸。神氣甚乏。師診之。其脈數而無力。始按其臍下。有粘屎。即從前陰出。再按有一塊應手。師問曰。月事不行者幾年。曰十有餘年矣。先與大黃牡丹湯。緩緩下之。佐以龍門丸瀉之者。月一次。自是前後陰口得其所居。數旬自謂曰。妾有牡痔方臨厠也。疾痛不可忍。師視之。肛傍有如指頭者。以藥線截而治之。仍服前方一周年許。塊亦自消。

【頭痛】御影堂側娼家某妻患頭痛。有年。素愛猫。一日懷之倚門。有逸狗咆哮。鬪於門外。猫震悚將脫去。仍攄掣不遣。益駭躁。遂撥破婦人頭而逃。黒血淋漓。遽招先生。先生視之曰。積年頭痛當愈。汝素愛猫。施恩弘多。而猫報其德乎。果如其言。

【背痛肢攣】河原街平野屋清右衛門之妻。年六十餘。一朝無故。覺項背彊痛。延及全身。四肢攣倦。不能轉側。及昏逆師。師診之。脈緊急。卽舉其手指頭。皆扎住之。刺取黑血。卽有効。又視一條青筋。結在喉傍。卽刺之。血大迸。自是四肢得屈伸。因與葛根加大黃湯。二三日復故。

【癇狂】建仁寺街近江屋某女。年甫八歲。患狂癇。休作有時。發則心氣恍惚。妄言不已。諸治不驗。延及十四歲。春愈益猛劇。每夜發者三四。醫皆束手。其父母甚憂之。謁師請治。師捉其女於浴室。灌之冷水者食頃。既而與麻黃湯覆取汗者二三次。遂不復發。

【胸痛】衣棚椹木街北美野屋太兵衛之妻。年五十。胸痛引小腹。僅能踡臥。而支之。而猶苦其叵支也。初一醫與藥。則嘔逆。遂至藥食不下。醫又以爲脾虛。與氣脾湯。及參附類。疾愈篤。師卽與瓜蒂散五分。湧之。翌日與梔子豉加茯苓湯。數旬全。

【麻木】五條高倉東松屋甚兵衛。年知命。卒倒不省人事。半身麻木。先生刺口吻及期門。卽蘇。而後與大柴胡湯。(有心下急腹滿等證)兼敷遂散。二年。復發竟死。

　遜按。痤後。尙以瓜蒂散取吐。且灸火不怠。則必免再發乎噫。

【頭瘡】東洞院五條南某氏兒。八歲。久病頭瘡。其毒內攻。身浮腫。呼吸短促。殆隣死。師與龍門丸。取瀉三四行。後與浮萍湯。兼前丸。每服十丸。數日乃已。

【腫滿】九條堀川西淺田某子年弱冠。身體滿腫。延及陰囊。其大如毬。而莖幾沒其中。師診之曰。汝之腹內腫色似嘗有疥癬癮疹之患。曰然。昔者請一醫傳藥頓愈矣。曰此其內攻耳。乃與越婢加朮湯兼龍門丸。每服三十丸。三日一次。數旬全癒。

【蚘蟲】烏丸近江屋某女。十有五歲。四肢攣痛。不能步躡。已而頸項間。累累核起者數處。醫以爲寒濕。若黴而治之。不驗。先生診之曰蚘蟲也。卽與鷓鴣菜湯三貼。果下蚘蟲十三頭。其長尺餘。或三四寸。攣痛減半。復與五貼。又下八頭。而後其累累者。亦經日消去。

【產後齒齶腫痛】綾小路若挾屋惣兵衞妻。產後神氣鬱居旬餘。齒齶腫痛。立則眩冒。身振振。舌本強。師卽以鬱金散。吐青黃水半升。乃與桂枝茯苓丸全痊。

【脚氣】大宮通大工新藏之男。年十四。兩足微腫。頗解惰。師診之曰。脚氣也。法當下緩劑。姑息恐有後患。卽作大劑桃花湯與之。後三日來報曰。大瀉矣。腫氣雖由是消也。身體從憊甚。唯峻補治之何如。至蔓衍否。其毒未減三分之一。非拔其根柢。必復蔓衍至。不可以救矣。新藏性怯弱不肯用。師言時惟復比至流火。果復腫。又請師。師診之。脈急促。乳下扇動。曰毒漫彌矣。不可救。辭然猶不爲意。不踰十日。水氣衝心而殺之。

【反胃】間街五條比大坂屋德兵衞之妻。年二十有六。月事不常。朝食輒吐之暮。暮食輒吐之朝。每吐上氣煩熱。頭痛。眩暈。時醫或以爲翻胃治之。

會無寸効。其面色焰焰。而脈沈實。心下至小腹拘攣。而所按盡痛。先生曰。有一方可以治矣。乃與黃連解毒湯三貼。前症頗差。後數日。卒然腹痛。瀉下如決。月事尋順也。三旬復舊。

【下利】一僧來請曰。貧道有奇疾。每歲三月五日。必患大瀉者晝夜不知數。經三日而止。是以身體消削。天機盡絕。數日復故。今茲亦逼其期也。聞先生名手。故先期乞治。先生診之。六脈滑而數。按其心下悸。師顧門弟子謂曰。所謂時發熱。自汗出。而不已者。先其時發汗則愈。又云下利已差。至其年月日時復發者。以病不盡故也。當下之。斯人即是。與大劑桃花加芒消湯四貼。曰先期五日當服之。僧曰諾。後數月來謝曰。果有驗。

【嬰兒口腫】一兒初生月餘。口中腫痛。其色如紅。拗啼不能乳也。師以湧泉散帖之足心。且令服牛黃通隔散。二三日已。

【痘瘡】一兒甫三歲。痘瘡見點不能光壯。師作反鼻散。服之。即勃然發起。

反鼻散方　反鼻　稻苗連根

右二味各等分末之。白湯送下。

【脚氣】一男年二十。患脚氣。一醫以越婢湯與之。不日水氣衝心。呼吸短促。號叫悶亂。醫視其幾至死。更與犀角旋覆花。三黃瀉心等湯。病勢益劇。病家走請治於先生。先生脈之。已不應。而心下膨脹。腹肚反軟。而結燥屎其內。謂家人曰。誤治之所致。今已若此。死在旦夕。非草根木皮之所能治也。家人愕然。環泣要師丐曰。生死命也。願賴先生之靈。幸一見起色。死奚悔。師曰無已。則有一法於此。請挫其勢。即以鈹鍼劃其口吻。血不出。又劃尺澤。亦血不出。又刺膏肓角之血纔泄。又角之亦泄。可一二滴。病者大息曰。胸臆爽哉。師因制巴導用之。大便猶不通。更與大承氣湯。燥屎即及肛門。猶不肯出。乃使人指探去之。未得盡出。而死。

巴導法　　巴豆去殼

右一味末丸、梧子大、以蜜煎導裹。三四丸。

【產後嘔吐】一婦人。產後嘔吐。久不止。面色黃。大肉日脫。起臥無聊。醫或以爲骨蒸勞熱治之不驗。師診之。心下悸。按之有水塊。如覆盃狀者。與小半夏加茯苓湯。兼赫赫丸。數旬乃已。

【吐血】堺街四條南大文字屋安兵衞者、性素嗜酒。因患吐血。每月一二次。師數與三黃瀉心湯類不應。刺委中取血乃已。

【產後水飲嘔吐】一婦人。產後嘔吐不止。飲食無味。形貌日削。精神困倦。醫者皆以爲產勞。師診之。正在心下酸痛不可按。曰水飲也。與小陷胸湯。佐以赫赫丸乃已。

【腫滿】一婦人。滿腫。醫爲脚氣。專投利水劑。以虞變於衝心。不中疾益甚。師脈之。沈細。小腹急結。按之其痛徹前陰。與桃核承氣湯。其夜半大腹痛。泄瀉七八行。明日腫減過半。與前法數日收功。

【小兒鬱病】一兒年十餘。神氣鬱鬱。在阿母之目下不好從羣兒嬉戲。師診之。脈微數。面色青黃。鳩尾一邊。膨起如覆掌。與涼膈散兼金玉丸。歲餘復故。

【胸痛嘔吐】五條高倉東藥屋某。患胸痛嘔吐。七年變爲膈噎。師診之。六脈細小。心下悸。而有水聲。瀝瀝然。與枳實薤白桂枝湯。赫赫丸。每服三十丸。三日所下利。皆黑色如漆。病勢頗退。後十數日。心中懊憹。吐出黑痰膠固者。前患方除。後經十餘年之久。復發死。

【泡瘡】下河原平野屋治兵衞。年三十。得泡瘡。所點數處漫腫無頭。當膿而膿不成。自收而復發。其轉移會莫或所定。而左臂下一瘡最凸腫。生紫色。痛不可堪。且日夜肌熱。飲食無味。初醫進葛根加大黃防風通聖等湯。數日而膿未成。病者曰。瘡已如此。而膿未成。願以刀破之。醫弗聽曰。是瘡之所忌也。曰然則何不使施駃峻毒藥。自潰於其內。醫猶固禁之。不使行其意。而病勢愈奇。沈吟之聲不絕。師往診之。曰膿已成矣。盍速割之。病者具告以前醫之言。師笑曰。世醫鹵妄。率皆若斯。悲夫。卽鈹鍼截其瘡頭入五分而不見膿。又刺深七分。膿血卽溢出可二合。楚痛頓止。服浮萍加大黃湯。兼龍門丸。每服二十丸。日一服。他所腫起。亦輒刺以取黑血。凡月餘乃全。

【畜血】間街五條北釜屋伊兵衞之妻。半產後。面色黎黑。上氣頭暈。先生診之。脈緊。心下悸。臍下結鞕。曰此有畜血也。卽與抵當湯。三日。病婦覺腰以下甚解怠。更與桃核承氣湯。果大戰寒。有頃發熱汗出。讝語。四肢瘈瘲。前陰出血塊。其形如雞卵者。六日間。約二十餘。仍用前方二旬。宿疾如忘。

【反胃】竹屋街釜坐西丹後屋三郎兵衛者。來見先生曰。吾患反胃。已半年。衆醫藥之弗愈。曰不可爲也。殆不可治乎。今也所賴者。闔都唯先生而已。先生診之。脈沉實。按胸下有一塊而塞。曰。欲吐時。其塊必先大痛難支。曰水塊也。卽與導水湯下利日五六行。月餘乃愈。

【寒熱】新街綾小路南百足屋半兵衛男年十二。寒熱如瘧狀。日二三發。先生以桂枝麻黄各半湯治之。疾愈之後。項背強直。兩手顫動。無休顏色。隱帶悲慽。先生曰。此將發心疾。當速治。以瓜蒂散三分。快吐一升餘。乃愈。

【遺毒】師嘗詣某氏。見一小兒肥而笑。靨輔可愛。問年。生甫三歲。熟視之。私謂主人曰。可憐有遺毒。若無祟於五官。必厄于痘瘡。主人乃憫然有憂色。曰。僕固賤愚。未識其恙。徒顧之。復之亦何異乎養屍。先生苟有醫方療之。幸甚。曰。非大發其毒。則除之不得。弟數日煩矣。主人素信師。哀懇請治。卽與浮萍湯。二三日果大發疹。匝一身。其密無隙。啼號不絕。日夜無就一睡。既歷十日。猶未見其結靨之機。膿血交溢。舉家涕泣。以爲必斃。乃招師請曰。毒發如此。疲亦孔矣。悶呼之聲。人不忍聞。願使其得暫睡眠。精氣亦舒調乎。曰。毒發如此。何足驚恐。乃以西瓜皮末二三匕。水攪之。塗搭全身。其翌悉乾。舉家大喜。益神先生。既而夜半。急走叩門。師起而問之。則曰。變出意外。往視之。呼吸短促。喘迫擡肩。脈微促。於是乎始自知其西瓜皮之陷攻。先以瓜蒂湯。令上湧者二三次。諸症頓退。將就睡。衆皆奇之。翌日夜半。前症復發。遂歿。

【兒頭杵傷】一小兒游戲於舂者側。誤杵其頭。忽絕倒而傷處突起不見血。先生刺其上取血。可一合。漸蘇腫減痛止。

【跌仆成癇】間街五條南松屋某兒十歲。方浴頓躓而仆。呼而不答。家人大驚。灑水其面。乃得蘇。自是厥後卒倒。每月二三回。色甚脫。先生與浮萍湯兼漆漆丸二分。覆取汗。夕以達旦。其兒大煩熱。身發紫斑。復浮萍加大黃湯數十貼全瘥。

【脹滿】東洞院高辻西山形屋舍四郎之母。年七十有餘。患脹滿。五年。其鞕如石。指彈之。則有聲如鼓。師診之。沉緊。乃與桃花加芒消湯。下利二十日。滿稍減半。會爲俗醫所間。廢藥五日。脹滿復如故。於是始信師。謹服不已。五六月許。腹皮漸作皺。

【笑病】下魚棚室街西縣屋彌三郎之妻。善笑。其所視聽。莫不畢入笑。笑必捧腹絕倒。甚則脇腹吊痛。爲之不能息。常自爲患。請師治之。卽與瓜蒂散一錢。上湧二升餘。不再發。

【腫脹】一婦人。產後浮腫。腹滿。大小便不利。飲食不進。其夫醫人也。躬親療之不驗。可一年而疾愈進。短氣微喘。時與桃花加芒消湯無効。於是請救於師。師往診之。脈浮滑。按其腹水聲漉漉然。謂其主人曰。吾子之術當矣。然病猶不知。則又當更求方。夫當下而不下。卽更吐之。和之。不當卽發之。又可所謂開南窓而北風自通。又張機所謂與大承氣湯不愈者。瓜蒂散主之類也。主人曰善。因與大青龍湯覆之。其夜大發熱。汗如流。翌又與如初。三四日小便通利。日數行、五六日間。腹滿如忘。與前方凡百餘貼復故。

【痧證暴發】堺街蟑藥師南近江屋清兵衛。使人請師。曰。有旅客卒然發疾。師往視之。其人年四十許。呼吸短促。咽中有細聲。四肢厥。目睛不轉。心精漂漂乎如懸旌之任風。始發時。奔走室內。妄叱狂喝。有制之者。輒嚙之。勢不可嚮邇。及先生至。纔能得制之。先生即以刀破其曲池。血不出。又刺膏肓入可寸。出血一二滴。又刺口吻。黑血湧出。於是大勢稍退。因切其脈。散亂不可名狀。曰。暴痧也。與桃仁承氣湯三貼。（貼重六錢）有少頃焉來報安故。

【鼓脹】西洞院花屋街南里村甚右衛門來見師曰。拙荆患鼓脹者二年餘。更醫代治。溫補殆盡。而疾愈篤。前日痰喘衝咽喉。倏忽瞑矣。舉家大驚。遽延衆醫。皆曰。不可爲也。辭而去。余不堪永訣之情。親按其少腹。陽氣猶微。隱隱應掌。尙或如可活。請來視之。師曰。移時且不可治。況踰日者乎。固辭。復來曰。死者猶有餘陽。人情豈忍斂之乎。願君一診之。師往則脈無影響。視其腹上。靑筋縱橫如網。謂曰。此瘀血之症。月水滯者必久矣。主人曰。然。曰。吁。醫治旣誤。不可復活。實可悲也。余唯試示其瘀血。即刺膏肓角吸之。見黑血三四滴。呼吸僅復。沈吟之聲若聞。因行臍灸（臍灸法詳方函）數十許。令人披被視之。惡血沾袒。膿血交下。一坐奇之。且請藥。不與而去。遂死。

【疳蟲】一婦人負嬰兒來請治。曰。此兒生甫三歲。飲食無度。不須臾絕於口。禁之則啼泣喃喃。以罵母。且大便泄瀉。往往下完穀。更醫數家。皆不驗所在疳藥幾盡。然唯徒身體羸尫如此。師診之。脈細微。而指下或失之。腹亦固脫。曰。世所謂疳蟲。其證雖或危篤。許多神術奇方。死中猶得生路者。亍往往覩之。然此兒比他之病疳蟲者。則其證徐輕。而其腹脈最凶。非湯藥之所能救也。余嘗有一術。一兒病疳蟲。其家甚貧窶。不能乞醫藥治其父母相泣曰。此兒固可死。寧從彼所欲。於是縱其飲食。令厭飽。厭飽極而飲食自減。不踰月而其疾自治。今此兒亦當然。作稀粥。隨兒意而食之。則可婦大喜。月餘果有効。

【腹痛】室街竹屋街北井筒屋某男。自壯年時患腹痛。發作有時。甚則其痛絞攻心下左右。突然上衝。咽喉。輙嘔逆不耐。使人抑其腹。或拳其背。可半時自收。荏苒已八年餘。其痛苦益甚。至按摩之。則非人手所能勝。乃制棍數箇。兩手持長五寸許者。摩之痛處。非一二。或就壁倚柱。支以其長尺餘者。號泣悶轉。如蚓在灰。唯祈遄死耳。爲之頭髮斑白。面色黧黑。當此時醫多束手。徒待其自收耳。乃延師視之。心下急。腹虛滿。其狀如撫氣毬。與赫赫丸。日三分。每至七日。則以大陷胸丸二錢下之。月餘全差。

【經來腹痛】新街二條南山下惣左衞門之妻。年四十餘。每月事下。必先腹痛。與桂枝茯苓丸加大黃湯。繼又用坐藥數日。前陰出血塊數箇。大者類雞卵。小者兔屎。月餘乃已。

【陽明熱厥】車屋街竹屋街南菱屋與兵衞。年六十餘。冬月一日幹事紛冗。不暇食。及昏飢甚。然後喫飯。飯後將浴。卒倒于湯中。家人駭遽扶起。扁水其面乃蘇。時四肢微冷。肌膚粟起。舌上燥裂。猶善飲熱湯。醫以爲中寒。參附交投。病勢愈加劇。師診之。脈微欲絕。心下石鞕。舌生黃苔。卽試與冷水飲之。病者用盡一盂。因與大劑白虎湯四貼。翌日來報曰。大汗如雨。衣被濕透。寅尾峻瀉如傾。及至今朝渴已。諸症大退。服前方凡三十餘貼。復故。

【黴毒身痛】富小路松原南某氏妻。年二十有三。初其未嫁也。家道嚴肅。而女亦謹愼。既嫁後一歲。身體疼痛。痛處無定。召師診之。有黴毒之情。師異之。乃顧見其主人。額有瘡痕大如錢。隨熟視之。面目及手足黴候備焉。因知所傳染。卽與龍門丸三十丸。取瀉數行。而某氏未服師術。因謀之他醫。醫曰。嗟呼如此。殆速其死耳。況琴溪氏丸散之峻烈。譬猶發火砲於腹內也。某氏大懼。而謝罷。託之其醫。醫緩補踰月。屈伸不隨。病勢彌留。有某氏之好友信先生者。苦諭之。彼服其言。再趨師門。叩頭謝罪曰。嚮者嘗先生之庇也。未幾爲俗醫所間沮。遂令病毒滋漫若此今甚悔之。幸得蒙再顧先生之惠也。懇請甚切也。因診之。腰下至左膝腫起。按之痛。曰此處既釀膿。便命塾生某行熨法。（法詳方函）且敷膏。凡五日膿全成。乃割放取其毒膿數日約三升餘。仍與浮萍湯兼龍門丸。每服十三丸。數日裏毒悉盡。眉宇方舒。

【咳嗽臭痰膿血】有一男子。咳嗽吐臭痰。其中或交膿血。形色瘦白。音聲欲出不出。居二一年。病勢愈進。百方不應。一日煩躁悶亂。痰喘衝咽喉。遂昏昧不省人事。衆醫環坐。技窮不知所爲。乃迓師診。呼吸纖纖如斷。如不斷。即令灑冷水于其口。作蘿蔔汁強飲者一盃。雙眼忽開。呼吸徐續。於是浸巾冷水匝纏自頸至胸肋。窺其少有知。而問痛苦。則開口能答。一坐駭且喜。師曰。此猶不可治。蓋羈遲已久。病魔得志。精神遂乏。非藥石所及。猶是而施藥。醫家之所恥也。辭去。舉家悲泣乞治不置。乃投石膏黃連甘草湯。翌日未及晡時而殁。

【紫癍】閒街楊梅南田邊備後者。年三十餘。兩脚以下。發紫癍。一醫灸于下廉上廉等穴。兩脚麻木。紫癍仍不退。懼而告之。乃言是瞑眩也。灸火益不止。遂不能立。更延師治之。與桃花湯三貼。峻瀉數行。翌復省之。則已病愈出去。

【下血】堺街綾小路北玉屋重二郎。年三十。病下血。旬餘。其人常嗜酒。身體殊肥豐。師脈之。頗有力。按其心下悸。迺服桃花湯一貼。瀉三五行而差。

【中暑】西洞院竹屋街北近江屋某兒八歲。中暑。身灼熱煩渴。四肢懈惰。一醫與白虎湯。二旬餘日。猶不効。先生曰。某氏之治。非不當。然其所不治者。以劑之輕也。即倍前藥與之。貼重十錢 須臾發汗如流。至明日善食。不日復故。

【便祕】一娼年二十。大便一滴不通者。三年。飲食動止。猶無異常爲之。蕒巴豆大黃芒硝諸藥數斤。而皆不應。先生按其腹。雖甚鞕。然無有如燥屎及塊物一應手者。即作調胃承氣加葱白湯與之。便利遂不失節。

調胃承氣加葱白湯方於調胃承氣湯方內加葱白大者十箇

【發疹】東洞院五條南篠原屋仁右衛門之兒年十三。每及冬。輒總身發疹。痛痒無度。待仲春和暖。自收。如此者凡八九年。調治頗殫。尚無寸効。師脈之。及按其腹石鞕。見其右手食指中節而斷。曰。此疾未發以前。蓋別有所患乎。主人曰。然。自罹丙午回祿之厄。聊營藁蓋以蔽雨露。爾碓釜竈亦渾然積坐。右時年甫三歲。其碓墜。誤撲兒之頭。大破之。又笮指斷之。卽昏倒。遽灸之。或灑水面。賴得蘇。而請外醫治。數旬而漸愈。越一年而生此疾云。曰。然。豈其不平。因與紅花散。以紫圓下之。二旬餘復故。

【惡阻】室街三條北丹後屋市郎右衛門之妻。年十九。姙娠時時嘔吐。飲食不進。醫以爲惡阻療之。及至三四月。飲食殆絕。形體羸尫。居常默默好居暗室。既而亦以爲勞瘵。謀之先生。先生切其脈。按其腹。曰。是惡阻令然也。非瘵熱也。便一物瓜蒂散之證也。病婦以憚吐劑不肯服。師諭之曰。夫姙娠之於惡阻。經三旬若五六旬。則自愈而已。今室人所患。不唯延過期。羸困甚極矣。若有外邪乘此。恐損壞胎。豈可不虞也。經有之。婦人重身。毒之何如。曰。有故無殞。今室人欲憚一朝之苦。而失萬全之謀乎。病婦乃服之。如法居二日。復省之。舉家大喜。且謝曰。初服散也。心中憒憒吐黃水。及粘痰。自未至卯。約二升餘。心精閒爽。食始進。彌月分免。母子無恙。

【漏產浮腫】一婦人姙娠八九月。血崩滔滔。須臾間滿牀。神氣昏冒。四肢倦怠。胎竟爲之墮。虛絕彌甚矣。且大便自利。小便不通。身因浮腫。醫皆縛手待斃。先生往診之。脈無力。唇色如脫。其他凶症無所不具矣。以指按其腫上凹而不張。卽作麥門冬湯與之。數貼下利止。小便大利。居三日。腫消與前方者。二十餘日全差。

麥門冬湯方　麥門冬二五錢

右一味。以水三合。煮取一合溫服。

【痧毒眩倒】一男子。年五十餘。無他病。然目眩卒倒者。月一二。歷六年。愈重。每日數發。先生診之曰。痧也。刺口吻取黑血合許。乃已。

【蚘蟲腹痛】一婦人。大腹痛。殆絕。衆醫圍坐而議之。未能決。有木村道立者。膳所侯官醫道仙之子也。年尚少。受業於先生。時陪父在坐。卒爾言曰。吾能治之。道仙叱曰。默毋妄言。一坐或曰。衆議未能決。茍有術。乃可悉已道立卽以刀開牙關。內食鹽一二撮。取湯入口中。有頃。下咽喝然有聲者數四。嘔出大小蚘蟲若干。而後呼吸得復。

【黴毒頭痛目翳】一少年。傳黴慙父母聞之。且爲世人所笑也。深祕之不言。因一友私買藥治之。居一年。其毒入骨節。頭痛身疼。猶託以爲他病。已而兩眼生翳。左不視物。於是因其家奴始告諸父母。父母聞大駭。且懼。速轎之來請治。先生診之曰。毒今已痼於上部矣。非薰之以輕粉水銀。恐失明。病者有憚色。先生諭之以無害。強與其藥。五日使人報曰。口中腐爛。涎沫流漓。發熱重語。總身含癍。先生往視之。謂曰。毋憂。此癍得盡發。而熱亦自止。與浮萍湯。越五日。又訝先生。先生往視之。其癍大發。熱益熾。加之以微喘。其脈浮洪。先生歎曰。此雖病毒拔於外。而精氣不續於內。吾誤虛實而投藥。予罪不知所謝也。三日赴死。

【黴毒咳嗽潮熱】僧某。年三十餘。患咳嗽潮熱。聲音啞。肌膚無潤。有瘡痕數點在頸頭及手足。曰三年前發便毒。時未十日而自收。卒罹此患矣。先生脈之。沉而細數。曰毒積於裏深矣。今非輕粉朱砂輩以攻之。命不踰歲。僧素畏其猛劑。又有他醫禁之。不聽於先生。居月餘。又招先生問之。又告如初。如此者三四。遂可之。即與七寶丸二十一錢。如法服之。口中反不腐爛。而吐出如黃水者日升許。十餘日。而瞑眩稍止。時天行疫癘。更感之。即死。

【傳尸勞藥】先生家傳治傳尸勞藥。名海帶丸。嘗從他醫得之云。有一男子。年二十。患骨蒸熱。諸治不効。因用其丸。曰此丸能下蟲。當異厠以視之。其人服之。經五日。乃來謝曰。妙藥也。諸症皆退矣。始服此藥。腹大楚痛。大便暴瀉。實下二蟲。皆長六寸餘。一類石距。一類鮧魚。眼口全備。自下此怪物。精神始爽云。然月餘復發而死。爾後先生數取奇効。然皆不期復發而死。於是先生語二三子曰。功反爲過。成亦尋敗。乃如海帶丸。醫妄以爲奇方。今余得之。適以誤人。雖有捷効。亦貽大害。非唯無益。又促其命期矣。豈可復用之哉。

【腹痛吐酸】伏見柳屋與兵衛。患腹痛。時時吐酸水者。十有一年。顏色爲之青黃。先生與桃花湯。佐以反胃丸。每服三十丸。不出一月。乃已。

【耳輪作痛】小兒五歲。耳輪煩熱。大痛。色如紫棠。迺刺耳垂。出死血立愈。

【右身不仁】一婦人。年五十。右身不仁。常懶飲食。月事不定。每行必倍常人。先生以三聖散一錢。吐冷痰粘者三二升。自是食大進。因切其腹。胸滿。心下至少腹動悸如奔馬。與柴胡加龍骨牡蠣湯。數月全差。

【寒飲嘔吐】一男子來請治曰。每食必胸膈滿悶。而發嘔吐。其穀氣不吐盡則不罷。醫者皆認爲翻胃。荏苒已二年。猶未見微効。先生曰。此胸上有寒飲也。迺與鬱金散三錢。如法服之。吐粘膠者一升許。日一次。凡五日而全差。

【頭痛眩暈】一男子。久患頭痛。立則暈倒。醫以爲黴毒。與弓黃湯及輕粉巴豆之類。攻之數百日。先生診之。從心下至小腹拘攣如繩約之。迺與小建中湯百餘貼。愈之。

【痞滿惡食】一男子。胸膈痞滿。惡食氣。動作甚懶。好坐臥暗處。百方不驗。半歲。先生診之。心下石鞕。脈沈而數。即以瓜蒂散涌二升餘。乃痊。

【眩暈】一男子。常病眩暈。百藥不中。請先生乃視膏肓邊痧筋如羅。刺去黑血二三合而痊。

【鶴膝風】一男子。左膝大腫。屈而不伸。時時煩疼。積年所謂鶴膝風也。先生視之。痧筋紫紅。交爲文。因刺放血。每日一度。與桂枝加附子湯。兼玄玄散。不踰月。全差。又某氏母亦有此疾。以前方治之。

【腰痛】一男子。腰痛不能動展者八年。先生與桃花加烏頭湯乃已。

【霍亂】一男子。霍亂吐瀉後。六脈絕。四肢乃厥。醫皆束手。師浸巾熱湯熨胸腹間。可半時。厥反脈亦復。居五日自來謝。

【耳聾腰曲】烏羽口人年可六十。與疾來請治。兩耳聾。腰彎屈。爲之箕踞者二年云。先生脈之。沉而有力。曰是黴毒所沉結。與桃仁解毒湯。以薰藥如法。七八日乃有起。一日遣門人足立文哉代診之。時病夫大發吃逆。萬方不收。文哉即按其章門邊。吃逆輙應。而築動因角其上。忽然而愈。一坐皆驚。後三旬。其人徒行而來謝。兩耳亦能聽。

【背瘍】鹽屋喜兵衞者。年弱冠。背七椎傍發巨瘡。根盤七寸許。疾痛如割。寒熱往來。口渴。大便不利。精神厭厭無聊。來請治。其脈洪數。即與浮萍湯。酒下龍門丸一錢。四日來報曰。暴瀉十數回。由是神氣雖稍清豁。瘡更益痛。即遣門人關大巖代省之。還告曰。患上焮灼殆類癰。先生曰否。瘀毒已不日膿當成矣。仍與前方。居五日。復省之。膿果成。割之寸許。刺入五分。膿血溢出。痛楚頓忘。因託之外醫。不出數日。而自來謝。諸症全退。唯患處餘膿滴耳。

【腹痛】近江屋某妻。月事不順。小便數。大便常祕澁。一日腹大痛。其痛築湫不堪。急走人迓先生。至則昏倒氣絕。四肢微冷。按其腹磊磊如囊沙石狀。即作茴香煎熨其腹上。呼吸頓復。又熨之。大便大通。諸症漸漸退。至夜半復腹痛。下畜血及塊物。而後腹和。脈爲之動。與桂枝茯苓丸數貼康復。

茴香煎方　茴香十錢　樟腦五錢

右二味。和燒酒三升。煮取二升。去滓。浸巾以熨患處。冷則換之。

【瘀熱發黃】醍醐村。有道士名戒善。其妻年可四十。總身發黃。以故醫者。妄名黃疸。先生案之。至其臍下。則言痛不堪。與桃仁承氣湯。十餘日。全已。

【背疽】山科農定右衞門。年四十餘。背右傍發疽。經八寸。猶無痛。其色紫黑。寒熱往來。口乾咽渴。其人素嗜酒。而甚憚醫藥。故唯以斗酒凌其疾苦。家人皆恐爲之斃。要之欲令醫藥。雖百端餘之。然不肯服。曰寧與生平湯藥之苦。不如死乎。糯蘗之甘。家人皆計窮而訴之先生。先生診之。脈弦實。按背疽淳熱如火。曰。余能從汝所好而治之。迺與龍門丸二三百丸。日令服五十餘丸。戒曰。必有下利。莫以有憚恐也。渠喜始服先生之言。後數旬來謝曰。初從服丸藥。氣字方開。居十日。膿成則破出之。又服前丸。食飲日進。稼穡負載。愈於疇昔云。

【脫疽】近江伊吹人寓數屋街萬屋久兵衞家。春秋未三十。初無所患。一日夙起。頓覺發熱。左足煩疼者可半時。已而其五指生紫赤。自此黑氣侵漫幾及膝下。潑湯爇火。其疼不啻大駭。遽來迎先生。往診之。其左足五指頭。已皆如煮棗。且有臭氣。謂曰。脫疽也。若令此毒延散。則皮肉筋骨。悉皆腐爛而死。其變之速。迺在瞬息，由是隕命者，不知幾千人也。況毒如此。不可餘藥。古來唯有一方焉。涯于黑色處而刀斬之耳，其他方劑以當此疾。譬猶螢火之燒。須彌又何益之有。客曰。吾有老親在。一旦忽爾亡於此疾。孰復有能耕稼以養其餘年者耶。不孝之罪莫大焉。苟得免死。何治可憚。

批切之慘。不足恐也。卽伸其左足。以請治。神色自若也。先生曰。果哉胆烈如此。則何法不可以施。余今有一法。於茲庶幾使爾無蹇跛之患。卽以鈹鍼從膝上至跗縱橫亂刺。朱殷可掬。其人暈倒。則飲冷水乃蘇。復刺。自是三十餘日。鍼刺日一萬餘。仍與浮萍加大黃湯兼以龍門丸。初行鈹鍼也。猶除髁骨上。後有視將腐處則無所不刺也。而毒氣十減七八。約取血七升餘。行之凡三月始差。寓居日久。頗有歸歟之嘆。乃與前方數劑而去。明年來謝云。爾來負擔尙無恙。然足跗指頭。猶有黑色。復刺取血可一合。毒象回春。

【脛不仁便常祕】一男子。口吻及足脛不仁。大便常祕。一年甚一年。他醫或引竣劑。當之不應。先生診之。其人偉軀稟頗豐。心中悸動如奔馬。曰可治矣。作瓜蒂加甘草散三錢。食鹽三匕。和白湯二合。分三服。戒言當大瀉勿怪。明日使人報曰。如教身體爲之疲。腰脚委弱。莫能起。請速來視之。先生斷然曰。當矣。無傷。此瞑眩耳。經三四日。當治。其翌日復報曰。未治矣。請速來視之。曰三日當立不往。又三日自來曰。果如命。診之諸症悉退。轉方桂枝加朮附子湯。

瓜蒂加甘草湯方　　瓜蒂　甘草各等分

右二味。末之和食鹽三匕。

【腹痛脚攣】農淸儒門母。行年六十有二。輿疾來曰。腹肚板痛。每日午至未。其痛苦尤甚。遂兩脚攣急。不能步者二年矣。雜療不驗。賴仰公神方而已。先生診之。六脈緊弦。心下動。便閱兩腿彎。則有紫絡爲羅紋。刺之血泝。三四合。與導水湯。即日愈。歸路不待轎而去。與前方凡百餘貼。

【膝腫脚痛】大津米牙儀兵衛者。年三十。其兩膝下。內廉隆然。有腫引痛及全脚。見先生謂曰。商賈唯逐利。利之所在。東西南北。無不奔走。今疾如此。生產將廢。衣食無所供。苟可速治。雄療劇劑。所不難也。即刺其腫處。數十次。取紫血約可二升。乃愈。

【蟲蠱痢】膳所糀屋嘉兵衛者。師之弟也。其女年十有四。熱痢窘迫。腹肚築痛。日夜百餘行。水穀入口輒逆。憊羸日甚。藩醫皆爲疫痢。所行百方。一無應焉。於是主人自來具告之。師倉皇趨訪之。面色未脫。脈微數。臍下磊乎如裹石而撫之曰。是無他。蚘已久矣哉。藩醫之妄舉也。即作海人草湯三貼。（貼重三錢）與之少頃。上圊下細蟲數百條。前症徐寢。師之歸京也。既明旦矣。使人尋到曰。嘔逆之譴特如忘。復與三貼。（貼重如前）翌復告曰。下三蚘。長各尺餘。加餐倍於昔日。凡三旬餘全瘥。

海人草湯方　　海人草

右一味水煎。

【胃中停水】山田村農吉右衛門。年三十一。每飲食輒格停於胃管。而膈內冷如新畜水。偏身痠重。運轉爲懶。常下利不已。由是不能從事耒耜者七年許。其所致醫治。或以爲風痰。或以爲脾虛。皆不驗。請先生。其脈伏不應。便戒病者曰。汝灌水。每日一度。灌訖則必可溫覆而發汗。病者曰諾。後七日來曰。如命者五日。偏身大輕。仍與桃花加生薑湯百餘貼。自是食和。大便以節通。脈亦現然。

【血症】攝津大板植木屋治兵衛者。年三十。造先生請治曰。予始患瘧疾。爾來二年間。通身蒸蒸煩熱無已。又時覺兩脇下有一塊。衝於心切痛。不能禁。輒暈轉自投地。更醫數四。或以爲風濕。或以爲癇。嘗聞先生芳譽。故來累先生。願請一診。先生迺脈之。數而有力。按其小腹則痛。面色黯黑。而口吻爲最甚。謂之曰。大便甚黑乎。曰然。小便其頻數乎。曰然。乃顧二三子曰。試處方焉。門人或以爲癇。或以爲奔豚。若瘧母。先生曰皆不然。夫以面色如煤。口吻如蛭。大便黑色。小便頻數。是其血症之諦也。若與桃仁承氣湯。必治矣。病客曰。前年嘗大下血三日。而宿疾全退。春來復如此。然則先生之言當矣。爲黠醫所誤。羈遲久矣。今救予于嶮絕之間者。豈他哉。乃行前方。不日有奇効。

【黴毒耳聾喉爛】越前松山人某。年三十。患黴。兩耳聾塞。咽喉赤爛。而得一竅。其會淵左邊臭濃。不絕口。衆醫施療。既百有餘方。皆不驗。斷然自待死耳。會聞師鳴醫于京師。不遠千里自來請治曰。積年已誤治。致患至如此。則死固不愛。寧死一得蒙先生之治。泉下無悔。况開生路於萬一。何靈如之。先生診之。脈沉實。曰非巴豆輕粉無治。其人有惲色。故先生舍之塾中以視輕粉之嘗無害。以七寶丸。如法服之。及諸症稍消。復續七寶丸下之。或以四賢丹。洗其口內。凡月餘全差。

【奔豚】一男子。年三十。奔豚日發一次。或二次。甚則牙關禁急。不省人事。百治無功。先生診之。臍下悸。按之痛。服茯苓桂枝甘草大棗加大黃湯。兼反胃丸二十丸。每日一次。旬餘差。

陳存仁編校

皇漢醫學叢書

建殊錄

東洞吉益著
巖恭敬輯錄

建殊錄

提要

日本東洞吉益先生。精通漢方醫術。而善用經方者也。嘗曰。何病不可治而愈。不愈者。醫爲之也。雖然。不能生死人。醫死病。此非治而不愈。乃命之絕也。反是。則何病之不可愈也。足徵其擅長經方。運用應變之妙手者矣。其高足巖恭敬氏。忝列先生門牆。蓋有年月。記其平日治驗之最著者。輯爲一書。名曰建殊錄。謂其效殊於人。而可建爲後進之龜鑑也。其臨證立方。必宗長沙。雖增損一藥。亦必據仲景。而其施治。唯從見證。故案中亦止錄其證候耳。尤其證治一病。並立三方。先後進退。各有定法。故用長沙諸家之方。又施家傳禁方也。末附答復鶴臺者之書。亦能探悉長沙祕奧。於學者不無少補。

建殊錄序

友人巖生。受刀圭之術於吉益翁。其肆業之餘。銳意操觚。又就余而正焉。可謂篤志也已。一日手册子請余序曰。此編雖小也。錄我先生所治。其疾若固若奇。皆世醫所不能下手也。其佗謂病在膏肓者而起之。不可勝數也。乃別錄之不在此數。王充曰。微病恆醫皆巧。篤劇扁鵲乃良。若我先生者。可不謂良也乎。先生常謂。曰何病不可愈。其不愈也。亦惟醫之所爲之。然而不能生死人。起自當生者耳。所謂死病無良醫者。非不可愈焉。命之盡也。死生天也。非人也。命之未盡也。何病不可愈矣。果信乎。先生華於枯肉於骨。亦惟古方之用。其所用也運用應變。卓然自爲一家。所謂藥不必出扁鵲之方。合之者善。可以爲法者乎。非妄言古方之倫也。蓋不能用古方也。唐而後邪。即有用之。亦晨星耳。不然則畫蛇添足也。金張元素曰。運氣不齊。古今異軌。古方新病不相能也。其説浸洽後世醫流之肺腑。至乃不懼病懼藥。使輕病而漸瘵。勿論已所不能愈。輒命爲廢痼。滔滔皆是也。此乃先生所爲發憤有慨也。噫後之醫。胡不思也。今之天地古之天地。陰寒陽溫。日居月諸。東方自出。人字育其中。奚古與今異之有。而古今異之論。猶言卵有毛。蛇長於龜。公孫白馬之說乎。不然則據佛氏之說乎。勃窣理窟。論愈鑿術愈拙。不徒飾言亂實。乃爲害不鮮矣。故此舉也。錄經實得驗。以爲同好之弦韋已。余聞其言讀其書。欣然而謂曰。善哉是舉也。余自交東洞翁。後先耳目其術奏效也。以語人。則不信者。謂阿其所好。或爲譸張其事溢美其言。不然則愕然吐舌以爲不近人情也。此編出則疑余言者。瞭然如觀火。知非無稽之言矣。其猶爲世醫投艮藥矣乎。除泄其固習之舊毒乎。其唯於今乎。天下後世蓋聞風焉興者。亦或有之。亦惟東洞翁之賜。而巖生受而施之者乎。非邪。爲巖生請其序。書其所論。以贈之云爾。

寶曆癸未之春美濃武欽繇撰

建殊錄序

君子行而言焉。惡利口之覆邦家者、仲景之歿也。醫異其學、滔滔乎天下唯理是鑿。硜硜乎唯論之爭。後之讀其書者。亦朦然也。愈探愈遠。書曰。辭言庸違。信有是也。巖生恭在余左右也。疾人匄治者。於是居多。恭執管以記之。堆而成卷。曰建殊錄、蓋謂其效之殊於論理之人也。余頃者將梓類聚方方極也。恭請刻其書。余舍推功之實。審事之情。以結狡兒之舌、以刮朦士之目。使與吾同志者憤然起也。遂許就工云。

寶曆癸未孟春東洞主人撰

建殊錄序

夫醫之爲職也。固人生之所恃。則其於術。豈不大乎。然上古邈遠。其事靡聞。周官列其職。其人無傳矣。戰國之時。有越人者。而後世傳其籍。亦皆妖妄。非其眞也。及東漢之時。有張仲景者。身爲長沙太守。憂道之長廢。博求古訓。撰述方法。自著論。降及後葉。無能傳其道者矣。於是唐有王孫。元有李朱。紛然迭起。各自論駁。惑陰陽之理。溺五行之說。則末義徒務。而至吾道遂熄矣。嗚呼。孰能力撥拼蠓。復之其初者乎。我東方之盛也。文運鬱與。鴻澤沛溢。四海欣欣。藜首與仁。於是有我東洞先生者出焉。憂凡民之固廢。原長沙之遺躅。潛心焦思。覆研推究者。三十年於茲矣。蓋其在初年也。人尙抱疑。鮮能信者。而及今論益篤也。凡四方之士。皆莫不造其門者。於是古道大闢。榛薉盡除矣。則上古之不詳。周官之無傳。越人之籍之亂。其眞斯皆可以推知。而無後疑矣。嗟呼。先生之業。不亦偉哉。不佞恭曩者寓先生之塾。蓋有年矣。有來請治者。則先生必命我輩誌其證候。於是恭竊錄其治驗之最著明者。輯爲一卷。問者上梓欲傳之同志。蓋余聞之。巧其言虛其行者。其論雖美。未足與權矣。昔趙括學兵法云。兵事。以爲天下莫能當。而及其自率兵與秦戰也。一旦亡數十萬之衆。身以傾覆。以此觀之。醫徒誦方籍。守脈候。空論以誇其伎。非要之治驗。徵之實效。則安足定其優劣。亦徒不免爲趙括耳。是乃先生之所持論。而恭之所以有此舉也。

寶曆癸未之秋播磨巖恭敬甫撰

凡例

往者恭。寓先生之塾。竊睹其治驗卓絕。心欲錄其方證。輯成一書。以備後進之龜鑑矣。而先生則以務在濟世。不屑瑣瑣錄其蹟。凡其既往之事。皆已茫昧。無所準據。加之恭謁先生已晚。得執杖履僅六年。且其中間。又數歸省。疎闊之日居多。無奈其所茫昧與不可得而知者。故今第從恭耳目所及。抄成此一册子。然此僅僅者。固屬豹文之一斑。尚且快然不慊吾志。願待他日。旁叩審問。補其缺云。

先生之術專述長沙。不自立方。雖一藥增減。必據仲景。而其有實驗者。宋元諸家固無論。雖俗間所傳。不必擯棄。務在于取實效。何必拘名之爲乎。故雖爲仲景之方。或徵之治驗。而未見其效者。亦皆斥之不妄收錄。凡若此類。先生別有論述。今不具贅。

凡閱此篇。如或擬取法者。必先審方主治。別藥眞贋。然後可以施其治。一不精較。或恐誤人。師塾亦有藥徵方極之諸書。未閱此類者。請且勿妄談。

先生諸治。唯從見證。不取因脈。乃此篇止錄證候者。以此故也。學者幸勿爲疎漏。

居處姓名。雖不雅必記之。而如狂癲癩風。人所隱忌。故至此二病。率皆除之。其他一二準之者。又以有所避。凡每條亡姓名者。皆倣此。

先生嘗謂經穴病名。多是後人妄撰也。此眞發千古之夢夢。可謂確言矣。

而此篇或猶用之者。蓋欲人易曉。姑仍其舊耳。非敢矛盾也。幸勿譏乖戾。

此篇諸治。率每診一病。並用三方。蓋其先後進退。各有定法。今茲詳錄備左劵。凡欲取法者。或閱本文。遇不知其用度。須按此例知其準的。曰某湯者。曰某丸若散者。臨臥必服一錢。曰時攻之者。十日若二十日必一用之。而其欲用之時。須必止他劑。獨別用之。次日即復故。

諸湯劑量。輕重雖不同。大抵以三錢爲一貼。有時至十錢二十錢之重者。別於方名下注之。

此篇方名。有長沙及諸家方書所未載者。此皆係師家舊傳之禁方也。然有懇請者。則不必靳祕矣。故唯錄其目。至其藥劑。不復開列。

附錄一卷。長門儒官鶴臺先生者。行餘用志於濟世之術。錄其無治驗者。正諸我先生。先生乃因其證候。考其主方。論之當否。所往復者。總若干篇。雖未涉其實。誠能悉長沙之秘奧。無復遺憾矣。學者或熟之。未必無少補也。因附錄于後云。

建殊錄

東洞吉益先生門人

播磨巖恭敬甫輯錄

田榮信愿仲校閱

山城淀藩士人山下平左衛門者謁先生曰。有男生而五歲。瘂而癇。癇日一發。或再發。虛尫羸憊。旦夕待斃。且其悶苦之狀。日甚一日矣。父母之情。不忍坐視。願賴先生之術。幸一見起。雖死不悔。先生因爲診之。心下痞。按之濡。乃作大黃黃連湯飲之。百日所。痞去而癇弗復發。然而胸肋妨張。脇下支滿。瘂尙如故。又作小柴胡湯及三黃丸與之。時以大陷胸丸攻之。可半歲。一日乳母擁兒倚門。適有牽馬而過者。兒忽呼曰。牟麻。父母喜甚。乃繈負俱來。告之先生。先生試拈糖果。以挑其呼。兒忽復呼曰。牟麻。本邦甘美之味。總謂之牟麻。馬亦謂牟麻。國語相通。父母以爲過願。踊躍不自勝。因服前方數月。言語卒如常兒。

越中二口誓光寺主僧某者。請診治曰。貧道眼目非有外障礙明。然但望物不能久視。或強之。則無方圓大小。須臾漸殺。最後如錐芒輒射目中。則痛不可忍。如此者凡三年。先生爲診之。上氣煩熱。體肉瞤動。爲桂苓朮甘湯及芎黃散服之。數十日。其視稍眞。無復錐芒。於是僧歸期已迫。復謁曰。越去京師也殆千里。且道路艱嶮。度難再上。病尙有不盡。願得授方法以歸也。因復診之。前證皆除。但覺胸脇苦滿。乃書小柴胡湯之方以與之。僧歸後信服之。雖有他證。不復他藥。一日俄大惡寒。四肢戰栗。心中煩悶。不能氣息。弟子驚愕。謀延醫治。病者掩心徐言曰。寧死無他藥矣。更復爲小柴胡湯連服數劑。少焉蒸振煩熱。汗溢腹背。至是舊痾百患。一旦頓除。四體清快。大異于往常。僧乃爲之作書。走一介。謝先生云。

雲州醫生祝求馬年可二十。一日忽苦跟痛。如錐刺。如刀刮。不可觸近。衆醫莫能處方者。有一瘍醫。以爲當有膿。刀劈之。亦無效矣。於是迎先生診之。腹皮攣急。按之不弛。爲芍藥甘草湯飲之。一服痛即已。

京師御幸街賈人菱屋五郎兵衛妻年可三十。分身之後。通身洪腫。腫已則腰脚委。不能起居。而陰中有二骨突出。左右相支。百治不收。遂不去蓐者凡七歲矣。聞先生之名求診治。心下痞硬。臍傍有塊大如覆杯。其脊骨戾曲。右挑腰眼上者寸許。爲硝石大圓飲之。十餘日。陰中大小臭穢。三日所。痞去塊解。於是脊骨復故。突出之骨。忽亦沒失。則能起居。

浪華士人某者。患腹痛可三年。性素嗜茄子。嘗大食之。其痛益甚。殆不自勝。爾後每日必然。以故不復食。謁先生求診治。時適夏天。乃煮熟茄子數枚。強飽食之。已而心腹果大鳴動。痛倍於前日。極吐下而後已。如此者凡三次。能食茄子。而不復痛。

膳所侯臣服久左衛門女。初患頭瘡。瘳後兩目生翳。卒以失明。召先生。求診治。先生診之。上逆心煩。有時小便不快利。爲桂苓朮甘湯。及芎黃散。雜進。時以紫圓攻之。障翳稍退。左目復明。於是。其族或以爲古方家多用峻藥。雖障翳退。恐至有不諱也。久左衛門亦然其言。大懼之。乃謝罷。更召他醫。服緩補之劑。久之更復生翳。漠漠不能見。於是久左衛門復謁曰。嚮我女賴先生之庇。一目復明。而惑人間阻。遂復失明。今甚悔之。幸再治之。先生之惠也。請甚懇。先生因復診之。乃服前方數月。兩目復明。

京師界街賈人井筒屋播磨家僕。年七十餘。自壯年患疝瘕。十日五日必一發。壬午秋大發。腰脚攣急。陰卵偏大。欲入腹。絞痛不可忍。衆醫皆以爲必死。先生診之。作大烏頭煎飲之。（每貼重八錢）斯須瞑眩氣絕。又頃之心腹鳴動。吐出水數升。卽復故。爾後不再發。

某生徒讀書苦學。嘗有所發憤。遂倚几廢寢七晝夜。已而獨語妄笑。指擿前儒。罵不絕口。久之人覺其狂疾。先生診之。胸肋妨脹。臍上有動。上氣不降。爲柴胡姜桂湯飲之。時以紫圓攻之。數日全復常。

豫州今治林光寺主僧某上人。積年患痳疾。先生診之。心下痞硬。腹中雷鳴。爲半夏瀉心湯及三黃丸飲之。三十日所。諸證全退。

京師東洞街賈人大和屋吉五郎。每歲發生之時。頭面必熱。頭上生瘡。痒瘙甚。搔之卽爛。至凋落之候。則不藥自已者。數年來。求診治。先生診之。心下微動。胸肋支滿。上氣殊甚。爲柴胡薑桂湯及芎黃散飲之。一月所。

諸證全已。爾後不復發。

京師郊外西岡僧有艮山和尚者年七十餘。其耳聵者數年。嘗聞先生之論百疾生於一毒也。深服其理。因來求診治。先生診之。心胸微煩。上氣殊甚。作桂苓朮甘湯及芎黃散服之。數月而未見其效。乃謝罷。居數日。復謁曰。謝先生來頗得通聽。意者上焦毒頗盡耶。先生診之曰。未也。試再服湯液。當復不能聽。然後更得能聽。其毒信盡也。因復服前方數月。果如先生之言。

京師室街賈人升屋德右衛門家僕字右衛門者年二十有餘。積年患癇。一月一發。或再發。或不發。然間三月必發。先生診視之。胸腹微動。胸下支滿。有時上衝。乃作柴胡薑桂湯及滾痰丸飲之。時以梅肉散攻之。出入一歲所。不復發。

京師烏街賈人泉屋伊兵衛年二十有餘。積年患吐血。大抵每旬必一動。丙午秋大吐。吐已。則氣息頓絕。迎衆醫救之。皆以爲不可爲也。於是家人環泣。謀葬事。先生適至。亦使視之。則似未定死者。因著纊鼻間。猶蠕蠕動。乃按其腹有微動。蓋氣未盡也。急作三黃瀉心湯飲之。每貼重十五錢須臾腹中雷鳴。下利數十行。即寤。出入二十日所。全復故。爾後十餘歲不復發。

京師麩屋街賈人某者。患天行痢。一醫療之。雖度數頗減。尚下臭穢。日一再行。飲食無味。身體羸瘦。四肢無力。至其年月益甚。衆醫無效。先生診之。作大承氣湯飲之。數日全治。

丹波青山侯臣蜂太夫疾病。而胸中煩悶。短氣有渴。且其脊骨自七椎至十一椎。痛不可忍。衆醫皆以爲虛。作獨參湯飲之。凡六日無其效。先生診之。作石膏黃連甘草湯飲之。（每貼重三十五錢）盡一服。痛即已。入出五十日所。全復常。

京師河原街又兵衛者。年八十餘。恆以賣菜出入先生之家。嘗不來者數日。使人問之。謝曰。頃者病慍鬱。以故不出。居數日。復問之。臍上發癰。其徑九寸許。正氣乏絕。邪熱如燬。先生愍其貧困不能藥。乃作大黃牡丹湯及伯州散飲之。數日。膿盡肉生。矍鑠能行。

京師九田街刀屋平八者。壬午秋。左足發疔。瘍醫治之。後更生肉莖。其狀如蛭。用刀截去。無知所痛。隨截隨長。明年。別復發疔。治則如初。爾後歲以爲常。生肉莖者凡五條。上下參差。並垂于脛上焉。衆醫莫知其故。進藥亦皆無效。先生曰。我亦不知其所因矣。然至其治之。豈不能乎。因診之。心胸微煩。有時欲飲水。脚殊濡弱。爲越婢加朮附湯及白州散飲之。時以梅肉散攻之。數日莖皆脫下而愈。

京師士人某妻。善憂恚。甚則罵詈不絕口。如此者十有餘年。某醫療之。無其效。更延先生求診治。先生診之。心胸煩悶。口舌乾燥。欲飲水。作石膏黃連甘草湯飲之。數月。諸證皆除。前醫聞之。嫉其效。謂士人曰。婦人久服石膏。則絕子種矣。余非不能爲之。惡其不仁也。士人亦因其言大憾之來詰先生。先生答曰。夫婦人之孕與不孕。固非人事之所及也。況乃草根石屑何能制之。且彼於積年已然之疾。猶不能治之。焉知其未然乎。士人嘆服而去。明年其妻始娠。

江州大津賈人錢屋七郎兵衛男。生而五歲病兼痃癇。癇比日必發。且其骨體委弱。不能自凝坐。先生診之。胸肋妨張。脇下支滿。作小柴胡湯及滾痰丸飲之。時以紫圓攻之。數月。稍能用手足。癇不復發。先生曰。更服之。痃亦可治。然而賈人以其瞑眩頗甚。而疑懼不能決。託事故謝罷。

京師麩屋街賈人近江屋嘉兵衛男。年十有三。患天行痢。裏急後重。心腹刺痛。噤口三日。苦楚呻吟。四肢擗席。諸醫無效。先生診之。作大承氣湯飲之。（每貼重十二錢）少焉蒸振熱煩。快利如傾。即愈。

越中醫生某男。年三十所。發狂。喚叫妄走。不避水火。醫生頗盡其術而救之。一無其效矣。於是聞先生之名。詳錄證候。懇求治方。其略曰。胸膈煩悶。口舌乾燥。欲飲水無休時。先生乃爲石膏黃連甘草湯及滾痰丸贈之。服百有餘劑。全復常。

丸龜侯臣勝田九八郎女弟。患瘻癖。諸治無效。先生診之。體內瞤動。上氣殊甚。爲桂苓朮甘湯飲之。須臾坐尿二十四行。乃忽然起居。

京南東福寺塔頭松月軒某長老。病後肘骨突出。不能屈伸。先生診之。腹皮攣急。四肢沉惰。有時上逆。爲桂枝加附子湯及芎黃散飲之。時以梅肉散攻之。數十日。肘骨復故。屈伸如意。

一賈人。面色紫潤。掌中肉脫。四肢痒痛。衆醫皆以爲癩疾處方。亦皆無效。先生診之。胸肋妨張。心下痞鞕。爲小柴胡湯及梅肉散雜進數十日。掌肉復故。紫潤始退。

京師生洲松屋源兵衛妻。胎孕二三月。腰背攣痛。四肢沈重。飲食無味。先生診視之。爲桂枝加附子湯飲之。時以十棗湯攻之。每攻諸證漸退。及期母子俱無損傷。

大炊相公臣田太夫憂慮過多。久而生熱鬱。四肢重惰。志氣錯越。居常不安。灸刺諸藥並無效。先生診之。作芍藥甘草附子湯飲之。數十日。更又爲七寶丸服之。如此者凡六次。而全復常。其父甲州君年已九十餘。生來不信醫藥。以爲無益。至是大崇先生之術。謂家人曰。予如有病。其所賴唯有東洞而已。（東洞者先生別號也）後數年。患傷寒。心胸煩熱。譫言妄語。小便不利。不進食者凡六日。家人乃召先生視之。心胸煩滿。四肢微腫。乃作茯苓飲飲之。吐出水數升而愈。初甲州君自年及六十。雖盛夏重衣猶寒。以爲老而衰也。自是之後。更服綺絺。與少壯之時不異矣。以此視之。蓋病也。非老衰也。

一婦人患黴瘡。差後。結喉上生血腫。大如梅子。自以爲若急腐潰。則呼吸漏洩。恐至性命。來求診治。先生乃作七寶丸飲之。一劑其腫移者寸許。再服至天突。三劑則至華蓋之上。乃腐潰而愈。

京師智恩街紙舖政右衛門者。病後怯悸。畏障戶之響。其所牴觸皆粘紙條防之居常飲食無味。百事皆廢。然行步不妨。但遇橋梁則乘輿猶不能過。百治無效。如此者凡三年。先生診之。上氣殊甚。脇下拘滿。胸腹有動。心中不安。作桂苓朮甘湯及芎黃散飲之。數日。上逆稍減。又爲柴胡薑桂湯飲之。數月諸證皆除。居二三日。家召蓋匠。政右衛門正出廡下。自指揮脩葺。遇有不如意。走而上屋。就之而不知其蹈梯之易焉。久之自覺。語之家人。余聞之其家人云。

一京人素剛強。臍下發癰。使瘍醫治之。無其效矣。乃自用刀剜之。且灸其上。汁出而愈。而按之硬如石。無何之東都。道經諏訪浴溫泉。即大疼痛不可忍。於是自以爲初剜猶淺。而其根未盡也。更又剜之。灸其上數十壯。少焉腸燒爛。水血迸出。然其人能食。食則清穀出。故常以綿縈其腹。先生診之。乃爲大黃牡丹湯及白州散飲之。數日全愈。

京師油街界屋新七。通身浮腫。脚氣上衝。心胸熱煩。甚則正氣乏絕。晝夜倚壁不能臥。進湯即吐。衆醫皆以爲必死。先生作越婢加朮附湯飲之。吐尚如故。而益飲之不止。居五六日。心胸稍安。藥不復吐。於是又作十棗湯飲之。吐下如傾。諸證頓退。

京師四條街賈人三井某家僕三四郎者。四肢憊惰。有時心腹切痛。居常鬱鬱氣志不樂。諸治無效。有一醫某者。以先生有異能。勸迓之。賈人曰。固聞先生之名。然古方家多用峻藥。是以懼未請爾。醫乃更諭。且保其無害。遂迓先生診之。腹中攣急。按之不弛。乃作建中湯飲之。其夜胸腹煩悶。吐下如傾。賈人大驚懼。召某醫責之。醫曰。東洞所用非峻劑。疾適發動耳。賈人尙疑。又召先生。意欲無復服。先生曰。余所處非吐下之劑。而如此其甚者。蓋彼病毒勢已敗。無所伏因自潰遁耳。不如益攻之也。賈人乃服其言。先生乃還。翌早病者自來謁曰。吐下之後。諸證脫然。頓如平日也。

有恕首坐者。伯州人也。游京師。與我輩善。首坐一日謁先生曰。頃者得鄉信。貧道戒師某禪師者病腫脹。二便不通。衆醫皆以爲必死。將還侍湯藥。願得先生備急圓者而往矣。乃作數劑與之。比及首坐還。禪師僅存呼吸。卽出備急圓服之。下利數十行。腫稍減。未及十日全愈。於是其里中有患癩疾者。見其有奇效。謁首坐求之診治。首坐乃謝曰。京師有東洞先生者良醫也。千里能瘳疾。無所不治。嚮所進禪師固其藥也。今又爲汝請之。其人亦懇託而退。首坐復來京師。則輒謁先生。詳告其證候。且懇其治。先生乃作七寶丸二劑贈之其人。其人服之。而全治矣。其明年來京師謁先生。則已如未病者焉矣。

京師岩上賈人某者。患黴瘡。差後。鼻梁壞陷。殆與兩頰等。先生爲七寶丸飲之。其鼻反腫脹。三倍於平人。及盡三劑。則稍縮收。再見全鼻。

越中僧僧撲者。病後失明。先生爲芎黃散飲之。僧喜其快利。乃不論量度。日夜飲之。久之大吐血。而性素豪邁。益飲之不已。卒以復明。僧語於人曰。當服藥之時。每剃髮必聞芎藭之臭。蓋其氣能上達也。

笹山侯臣河合九郎兵衛者。一日卒倒呼吸促迫。角弓反張。不能自轉側。急爲備急圓飲之。（每服重五錢）下利如傾。卽復故。

先生門人備中足守中尾元彌覺脚弱之狀。自服平水桃花之輩。而其脚益弱。然尙服前方不止。遂以委弱不能起居。於是先生診之。爲十棗湯及芍藥甘草附子湯雜進。（芍藥甘草附子湯每貼重十五錢）時作礬石湯浸脚數月。未見其效。生猶服前方不止。出入一歲所。全愈。

越中小田中村勝樂寺後住。年十三。生而病瘂。其現住來謁曰。余後住者不敢願言語能通。幸賴先生之術。倘得稱佛名足矣。其劑峻烈。非所畏懼。縱及死。亦無悔矣。先生診之。胸肋妨張。如有物支之。乃爲小陷胸湯及滾痰丸與之。月餘。又爲七寶丸飲之。數日。如此者凡六次。出入二歲所。乃無不言。

一男子患黴瘡。瘥後。骨節疼痛。不可忍。先生診之。爲七寶丸飲之。喘涕如流。齒縫黑血出。已而牙齒動搖。遂以脫落。其人患之。無何血止疾瘥。其齒復生。哺啜健於前云。

京師烏街賈人菊屋淸兵衛者年可三十。雅崇先生之術。而其家人無一肯之者。賈人嘗病。心中煩悸。飲食不進。先生治之數日。未見其效。於是家人固諭淸兵衛召他醫。則病勢愈加。心悶肩息。旦夕將死。淸兵衛乃嘆曰。死則命也。棄先生之術。死于世醫之手乎。嗚呼已矣夫。如斯豈天哉。於是復召先生。時者余亦從往。先生診之。出而謂余曰。死生有命。吾非所知也。非駃藥救之。則彼不足安也。而家人知之。必復難之。夫清兵衛者信乎我者也。余豈可以家人而已乎。乃爲走馬湯飲之。下利數十行。氣息稍安。飲食隨進。然而翌早復迫。其後三日。竟至不可救矣。然家人因知先生能守義不拘名利。大信先生之術矣。嗟呼。如清兵衛者。可謂能盡人事者矣。

京師河原街賈人升屋傳兵衛女。病。衆醫皆以爲勞瘵。而處方亦皆無效。羸瘦日甚。旦夕且死。賈人素懼古方。然以不得已來求診治。先生既往診之。知其意之不信。即謝歸矣。踰月其女死。其後二年。其妹亦病。賈人謁曰。僕初有五子。其四人者皆已亡。其病皆勞瘵也。蓋齡及十五。則其春正月。瘵必發。至秋八月必皆死矣。嚮先生所診此其一也。亦已死矣。而今者季子年十七。亦病之。夫僕固非不知古方有奇效。懼其多用峻藥也。然顧緩補之劑救之。不見一有其效矣。願先生瘳之。縱死無復所悔矣。先生爲診之。氣力沈溺。四肢懈惰。寒熱往來。咳嗽殊甚。作小青龍湯及滾痰丸雜進。其歲未至八月。全復常。

京師木屋街魚店吉兵衛男。年十四歲。遍身洪腫。心胸煩悶。小便不利。脚殊濡弱。衆醫無效。先生診之。胸脇苦滿。心下痞鞕。四肢微熱。作小柴胡湯飲之。盡三服。小便快利。腫脹隨減。未滿十服而全愈。

京師富街賈人堺屋治兵衛妻。積病五年。首疾腹痛。諸證雜出。無復定證。其族有醫某者。久療之。未見其效。最後腹肚妨脹。倍於平日。醫以爲必死。因謝退。於是召先生。先生爲大承氣湯與之。其人未服。某醫復至。聞先生之主方。因謂賈人曰。嗟呼。如此殆速其死也。夫承氣之峻烈。譬猶發火銃於腹內。懼之不已。而賈人以其初久無效。竟不聽醫退。連服數劑。坐廁之後。心腹頓安。而胸中尚覺喘滿之狀。先生又爲控涎丹與之。其人未服。醫復至。謂賈人曰。承氣尚恐其不勝也。況此甚於彼者乎。必勿服。再三叮屬而去。賈人復不聽。其夜輒服之。翌早吐下如傾。胸腹愈安。醫復至。見其如此。嘆服去。後數日。全愈。初治兵衛者。患腹瀉。恒非希粥不能食。然未嘗服藥。以爲無益。見先生殊效。始知醫藥可信。乃嘆曰。先生良醫也。豈可病而不治乎。遂求之診治。爲半夏瀉心湯飲之。數月腹瀉止。而能喫飯。

越中僧玉潭者。病後左足屈縮。不能行步。乃爲越婢加朮附湯飲之。時以紫圓攻之。每攻其足伸寸許。出入三月所。行步復常。而指頭尚無力。不能跂立、僧益下之不止。一日遽起取架上之物。已而自念其架稍高。非跂立不能及。因復試爲之。則已如意矣。

京師木屋街伊賀屋久右衛門家婢患痘。布根稠密。起發不快。煩熱痒渴。無少安。已而瘡窠黑陷。無復潤色。衆醫皆以爲必死。先生診之。爲紫圓飲之。下利數十行。翌早盡紅活。諸證皆退。

京師界街儒生曾內記男。生而三歲。痘前大熱。喉乾口燥。有物自臍下上。已衝心胸、則咬呀喘渴。不勝悶苦。痘亦灰色無光。衆醫皆謝去。先生爲紫圓飲之。坐廁之後。忽發紅澤。諸證頓退。

泉州佐野豪族食野喜兵衛家僕元吉者。年二十餘。請治曰嗝噎二年所。十日五日必發。頃者胸腹脹滿。舉體愈不安。衆醫皆以爲不治。無一處方者。蓋聞先生之論。死生者天之所命。疾病者醫之所治也。等死願死於先生之治。幸爲瘳之。先生爲大半夏湯飲之。飲輒隨吐。每吐必雜黏痰。居八九日。藥始得下。飲食不復吐。出入二月所。全愈。

奧州仙臺長井屋甚七。積年患哮喘。大抵每月必發。其疾苦甚。則熱煩怔忡。絕食廢寢。喘咳殊甚。先生診之。爲小青龍湯及滾痰丸飲之。時以紫圓。服百有餘劑。全治。

勢州白子久住莊右衛門。伏枕可三年。其爲疾也。口眼喎斜。四肢不遂。居常唾涎。語言難通。先生診之。爲桂枝湯加朮附各三兩飲之。時以平水丸雜進。出入半歲所。全復常。

京師郊外並岡法金剛院主僧大千長老。有時左臂上忽痛。俄頃紫筋凸起。益痛甚。射指頭。晝夜廢寢食。殆不自勝。或五日已。或三日已。已則筋隨散如平人。患之三十餘年。謁先生求診治。先生診之。爲桂枝湯加朮附各三兩飲之。時以梅肉散雜進。久之雖頗奏效。而未全治。已而每尿必頭眩。幾欲倒。又爲桂苓朮甘湯飲之。一月所。頭眩止。筋不復發。居無何。有井筒屋幸助者。室街賈人也。聞長老疾已治。謁求診治。其證候雖率類長老。而當其發時。生血色瘤。紫筋不起。乃爲大黃牡丹湯及白州散飲之。凡服一百劑全治。

浪華梶木街賈人尾路屋傳兵衛女。患腹滿。浪華醫盡其術救之。一無其效。於是就于先生于京師。先生診之。爲大承氣湯飲之。二月所。腹全減如平人。而按之臍旁有塊。尚未解。以故與前方不已。賈人乃以爲無所病。託事故謝罷。居六月所。大便漸燥結。飲食頗減。一日忽腹痛。連嘔吐。於是始服先生之明。更求診治。爲大半夏湯飲之。數日痛止不復吐。乃復爲大承氣湯下之。十日五日僅一行。塊尚如故。久之陰中下臭穢。下利日十餘行。如此者三日所。利止塊解。頓如平日。

先生令子干之助。四歲而患痘。證候甚急也。爲紫圓飲之。雖頗奏其效。病勢轉迫。卒至不可救矣。後數年。其妹四歲亦患痘。瘡窠概密。色亦紫黑。呀咳喘鳴。不勝悶苦。先生亦爲紫圓飲之。於是族人某者諭曰。嚮者或訾先生曰。東洞之處方也。不論內外諸疾必下之。是以竟殺其子矣。而今亦下之。如有不諱。則得無不慈之譏乎。先生曰。方證相對。其毒盛死者。是其命也。豈拘毀譽而變吾操乎。益飲之不休。諸證皆退。全愈。

附錄

鶴臺先生問東洞先生書

病者自小腹臍左右或腰寒戰。稍覺寒。則心下痞塞。胸背刺痛。或嘈雜吞酸。或吐水。足厥冷必欲臥。或得食止。或得酒止。或得溫藥稍止。或得莪朮香附子輩稍止。病發則氣力沉弱殆欲絕。須臾諸證悉退。如無病人。或日四五發。或一二發。或有腹痛甚拒食數日不食者。或有十餘年者。六七年。若二三年者。婦人產後如此者。有經閉如此者。有經行如常如此者。男子酒色過多患此者。有黴瘡愈後然者。雖其證有輕重。大略同證。有冷氣遊走者。或有水氣上下者。婦人或有水血相交者。何方主之。有產後新得此病。以來二三月者。初用檳榔蘇子加大黃湯十貼。諸證皆止。後用半夏瀉心湯。數日而不再發。本草升麻條下有形證稍似者。伏乞辨考。

病者覺有物。小腹或臍傍奔上。則膈中逼喉下。如雲烟充塞。胸背走痛。煩悶沉昏。須臾知雲烟者下收。則忽然復常。平居體中寒冷。雖夏月著襖重衣。常多憂思。恐不能安眠。或時覺如梅子物自膈中臨喉門。又覺一物如梅子大。有皮膚中自胸上。達肩至第七八俞邊止。凡所患時時變換。證候不一。然太略如右。而飲食如常。形色不衰。凡患此證甚多。雖輕重不同。大率如此。要之。屬癇證何方主之。鷓鴣湯三黃白虎鐵砂大黃散桔梗白散大陷胸湯類皆無效。間有久服桂枝加龍骨牡蠣湯稍口口。(缺字)

婦人年可三十。患腹脹七八年。一倍於臨產腹。而青筋凸起。其硬如石。其初一年所。飲食不進。氣力沉弱。二三年後。飲食如常。起居動作。粗如平人。遠步大動作稍難耳。二便亦如常。病來經水不來。今春初診之。用桃仁承氣抵當甘遂大黃赤丸鷓鴣鐵砂大黃雙紫圓平水丸類。雖稍瀉下。腹全不減。用巴豆則必吐逆。又用雞屎百霜散亦不應。此病當如何。婦人間有此病。或十年二三十年。而猶不死。一婦人有患此證十七八年。夢中有異人授方。服之。黃水自臍漏出者四五日。而腹減復常。其方別具。鐵砂忍冬二味煎服。

婦人年可六十。去夏患自汗如流。日夜不止。至八月。左右手足不仁。腰背麻痺。灸灼不知痛。諸醫以為痱證。百方無效。日甚一日。至十月請余。余以為脚氣蓄水所為。用檳榔蘇子加大黃湯。二三日。則覺腰背手足皮中如蟲行狀。指端最甚。數十日而稍知痛痒。於是用黃芪防己加麻辛桂虎骨湯。至臘月中旬。手足如常。諸證皆已。其初大便結澁。舌有黃胎。右脇有塊。時時奔動。動則胸痛心悶。

男子年可六十。初患痳疾。十年所。愈而後患腹中疞痛又十年所。飲食如常。外無所苦。食後步行則吐水。如此者其常也。去秋至冬初。因監田租。日在郊野。侵寒觸冷。食不進。於是每朝喫酒一大碗。以當朝食。數十日以為常。至臘月中旬。覺左乳下有物懸著。飲食皆停滯乳下。不下胃中。食後二時所。吞酸吐雞卵臭數十回。而後稍覺入胃中。胸背大痛。口渴引飲。便秘減。正月中旬余診之。以爲辟飲所爲。與吳茱萸硝石湯三貼。乳下稍開。乃與小陷胸加枳實湯三貼。乳下洗然。乃與半夏瀉心湯二三服。後瀉水。日數十行。覺肩上膈間滴滴有聲。須臾脇腹鳴動。則洞瀉。凡如此者七八日。飲食日進。證候日快。而與藥如故。稍稍瀉止。諸證悉失。壯健如十年前。

鼓脹兼勞瘵者。未見有治效。

凡察病人。水氣爲患者十居七八。於是觀仲景方。治水之劑。亦十之七八。乃知水之爲患大且多矣。爲醫者留意於此。分別表裏高下胃中胃外伏流散凝等。從證治起死回生之功。亦十之七八矣。

訶黎勒人。唯知止瀉。不知逐水。法苑珠林引分別功德經云。佛弟子博羅瘵一比丘常苦頭痛。與訶子一丸。所患遂已。其論謂。膈間有水上攻。故頭痛。訶子除水。故愈。此余所暗記。大意如此。非彼文者。

凡中風寒邪者。有水迎之。故其候有頭痛惡寒汗出痰湧目淚鼻涕一身走痛等類。逐水則邪除。故汗出而愈。於是乎桂枝麻黃細辛半夏乾生姜輩才能可得而知已。牡蠣龍骨亦治之之藥。

蝮蛇箱山錫杖實二味。酒浸日乾。細末糊丸。以酒送下。主治主血相結。冷氣走痛。心胸痞塞。虛羸乏力者。名二輪丸。

鼷鼠霜。能治顛癇吐涎沫者。

東洞先生答鶴臺先生書

病者自小腹臍左右或腰寒戰云云。此證甚多。是留飲病也。其處方也。假令小腹絞痛。腰攣急者。烏頭煎湯主之。心下痞鞕者。附子湯主之。胸背刺痛。或嘈囃吞酸。或吐水。或嗜臥。兼心下痞鞕。則人蔘湯。兼胸脇苦滿。則小柴胡湯。心下痞鞕腹鳴。則半夏瀉心湯。心下不痞。雷鳴切痛。則附子粳米湯。心下不痞。上逆甚。則桂苓朮甘湯。上逆而吐水。則五苓散也。而不問男子婦人產前產後過酒過色。唯隨證治之。是古之道也。足下用檳榔蘇子加大黃湯半夏瀉心湯二方者。治則治矣。雖然方者有主藥主治。知其主藥主治而用之。則爲古今之法。否。則雖治不免仲景非其治之譏也。足下諒察焉。來諭曰。本草升麻條下。有形證稍似者。按本草升麻葛根湯。異仲景所用也。今讀其論。以想像推病。以不可知爲知焉。能得功。縱有其功。偶中耳。此方主治頭痛發熱項背強急等之證也。時珍不知焉。有此證而用之。是升麻葛根湯之功也。非時珍之功。

病者覺有物云云。此證亦水氣之變而上逆病也。故往往與桂苓朮甘湯桂苓味甘湯苓桂甘棗湯輩。胸背走痛者。每夜用滾痰丸一錢。若痛劇者。間用控涎丹。其如梅子物。自膈上達肩也。亦唯控涎丹主之。若毒著背俞。凝然不動。則灸如九曜星。或五日或七日。以散爲度。而控涎丹逐之。然後至自膈中臨喉門之物。半夏厚朴湯主之。如夫平居苦寒。夏月著襪重衣。憂思悲恐者。兼之於諸病也。則非證之確者矣。足下以此爲屬癇證。非矣。夫癇間也。病有間隙之謂也。大抵雜病皆有間也。然則何言乎癇。何言乎非間。且名實之賓也。名不盡物之狀。不如數數爲推實著明也。余不名巳久矣。

鷓鴣湯云云。方各有主治。非其證。則無功。鷓鴣湯主治吐蚘。三黃湯主治心下痞而悸。白虎湯主治煩渴。桔梗白散主治黏痰或臭膿。大陷胸湯主治結胸之疾。足下所用無此證也。宜哉其不得功。桂枝加龍骨牡蠣湯主治胸腹有動上逆者。今無上逆而用之。故雖有小功乎。不全愈也。如鐵砂大黃散。余未試之。

一婦人年可三十。患腹脹云云。腹滿者枳實厚朴之主治也。大承氣湯主之。近者得一禁方試之。血小溲而解。今傳之足下。足下試之。大凡足下所用。皆不得方意如此。而後有功也。偶中不可爲法矣。桃核承氣湯方。不自大承氣湯來。自大黃甘草湯來。故主治少腹急結者。足下失其本。何以得效乎。諸方皆然。足下察諸。辱異人之方治腹脹者。試以告效。

一婦人年可六十。患自汗云云。此證足下以爲腳氣也。夫腳氣者。病特在腳之名也。不知大兄何以謂腳氣也。若使余從事。初大黃附子湯。後黃著桂枝五物湯乎。方不稽古而處。則雖治乎。不可爲法。足下思諸。

一男子年可六十。初患痳疾云云。嗚呼得其治哉。嗚呼得其治哉。昔仲景之爲方也。從證以處。亦不問其所因。今足下有焉。

鼓脹兼勞瘵云云。後世勞瘵之論。不知疾醫之道者之所爲焉耳。足下所謂勞瘵者。不知何等證。請再聞其說。

凡察病人水氣爲患者云云。夫人之爲病毒也。無不水穀。何則人生入口腹者，唯飲食也。而其水毒流行一身。穀毒止于腸胃。故毒物動顯證。十七八者水也，十二三者穀也，足下之論實然。世人嘗聞余說者。面諛腹非。無一可與語者。如足下可謂知音矣。

中風寒邪者。有水迎之云云。此論千載卓見。可謂能知仲景之方矣。然不得藥能。不能治之。得之有道。參觀加減之方是也。余嚮錄藥徵。以備高覽。

來諭曰。牡蠣龍骨治水。是蓋非不稽之論乎。仲景以牡蠣主治胸腹之動。以龍骨主治臍下之動。未見其治水。足下別有所稽乎。請重譐之。

蝮蛇鼴鼠二方。吾其試焉乎。意必有效。

陳存仁編校

皇漢醫學叢書

叢桂偶記

原昌克子柔著

叢桂偶記

提要

本書爲南陽原昌克子柔氏所著。全書二卷。共列三十又七題。皆其平日所見所聞。記於竹帛。蓋南陽先生醫經三世之業。復游學於京師。聞見益廣。彙集成書。遂署名爲叢桂偶記耳。凡關於醫學上之問題。而足資研究者。莫不筆之於書。雖屬筆記性質。考據非常精博。論中風傷風。爲外襲之風。偏枯大風之風。爲氣亂之風。風者天地之氣。故以氣釋之。此類見解。頗有價值。其他記所未聞。述所未覩。增長吾人學識。殊有裨於醫林者也。

叢桂偶記敘

余幼而多病。不能絕醫藥。屢煩南陽先生原君刀圭。因來往其叢桂亭。二十年于此矣。以故其門人子弟。莫不識余面者。先生近有叢桂偶記之作。門弟子相與繕寫校刊。將以公于世。來屬序於余。余辭。不可。余曰。先生之於醫。既傳三世業。西學於京師。聞見益廣。焦神極能。夙播國手之譽。今刻其所著書。何必假腐儒小生如余者稱述。以爲名高之資。子等過矣。且余不知醫。安能敍醫書。雖然。以余所聞。凡經方傳自古而施諸今。古今之邈。其病萬變。藥亦萬變。何可執一而論也。猶古之道。以衡今之有。其所以爲道紀。固不能外乎此。然道之可道。非常道也。老聃之言。不其然乎。通古而不泥於古方。知今而不局於後世。運用之妙。存於一心。如良將之於兵法。審其緩急而治之標本。察其劇易而適之剛柔。如良相之於國政。斯則先生之所優爲。而此偶記特其緒餘耳。異言奇說。稗官所錄。單方曲伎。閭巷所傳。隨獲輒筆。不遑深擇。此其所以爲偶記也。大抵世之食於技者。莫不秘其禁方。以求重糈。而先生乃每欲推其所有餘。以及乎人。其存心於仁術。亦可見矣。夫嘗一臠肉。而知一鑊之味。一鼎之調。存乎其人。門弟子之刻斯書。豈徒也哉。然余聞先生所著。商榷古今。考據精博。有若經穴彙解等諸書。今乃舍其大。而其細是謀。無乃門弟子之過歟。南陽之徒。喋喋未有以應。時余頭風方發。岑岑然。不能別爲搆思。以弁斯編。聊書前語。以塞其責。

寬政庚申之冬藤田一正題于梅巷草堂

叢桂偶記目次

叢桂偶記卷一

水戸侍醫　南陽原昌克子柔著

張仲景

仲景不詳何時人。傷寒論自序。世人多疑其僞撰。而言仲景後漢建安中之人。而官至長沙太守。是以其自序爲自序者也。傷寒論序曰。余宗族素多。向餘二百。建安紀年以來。猶未十稔。其死亡者。三分有二。傷寒十居其七。云云。范曄後漢書。只有張氏爲南陽族姓之語。果其有張機字仲景。南陽人。而學同郡張伯祖者。經方大有時名。則何不與郭玉華佗等同傳。靈帝時。孫堅守長沙。後漢書。劉表傳曰。初平元年。長沙太守孫堅。殺荊州刺史王叡。詔書以表爲荊州刺史。又靈帝紀曰。中平四年。零陵人觀鵠。自稱平天將軍。寇桂陽。長沙太守孫堅擊斬之。及袁術有南陽。以蘇代領長沙。後漢書袁術傳曰。術畏董卓之禍出奔南陽。會長沙太守孫堅。殺南陽太守張咨。引兵從術。劉表爲南陽太守。又表孫堅。領豫州刺史。司馬彪戰略曰。術屯魯陽。盡有南陽之衆。吳人蘇代領長沙太守。建安二年。長沙太守。張羨。率零陵桂陽二郡。畔劉表。後漢書。劉表傳〇三國志桓階傳曰。階字伯緒。長沙臨湘人也。太守孫堅。舉階孝廉。除尚書郎。父喪還鄉里。會堅擊劉表戰死。階冒難請表乞喪。表義而與之。後太祖與袁紹相拒官渡。表舉州以應紹。階說其太守張羨曰。夫舉事而不本於義。未有不敗者也。故齊桓率諸侯以尊周。晉文逐叔帶以納王。今袁氏反此。而劉牧應之。取禍之道也。明府必欲立功。明義全福遠禍不宜與同也。羨曰。然則何向而可。階曰。曹公雖弱。伏義而起。救朝廷之危。奉天命而討有罪。孰敢不服。今若率四郡。保三江以待其來。而爲之內應。不亦可乎。羨曰。善乃舉長沙及旁郡。以拒表。遣使請太祖。太祖大悅。〇官渡役在獻帝建安五年。羨卒。子懌嗣爲長沙太守。劉表幷之。三國志。劉表傳曰。長沙太守張羨叛表。表圍之。連年不下。羨病死。長沙復立其子懌。表遂攻幷懌。南攻零桂。北據漢川。地方數千里。帶甲十餘萬。以韓玄爲長沙太守。三國志。黃忠傳曰。忠字漢升。南陽人也。荊州牧劉表。以爲中郎將。與表從子磐。守長沙攸縣。及曹公克荊州。假行裨將軍。仍就故任。統屬長沙太守韓玄。表卒子琮代立。遣使請降。曹公平荊州。蜀志辟劉巴爲掾。使招納長沙零陵桂陽。三國志。劉巴傳曰。曹公征荊州。先主奔江南。荊楚羣士從之如雲。巴北詣曹公。曹公辟爲掾。使招納長沙桂陽零陵。曹公敗於赤壁。引軍歸鄴。先主表劉表長子琦爲荊州刺史。又征四郡。長沙太守韓玄降。蜀志先主使諸葛亮督零桂長沙三郡。三國志。諸葛亮傳曰。先主遂收江南。以亮爲軍師中郎將。使督零陵桂陽長沙三郡。〇此時建安十三年。又擢廖立爲長沙太守。三國志。廖立傳曰。先主領荊州牧。辟爲從事。年未三十。擢爲長沙太守。先主入蜀。諸葛亮鎮荊土。孫權遣使通好於亮。因問士人皆誰相經緯者。亮答曰。龐統廖立。楚之良才。當贊興世業者也。建安二十年。權遣呂蒙。奄襲江南三郡。立脫身走歸先主。長沙既非漢家有。後終屬于吳。蜀志曰。建安二十年。孫權以先主得益州。使使報欲得荊州。先主言須得涼州。當以荊州相與。權忿之。乃遣呂蒙襲奪長沙零陵桂陽三郡。先主引兵五萬下公安。令關羽入益陽。是歲曹公定漢中。張魯遁走巴西。先主聞之與權連和。分荊州江夏長沙桂陽東屬。南郡零陵武陵西屬。由是觀之。靈獻之間。似無令仲景守長沙之日也。諸書所記仲景不一。皆出于附託。特以皇甫謐所説爲古。其他不足言焉。乃今抄記其説。萬姓統譜。一統志。歷代名醫傳略。所載無異説。故不收錄焉。

皇甫謐甲乙經序曰。漢有華佗仲景。其他奇方異治。施世者多。亦不能盡記其本末。若知直祭酒劉季琰病。發於畏惡。治之而差。云後九年季琰病應發。發當有感。仍本於畏惡。病動必死。終如其言。仲景見侍中王仲宣。時年二十餘。謂曰。君有病。四十當眉落。眉落半年而死。令服五石湯可免。仲宣嫌其言忤。受湯勿服。居三日。見仲景。謂曰。服湯否。仲宣曰。已服。仲景曰。色候固非服湯之診。君何輕命也。仲宣猶不言。後二十年果眉落。後一百八十七日而死。終如其言。按王粲傳。建安二十一年從征吳。二十二年春。道病卒。時年四十一。此二事雖扁鵲倉公無以加也。華佗性惡矜技。終以戮死。仲景論廣伊尹湯液爲數十卷。用之多驗。近代太醫令王叔和。撰次仲景選論甚精。指事施用云云。

皇甫謐釋勸文曰。夫才不周用。衆所斥也。寢疾彌年。朝所棄也。是以胥克之廢。丘明列焉。伯牛有疾。孔子斯嘆。若黃帝創制於九經。岐伯剖腹以蠲腸。扁鵲造虢而尸起。文摯徇命於齊王。醫和顯術於秦晉。倉公發祕於漢皇。華佗存精於獨識。仲景垂妙於定方。徒恨生不逢乎若人。故乞命訴乎明王。求絕編於天錄。晉書皇甫謐傳。

王冰素問序曰。周有秦公。漢有淳于公。魏有張公華公。皆得斯妙道者也。按張公斥仲景。

李濂醫史曰。張機字仲景。南陽人也。學醫於同郡張伯祖。盡得其傳。工於治瘡。尤精經方。遂大有時譽。漢靈帝時。舉孝廉。官至長沙太守。與同郡何顒客游洛陽。顒探知其學。謂人曰。仲景之術精于伯祖。起病之驗。雖鬼神莫能知之。眞一世之神醫也。嘗見侍中王仲宣曰。君年至四十當有疾。鬚眉脫落。脫落後半年必死。宜豫服五石湯。庶幾可免。仲宣時二十餘。聞其言惡之。雖受方而不飲。數日後。見仲景。乃佯曰。五石湯已飲之矣。仲景曰。觀君氣色。非飲藥之診。何輕命欺人如此耶。仲宣益深惡之。後二十年果有疾。鬚眉皆脫落。越一百八十七日卒。時人以爲扁鵲倉公無以加之也。

張果醫說曰。提點鑄錢朝奉郎黃沔。久病渴極疲瘁。予每見必勸服八味丸。初不甚。後累醫不痊。謾服數量。遂安。或問渴而以八味治之。何也。對曰。漢武帝渴。張仲景爲此方。蓋渴病多是腎之真水不足致然。若其勢未至於消。但進此劑殊佳。且藥性溫平無毒也。治宅編

又曰。後漢張機字仲景。南陽人也。受術於同郡張伯祖。善於治療。尤精經方。舉以孝廉。官至長沙太守。後在京師爲名醫。於當時爲上手。時人以爲扁鵲倉公無以加之也。註曰。出何顒別傳。甲乙經。仲景方論序。

三國志演義。張松難楊修條曰。問曰。蜀中人物何如。松曰。文有相如之賦。武有管樂之才。醫有仲景之能。卜有君平之隱。九流三教。出乎其類。拔乎其萃者。不可勝紀。豈能盡數也。

方有執傷寒條辨曰。張松北見曹操。以其川中有仲景爲誇。

虞汝明吳郡人。古琴疏出說郛。曰。張機字仲景。南陽人。受業于張伯祖。精于治療。一日入桐柏。覓藥草。遇一病人求診。仲景曰。子之腕有獸脈。何也。其人以實具對。乃嶧山穴中老猿也。仲景出囊中丸藥畀之。一服輒愈。明日其人肩一巨木至。曰。此萬年桐也。聊以相報。仲景斲爲二琴。一曰古猿。一曰萬年。

徐衟神僊通鑑曰。元嘉辛卯冬。桓帝感寒疾。發熱不止。太醫調治無效。廣

徵良醫。傳驛赴京。有舉長沙太守張機。深達軒岐。尅期召入。病經十七日。機診視曰。正傷寒。擬投一劑。品味輒乃兩計。密覆得汗如雨。及旦身涼。留機爲侍中。初得陽勵公之傳。見朝政日非。歎曰。君疾可愈。國病難醫。遂掛冠遯去。隱少室山。著金匱玉函諸書。陽勵公復來引去。神仙通鑑更始立秀爲蕭王。洪武進擊銅馬賊於鉅鹿。羣盜悉降。餘賊散入烏桓界。賈復與五校賊戰深入被搶。腸撒於外。歸營悶絶。適草澤醫來納腸入腹以油桑線縫之。出一丹灌之。遂甦。贈以金帛。醫曰。吾陽勵公也。憐賈君忠勇。故救之。飄然而去。

淵鑑類函曰。漢書云。張機字仲景。南陽之人也。受業於同郡張伯祖。善於治療。尤精經方。所著有傷寒三十二篇。爲後世方脈之祖。按漢書誤引。

神應侯

神應侯扁鵲謚也。人多不知。只鍼灸書。有神應經。此書題名。蓋根蒂于此。通鑑曰。宋仁宗寶元二年。以文宣公孔聖祐從弟宗愿襲封文宣公。先是聖祐卒無子。除襲封。且十年。有醫許希。鍼愈帝疾。拜賜已。又西向拜扁鵲曰。不敢忘先師也。帝爲封鵲扁爲神應侯。立祠城西。彭城人顏太初作許希詩。指聖祐。以諷在位。又致書參政蔡齊。爲言于帝。遂以宗愿襲封。張果醫說。引皇朝類苑。而事有同異。

厥

厥是病名。有所結滯壅塞。卒然暴發之病。皆以厥字目之。扁鵲所謂五藏躄中之旹暴作也。卽是也。晏子春秋曰。厥陽。金匱要略曰。經云。厥陽獨行。
今內經無此語。後世醫家以爲冷寒無陽之義者。非也。陳徹雪潭居醫約
論厥者頗爲得。雪潭居醫約曰。夫厥證之起於手足者。厥發之始也。甚至猝倒。暴厥忽不知
人。輕則蹶躄。重則卽死。最爲急候。後世不能詳察。但以手足寒熱爲厥。
又有以脚氣爲厥者。謬之甚也。雖仲景寒厥熱厥之分。亦以手足爲言。蓋彼以辨傷寒之寒熱耳。
非若內經之所謂厥也。觀大奇論曰。暴厥者。忽不知人。不能言。調經論曰。血之與氣幷走於上。
則爲大厥。厥則暴死。氣復反則生。不反則死。繆刺論曰。手足少陰。太陰。足陽明。五絡俱竭。令
人身脈皆重。而形無所知。其狀若尸。或曰。尸厥。若此者。豈止於手足寒熱。及脚氣之謂耶。今
人多不知厥證。而皆指爲中風。寧不誤人乎。夫中風者。病多經絡之受傷。厥逆者。其內精
氣之自奪。故表裏虛實病情當辨。名義不正。無怪其以風治厥也。醫中之害。莫此爲甚。古
言四支厥冷者。陰陽氣不相順接。手足暴冷也。後世終以爲手足冷者總
稱。屬不知厥義。厥論曰。陽氣衰於下。則爲寒厥。陰氣衰於下。則爲熱厥。靈
樞曰。刺熱厥者。留鍼反爲寒。刺寒厥者。留鍼反爲熱。又中藏經。論天地陰
陽厥。此書雖僞撰。然論厥者。爲優於後人之說。中藏經。說天地之陽厥。則云驟風暴
雨。雲物飛颺。論天地之陰厥。則
云飛霜走雹。朝昏暮靄。論人身陽厥。暴壅塞忽喘
促。四支不收。論人身陰厥。暴啞卒寒一身拘急。按厥躄癥通用。又作蹶。而儒書用
躄。醫書用厥。左傳曰。衞石共子卒。悼子不哀。孔成子曰。是謂躄其本。杜預
曰。躄猶拔也。荀子曰。田野荒而倉廩實。百姓虛而府庫滿。夫是之謂國躄。
楊倞曰。傾倒也。列子曰。枳食其皮汁。已憤躄之病。張湛曰。躄者氣疾也。呂
氏春秋曰。處足則爲痿爲躄。註曰。躄逆疾也。又曰。出則以輿。入則以輦。務
以自佚。命之曰招躄之機。枚乘七發。原於此語。而作蹶痿之機。史記扁鵲
傳曰。暴躄。正義曰。釋名云。躄氣從下。躄起上行。外及心脇也。又曰尸躄。以

上註家。不說壅滯結塞之義。後漢趙壹書曰。秦越人還虢。太子結脈著其神。傷寒論曰。藏厥。又曰。藏結。是結厥音通。夫病以厥名者。倉公傳。有熱蹷風蹷。蹷上之稱。其他如卒厥。死厥。痙厥。脈厥。陽厥。氣厥。痰厥。血厥。酒厥。食厥。狂厥。肝厥。厥頭痛等。不可每舉。皆屬結義。然不言結曰厥者。厥字含畜有所結滯壅結。而卒然暴作之意也。不言脈絕而言脈厥。不言冷逆而言陽厥。爲物壅閉。脈氣不來。手足脈絕者曰脈厥。爲物隔絕。陽氣屈伏不敷於外。一身冰冷者曰陽厥。此二證多在傷寒內實。癥瘕奔豚。卒發之人。若夫通暢其壅結。則俄頃復故。所謂憤蹷。暴蹷。招蹷。痿蹷。尸蹷。爲蹷之蹷。亦此義也。左傳。蹷其本之蹷。固同義。蓋臨父喪不哀。於孝道既見生蹷之機。言他日必發動不能有其宗之意也。

白酒

仲景方。枳實薤白白酒湯。人多用清酒。其言曰。白猶白湯之白。又曰。梁武帝詩。金盞盛白酒。因知是美酒也。按白湯與藥湯對。猶白徒白民之白也。靈樞云。以白酒和桂。而飲美酒。可見白酒與美酒異。學之藥性辨曰。米酒始熟未灑而酌取上澄者。名爲白酒。俗呼乃革古米是也。蓋臆說也。造白酒法。諸書不一。揚州府志曰。白酒各州縣皆有。用草麴三日可成。味極美。食物本草曰。白酒處處有之。以蓼與麴。釀米爲酒母。以水隨下隨飲。初下時味嫩而甘。隔宿味老而酢矣。武帝所詠白酒蓋此類。王璲藥性纂要曰。杭州白酒。乃石灰湯也。飲之不特肚脹。而舌燥口苦。最爲害人。由是觀之。白酒多種。皆非入藥用之品也。禮內則曰。酒有清白。鄭玄曰。昔酒。今之酋久白酒所謂舊醳。廣韻曰。苦酒。周禮天官酒正辨三酒之物。一曰事酒。二曰昔酒。三曰清酒。註曰。事酒有事而飲也。昔酒無事而飲也。清酒祭祀之酒。本草綱目曰。飲膳標題云。白者曰醝。玉篇曰。白酒也。周禮天官酒正。鄭曰。釋文曰。卽今白醝酒也。白酒千金方作白截漿。卽酢也。外臺方作白截酒。程衍道註曰。截音再。酢漿也。又按字典音代。說文。酢漿也。玉篇。釋米汁也。周禮。天官酒正漿註。截漿。截之言載也。米汁相載也。乃今用酢爲得。飲膳正要曰。米酢爲上。入藥用。

甘草粉蜜湯

諸注家釋粉曰。卽粉錫也。一名白粉。一名鉛粉。又名胡粉。此乃用鉛化造者。其法詳于李氏綱目。今以藥舖呼篤烏那慈地者爲眞。勿用婦人傅面。稱和失魯肥者。以有夾雜也。本草逢言曰。甘草粉蜜湯。治蚘病吐涎心痛。專取胡粉殺蟲。甘草安胃。蜜以誘入蟲口也。又傷寒直解及論註。皆以爲鉛粉。以故近世古方家先生皆用胡粉而不疑。按千金方。幷外臺方。作粱米粉。蓋本論。粉上脫粱米二字也。千金。外臺。以不題其方名。人徒看過傳謬而已。

廣東人參

世有稱廣東人參者。往年官禁不許市賣。蓋以其非參類也。近禁漸開得貨之人多貴重之。以爲勝韓種人參。識者或疑以爲沙參。或以爲零餘子人參。紛紛無明徵。而用之者。亦雖知其非參類。而以其味大似人參。用之而不疑。頃問之長崎人。曰。或嘗以朝鮮。廣東。韓種。竹節。四種人參。示之和蘭瘍醫。皆不識之。只指廣東人參曰。亞墨利加。寬政丙辰和蘭將來廣東人參若干斤。又題曰。亞墨利加。仍識此物產亞墨利加。嘗記廣東人呂大主者。來崎陽。上書言其地不產人參。閱大明一統志。廣東者古百粤之地。而其產無人參。廣東新語曰。越無人參。蘇長公嘗種羅浮。有詩云。上黨天下脊。遼東眞井底。靈苗此孕育。肩股或具體。移根到羅浮。越水灌淸泚。地殊風雨隔。眞味終祖禰。由是視之。廣東不生人參者可知也。頃閱徐應登所序醫便。載金不換三七試驗曰。出自粤西惟右江南等州蠻夷地名爲最。粤西是廣東。則所謂廣東人參。即金不換三七也。此物從來奇藥。故世用廣東人參者。偶中守株而已。本草綱目所說三七之解不一。時珍曰。近傳一種草者。即今所謂三七也。與金不換不同。如其主治。綱目所載。瀕湖集簡方。醫便皆同。又孫光裕血症全集載之。共無補氣之說。但是係血藥。

用廣東人參者。知之而臨病者。則其誤鮮矣。集簡方。載在本草綱目。今只記醫便。血症全集。

醫便曰。金不換三七經驗仙方。

三七出自粵西惟右江南等州。蠻夷地名。爲最產于險峻山谷之間。眞味似人參。每莖上七葉。下三根。故名三七。重擬良金。又名金不換。又名血見愁。專治血歸經絡。効最莫比。今將治法開具于後。

一治金刃箭傷。跌跋傷損。血出不止。自嚼少許罨患處。卽愈。

一治婦人赤白帶下。每服用一錢。研末溫酒送下。

一治吐血。用一錢自嚼。茅花煎湯或米湯送下。

一治男婦傷寒口齒不開。將生姜擦齒。用姜湯調三錢服。

一治婦人產後敗血作疼。用一錢或五分。艾葉煎湯老酒。研末送下。自嚼亦可。

一治男婦被打傷青腫不消。用一錢嚼細塗患。卽消。

一治男婦害眼十分沈重不開。用一錢嚼爛塗眼外。一宵卽愈。醫鑑云。水磨塗眼眶。

一治男婦紅白痢疾。用一錢研末。木香黃連煎湯。或米泔水送下。

一治蛇傷虎傷。用一錢磨細。酒送下。餘嚼塗患立効。

一治男人下蠱毒。先嚼一錢。遇毒卽返。神効。

一治男婦喉瘋單雙鵝頭。用一錢爲末。鹽酒送下。

一治男婦心氣疼痛。量年久近。用二錢或一錢爲末。溫酒調下。或自嚼。酒送下亦可。

一治小兒痘疹。用一錢蜜水滾熱服下。

一治男婦血淋。用一錢燈草姜湯送下。

一治婦人血山崩。量年遠近。研末一錢。用淡白酒。或米湯。服一二次。卽愈。

一治腸紅下血。用四物湯。加三七五分服。最効。或用槐角煎湯。或空心用溫酒服。

一治杖傷或刃破淤血。取三七隨傷大小。咀嚼罨之。卽愈。行杖時。先服一錢亦可。使血不沖心。杖後尤宜屢服之。

一治男婦生無名腫毒。或癰疽等瘡。疼痛不止。一二錢研細塗上。痛卽止。或初成。或未成。以好米醋。磨塗。卽散。

血症全集曰。三七卽金不換。止吐衂血。下血。血崩。氣味甘。微苦溫。主治止血。散血。血運。血痛。乃陽明厥陰血分之藥。故能一切血病。吐血衂血。山漆一錢自嚼。米湯送下。或用五分加入八物湯。下血血崩。研末同白酒調服一二錢。或入四物湯服。血痢。米泔水調服。

風

東涯先生曰。中風之病。未詳其名義。以爲中於風則寒疾之症也。所謂中風者。非寒疾。近代醫書雖有其說。亦未的確。蓋風非風雨之風也。爲氣而解之。其義稍通。心氣疾。氣血疾。充滿軀內。而運動流行者。皆可以稱風。所謂大塊噫氣。其名曰風。風者。天地之氣也。故釋之以氣。癩瘡稱大風。其爲氣義可以見也。又有腸風。胃風。又有白癜風。紫癜風。此等疾有風名者。皆氣血錯亂所致也。又小兒有急慢驚風。又狂病曰心風。曰風疾。唐書曰。風疾使酒。不可入仕。是狂亂醉狂不任官也。狂人稱風癲漢。又稱風子。又單用風字。以爲心疾。是皆指心氣錯亂也。中風之病。一身氣血偏枯軟痪作種種形狀。是爲風所中也。西土又有相墓術。謂之風水。又名地理。宋儒之言曰。有水以界之。無風以散之。出于有身集要。是豈地中有風乎。又言其氣而已。佛書。地水火風。謂之四大。四大假合爲幻體。四大各歸其源。煖氣歸于火。轉動歸于風。出于圓覺經。夫風在人身所轉動也。是亦指氣也。又犬之狂。曰風狗。曰顛狗。可見風者氣也。而醫書指心氣氣血之變曰中。佛典是梵言。至其翻譯。皆是唐人以當時之語而譯之。可以證也。余按醫籍以風名病者甚多。然其實不過三義也。而名中風者。有二症。傷寒論曰。中風。是言傷寒輕症。卽風寒之風。於字義爲至當。中。爲去聲。卽傷風也。頭風。破傷風。風濕等。皆風寒之風。屬外因。是爲一義。世之所謂中風者。其證半身不遂。口眼歪斜。東涯以氣字爲解者也。莊子曰。民濕寢則腰疾偏死。荀子曰。禹跳湯偏。尹子曰。禹之勞。十年不窺其家。手不生爪。脛不生毛。偏枯之病。步不相過。人曰禹步。鄭註尚書大傳曰。湯半身體枯。淮南子曰。偏枯之藥。是卽世之所謂中風。而古典不言中風。夫中風者。傷風之名。而係外襲風邪。而偏枯者。原有癥瘕痃癖。血塊瘀毒。而思慮過度。或酒色昏荒之人。因寒暑飢飽。內勢激發也。至其輕重緩急。順逆虛實。其候多端也。素靈無中風之目。風論有中風字者。謂中於風。而說風之症者。往往有之。素問云。風之傷人也。或爲寒熱。或爲熱中。或爲寒中。或爲癘風。或爲偏枯。或爲風。○靈樞云。虛邪偏客於身半。其入深內居營衛。營衛稍衰。則眞氣去。邪氣獨留。發爲偏枯。此類不可枚擧。金匱要略。說中風者。有與傷寒論不吻合者。金匱是蠹餘殘簡。後人所輯錄。不足爲徵焉。然後漢旣以偏枯爲中風。或單稱風疾。表忠傳曰。風疾瘖不能言。又三國志註。曹瞞傳曰。太祖少好飛鷹走狗。游蕩無度。其叔父數言之于嵩。太祖患之。後逢叔父于路。乃陽敗面喎口。叔父問其故。太祖曰。卒中惡風。叔父以告嵩。嵩驚愕呼太祖。太祖口貌如故。嵩問曰。叔父言汝中風。已差乎。太祖曰。初不中風。但失愛於叔父。故見罔耳。嵩乃疑焉。自後叔父所告。嵩終不復信。太祖於是益得肆意。此稱中風者。父母病之。其子多病之屬。內因所謂大麻風。癩風。大風等諸名。皆爲一義也。至如風狂。風癲。風狗。風魔。則又別爲一義。通鑑曰。國子祭酒祝欽明。自請作八風舞。搖頭轉目。備諸醜態。上笑。祝欽明。素以儒學著名。吏部侍郎盧藏用私謂諸學士曰。祝公五經掃地盡矣。胡三省曰。所謂八風舞。非春秋魯大夫衆仲所謂舞者。所以節八音行八風者也。借八風之名。而備諸淫醜之態耳。今人謂淫放不返爲風。此則欽明所謂八風也。是與風狂風癲之風同義也。

怪產

夏修己背折而生禹。殷簡狄胸剖而生契。嘗以爲不可信。城北多賀郡折橋村一農婦。經閉腹滿。諸醫認爲鼓脹。後數月臍上發疽。既潰。膿汁雜出毛髮。人以爲異。日後潰口出一足。衆皆驚愕。瘍醫斷之。從是日出顱蓋脊肋諸骨及胞腸。始知其妊。調理數月得愈。古史所記不可誣也。治之者門人庄司以文之父友智。實寬政戊午七月之事也。

吮癰

史記吳起傳曰。卒有病疽者。起爲吮之。卒母聞而哭之。人曰。子卒也。而將軍自吮其疽。何哭爲。母曰。非然。往年吳公吮其父。其父戰不旋踵。遂死於敵。吳公今又吮其子。妾不知其死所矣。是以哭之。前漢書鄧通傳曰。上嘗病癰。通爲上嗽吮之。上問曰。天下誰最愛我者。通曰。宜莫若太子。及太子入問疾。上使齰癰。太子色難之。已而聞通嘗爲上齰之。太子慚。克嘗以爲吮疽齰癰者。良將與士卒分勞苦者。佞臣淫蠱媚主者。不問驗與不驗。必在得其心。而有此事也。水戸城西飯富村。有一農夫貧且魯。加之累年不登。於是計營益窮。因舉田宅賣之。身爲瘍醫家奴。因識一二煉膏。乃辭還里。自稱得治癰疽之妙。舊知奴生平者。竊嗤笑焉。無乞療者。奴又餓。隣里偶有患疽者。其家貧無迎醫之資。因招奴。奴欣然應招。貼膏。然斷斷令無他技。唯自吮其疽而已。其疽不日而愈。又有一財翁患癰者。名家國手。不能治之。初患疽者。屢譽奴之効。翁亦以經數醫之手而不治。終令奴療之。又唯嗽吮如初。而新肉大起。無幾報痾。於是隣里鄉黨。刮舌改觀。來迎接踵。余嘗見其奴實一癡漢。只可令吮之而已。奴曰。膿味不同。有經久而味不惡者。又有臭惡不堪者。吮之數日。則其惡味漸復。已復則生肉活血。可指期而治焉。其瘡瘍吉凶安危。皆以三寸舌卜之。百不失一焉。蓋古吮疽齰癰。不啻示慈愛結人心。佞諂承順媚人主。以其有良驗奇効有此事也。

吹⿱雨婁

癸辛雜識曰。吹⿱雨婁二字。每見劉長卿用之傷寒感冷意。問之則謾言出漢書。然莫可攷也。繼閱方書。於香芎散證治云。吹⿱雨婁傷風。頭痛發熱。此必有所據。今攷香芎散香芎丸及湯未見吹⿱雨婁字。其方出風病門。按吹⿱雨婁猶言風雨。吹是北吹朔吹之吹。⿱雨婁字書曰。雨聲也。蓋言吹與聲者。說風雨氣爲濕淫之形容歟。

曼陀羅花

曼陀羅花。本草綱目曰。相傳此花笑采釀酒飲。令人舞。予常試之。飲須半酣。更令一人或笑或舞引之。乃驗也。今試之不問莖葉花實末之酒服五六分。周身麻木。不知痛痒。又煎一錢許服之。亦可麻。力稍劣。又與火麻子花。莖枯者益良。陰乾。等分熱酒調服三錢。昏昏如癡。手足不仁。或甘睡不醒。或神心不守。如風狂。三二日復故。然其性人人異。又有如死者。或云用之一老人。不醒終死。宜斟酌作劑。凡割肉刮骨。不可無此藥也。又以末塗之皮膚頑麻。然不徹肉。與塗烏頭者同效。近聞西京中神以隣用之諸病。其效多端。余未及識其人。又本草載。茉莉根以酒磨一寸服。則昏迷一日乃醒。二寸二日。三寸三日。凡跌損骨節脫臼接骨者用此則不知痛。余未試。河間紀氏所著姑妄聽之曰。閩人有女未嫁卒。已葬矣。閱歲餘有親串見之別縣。初疑貌相似。然聲音體態無相似至此者。出其不意從後試呼其小名。女忽回顧。知不謬。又疑爲鬼。歸告父母。開冢驗視果空棺。共往蹤迹。初陽不相識。父母舉其胸脇瘢痣。呼隣婦視。乃其伏。覓其夫已遁矣。蓋閩中茉莉花根。以酒磨汁飲之。一寸可尸蹷一日。服至六寸。尚可蘇。至七寸乃真死。女已有婿。而私與隣子狎。故磨此根使詐死。待其葬而發墓共逃也。婿家鳴官。捕得隣子。供詞與女同。時吳林塘官閩縣親鞫是獄。欲引開棺見尸律。則人實未死。事異圖財。欲引藥迷子女例。則女本同情。謀殊掠賣。無正條可以擬罪。乃仍以姦拐本律斷。人情變幻。亦何所不有乎。

徽瘡祕錄

海寧陳司成徽瘡祕錄。以崇禎壬申就。後閱宋竇漢卿瘡瘍全書。全部十三卷。康熙中洪瞻巖陳友恭所校。其中載徽瘡祕錄。而又有小異同。稽之全編。漢卿裔孫夢鱗增補而行世者也。其序有隆慶三年之記。因疑隆慶崇禎。相去六十年。陳司成何物取竇氏成說自為己說。後又得瘡瘍全書。一部十二卷。無徽瘡祕錄文。曰宋燕山竇漢卿輯著。明三衢大酉堂繡梓。因識曰所閱瘡瘍全書。加陳司成徽瘡祕錄。而射利當時。即康熙中洪陳二人之所為也。讀者宜知之。

牛黃清心圓

癸辛雜識曰。和劑惠民藥局。當時製藥有官監。造有官監門。又有官藥成分之內外。凡七十局。出售則又各有監官。皆以選人經任者為之。謂之京局官。皆異時朝士之儲。悉屬之大府寺。其藥價比之時直損三之一。每歲糜戶部緡錢十萬。朝廷舉以償之。祖宗初制。可謂仁矣。然弊出百端。往往為諸吏藥盜。竊至以樟腦易片腦。台附易川附。橐橐為姦。朝廷莫之知。亦不能革也。凡一劑成則又皆為朝士及有力者所得。所謂惠民者。元末得分毫及民也。獨暑藥臘藥。分賜大臣及邊帥者，雖隸御藥。其實劑局爲之稍精緻，若至寶丹紫雪膏之類，固非人間所可辨也。若夫和劑局方，乃當時精集諸家名方。凡經幾名醫之手。至提領。以從官內臣。參校。可謂精矣，然其間差訛者。亦不少。且以牛黃清心丸一方言之。凡用藥二十九味，其間藥味。寒熱訛雜。殊不可曉。嘗見一醫云。此方止是前八味。至蒲黃而止，自乾山藥以後凡二十一味。乃補虛門中山芋丸。當時不知緣何誤寫在此方後。因循不會改正。余因其說而改之。信然。凡此類。必多有之。信乎誤註本草非細故也，克校之。今本藥味序次多失誤，又不載山芋丸方。諸虛門中，只有大山蕷圓。大抵相適，據山蕷圓方，除其藥味，則餘牛黃麝香，羚羊角，龍腦，黃芩，雄黃，犀角，蒲黃八味，是卽牛黃清心圓。而外更餘地黃一味。然未知此說何所據也。黎居士易簡方等所載清心圓。與局方所載同。

傷寒

甚哉。醫之難學。夫醫雖末技。原爲政之一端。凡有情之物。不能無疾病。故設醫藥而救夭札之患矣。神農氏嘗百草。而醫藥興焉。然而正史不載。其所謂本經。後人僞託之書。比之素問難經。則又覺稍下一等。何以素難爲醫家古典，而爭衡於六經乎。而一一書惟說鍼灸。如其方藥。則措而不舉。醫果與于神農。則素難何不載其言。夫以湯液爲不足用。而不及鍼灸之効耶。蓋素問之書。非一時一人之作。合數篇而爲一部者。據文辭而可見也。或云。出于戰國。或曰。就於漢時。又云。與淮南子同作。至五運六氣之說。則唐王冰之所僞作。而古醫籍所未嘗有也。夫醫之用。備人身之變者。而其道賤小也。後學者。欲廣大其道。仍轉說其常。則不能不言神仙却老延齡之術。終離先王之道。別說至人眞人。爾後千載。論醫者。祖述之。滔滔者。天下皆是。難經。蓋就於一人之手。其論不全知素問者之所著也。蓋作者固不假名於扁鵲。而後人尊信之。遂冒之以扁鵲。然而二書之出。去古未遠。古言之可徵者。往往散在各篇。是不可悉信。而不可悉廢焉。要之。醫之興。未可知創何時也。然與謂之未可知創何時也。不如謂之興于神農也。後漢張仲景傷寒論。始載方藥。或云。輯古方而作。或云。仲景造之。後漢書無列傳。其考既詳于前。今以仲景爲仲景。惟此一書。可謂古典也。諸論有晉王叔和插入素難語。大失其眞之說。今所傳傷寒論。去叔和之世。既遠矣。亦非叔和所撰次之舊。嗚呼。醫爲政之一端。而不齒于藝苑。人士捨而不校。古書亦多不傳。幸有傷寒論。亦只殘簡不全。而加之有後人攙入。醫之難學。余每長太息于此。仲景之書。固是與諸醫籍不同。古來註者。不知而說之。以其不同。而欲同其不同。方枘圓鑿。終至言古方不宜今人。中世以來。淫理論。五運相尅、司天、在泉之說。習熟久爲性。徵之仲景。而不通、則以其所信說。攙入其書中。亦不得已也。吾邦之民。不見干戈者二百年于此。承平之久。右文之化。以及吾醫。艮山先生一唱古醫方。人始知讀傷寒論。自是海內知古方宜今人。折衷于仲景。說傷寒者。何徒數十家。比之西土。則其勝遠矣。只其說古方者。明矣。又可最有所見。然其著溫疫論。開卷說邪在募原。達原飲主之者。是徒欲建奇幟於千古者。而不足怪。其僻建言家之常態也。至如言白虎達表氣之劑。逐邪不可拘結糞。及其他所言。踏實地。溯源流。實識古方者也。若言溫度與傷寒不同。則亦是素難家之醫而已。舊習既爲性。不足深責也。傷寒論與素難之言不同。其題名傷寒者。以羣籍正傷寒之說而解之。則難通。原與冬寒之寒不相關。又曰中風者。與羣籍同看。則半身不仁。口眼喎斜。於仲景則不然。論既見于風字條矣。又可又言傷寒少而溫疫多矣。實傷寒少而溫疫多。則仲景何置其多而論其少乎。或言傷寒者。雅士之言。溫疫者。田舍間之稱。夫或然。或不然。余嘗有答桃井桃菴書。頗辨此事。併附于此曰。

本月十六日。得老兄之書。不題日月。不知其幾日發。承仲景論中中風。傷寒。眞溫疫。三證之事。謹領其詳。不佞始以爲老兄之於醫。以復古爲業。且刻日之事。仲景所未嘗論。而老兄之新得。更得其詳。則有益于斯醫矣。仍問其詳耳。老兄蓋以建一家之言爲務。古人之說。或有不合老兄之論者。則皆以爲不至實境。豈欲令天下人心悉同老兄乎。何其所見之狹乎。不佞素不好爭。故不欲言老兄建言之非。只問刻日之事而已。其刻日者。仲景所未嘗言。故言無取徵之地。又論不佞之所言中風。傷寒皆是單病。而眞溫疫別是一證。亦是仲景所未嘗言。而老兄之私說也。老兄又曰。溫者。溫熱也。南天之餘氣。卽所謂瘴癘是也。瘴者。彰也。南天彰明之淫氣。高山亦彰明。故有山嵐瘴氣。亦是仲景所未嘗言也。風土氣候。不與傷寒相涉。讀仲景書。漫引他醫籍。則徒費解。夫風土之說。嶺南衞生方等。有論說。老兄何執滯斯空論乎。願高其論。老兄又曰。疫者。行疫有鬼而流行也。故謂之疫。古人所名。不亦正乎。亦是仲景所未嘗言。而以疫爲有鬼者。彼我一般。漢有剛卯帶之之制。後漢有振子逐疫之式。本邦打鬼豆。擊鬼木之類是也。聖人不語怪力亂神。假令有鬼行之。於理療之日。一切無用。又與命名之義。不相協。老兄何以言之正乎。未知老兄刻日之法。有殺鬼技否。凡疫鬼爲祟之類。觀聊齋志異等。則其怪非老兄所言之比。老兄又曰。叔和一失古訓。而素難僞學興焉。素難雖晚出。而叔和以前之書。何其言謬。老兄又以皇甫謐序文中。原于伊尹湯液之語爲徵。唯夫甲乙經。既後于叔和。而伊尹湯液之事。

正史不記。何足以爲徵焉。此他老兄所言。不遑枚舉辨之。顧老兄讀天下書。而臨醫事。則復古之學。可與言。不佞竊爲老兄惜之。是等之事。一面晤。則竹破冰釋。東西三百里。無緣相見。爲可憾焉。今爲老兄陳鄙見。請老兄少留意。夫傷寒中風者。輕重之稱呼。共失其理。則傳至陰證。又有合病併病。亦有輕重之分也。故周編論之。太陽篇中。溫病一句。後人之所加。何則。論中不再言。是全係以他醫籍併論傷寒溫病所補入也。夫仲景之所論傷寒者。正史所記疫。是也。疫者。取疰疫之義云。說文曰。民皆疾也。是與他醫方書曰正傷寒者不同。四時之通名也。蓋後漢時。或偶呼疫爲傷寒。崔實政論。亦有傷寒語。其他經史未見有之。小品方曰。傷寒。是雅士辭。天行溫疫。是田舍間號。此說雖謬。然不以傷寒溫疫爲二證者。稍可取也。老兄所謂眞溫病。仲景未嘗言。又其溫疫。豈有眞候二證乎。老兄若留意於此。則不佞之所試。猶可論。若夫橫義臆斷。互以爲是。則不佞所不屑。不欲與老兄爭也。照亮不盡。

副治驗二首。畢覽完璧。所諭國字書。大氐答本書中。故不別陳。不佞偏頭痛。刺尺中。去惡血。後覺了了。勿勞念。不佞所申尺中。非老兄所謂指腹爲尺中者。統希省察。

五毒五藥

古語往往指藥言毒藥。皆是比諭之言也。古方家先生。常以爲談資。凡藥之爲物。對疾而爲用。其不冠毒字。亦非常用物。仰藥而死之類。可以見也。周禮所說毒藥。原是二物。東門隨筆既辨之。然無明證敵異說。藤田子定辨之而示余。其說鑿鑿有據明了。乃今錄諸左曰。周禮醫師。掌醫之政令。聚毒藥以共醫事。鄭玄注云。毒藥。藥之辛苦者。藥之物。恒多毒。孟子曰。若藥不瞑眩。厥疾不瘳。（按此孟子引書之文。而鄭玄不直引書者。今所謂古文尚書。晉時始行。鄭玄尚未之覩故也。）近世大儒物茂卿引此以解論語季康子饋藥夫子不嘗之章。而醫人好奇者。狃聞其說。遂創爲古方家者流。謂疾醫之業。非專用毒藥不可。安庸之徒。一意攻擊。其病雖除其人亦隨而斃。故時人有古方善殺人之諺。不意二王（王莽王安石）之後。周禮再流毒于世也。以余觀之。此不善讀周禮之過也。夫醫師。衆醫（食醫疾醫瘍醫獸醫）之長。上士二人。下士四人。府二人。史二人。徒二十人。猶後世尚藥局也。其職固云。凡邦之有疾病者。疕瘍者造焉。則使醫分而治之。則上文所謂聚毒藥者。迺以供疾醫瘍醫等之事也。藥則疾醫職所謂五藥。（注云。五藥草木蟲石穀也。）毒則瘍醫職所謂五毒。（注云。五毒五藥之有毒者。）總而曰毒藥。其不言五者。從省文也。康成以爲藥之辛苦者。雖與良藥苦口之談相類。（古書良藥苦口。或有作毒藥苦口者。）然下文明言五藥五毒。則不可從也。以毒藥爲五毒五藥。不獨余臆說。昔人亦有此解。（頃閱清人姜兆錫周禮輯義。其解既已如此。更攷明柯尚遷周禮全經云。毒謂五毒。攻之之毒藥謂五藥。療之之藥二物也。聚之所以共衆醫之用。其說最爲明了。）余請更詳其說。假如典婦功之職。爲主婦人絲枲功官之長。而典絲職曰。及獻功。則受良功而藏之。鄭司農云。良功絲功縑帛。典枲職曰。及獻功。受苦功。鄭司農云。苦功謂麻功布紵。典婦功統之則曰。凡授嬪婦功。及秋獻功。辨其苦良。鄭司農讀苦爲盬。謂分別其縑帛與布紵之麤細。苦良。即典絲之良功。典枲之苦功。猶省五毒五藥而言毒藥也。疾醫職曰。以五味五穀五藥養其病。以五氣五聲五色眡其死生。兩之以九竅之變。參之以九藏之動。凡民之有疾病者。分而治之。死終則各書其所以。而入醫師。瘍醫職曰。凡療瘍以五毒攻之。以五氣養之。以五藥療之。以五味節之。凡藥以酸養骨。以辛養筋。以鹹養脈。以苦養氣。以甘養肉。以滑養竅。凡有瘍者。受其藥焉。醫師之職統之則曰。聚毒藥以共醫事。例以苦良之爲良功苦功。斯可以證其爲五藥五毒矣。蓋古人命名。各有其義。均之草木蟲石穀。自其可以攻之而言則爲毒。自其可以療養而言則爲藥。故瘍醫職掌腫瘍潰瘍金瘍折瘍之祝藥劀殺之齊。則備有五毒五藥。而疾醫職掌萬民之疾病。則言五味五穀五藥。而不言五毒。可以見已。今之古方醫。動以周禮疾醫爲口實。不知本職實無五毒之文。可發一笑也。

右余偶讀周禮。因考究及此。嘆世無精細讀書之人。然余不學醫。未知其說於醫事當否如何也。聊錄呈南陽原先生乞其是正。

叢桂偶記卷二

水戶侍醫　南陽原昌克子柔著

伊吹艾草

伊吹艾草。自古以爲上品。後藤省艾灸通說載。江州猪吹山下。太平寺村。一老人齎眞艾。來京師。將先君子言爲徵焉。且精造法。開街店也。先君子大嘉賞。以其事口占焉。家園纔栽數根。培養甚易茂盛。又手掘采嫩根。移種缸中。乃贈之諸州門弟子。令知其眞僞有別也。余按在昔和歌所詠伊吹山。在下野。而非近江膽吹山也。契冲百人一首改觀抄曰。顯昭云。據能因坤元儀。伊吹山。在下野國。其跨濃江二州者。亦稱伊吹。然非是也。又按能因歌枕。亦作下野州。六帖下野艾歌。及清少納言枕草子。送人之下野州歌。亦可以證。蓋京畿好事者。以其地去京不遠。伊吹之名偶同。誤認稱揚之。近世歌人。皆以近江膽吹山。入詠。下野河內郡。都賀郡。共有標茅原都賀郡二荒山西北有太郎嶽。連其嶽者曰伊吹山。其山麓乃標茅原也。

又作標原。又稱戰場原。又稱赤沼。土人相傳。昔在宇中將。居于二荒山。(今稱上城者其墟也。)時賊起侵疆。戰二荒山西北。(戰場原也。)連年不息。中將之軍。動失利。陸奧小野人猿丸。勇悍好獵。中將使人迎之。猿丸應招。來于二荒山未熟其地理。故結茅標之。戰遂有功。名其地曰標茅原。後祀中將於二荒山。爲二荒神。祀猿丸於太郎嶽。爲慈眼太郎明神。神護景雲中。勝道上人。開二荒山。建大已貴。田心姬。味耜高彥根。三祠。以中將猿丸祔之。又宇都宮。橘利遠。崇敬太郎明神。建祠於府中。其地號伊野標茅原。蓋建祠時。擬太郎嶽地名也。其地今有小野氏者。蓋猿丸之裔也云。

生艾草。其苗柔軟甘美堪食云。神名帳註曰。宇津宮神社。在河內郡宇都宮城之艮標原。祀事代主命。二荒山本宮所祀神亦同之。古今集載。多太多乃女志免土加波艮農佐志毛玖佐。和禮我古乃世乃。阿羅武嘉岐利波。風土記曰。俗謂之示現太郎宮。相傳事代主神。舊在二荒山太郎嶽。而見神于此所。故得斯稱也。上註所記慈眼太郎。蓋示現太郎之訛也。據以上諸說。伊吹山標茅原。在下野地方者可知也。余往年西上。經濃江諸地。膽吹山下街店。市艾往來商旅。賫之以貨四方。後藤不深考之誤。遂至不可改焉。逼說又曰。其灸之爲用也。孤行雖微。內治有力。非火氣溫之。暗通艾氣之妙至矣盡矣。余謂專謂火氣溫之。則溫石熨法亦何別焉。灸之治法。不啻艾功火功最存焉。溫石也。熨蒸也。隔物徹氣。如艾灸則點火安駐肌肉上。固與溫石熨蒸異矣。凡百之物。皆以新近不脫其氣爲艮。如六陳暫置焉。特艾草貴陳舊經年者。蓋取火勢溫溫如冬日也。新近其勢猛烈。如夏日不可於人身。於是乎畜收經年。乃聽用。孟子所謂猶七年之病。求三年之艾也。朱子曰。乾久益善。卽是也。凡艾灸采野艾。如法製造。經久者爲艮。余按膽吹艾。別是一物。卽九牛草也。或云蔞蒿。未知何是。不徒地名誤。其艾亦誤也。陳嘉謨本草蒙筌云。九牛草產均州山。葉圓長。背白有芒。莖獨植高二尺許。氣香似艾。採亦端陽。謨按艾葉本經及諸註釋。悉云生于田野。類蒿。複道者爲佳。未嘗以州土拘也。世俗反指此爲野艾。至賤視之。端午節臨。僅採懸戶辟疫而已。其治病症。遍求蘄州所產獨莖圓葉。背白有芒者。稱爲艾之精英。倘有收藏。不吝價買。彼處仕宦。亦每採此。兩京送人。重紙包封。以示珍貴。名益傳遠。四方盡開。今以形狀考之。九牛草者卽此。人多不識。並以艾呼。經註明云。氣雖艾香。實非艾種。醫用作炷。以灸風濕痺疼癆熱積聚。嘗獲効者。亦因辛竄。可以通利關竅而已。謂之全勝眞艾。未必能然。大抵人之常情。貴遠賤近。泥于習俗。膠固不移。縱有本經之文。諸家之註。何嘗着一目。視以爲眞僞之别耶。噫可勝嘆哉。按西土亦以九牛草爲藥艾者。彼我一轍。何其相似如斯乎。

生生乳

生生乳。出徽瘡秘錄。神効靈驗。非他藥之所及。而此藥不知其所從來。焦氏筆乘曰。宋朝類苑載。楊嵎瘍生於頰。連齒輔車外腫。若覆甌。膿血內潰。痛楚甚。療之百方不差。或語之曰。天官瘍醫中有名方。何不試用。嵎按瘍醫註疏中。法製之。用藥注瘡中。少損朽骨。連牙潰去。遂愈。按周禮瘍醫。掌腫瘍潰瘍金瘍折瘍之祝藥劀殺之齊。凡療瘍以五毒攻之。所謂腫者。癰腫也。潰者。膿血也。金者。刃傷也。折者。傷損也。祝讀如注。以藥傅著之也。劀。刮去膿血也。殺。去其惡肉也。齊與劑同。五毒五藥之有毒者。石膽一。丹砂二。雄黃三。礜石四。磁石五。用黃堥。寘五石其中。燒之三日夜。其煙上著。

以雞羽掃取之。以往瘡。惡肉破。骨盡出。黄堥。黄瓦器也。此當後世醫方之祖。又曰。瘍醫公孫知叔。記問該博。深明百藥之性。創造五毒之劑。取丹砂養血而益心。雄黄長肉而補脾。礜石理脂膏而助肺。磁石通骨液而壯腎。石膽治筋而滋肝。療瘡瘍之五證。內應五臟。拘之以黄堥。熱之以火候。藥成傅瘍。無不神效。一人鬢有疽。一夕決潰。勢欲殆。以前藥傅之。應手而差。是乃生生乳之祖。

產婦側臥

本邦產婦禁側臥。特子玄子著產論。令乳婦去產帶安臥。余嘗遊其門。親炙之。其臥者。神心安靜。得快睡。防暈除熱之良策也。其驗大勝於藥餌。而人皆憚之。頃讀一方書。曰。高山血搨治產後并金瘡。立効湯。豐臣秀次公方并云。服湯後。發汗則解去帶。側臥則妙。與產論說暗合也。

人勢

李東璧曰。人陰莖。非藥物也。輟耕錄載。杭州沈生。犯姦事露。引刀自割其勢。流血經月不合。或令尋所割勢。酒服。不數日而愈。按高山血搨方內。用人勢。立効湯。秀次公方。并同。而人勢作睾丸。本邦古昔入藥。治金瘡者。與輟耕錄相符。

高山血搨（上杉某方）療產後血暈并金瘡。

人參　沈香各一錢　甘草五分　葱白十莖長二寸

燒味噌龍眼肉大　外腎割作兩片刮去中道黃物洗淨陰乾五分

右㕮咀。以水二盞煎取一盞二分。分之二服。其一乘熱飲之。其一帶溫飲之。不留渣滓。都要飲盡。少頃渾身覺溫溫。頂上出汗。須去中帶穩臥如平常。任其睡。勿呼起。若不解帶而臥者。爲後患。

立効湯吉松流方〇按松凝益字之誤　治金瘡産後幷角弓反張者。

人參　沈香各三分五釐　甘草五釐其人面白者炒赤者生用　葱白長一寸許三莖加至七莖剉乾用者亦佳

燒味噌栗子大去外邊焦黑者乾收　睾丸三分五釐臘月取之割爲片插竹北陰之地曝乾漬好酒一宿剉乾若無睾丸代胞帶或加至五分

右水二盞煎取一盞半。熱飲。當背脊汗出。候其額上漐漐然。再飲。令去帶側臥則佳。有熱者。倍加睾丸。無熱者。減半。血氣上衝者。加童便三蛤貝殼許。以四五歲兒便爲良。無汗身冰冷者。加葱七莖。汗多者一莖。凡服藥後。若吐者。凶。産後中風。或角弓反張。或惡露不下。或發瘧。幷主之。禁如法。且忌乾柹。

豐臣秀次公方　治産後血暈兼金瘡。

人參大　沈香中　睾丸　甘草各少許

葱白二寸許七莖　燒味噌龍眼肉大

右㕮咀加麝香少許。用水一盞半。煎至半盞。熱服。候其鼻尖發汗。解帶側臥。勿掉搖。血暈不省人事者。最宜服之。其證不具者。勿用。

蠱

晉侯求醫於秦。秦伯使醫和視之曰。疾不可爲。是謂近女室。疾如蠱。非鬼非食。惑以喪志。又曰。生內熱惑蠱之疾。後世所謂陰虛火動之症也。趙孟曰。何謂蠱。對曰。淫溺惑亂之所生也。於文皿蟲爲蠱。穀之飛。亦爲蠱。在周易。女惑男風落山。謂之蠱。杜預曰。蠱惑疾。按惑蠱。蓋古所稱之病名。於今復不用。張仲景所謂百合狐惑病。狐蠱音或通。崔氏方曰。易有蠱卦。又子產所說。並以器皿中蟲爲蠱。今省凡皿上安一虫字。或作虫邊。大非體也。隋書志。江南諸郡。往往畜蠱。而宜春偏甚。其法以五月五日。聚百種蟲。大者至蛇。小者至蝨。合置器中。令自相啖。餘一種存者留之。蛇則曰蛇蠱。蝨則曰蝨蠱。行以殺人。因食入人腹內。食其五臟。死則其產移入蠱主之家。三年不殺它人。則畜者自鍾其弊。累世子孫。相傳不絕。亦有隨女子嫁者。　余按。爲子產之言者誤也。晏子春秋曰。無艮左右。淫蠱寡人。後漢梁冀妻壽。善爲妖態。以蠱惑冀。是亦同義。而不必病名。戾太子巫蠱之事。亦非此義。而醫家所說。有水蠱。飛蠱。蠱脹。腸蠱。蠱注痢等之稱。醫書謂蠱有數種。而人養作者最多也。中毒者。吐下惡血而死。腸蠱。蠱注痢者。以其似器中蟲之狀爲名也。水蠱與蠱脹。幷非中毒淫惑之症。靈樞曰。男子如蠱。女子如怚。香川太冲解蠱字曰。皷蠱音通。是也。春臺漫筆曰。狗蠱蓋本巫蠱之義。病源候論曰。貓鬼者。云是老狸野物之類。變爲鬼蜮。而依附於人。人畜事之。猶事蠱。以毒害人。其病狀心腹刺痛。食人腑臟。吐血痢血而死。有野道者。是無主之蠱也。人有畜事蠱。以毒害人。爲惡既積乃至死。其蠱則無所依止。浮遊田野道路之間。有犯害人者。其病發。猶蠱狀。按稱飛蠱者。是也。飛蠱。肘后方云。去來無由。漸狀如鬼氣。字彙曰。米久積變爲飛蠱。增韻謂蛾。沈存中夢溪筆談曰。予在中書檢正時。閱雷州奏牘。有人爲鄉民詛死。問其狀。鄉民能以熟食呪之。俄頃膾炙之類。悉復爲完肉。又呪之。則熟肉復爲生肉。又呪之。則生肉能動。復使之能活。牛者復爲牛。羊者復爲羊。但小耳。更呪之則漸大。既而復呪之。則還爲熟食。人有食其肉。覺腹中淫淫而動。必以金帛求解。金帛不至則腹裂而死。所食牛羊。自裂中出。獄具案上。觀其呪語。但曰。東方王母桃。西方王母桃。兩句而已。其他但道其所欲。更無他術。許宏湖海奇方云。經驗方。治桃生桃。仁齋直指方。作挑。毒。忽肋下腫起如癰疽狀。頃刻大如盃椀。此乃中桃生毒也。俟五更。以菉豆細嚼試。若香甜則是也。急以川升麻爲末。取冷熟水。調二錢。連服之。若洞泄出如葱根者。腫卽消也。却以平胃散調補之。郎瑛七修類藁曰。雲貴廣西有云桃生者。妖術也。以魚肉請人。遂作術於中。人食之。則此物遂活於胸腹。害人至死而後已也。嘗見范石湖桂海虞衡志載。當時李壽翁。爲雷州推官。得一方。甚妙云。食在胸膈。則服升麻吐之。在腹則服鬱金下之。想卽今之下蠱云耳。虞衡志頗無。而士官病之也。揭出之。又陳明善洗寃錄。載金蠶蠱藥思蠱事小異。洗冤錄曰。金蠶。一名食錦蟲。蟲屈如指環。食故緋帛錦。如蠶之食葉。滇蜀湖廣閩粵。皆有。奸人畜之取其糞。置飲食中。毒人。人卽死。蠶得所欲。則日置他財使人暴富。然遣之極難。水火兵刃都不能害。必倍其所致金銀錦物。置蠶於中。投之路旁。人偶收之。本隨以往。謂之嫁金蠶。不然人人腹殘齧腸胃。完而後出也。〇粵西有藥思蠱。狀似龜雞蟲。如蠶豆大。能變幻作小孩形。遣嫁之法。彷彿金蠶。春臺所言狗蠱者。乃錢希言獪園所謂常州人好殺犬以祭淫神。而犬名韓盧狗大王。卽犬妖所作矣。卽是醫藥正傳載殺白犬治驗一條。亦犬妖所作。而事與是不同。醫學正傳曰。一婦人年二十七。美貌。得一證。如醉如癡。頰赤面青。略有潮熱。飲食不美。其脈乍疎乍數而虛。每夜見白衣少年與睡。一醫與八物湯。服數十貼。不効。召予治之。見其家有白犬臥枕戶閾。予曰。必此大爲怪。命殺犬取其心血及膽汁。丸安神定志之藥。以八物呑下。服藥十數貼。丸藥一料。以安。其丸藥用遠志。石菖蒲。川歸。黃連。茯神。硃砂。側柏葉。草龍膽等藥也。

猫鬼野道

猫鬼野道。余久疑之。巢元方曰。老狸野物之類。變爲鬼蜮。而依附於人。人畜事之。獨孤陀婢呼曰。猫女可來。隋書獨孤陀傳曰。徐阿尼。事猫鬼。每以子夜祀之。言子者鼠也。陀嘗從家中索酒。其妻曰。無錢可酤。陀因謂阿尼曰。可令猫鬼向越公家使我足錢也。阿尼便咒之。居數日猫鬼向素家。十一年上初從并州還。陀謂阿尼曰。可令猫鬼向皇后所。使多賜吾物。阿尼復呪之。遂入宮中。大理丞楊遠乃於門下外省遣阿尼呼猫鬼。阿尼於是夜中置香粥一盆。以匙扣而呼之曰。猫女可來。無往宮中。久之。阿尼色正青。若被牽曳者云。猫鬼已至。由是其事具得實。是猫精以淫祀所畜之物。而非他物之變也。所以言猫鬼也。野道。巢氏以爲無主蠱。於原野上所得也。隋高祖開皇十八年。延州刺史獨孤陀有婢曰徐阿尼。事猫鬼。能使之殺人云。每殺人則死家財物。潛移於畜猫鬼家。會獨孤后及楊素妻鄭氏俱有疾。醫皆曰猫鬼疾也。上以陀后之異母弟。陀妻楊素異母妹。由是意陀所爲。令高熲等雜治之。具得其實。上怒令以犢車載陀夫妻。

將賜死。獨孤后三日不食。爲之請命曰。陀若蠹政害民者。妾不敢言。今坐爲妾身。敢請其命。陀弟司勳侍郎整詣闕求哀。於是免陀死。除名爲民。以其妻楊氏爲尼。先是有人訟其母爲猫鬼所殺者。上以爲妖妄。怒而遣之。至是詔誅被訟行猫鬼家。夏四月辛亥。詔畜猫鬼蠱毒厭媚野道之家。幷投於四裔。蓋野道言左道妖術之事。非其道。故曰野也。果爲無主蠱。則令何物奉此詔乎。

水腫

平安山脇東門先生寄書曰。得浪華林一烏治水腫方曰。地膚子。大大麥。小豆各中右三味各別炒。合和調勻更炒之。是一烏之奴。竊識而傳之也。余不知林一烏爲何人。後讀望鹿門又玄餘草。有林一烏傳。曰羽林山名氏。持節戍鎭攝城。臨往令烏以醫藥從焉。到時城內逢于疫腫更興焉。一般流行。暴死者甚多。烏爲設一法。又立一方。斷禁米粟。偏食菽麥。以令疎泄敦阜。乃試施之。屢有收功。後好事者。或名爲脚氣腫滿云。然烏者惟稱腫不用別名。烏來東都。寓居于金龍山畔。其治驗藥餌。自積爲書。名客中集。其書半刻在世。半藏在家。未全備。乃活套也。其立方禁秘枕中。不欲傳非人。故其書不載。或欲將三百金換其方者。不敢肯。然今其不傳。後世恐屬烏有。可惜哉。東門先生之所傳。蓋此方也。或傳三輪神庫藏水腫方。茯苓。

猪苓。澤瀉。大麥。赤小豆。地膚子。各等分牽牛子半分欝者加木香。上逆加梹榔。後林一烏加縮砂香附子各一分半。七日內。餌麥與赤豆。林氏據三輪方者也。浪華有溢川者。余聞其善治水腫。因叩其方。曰禁穀食。令食赤小豆一味。以砂糖或醬鹽隨其好和調之。一二日厭食赤豆者。單麥問之。雖菜果。不許食之。如此二三日。而得快利。其間服赤小豆猪苓澤瀉木通縮砂各五錢香附子一錢。右水煎。亦據林氏之法者也。

菌毒

香祖筆記曰。天平山僧。得蕈一叢。煮食之。大吐。內三人取鴛鴦草。啖之遂愈。二人不啜竟死。鴛鴦草藤蔓而生。黃白花對開。治癰疽腫毒。尤妙。或服或傅。皆可也。蓋沈存中艮方所載金銀花也。余未試。俟後日。菌有毒。人皆識之。都會之人。所食者香蕈菌之屬。皆無毒。山林幽辟之人。或食無名諸菌。中毒者。多致殞。余幼時。在江戶駒籠邸。先鋒隊卒三人。入永樂園。見橋柱栗村生菌。把之烹食。明日一人出學射。持滿而發。箭飛二三尺而墮。自云咄咄怪事。又發。落膝前。傍人皆笑。俄然昏倒。人皆以爲風痱。舁而送舍。則前二人既病臥在牀上。一人其中毒稍輕者。自云昨所食之菌毒焉。諸醫亂投備急犀角等諸藥。無寸効。一身黑紫。經二三日而死。一人稍輕者得活。周密癸辛雜識曰。嘉定乙亥歲。楊和王墳上感慈庵僧德明遊山得奇菌，歸作糜供衆毒發。僧行死者十餘人。德明亟嘗糞獲免。有日本僧定心者，寧死不汚。至膚理坼裂而死。至今楊氏庵中尚藏日本度牒。其年有久安保安治承（原作象誤）等號，僧銜有法勢大和尚、威儀從儀、少屬、少録等稱。是歲其國度僧萬人。定心姓平。日本國京東相州。行香縣上守鄉光勝寺僧也。人中黄解諸毒，人皆識之，而不用之先鋒卒者，偶然之失，可惜。余幼不及此事，每想愴然。

黄龍湯

肘後方曰：絞糞汁飲數合，至一二升，謂之黄龍湯。（小柴胡湯又名黄龍湯。見于千金方。）是解毒良品。運用多端，不可不知也。不啻消菌毒，内飲外塗，其効甚多。以常有之物，或嫌其穢汚，人多不用。寄園寄所寄曰：風狗毒蛇咬傷者，以人糞塗傷處，新糞尤佳。諸藥不及此。余嘗著瘈狗傷考一篇，詳述之，此不復贅焉。齊書，和士開威權日盛，嘗有一人士，參士開疾，値醫云：王傷寒極重，應服黄龍湯。士開有難色。人士曰：此物甚易服，王不須疑，請爲王先嘗之。一舉而盡。士開感其意，爲之強服，遂好愈。

黄胖

源養德脚氣類方曰：近世有浮苦病者，方言也。其症肢體黄腫，胸腹爲脹，治之以水蒁鐵粉之劑，服者多愈。蓋田夫野人多罹此疾，或云黄胖也。又有母多足者。一名坂下。皆方言也。足脛爲腫。起居如常。甚者難步履。今時屢見兩足粗大與病偕老者。卽古所謂瘇疾是也。又高野山中冬月間。童子十五六歲者。多罹脚疾。初其感之兩脚爲攣。行步艱痛。坐臥則如忘他無所苦。數與藥餌。無効。唯當春暖之時。投脚田澤中。屢蹈泥濘則愈。或不愈者。動輙爲痼。終身禹步云。卒遭此病者。爲瘦人。肥人無之。予謂皆是脚氣之類也。按此病此間未嘗見之。是風土之異也。靑浮苦病。又亞遠之病。又阿於太牟。卽黃胖也。醫學綱目。證治準繩。幷曰。食勞疳黃。一名黃胖。張氏醫通。食勞黃疸。俗曰黃胖。香川太冲曰。此名出于衞生方鑑。行餘醫言論之詳。中人以下。多染此病。余按本藩地方栽培烟草之處。尤多此病焉。其證身體靑黃浮腫。起居動作。喘息。膈間動悸如鼓。上衝人迎。築築然而耳鳴。其劇者或欲起行。則先眩悸喘息。平坐偶然則動穩喘平。精神不甚惡。但偃蹇懈怠。其人手足爪甲。枯碎不長。皺反不澤。是其兆也。大學所謂心廣體胖。朱子曰。胖安舒也。蓋病之者。多眩悸喘息。不能疾步急作。常欲寬平安舒。其名胖蓋取義於此也。治方綠礬爲君藥。針砂亞之。吾門有針砂湯。皇盤丸。數用數驗。母多足。與黃胖異。別有說。坂下之名。蓋取義於其眩悸短氣。不能登高。頃得元祿年間所輯方書。其中載治靑腹病。一名坂下者。葛粉。麵粉。各百錢。硫黃。五錢。鐵粉。五拾錢。右各以好酒煉。風乾堅硬。

再末篩。日三服。每一錢。白湯送下。服後大便必黑。勿驚。是其驗也。若面色及手足。尚不復者。加水苦蕒薄茶半服許。是黃胖也。沈應暘萬病必愈曰。五疸神丹。綠礬。不拘多少。炒至白色爲度。若入瓶中。火煅尤好。細末。煮棗肉爲丸。如櫻桃大。每服五丸。早晨午間晚上各一服。冷酒送下。忌醋生冷發物。若蟲亦吐出。神效。古人都屬之黃疸者。爲未穩也。今治之其證未甚著。有兼痰喘久嗽等併病者。又有傷風痔漏藏毒帶下。去血過多後。爲斯症者。宜識之。治方皆同。而方書所未論也。永類鈐方曰。腸風下血積年不止。虛弱甚者。一服取效。綠礬四兩。入砂鍋內。新瓦蓋定。鹽泥固濟。煅赤取出。入青鹽生硫黃各一兩。研勻再入鍋中固濟。煅赤取出。去火毒。研入熟附子末一兩。粟米粥糊。丸梧子大。每空心米飲溫酒任下三十丸。又魏氏家藏方載硫附鹽礬圓曰。治經年久病下血虛弱甚者。而其方大同少異。是亦失血後爲黃胖之症。只謂虛弱甚者。蓋見其面色青黃虛悸喘息。而稱之也。其方劑治黃胖之方。而非治虛弱甚者之藥也。古人之說。有所未盡者。

毋多足

毋多足。與黃胖異。古曰尰。曰瘇。養德屬之脚氣者。傳證治準繩之誤。又言古所爲壅疾者。爲不穩。千金方曰。夫脚氣者。擁疾也。消渴者。宣疾也。春夏陽氣上。故擁疾發。即宜疾愈也。秋冬陽氣下。故宜疾發。即擁疾愈也。審此二者。疾可理也。香川太冲曰。有一種俗呼腨脚者。其證初發。不覺何因而然。或一脚。或兩脚。脛腫大。不痛不痒。行步不妨。雖不治療。終身無害。間有腿腫者。此亦瘀血惡汁之凝結脚部者。而與陰癩同類。王肎堂與脚氣同看。非也。可謂活眼矣。余嘗視之。但脚脛腫大。行步槃散。又有陰囊腫脹。殆及地者。其因屬癩疝者明矣。小雅云。既微且尰。註曰。骭瘍爲微。尰與瘇同。賈誼曰。天下之勢。方病大瘇。一脛之大幾如腰。一指之大幾如股。平居不可屈伸。如淳曰。腫足曰瘇。是乃母多足也。有林福田方特載足尰（尰原作瘇譌）刺灸之法。余未試。（福田方曰。以甘刀足第四第五指間。赤脈處幷踝下骨解。泄其惡血。血至一斗五升而無害。若見餘處有赤脈者。破之瀉惡血。傳大黃膏。勿令得風水。又云。刺內踝上大脈。血出即差。又云灸外踝夫上。又云檢之有赤脈血路。灸其侄兩三處。各二十一壯。尤佳。註曰。侄元栗切。一寸也○瘰當作嗽。）

祭神農

潛居錄曰。八月朔。古人以此日。爲天醫節。祭黃帝岐伯。本邦醫家以正月八日。祭神農。蓋原于藥師如來結緣日。（慈覺大師。修經時一佛一神。日來護之。藥師尊。紅文大明神。以八日現依爲結緣日。）可笑之甚也。大巳貴命。少彥名命。爲本邦醫藥之鼻祖。而醫家不祀二神者。蓋由無遺訓及今日者。惜哉。其方法之亡。世傳大同類聚方抄本安部眞貞奉勅所撰云。近浪華木孔恭鐫行。內有稱神方者。古云。盡信書不如無書。余於此篇亦云。

痘神

倉山隨園詩話曰。痘神之說。不見經傳。蘇州名醫薛生白曰。西漢以前無童子出痘之說。自馬伏波征交阯。軍人帶此病歸。號曰虜瘡。不名痘也。語見醫統。余考史書凡載人形體者。妍媸各備。無載人面（面原作而刮誤）麻者。惟文苑英華載。潁川陳黯年十三。神詩見清源牧其（其疑某）曰篇詠河陽花。時痘痂新落。牧戲曰。汝藻才而花面。何不咏之。陳應聲曰。玳瑁應難比。斑犀點更嘉。天憐未端正。滿面與粧花。似此爲痘痂見歌咏之始。樂宮譜耳食錄曰。痘神何神也。姑勿深考。或曰。居峨眉山。姐妹三人。身着麻衣。蓋女仙之流。主人問痘疹之疾。人呼爲麻娘娘云。神甚靈顯而嚴于小節。病痘之家。爲位奉之。言語稍不檢。衣物稍不潔。及誠敬少懈者。病者輙作神言語阿譴之。雖私隱無不揭。其甚者。痘或不治。爲得罪於神也。靈異之跡。不可勝紀。然亦非妄禍人者。吾鄉陳君洪書。兒時以痘死。置於東廂。其母撫而哭之。坐於戶限。倦而假寐。見三麻衣婦人入室視兒。驚曰。向幾誤此望都宰也。可放還。言畢出戶去。母驚覺。兒已甦矣。後果仕望都縣令。罷官歸。今猶在。由是觀之。痘殤者。非盡神之爲政也。其亦數之前定者歟。望鹿門醫官玄稿。痘疹十奇說。有祭痘神及酒湯之事。醫官玄稿曰。吾俗間。祭祀痘神神實如在焉。凡至十二朝。期畢。乃令浴痘兒謂之酒湯。因其湯中灌酒也。若後期則災害幷至。而此法獨不在于彼。以其方書無明據。世之醫有難之者。然自古有所試驗而然。俗習不得止也。又櫻陰腐談。言酒湯出于全幼心鑑者誤也。全幼心鑑曰。十二日。十三日。瘡痂已落。其瘡瘢。或凸或凹。肌肉尚嫩。不可澡浴。酒湯之事。未知創于何時。余家兄弟兒女皆係痘患。未嘗用祭祀及酒湯之事。甥姪又慣之。終無一異云。本邦患痘家。必祭疱瘡神夫妻二位於堂。俗謂之裳神。巫曰。無神名。臨時迎祭所在近祠之靈神。如其然則當供一神而可。何祭其配乎。或曰。痘疹守護神者。出雲國大社之末社。鷺森明神文德仁壽三年。依神命祭之。鷺森明神。祭天月神命。舊事本紀云。天月神命壹岐縣主等祖。頭書曰。紀知尚云。天月神命。是亦非月讀命。高皇產靈裔神也。顯宗紀云。月神著人曰。我祖高皇產靈。有鎔造天地之功。奉以歌荒樔田。壹岐縣主侍祠。神名帳曰。壹岐郡。月讀神社。高御祖神社。又曰。山城國葛野坐月讀神社。所謂月神月讀神社。共是天月神命也乎。而祭夫妻二神者。終不可解。猶園曰。吳俗抱痘之家。必供五郎神于堂。既兆吉。具牲牢獻之者。此名花花五聖。又曰。乃知惡鬼。卽是痘司鬼神。來攝小兒。或云是死于痘者。來求受替也。

痘瘡

痘瘡諸說。皆云。起於後漢時。而原于馬伏波征南陽行卒患虜瘡之事。而後漢書不記此事。當以出于肘后方爲證。肘後之書。雖經後人之手。猶爲古書。肘后方曰。比歲有病時行。仍發瘡。頭面及身。須臾周匝。狀如火瘡。皆戴白漿。隨決隨生。不卽治劇者多死。治得差後瘡瘢紫黑。彌歲方滅。此惡毒之氣也。人云。永徽四年。此瘡從西東流。遍海中。煮葵菜以蒜虀啖之。卽止。初患。急食之少飯下菜亦得。以建武中。於南陽擊虜所得。仍呼爲虜瘡。諸醫參詳作治。用之有効。方取好蜜通身上摩。亦可以蜜煎升麻數食之。○余按後世升麻葛根湯之所祖也。　本邦痘瘡始天平七年乙亥時。醫不識其救法。公卿多斃於此病。醍醐帝始有患痘之事。文德實錄曰。仁壽三年二月。京師及畿外。

多患疱瘡。死者甚衆。天平九年。及弘仁五年。有此瘡患。今年復不免此瘡而巳。羅浮子曰。痘瘡之病。考諸醫家之說。隋巢元方雖說傷寒斑瘡豌豆瘡疱。無方藥。唐孫眞人書。豌豆瘡。在傷寒部中。而有治方。宋陳言曰斑瘡病。內經與仲景。皆不載。蓋魏朝方有焉。以白頭赤根者。俗爲豌豆。卽斑瘡也。細粟如麻者。俗呼爲麻。卽膚瘡也。又有大者。爲芋爲荐。此皆輕重之不齊。故命名異耳。而亦有治方。孫陳所言。乃似不拘壯幼。蓋眞人者。唐高宗時人。而在天平之前。然則豌豆瘡自漢土傳我西州。而至京師。古昔無之。而此時初發乎。藤原公忠後愚昧記載。應安七年。後光嚴帝患痘瘡。施藥院使丹波篤直以柚針刺之。病終不治。自天平至應安六百四十餘年。何不熟其方法乎。然痘瘡實起後漢歷三國六朝。至唐無明辨之者。則又何獨責篤直乎。紅毛治痘灌膿時刺去膿。蓋防內攻之策云。五雜俎曰。韃靼種生無痘疹。以不食鹽醋故也。近聞其與中國互市。間亦學中國飲食。遂時一有之。彼人卽舁置深谷中。任其生死。絕跡不敢省視矣。一云不食猪肉故爾。西域聞見錄曰。小兒亦出痘。輕而易過。百中或損一。亦從無回子麻面者。倘出痘者多。則避於深山極寒之地可免。克按其症之發不在食餌。五島八丈島亦無此病。蓋其風土爲然。西肥鮮此患。人士未染者。不能遠離其地。含使命四方。或于役江戶。裏足境內。與彼禁錮一般。故聞長崎及諸方痘瘡流行。則或往其地。祈其傳染。或行種痘法而歸。翁加里亞國亦無痘。行商濟異域者。先行種痘法而後航海。明和年間。遷八丈民於下野芳賀郡。居頃之。而老壯患痘。寬政八年丙辰五月三日。常陸那珂湊。一船漂着。所乘十一人。問之。曰伊豆三宅島舟也。去年七月廿二日。載流徙送八丈島。十月至島。今年四月發島。遇西風至于此。當日檢之。告官。令吏賜糧食。內有八丈島民三人。曰八丈島自古無痘瘡。方今一般流行。斃于此病者日多一日。小民無智。以保一日之命為幸。奔走竄伏。隱山入谷。避之猶避敵。耕耨漁樵。一時廢業。恐令公田赤地。村甲伍老。入山教諭以痘災未除。惟死之懼。所保結官絹。染絲既成。織女竄山。或臥枕。無紡績者。恐致稽遲。因報知之。具狀以聞。本島之例。不經八十八夜。則不能渡海。蓋避風濤之災也。予輩不及待之。故託三宅島舟。解纜果遇駭風。漂流于此。因問其詳。曰寬政乙卯九月廿七日。八丈島船自伊豆歸。所乘三根村民。於船中得病。十月三日。周身發紅。不知何病。醫議曰痘瘡也。本島從來無此病。今有此症。恐傳染外人。乃區畫里外。搆小舍置之。終以不起。延及其家人隣側。先是天明年間。島內樫立村痘疹流行。死者甚多。以故人心益不安。三根村外十里。斷路。禁往來。使樫立村往年患痘者役使之。島吏趣三根村。看護之。死者不止。小民棄家。攜妻子遁逃山中。無幾支村稻葉里。發痘。島吏令病者悉徙之本村防之。日後患者比比相屬。不能又徙之。其死者多係老壯。如幼少者其病輕。三根村。男女千四百餘口。竄山者。二百餘人。惟患者。千二百人。死者四百六十人。末吉。樫立。二村。與三根村隔山。故禁村民不得相交。客歲晚冬。樫立村有一人罹患者。速遷之里外。往年死于痘者。三百餘人。今年病者皆是幼童。以故死者少。樫立村。男女九百餘口。患者百三人。死者二十九人。末吉村去年臘月一人得痘。併其未發痘之時至其家者。遷之居里外。不得與村人相交會。人人欲棄家避山中。盤驗之。無糧可支數日者。仍教諭就農桑漁樵。至今年正月。比屋患之。末吉村男女八百餘口。皆逃去山中。患者五十五人。死者十五人。大賀鄉預防之。禁村民與他村往來。客歲季冬有一人發痘者。速遷之三根村。鄉中驚怖。竄入山中。其得免痘死。亦不得免餓死。里正等招諭就產業。無一人歸者。逃山中者。得痘。又令遷之三根村。無幾患者相次。不暇悉遷之。男女千八百餘口。患者百二十六人。死者四十七人。中之鄉。不與痘村相通。嚴防之。至今年早春。一人發痘。徙之里外處草舍。教諭鄉中。勸產業。又一人得痘。鄉人謂不入山。則不能免與死于痘。寧死于餓。一時騷亂竄入山中。不日山中發痘者多矣。仍有稍稍歸家者。男女千餘口。患者四十人。死者十三人。小島令禁渡海。故無痘疢。小島民來寓三根村者。二人罹災死。青島往年地中出火焰燒後。八丈人遷居壑田島。人預防痘災。然亦終不能免。男女百五十餘口。患者十九人。死者十三人。

素問評

靈蘭祕典論曰。心者君主之官也。神明出焉。肺者相傅之官。治節出焉。肝者將軍之官。謀慮出焉。膽者中正之官。決斷出焉。徂來先生素問評曰。此篇晉代之文。何則漢魏晉。丞相多兼太傅將軍。春秋以後之官。中正乃魏晉之官。按周成王作周官曰。立太師太傅太保。茲惟三公。論道經邦。燮理陰陽。少師少傅少保。曰三孤。貳公弘化。寅亮天地。弼予一人。則三太。周之三公也。故不以一職爲官名。又以三少爲孤卿。與六卿爲九焉。傅已創于周。將軍未聞周以前有之。三代之制。天子六軍。其將皆命卿。故夏書曰。大戰于甘。乃召六卿。蓋古之天子。寄軍政於六卿。居則以田。警則以戰。所謂入使理之。出使長之之義。諸侯之制。大國三軍。次國二軍。小國一軍。其將亦命卿也。晉獻公初作二軍。公將上軍。則將軍之名。起於此也。魏獻子。衛文子。並居將軍之號。（左傳。晉閻沒女寬。謂魏獻子曰。豈將軍食之而有不足。又禮記將軍文子之喪。既除而後越人來弔。又家語曰。衞將軍文子。問子貢是也。）又老子三十一章曰。偏將軍居左。上將軍居右。中正。按古五行之官。春官。木正曰句芒。夏官。火正曰祝融。秋官。金正曰蓐收。冬官。水正曰元冥。中官。土正曰后土。後人中正之名。蓋起於此。史記陳勝既爲楚王。以朱房爲中正。

一具

方書云。魚獸鳥心肝。秤量者。呼一具。全具不傷敗者一箇之謂也。王漁洋池北偶談曰。王景略。臨終託其子皮。十具牛爲治田之資。不爲求官。亦葛侯八百本桑之意。今江淮以北。謂牛四頭爲一具。俗語有所本。此說與方書所謂一具固自不同。

吹奶

方書言吹奶。卽乳癰也。儒門事親云。乳癰俗呼曰吹乳是也。又病人咨曰。吹嬭。寇宗奭曰。地黃。葉如甘露子。花如脂麻花。北人謂牛奶花。又李時珍曰。俗呼其苗婆婆奶。又遵生八牋有牛奶柑。此他俗語稱婦人曰奶奶之類。不暇每舉。而字書不載奶字。貝原好古和字雅曰。乳嬭奶腕弁同。字彙曰。嬭音乃。乳也。蓋自嬭音乃。生一奶字來者。而字書不收者遺脫也。竇漢卿瘡瘍經驗全書。論吹字曰。外吹乳者。小兒吮乳吹風。在內故也。內吹乳者。女人腹中有孕。其胎兒轉動。吹風在外故也。煎藥中須用保胎之劑以治。乳發之藥同治之。而言其胎兒轉動吹風者。爲迂遠。

畏疫

論語曰。鄉人儺。朝服而立於阼階。孔安國曰。儺驅逐疫鬼。郊特牲曰。鄉人裼。孔子朝服。立于阼。在室神也。鄭玄曰。裼強鬼也。謂時儺索室毆疫逐強鬼也。裼或爲獻。或爲難。音曰。裼音傷。難或作儺。周時既有畏疫之事。屠蘇辛盤之屬。皆與於畏疫者。於門戸上插種種之物。西土俗亦同。除日插鰯魚頭尾於門戸。名曰疫案山子。松下見林國朝佳節錄曰。今按插魚頭者。旁磔之義。紀貫之土佐日記載。門戸插鯔頭柊葉蓋昔不必用鰯魚。陳善捫虱新話曰。予聞關中人不識螃蟹。人有得一乾螃蟹者。或病。則掛之門。其病遂愈。沈存中曰。不但人不識。鬼亦不識也。本邦之鬼。亦不識鰯魚也。夢溪筆談曰。關中無螃蟹。元豐中予在陝西。聞秦州人家。收得一乾蟹。土人怖其形狀。以爲怪物。每人家有病瘧者。則借去掛門戸上。往往遂差。不但人不識。鬼亦不識也。

假作正月

凡世俗遇疫邪災疾凶荒之歲。則不問何月何日。假作正月模樣。以爲除舊迎新。凶災可轉。相呼曰流行正月。香祖筆記曰。老學庵筆記陳師錫家享儀。以冬至前一日爲冬住。又云唐盧頊傳云。是日冬至除夜。乃知唐人冬至前一日。亦謂之除夜。吾鄉三十年前。冬至節祀先賀歲。與除夕元旦同。近乃不行。亦不知其所以然也。乙酉夏。二東多疫。忽有鄉人持齋素者。言以五月晦爲除夕。禳之則疫可除。一時村民皆買香燭。祀神祇祖先。亦妖言也。乃知西土亦有流行正月。

知雨霽

病者知風雨晦晴者。皆是血分之不爽也。或屬虛乏。或屬瘀滯。打撲折傷癥瘕。疝癖。皆知之。只蟲積之一症。乃係別因。其治在於此。不在於彼。關羽嘗爲流矢所中。貫其左臂。後創雖愈。每至陰雨。骨常疼痛。醫曰。矢鏃有毒。毒入于骨。當破臂作創。刮骨去毒。然後此患乃除耳。羽更伸臂令醫劈之。時羽適請諸將飲食相對。臂血流離。盈於盤器。而羽割炙引酒。言笑自若。唐司空邠王守禮。庸鄙無才識。每天將雨及霽。守禮先言之。已而皆驗。岐薛諸王。言於上玄宗曰。邠兄有術。上問其故。對曰。臣無術。則天時。以章懷之故。幽閉宮中。十餘年。歲賜敕杖者。數四。背瘢甚厚。將雨則沈悶。將霽則輕爽。臣以此知之耳。因流涕霑襟。上亦爲之慘然。守禮。章懷太子之子也。

鵋梟鵂

西土人。忌鵋鵂鴞屬。本草載。鵋鵂。夜飛晝伏。入城城空。入室室空。若聞其聲如笑者。宜速去之。又曰。鴞即梟也。一名鵩。入室主人當去。賈誼鵩鳥賦。即惡其不祥也。鵋鵂與鵩甚相似。各有其類。共忌入于人家。日本紀仁德紀曰。天皇生日。木兔入于產殿。譽田天皇召大臣武內宿禰。語之曰。是何瑞也。大臣對言。吉祥也。昨日臣妻產時。鷦鷯入于產屋。是亦異焉。天皇曰。今朕之子。與大臣之子。同日共產。兼有瑞。是天之表也。取其鳥名。各相易名子。爲後葉之契也。是木兔宿禰也。木兔乃鵋鵂也。本邦原不忌此物。頃

讀徐氏筆精 徐𤊹著 曰。梟惡鳥也。人聞其鳴。輒爲不祥。昔梟鳴牙旗。謝艾乃兆軍勝。梟鳴庭樹。張率更乃兆授官。唐章顓將放榜日。梟鳴簷際。逐之復還。顓曰。我失意無所恨。兼恐橫罹災患。須臾榜出。顓登第。然則梟非惡鳥也。一士人語余曰。頃夜間聞少婦巧笑。始以爲隣人。細聞之。則其聲在庭外樹梢。家婢侍兒輩驚畏。無出氣者。須臾又聞老丈高笑。不知何怪。最後作鵋鵙鳴兩三叫去。始知其鵋鵙。余曰。本草有之。聞其聲如笑。宜速去之。曰。笑是非不祥之聲。是何理。余不知其對。

饑饉

唐德宗貞元中。關中倉廩竭。禁軍或自脫巾呼道曰。拘吾軍而不給糧。吾罪人也。上憂之甚。會韓滉運米三萬斛至陝。李泌卽奏之。上喜遽至東宮謂太子曰。米已至陝。吾父子得生矣。時禁中不釀。命於防市。取酒爲樂。又遣中使諭神策六軍。軍士皆呼萬歲。時比歲饑饉。兵民率皆瘦黑。至是麥始熟。時有醉人。當時以爲嘉瑞。人乍飽食死者復五之一。數月人膚色乃復故。本藩郡縣所在。設稗倉而畜積數十百歲。人以爲長物。天明癸卯七月七日。天雨砂土。如重霧。如篩灰。相去咫尺。不可相見。日影如未磨鏡。翳翳無光采。白晝晦暗。家家點燈。不知何故。人皆驚怪。老人或言寶永中。富士山旁吐沙起山。此時如此。後數日。始傳信州淺間山燒。是年盛夏多雨陰涼。仍著冬衣。甲辰。民甚餓。此冬無雨雪。乙巳梅雨中無一陰。田畝赤地。稼禾不耕。臘月時發雷聲。人以爲異。丙午。六月。連雨。七月十六日。洪水漂沒民家。平地水高丈餘。闢東大饉。都人以爲米商姦黠藏米之所致。數十人。相呼市頭喧嘩。擊破米肆。蹂躪其所畜。米苞狼藉市街。甚至倒屋折柱。街頭爲不遍。二三晝夜。横行都中。壞盡行米數百戸。此時米三合。價百錢。於是本藩開倉廩賑給貧民。牛馬絡繹而運之。里正伍長。相檢校而無所不及。時貧人雜食茉苣。冬青葉等之物。面色青黄微腫。仍索救之方。乃私製三因方所載解毒丸。告官。博施給之郡司。大得其驗。而與唐書言瘦黑者。不相符。

題叢桂偶記後

孟子曰。盡信書。則不如無書。書豈可盡信乎。將不可盡信乎。信與不信。唯在其人耳。吾南陽先生之於學。廣搜羅羣籍。苟有可以裨益醫事者。雖後世之書。取以備參攷。簸揚粃糠。淘汰鏐鐐。用力之久。暸然多所發明。如此篇。先生三餘之間。自錄其所見聞。凡若干卷。二三兄弟。校訂得二卷。先上之梓。此書一出。四方之士。知先生用心之篤。玩味揣摩。施之治則。不亦仁術之一助乎。刻成。先生有命令予題其末。敢書數言。以爲之跋。寛政十二年庚申秋。門人大谷恭謹識

諸子讀偶記。談笑以爲常。問之。則家大人之所著也。今年諸子議而上木。不肖幼未能讀。讀不能解。因木子虛之勸乞大人跋其尾云。十一童男昌文謹撰

陳存仁編校

皇漢醫學書

古書醫言

東洞吉益著

古書醫言

提要

本書四卷。爲日本漢醫名宿東洞吉益翁所著。以古書可尊。而在乎信。古醫可貴。而在乎治。若不明古書。則病不治。於是道不古不從。方不古不取。遂精究之而施於今。始悟萬病一毒。無疾不治矣。爰從秦漢以來之言醫者。而詳論辨闢。題名曰古書醫言也。凡古代書籍。涉及醫事之言論者。莫不一一臚列。首舉原文。次附註解辨論。條條珠玉。語語精要。考古而無謬。證今而無疑。實爲研究醫學之傑作。而爲後學之導師者也。

古書醫言序

天有日月星辰。地有山川澤陵。日月星辰者天之文也。山川澤陵者地之象也。而其文與象俯仰瞻望。瞬目之間亦可能觀察焉。人見其日月星辰唯謂之大。見其山川澤陵唯謂之廣。而其廣與大。一朝一夕。尺寸之陰。豈可得窮極矣哉。夫古書之可尊。在乎其信信。古醫之可貴。在乎其治治。而苟書之不明。病之不治。惡在其尊貴之也。我先祖考東洞翁。生二千歲之下。學二千歲之上。道不古則不從。方不古則不取。鑽研多年。用以施之於今。始悟萬病一毒。無疾不治。乃考諸古而無繆。徵諸今而不疑。於是。規矩準繩立焉。紀綱法則擧焉。古疾醫之道。遂復明於今世。翁嘗嗟其疾醫之道熄而陰陽醫之言行。稽諸秦漢以上言醫事者。而評論辨闢之。題曰古書醫言。或恐人之視者。唯謂東洞一家言。不深研窮。而其崇尚之者猶寡。然吾東洞者。原盡疾醫之本要。是以其所取僅十一。而所舍殆十九。況乎百家亦皆非醫。唯幸存古醫真言之千百於十一爾。孰能分其珠玉與魚眼。故苟不聰明睿智之人。冀達其本要者。則不可與言疾醫之大道也。嗚呼。吾東洞既沒。先考南涯夙受其業。已有傷寒論精義之著。特以此書未公于世。亦未上梓。文化癸酉之春。梨棗日謀。無幾亦不幸見背。不肖順辱入續業。但日夕講究。幹父祖之事。幸以父祖之靈。獲業速竣。尋又將就傷寒論精義。庶乎得不忝矣。順又竊謂。此書一出。人之知吾東洞與不者。在乎其信於此與不。且人視我之言。顧者不知復以爲如何。文化十年冬十一月。平安　吉益順謹撰

古書醫言引用書目

卷一

周易
書經
詩經
禮記
周禮
論語
家語
左氏傳

卷二

荀子
文子
亢倉子
子華子
劉子新論
鄧析子
鬼谷子
戰國策
呂氏春秋
史記

卷三

史記
淮南子
列子
鹽鐵論
揚子法言
潛夫論
申鑒
中論前集
心印經

卷四

鶡冠子
劉向新序
孔叢子
陸賈新語
春秋繁露
說苑
論衡
前漢書
後漢書
內經
傷寒論

古書醫言

安藝　吉益爲則公言著
男　猷修夫
孫　順信夫　校

卷一

易曰。九五无妄之疾。勿藥有喜。

象曰。无妄藥不可試也。

爲則曰。九五以中正當尊位。下又以中正應之。可謂无妄之至。其道無以加矣。疾者謂作之病也。以九五之無妄。如其有疾。勿以藥治。則有喜也。夫人之有疾。則以毒藥。攻去其病毒。以復其正。若無疾病而攻治之。則反害其正矣。故勿藥自愈也。无妄之疾。雖自外來。无妄之體。剛健貞順。固不受也。而无妄之疾而動。則是爲妄也。

書曰。若藥勿瞑眩。厥疾勿瘳。

爲則曰。書言醫事。可信。莫古焉。而後世不由此語。蓋漢以降。疾醫之道熄焉。陰陽醫隆焉。夫陰陽者造化之事。而非人事也。故聖門天地陰陽者。恭敬而從之。慎無犯耳。以陰陽不論人事也。然漢以降。陰陽之說播而吾道湮矣。其論益似微。其事益難成也。悲哉。天下衆庶嬰係疾病。不能免脫其苦患也。是無它。以陰陽論疾病。以不知爲知之弊也。乃如太倉公是也。蓋醫者掌疾病。疾病不治。豈謂醫乎。然太倉公論死生。而不能救疾病。偶有救者。論與治乖。非空言虛論而何。故於其傳評之。可以考矣。今此語易讀難行。爲之則瞑眩。瞑眩人人皆異。千變萬怪不可名狀也。故藥中肯綮。毒不解。則藥終勿瞑眩也。毒解則藥忽瞑眩也。或有眩瞑數十日。絕食羸瘦。將死而毒盡頓快者也。或有瞑眩數死數蘇。而毒盡漸治者也。是皆軀不自爲之者。奚能得知焉。故曰。此語易讀難行也。醫術習熟在茲。醫術習熟在茲。

詩經曰。匪我言耄。爾用憂謔。多將熇熇。不可救藥。

爲則曰。多行熇熇慘毒之惡。醫之死病無良醫。

禮記曰。醫不三世。不服其藥。

孔氏穎達曰。父子相承至三世。是愼物調齊矣。呂氏大臨曰。醫至三世。治人多矣。用物熟矣。功已試而無疑。然後服之。亦謹疾之道也。方氏慤曰。醫之爲術。苟非祖父子孫傳業。則術無自而精。術之不精。可服其藥乎。爲則曰。禮之所言。其常而已。雖非傳業。其人而自然克得。倘克治疾。未及三世。固所可用也。

凡執技以事上者。祝史射御醫卜及百工。凡執技以事上者。不貳事。不移官。

爲則曰。禮運曰。臣與家僕雜居齊齒。非禮也。

孟春行秋令。則其民大疫。

季春行夏令。則民多疾疫。

孟夏月也。聚蓄百藥。

仲夏行秋令。民殃於疫。

孟秋行夏令。民多瘧疾。

季秋行夏令。民多鼽嚏。

民必疾疫。又隨以喪。命之曰暢月。

仲冬行春令。民多疥癘。

爲則曰。凡月令之言病。於治療無益矣。雖聖經不能無疑。唯率以言之。乃可也。理以推之。乃不可也。又周禮及呂氏春秋等月令。皆倣之。非疾醫之事。

惻怛之心。痛疾之意。悲哀志懣氣盛。

爲則曰。是不因毒病。故不藥而治。以此醫之治毒可確知矣。

或曰。輔病婦人童子。不技不能病也。

爲則曰。可考喪服四制義疏。

周禮曰。聚毒藥以共醫事。

爲則曰。注云藥之物恆多毒。是不知而爲說誤也。夫藥皆毒也。以毒解毒。故瞑眩。弗瞑眩厥疾弗瘳。雖五穀用以爲藥則毒。故瞑眩也。鄭玄不爲醫。因不知此義。而作說。其誤傳于千載。聖人之禁戒。可畏可愼。

歲終則稽其醫事。以制其食。十全爲上。十失一次之。十失二次之。十失三次之。十失四爲下。

爲則曰。稽醫事之當否而非計死生之多少。誤有爲計死生之多少者。豈得以死生稽人功哉。夫死生者天之主也。疾病者醫之主也。假令瘳於疾病雖十全矣。命盡則死。故古語曰。死病無良醫。是之謂也。

食醫。掌和王之六食六飲六膳百羞百醬八珍之齊。

凡食齊眡春時。羹齊眡夏時。醬齊眡秋時。飲齊眡冬時。

凡和春多酸。夏多苦。秋多辛。冬多鹹。調以滑甘。

凡會膳食之宜。牛宜稌。羊宜黍。豕宜稷。

犬宜粱。鴈宜麥。魚宜苽。

凡君子之食。恆放焉。

爲則曰。以食醫之法。不可論疾醫也。食者有養之意也。疾者有攻之意也。不可混矣。蓋本草混之。故建禁忌之法。誤也。大都養者從好惡。攻者不拘好惡也。

疾醫。掌養萬民之疾病。四時皆有癘疾。春時有痟酸削也首疾。夏時有痒疥疾。秋時有瘧寒疾。冬時有嗽上氣疾。

爲則曰。是因四時氣令。而內毒動也。氣令者天事也。以人事不可治也。內毒者人事也。疾醫能治之。故見病發。

言之乃可也。理以推之乃不可也。

以五味五穀五藥養其病。

爲則曰病無養之道。故注云。養猶治也。

又曰。病由氣勝負而生。是陰陽醫之說。而非疾醫之論。

以五氣五聲五色。眡其死生。

爲則曰。知死生也。病者與醫者無益。由是思之。古人有疑於周禮也。宜哉。

兩之以九竅之變。參之以九藏之動。

爲則曰。九竅九藏。四肢百體。是造化之所爲也。以人事不可撿也。病者皆毒依於法。去其毒。則九竅九藏之變。皆治復初。由是觀之。古人所謂是亦攙入乎。

凡民之有疾病者。分而治之。死終則各書其所以。而入于醫師。

瘍醫掌腫瘍潰瘍金瘍折瘍之祝藥劀殺之齊。

鄭司農曰。祝當爲注讀。如注病之注。聲之誤也。注謂附著。劀謂刮去。

凡療瘍。以五毒攻之。

鄭司農曰。止病曰療。攻治也。五毒五藥之有毒者。今醫方五毒之藥。作之合黃堥置石膽丹砂雄黃礜石慈石其中。燒之三日三夜。其煙上著。以鷄羽掃取。以注創。惡肉破。骨則盡出。

以五氣養之。以五藥療之。以五味節之。

鄭司農曰。五氣當作五穀。爲則曰。五穀亦用於藥。則皆毒也。

凡藥。以酸養骨。以辛養筋。以鹹養脈。以苦養氣。以甘養肉。以滑養竅。

爲則曰。是亦攙入陰陽之論也。疾醫不取。

辨三酒之物。一曰事酒。二曰昔酒。三曰清酒。

鄭司農曰。事酒有事而飲也。昔酒無事而飲也。清酒祭祀之酒。玄謂。事酒酌有事者之酒。其酒則今之醳酒也。昔酒今之酋久白酒。所謂舊醳者也。清酒今中山冬釀接夏而成。爲則曰。古方白酒清酒。以是可知矣。

論語曰。孟武伯問孝。子曰。父母唯其疾之憂。

古注曰。孝子不妄爲非。唯疾病。然後使父母憂。

爲則曰。疾之愼則在乎守節。

伯牛有疾。子問之。自牖執其手。曰。亡之。命矣夫。斯人也而有斯疾也。斯人也而有斯疾也。子之所愼齊戰疾。

曾子有疾。召門弟子曰。啓予手。啓予足。詩云。戰戰兢兢。如臨深淵。如履薄冰。而今而後吾知免夫。小子。

曾子有疾。孟敬子問之。曾子言曰。鳥之將死。其鳴也哀。人之將死。其言也善。

爲則曰。孝經云。身體髮膚。受之父母。不敢毀傷。孝之始也。免者免災也。夫君子言必信。行必忠。故免災。今之學者乃不然。愼旃。

敢問死。曰。未知生。焉知死。

爲則曰。死生天命也。故聖人不論。况於常人乎。

子夏曰。商聞之矣。死生有命。富貴在天。

子曰。南人有言曰。人而無恆。不可以作巫醫。善夫。

物子曰。人而無恆。不可以作巫醫。鄭玄曰。主巫醫。不能治無恆之人。物子曰。鄭玄之解。古來相傳之說已。作巫醫者謂爲其人卜筮且醫疾也。非謂以其人爲巫醫之人也。

康子饋藥。拜而受之。曰。丘未達。不敢嘗。

爲則曰。孔安國曰。未知其故。故不敢嘗。禮也。物子曰。古人解古文辭。可謂盡之矣。祇其辭簡奥。讀者未易解已。

故故實也謂禮也未知其故。故不敢嘗。是解孔子之言也。禮者言孔子所以言者禮也。醫師職曰。醫師掌醫之政令。聚毒藥以共醫事。是古之藥多毒藥。故鄭註曰。藥之物恆多毒。爲則曰。蓋鄭玄徂徠皆非醫也。而不行。而言藥多毒此誤也本草曰有毒無毒。是食醫之事。而非疾醫之事也以食醫混疾醫亦誤也。是疾醫之道所以絕焉。食醫者主養也。疾醫者主攻也。故古語攻病以毒藥。養精以穀肉菓菜。雖穀肉菓菜用爲藥。則有攻之意。故藥皆毒也。譬如甘麥大棗湯三味爲食料則無毒。用藥方中肯綮則大瞑眩。或吐瀉或發汗。而其毒解。疾乃瘳。是無它。毒毒平毒也。吾黨小子行而言。勿舌言。雖彼博洽巨儒不行而言皆臆也。故學如鄭玄徂徠。尚致此過失矣。聖人戒之曰。有不知而作之者。我無是也。慎哉。又曰。如藥勿瞑眩。厥疾勿瘳。此非疾醫則不能解也。知藥皆毒亦然。物子曰。饋毒於人而令死。古者謂之饋藥焉。是所以無饋藥之禮也。孔子時禮失俗變。貴人聞疾或饋之。時人亦必嘗之。依賜食之禮也。皆非禮也。此或一說。

家語曰。哀公問孔子曰。智者壽乎。仁者壽乎。孔子對曰。然。人有三死。而非其命也。己自取也。夫寢處不時。飲食不節。逸勞過度者。疾共殺之。居下位而上干其君。嗜欲無厭而求不止者。刑共殺之。以少犯衆。以弱侮強。忿怒不類。動不量力。兵共殺之。此三者非命也。人自取之。若夫智士仁人。將身有節。動靜以義。喜怒以時。無害其性。雖得壽焉。不亦宜乎。

孔子曰。良藥苦於口。利於病。

爲則曰。藥皆毒也。毒毒于毒而疾乃瘳。奚藥之良之有焉。按史記漢書皆作毒藥。韓非子說苑幷作良藥。憶者劉向校合家語之時。因韓非作良藥乎。今從史漢。作毒藥爲是。

曾子耘瓜。誤斬其根。曾晳怒。建大杖以擊其背。曾子仆地而不知人。久之有頃乃蘇。

君子修道立德。不爲窮困而改節。爲之者人也。生死者命也。

魯哀公問於孔子曰。人之命與性何謂也。孔子對曰。分於道。謂之命。形於一。謂之性。化於陰陽象形而發謂之生。

化窮數盡謂之死。

鄭子產有疾。謂子太叔曰。我死子必爲政。唯有德者。能以寬服民。其次莫如猛。

春秋左氏傳曰。六日公至。毒而獻之。公祭之地。墳。與犬。犬斃。與小臣。小臣亦斃。

爲則曰。地墳是不知爲何毒太甚。

隕石于宋五。隕星也。六鷁退飛。過宋風也。云云。退而告人曰。君失問是陰陽之事。非吉凶所生也。吉凶由人。吾不敢逆君故也。

爲則曰。陰陽者天事也。吉凶者人事也。積善餘慶而吉。積惡餘殃而凶。譬如人病。有毒于內。則因天令而毒動病。無毒于內。則天令雖烈不病也。陰陽之事。以人事不可計。奉順而守之耳。

邾子曰。苟利於民。孤之利也。天生民而樹之君以利之也。民既利矣。孤必與焉。左右曰命可長也。君何弗爲。邾子曰。命在養民。死之短長時也。民苟利矣。遷也吉莫如之。遂遷于繹。五月邾文公卒。君子曰。知命。

齊侯戒師。期而有疾。醫曰不及秋。將死。

穆公有疾曰。蘭死。吾其死乎。吾所以生也。刈蘭而卒。

晉人獲秦諜。殺諸絳市。六日而蘇。

晉胥克有蠱疾。

諺曰。高下在心。川澤納污。山藪藏疾。

郇瑕氏土薄水淺。其惡易覯。易覯則民愁。民愁則墊隘。於是乎有沈溺重膇之疾。不如新田土厚水深。居之不疾。

爲則曰。是後世所謂脚氣之濫觴也。然脚氣無毒。人雖居卑濕之地。不疾。故特無脚氣之藥。但視毒之所在而治。則克治。學者察諸。

晉侯夢大厲。被髮及地。搏膺而踊曰。殺余孫不義。余得請於帝矣。壞大門及寢門而入。公懼入于室。又壞戶。公覺召桑田巫。巫言如夢。公曰何如。曰不食新矣。公疾病求醫于秦。秦伯使醫緩爲之。未至。公夢。疾爲二豎子。曰彼良醫也。懼傷我焉。逃之。其一曰。居肓之上膏之下。若我何。醫至曰。疾不可爲也。在肓之上膏之下。攻之不可。達之不及。藥不至焉。不可爲也。公曰。良醫也。厚爲之禮而歸之。六月丙午。晉侯欲麥。使甸人獻麥。饋人爲之。召桑田巫。示而殺之。將食。張如廁。陷而卒。小臣有晨夢。負公以登。及日中。負晉侯出諸廁。遂以爲殉。

爲則曰。緩之言非疾醫之辭。註曰。傳言巫以明術見殺。小臣以言夢自禍。孔子曰。不語怪力亂神。豈亦其人之命耶。

晉范文子反自鄢陵。使其祝宗祈死曰。君驕侈而克敵。是天益其疾也。難將作矣。愛我者。唯祝我。使我速死無及於難。范氏福也。六月戊辰士燮卒。

君子謂子重。於是役也。所獲不如所亡。楚人以是咎子重。子重病之。遂遇心疾而卒。

爲則曰。非毒而病。皆不可藥也。

子駟使賊夜弑僖公。而以瘧疾赴于諸侯。

以待疆者而庇民焉。寇不爲害。民不罷病。不亦可乎。

子駟曰。國病矣。子展曰。得罪於二大國。必亡。病不猶愈於亡乎。

爲則曰。疾病可治。死不可救。

叔豫曰。國多寵而王弱。國不可爲也。遂以疾辭。方暑闕地下冰而牀焉。重繭衣裘。鮮食而寢。楚子使醫視之。復曰。瘠則甚矣。而血氣未動。乃使子南爲令尹。吾見申叔。夫子所謂生死而肉骨也。

其御曰。孟孫之惡子也。而哀如是。季孫若死。其若之何。臧曰。季孫之愛我。疾疢也。孟孫之惡我。藥石也。美疢不如惡石。夫石猶生我。疢之美。其毒滋多。孟孫死。吾亡無日矣。

詩曰。誰能執熱。逝不以濯。禮之於政。如熱之有濯也。濯以救。何患之有。

爲則曰。古昔有水瀆之法。亦如此。太倉公傳可考矣。

然明謂子產曰。毀鄉校如何。子產曰。何爲夫人朝夕退而游焉。以議執政之善否。其所善者吾則行之。其所惡者吾則改之。是吾師也。若之何毀之。我聞忠善以損怨。不聞作威以防怨。豈不遽止。然猶防川。大決所犯。傷人必多。吾不克救也。不如小決使道。不如吾聞而藥之也。然明曰。蔑也。今而後知吾子之信可事也。小人實不才。若果行此。其鄭國實賴之。豈唯二三臣。仲尼聞是語也。曰。以是觀之。人謂子產不仁。吾不信也。

晉侯有疾。鄭伯使公孫僑如晉聘且問疾。叔向問焉。曰。寡君之疾病。卜人曰。實沈臺駘爲祟。史莫之知。敢問。此何神也。子產曰云云。由是觀之。則臺駘汾神也。抑此二者不及君身。山川之神則水旱癘疫之災。於是乎禜之云云。若君身則亦出入飲食哀樂之事也。山川星辰之神。又何爲焉。僑聞之。君子有四時。朝以聽政。晝以訪問。夕以脩令。夜以安身。於是乎節宣其氣。勿使有所壅閉湫底。以露其體。茲心不爽而昏亂百度。今無乃壹之。則生疾矣。僑又聞之。內官不及同姓。其生不殖。美先盡矣。則相生疾。君子是以惡之。云云。晉侯聞子產之言曰。博物君子也。重賄之。

爲則曰。子產曰。若君身。則亦出入飲食哀樂之事也。嗚呼。君子言哉。慎疾醫之疾。在飲食嗜欲守節爾。後世謂風寒暑濕之疾。謬可以知矣。

又曰。子產曰。君子有四時。是養生脩身之道。可不務乎。

晉侯求醫於秦。秦伯使醫和視之。曰。疾不可爲也。是謂近女室。疾如蠱。非鬼非食。惑以喪志。良臣將死。天命不祐。云云。趙孟曰。良醫也。厚其禮而歸之。

爲則曰。是國醫之論。而非疾醫之事也。後世醫書以此論言六氣之疾。謬也。蓋其所論近女室。疾如蠱。良臣將死。皆是非疾爲之也。

衛侯使賂周歂冶廑曰。苟能納我。吾使爾爲卿。周冶殺元咺及子適子儀。公入祀先君。周冶既服將命。周歂先入及門。遇疾而死。治瘧辭卿。

爲則曰。周歃死也。假令不死。治瘧見其疾以爲爵。而辭乃可矣。過而改則無災也。祭統曰。爵有德而祿有功。必賜爵祿於大廟。爾不敢專也。周治爲卿不義也。不義神明不受也。宜哉見爵。

晉侯飲酒云云。亦自飲也。曰味以行氣。氣以實志。志以定言。言以出令。臣實司味。二御失官。而君弗命。臣之罪也。公說徹酒。

爲則曰。味以行氣。固然。但後世醫家欲以毒藥行氣。大誤矣。何則。非食味。氣不得養。故可謂味以行氣也。藥皆毒。疾亦毒也。以毒攻毒。氣或不行。爲有毒而去其毒。則氣自行。故不可謂藥以行氣也。

許悼公瘧。五月戊辰飲。太子止之藥。卒。太子奔晉。書曰。弒其君。君子曰。盡心力以事君。舍藥物可也。

爲則曰。凡非本職。勿好爲焉。奚唯藥。

泠州鳩曰。王其以心疾死乎。

水潦方降。疾瘧方起。

齊高彊曰。三折肱。知爲良醫。

爲則曰。醫之爲功也。以一不可決。再三得功而後。方證始可以言已。

樹德莫如滋。去疾莫如盡。

是歲也。有雲如衆赤鳥。夾日以飛三日。楚子使問諸周大史。周大史曰。其當王身乎。若禜之。可移於令尹司馬。王曰。除腹心之疾。而寘諸股肱。何益。不穀不有大過。天其夭諸。有罪受罰。又焉移之。遂弗禜。昭王有疾。卜曰。河爲祟。王弗祭。大夫請祭諸郊。王曰。三代命祀。祭不越望。江漢睢漳。楚之望也。禍福之至。不是過也。不穀雖不德。河非所獲罪也。遂弗祭。孔子曰。楚昭王知大道矣。其不失國也。宜哉。夏書曰。惟彼陶唐。帥彼天常。有此冀方。

吳將伐齊。越子率其衆以朝焉。王及列士。皆有饋賂。吳人皆喜。唯子胥懼曰。是豢吳也夫。諫曰。越在我心腹之疾也。壤地同而有欲於我夫。其柔服求濟其欲也。不如早從事焉。得志於齊。猶獲石田也。無所用之。越不爲沼。吳其泯矣。使醫除疾而曰必遺類焉者。未之有也。

且唯聖人能無外患又無內憂。距非聖人必偏而後可。偏而在外。猶可救也。疾自中起。是難。

君子失心。鮮不夭昏。

平公有疾。秦景公使醫和視之云云。文子曰。醫及國家乎。對曰。上醫醫國。其次疾人。固醫官也。

爲則曰。國醫與疾醫之分。於是可知。

吾聞。國家將敗。必用姦人而嗜其疾味。其子之謂乎。夫誰無疾眚。能者蚤除之。舊怨滅宗國之疾眚也。

管子曰。朝忘其事。夕失其功。邪氣入內。正色乃衰。

上恃龜。好用巫醫。則鬼神驟祟。故功之不立。名之不章。爲之患者三。云云。

再會諸侯。令曰。養孤者食常疾。收孤寡。

爲則曰。五霸之令如斯。民之蒙恩澤可以知矣。然至於孟子之時。諸侯放肆乃不然。故孟子曰。今之諸侯。五霸之罪人也。

故赦者犇馬之委轡。毋赦者痤雎（爲則曰雎恐疽或癰字衍）之礦石也。

滋味動靜。生之養也。好惡喜怒哀樂。生之變也。聰明當物。生之德也。是故聖人齊滋味而時動靜。御正六氣之變也。

當生者生。當死者死。言有西有東。各死其鄉。置常立儀。能守貞乎。

欲愛吾身。先知吾情。君親六合。以考內身。以此知象。乃知行情。既知行情。乃知養生。

三月如咀。咀者何。曰五味。五味何。曰五臟。酸主脾。鹹主肺。辛主腎。苦主肝。甘主心。五臟已具。而後生肉。脾生膈。肺生骨。腎生腦。肝生革。心生肉。五肉已具。而後發爲九竅。脾發爲鼻。肝發爲目。腎發爲耳。肺發爲竅。五月而成。十月而生。生而目視耳聽心慮。目之所以視。非特山陵之見也。察於荒忽。耳之所聽。非特雷鼓聞也。察於淑湫。心之所慮。非特知於麤麤也。察於微眇。

爲則曰。五臟六腑。四肢百骸之論。諸書各異。要之其旨皆以理推之。論說之辭也。蓋五臟六腑。四肢百骸九竅。皆造化之所爲。而非人之所爲也。醫家率以陰陽五行之理論之。療之無有寸效矣。疾醫不然。以造化不混於人事。萬病唯爲一毒。去其毒。則目之不明也明。耳之不聞也聞。其爲術可以知矣。不能爲而論之。臆而無益。君子不爲。

遇者兼和。然則天無疾風。草木發奮。鬱氣息。民不疾而榮華蕃。

死死生生。因天地之形。天地之形。聖人成之。

不思。不慮。不憂。不圖。利身體。便形軀。養壽命。垂拱而天下治。

思索生知。慢易生憂。暴傲生怨。憂鬱生疾。疾困乃死。思之而不捨。內因外薄。不蚤爲圖。生將巽舍。

爲則曰。憂鬱生疾。是甚不然。夫七情者氣也。雖憂鬱。逢喜有時忽消。雖逢喜。憂鬱或時不消。是因憂而有毒。聚而不去也。疾者毒也。無毒而不病。故治術唯去毒耳。學者思諸。

凡人之生也。天出其精。地出其形。合此以爲人。和乃生。不和不生。察和之道。其精不見。其徵不醜。平正擅胸。論治在心。此以長壽。

桓公曰。善哉。牧民何先。管子對曰。有時先事。有時先政。有時先德。有時先怒。飄風暴雨不爲人害。涸旱不爲民患。百川道。年穀熟。糴貸賤。禽獸與人聚食民食。民不疾病。

當春三月。萩室熯造。鑽燧。易火抒（抒引而泄之也。又渫水也。）井易水。所以去茲毒也。

夏有大露。原煙噎下。百草人采食之傷人。人多疾病而不止云云。大寒。大暑。大風。大雨。其至不時者。此謂四刑。或遇以死。或遇以生。君子避之。是亦傷人。

爲則曰。天令不傷人。以此足知。或遇以死。或遇以生。是無它。遇天令而內毒動而死者有之。遇天令而內毒去而生者有之。均是天令。生死不同。不可預知也。故君子避之。後世醫家計之論之。妄哉噫。

起居時。飲食節。寒暑適。則身利而壽命益。起居不時。飲食不節。寒暑不適。則形體累而壽命損。

修行慢易。則汚辱生矣。故曰。邪氣襲內。正色乃衰也。

人君唯毋好全生。則羣臣皆全其生。而生又養生。養何也。曰滋味也。聲色也。然後爲養生。然則從欲妄行。男女無别。反於禽獸。然則禮義廉恥不立。人君無以自守也。故曰。全生之説勝。則廉恥不立。

民之能巳民疾病者。置之黄金一斤。直食八石。

晏子春秋曰。景公疥且瘧。暮年不巳。召會譴梁丘據晏子而問焉。曰。寡人之疾病矣云云。改月而君病悛。

爲則曰。此文與左傳同。故不枚舉。

景公病水。臥十數日。夜夢與二日鬭。不勝。晏子朝。公曰。夕者夢與二日鬭。而寡人不勝。我其死乎。晏子對曰。請召占夢者。出於閨。使人以車迎占夢者。至。曰曷爲見召。晏子曰。夜者公夢二日與公鬭不勝。公曰。寡人死乎。故請君占夢。是何爲也。占夢者曰。請反其書。晏子曰。毋反書。公所病者陰也。一陰不勝二陽。故病將巳。以是對。占夢者入。云云。居三日。公病大愈。

景公病疽。在背。高子國子請。公曰。職當撫瘍。高子進而撫瘍。公曰熱乎。曰熱。熱何如。曰如火。其色何如。曰如未熟李。大小如何。曰如豆。墮者何如。曰如屨辨。二子者出。晏子請見。公曰。寡人有病。不然勝衣冠。以出見夫子。其辱視寡人乎。晏子入呼宰人。具盥。御者具巾。刷手温之。發席傳薦。跪請撫瘍。公曰。其熱何如。曰如日。其色何如。曰如蒼玉。大小何如。曰如璧。其墮者何如。曰如珪。晏子出。公曰。吾不見君子。不知野人之拙也。

景公疥遂痁。云云。

爲則曰。左傳之文。大同少異。故不枚舉。

卷二

荀子曰。西有木焉。名曰射干。莖長四寸。生於高山之上。而臨百仞之淵。木莖非能長也。所立者然也。本草藥名有射干。一名烏翣。陶弘景曰。花白莖長。如射人之執竿。又引阮公詩云。射干臨層城。是生於高處也。據本草在草部中。又生南陽川谷。此云西方有木。未詳或曰。長四寸卽是草。云木誤也。蓋生南陽亦生西方也。

扁讀為辨善之度。以治氣養生。則後彭祖。以修身自名。則配堯禹。宜於通時。利以處窮。禮信是也。凡用血氣。志意知慮。由禮則治通。不由禮則勃亂提僈。食飲衣服。居處動靜。由禮則和節。不由禮則觸陷生疾。容貌態度。進退趨行。由禮則雅。不由禮則夷固辟違。庸衆而野。故人無禮則不生。事無禮則不成。國家無禮則不寧。詩曰。禮儀卒度。笑語卒獲。此之謂也。人之有鬭何哉。我欲屬之狂惑疾病也。則不可。聖王又誅之。

五疾上收而養之。材而事之。五疾：瘖聾跛躄斷者侏儒。各當其材使之。謂若矇瞽修聲聾聵司火之屬。官施而衣食之。兼覆無遺。才行反時者。死無赦。夫是之謂天德。王者之政也。

罔罟毒藥不入澤。不夭其生。不絕其長也。毒藥。毒魚之藥。周禮雍氏禁澤之酖者。彼得之。不足以藥傷補敗。

人主不能不有遊觀安燕之時。則不得不有疾病物故之變焉。如是國者事物之至也。如泉源。一物不應。亂之端也。

人莫貴乎生。莫樂乎安。所以養生樂安者。莫大乎禮義。人知貴生樂安而弃禮義。辟之。是猶欲壽而歾頸。愚莫大焉。

疾癢緩急之有相先者也。癢與養同

養備而動時。則天不能病。修道而不貳。則天不能禍。故水旱不能使之飢渴。寒暑不能使之疾。

爲則曰。醫書謂。六氣傷於人。冒於人。而建之治方。其誤可以知矣。無毒之人不所傷焉。不所冒焉。蓋荀子天論一篇。熟讀玩味。而疾醫之道可闡明也。

人苟生之爲見若者必死。苟利之爲見若者必害。

爲則曰。生死者非人之所主。故疾醫不言也。且荀子以此語。其有害於事實可覺知也。

醉者越百步之溝。以爲蹞步之澮也。俯而出城門。以爲小之閨也。酒亂其神也。傷於濕而擊鼓。鼓痺則必有弊鼓喪豚之費矣。而未有俞疾之福也。

爲則曰。傷於濕疑非疾醫之語。

性傷。爲之病。

疾養滄熱。滑鈹輕重。以形體異。

爲則曰。以形體異。則無毒人不病。亦可知也。

故嚮（讀爲享獻也。謂受其獻也。）萬物之美。而盛憂。兼萬物之利。而盛害。如此者。其求物也。養生也。粥壽也。（也當爲耶。問之辭。）故欲養其欲。而縱其情。欲養其性。而危其形。欲養其樂。而攻其心。欲養其名。而亂其行。如此者。雖封侯稱君。其與夫盜無以異。乘軒戴絻。（與冕同）夫是之謂以己爲物役矣。

八十者。一子不事。九十者。舉家不事。廢疾非人不養者。一人不事。

良醫之門多病人。檃括之側多枉木。

文子曰。老子曰。萬物之總。皆閱一孔。萬事之根。皆出一門。故聖人一度循軌。不變其故。不易其常。放準循繩。曲因其常。夫喜怒者道之衰也。憂悲者德之失也。好憎者心之過也。嗜欲者生之累也。人大怒破陰。大喜墜陽。薄氣發音。驚怖爲狂。憂悲焦心。疾乃成積。人能除此五者。即合於神明。得其內者五藏寧。

爲則曰。道家之論。而疾醫不取。

又曰。老子曰。人受天地變化而生。一月而膏。二月而血脈。三月而胚。四月而胎。五月而筋。六月而骨。七月而成形。

八月而動。九月而躁。十月而生。

　爲則曰。此論說之辭。疾醫不取。

衆人皆知利。而不知病。聖人知病之爲利。利之爲病。故再實之木。其根必傷。掘藏之家。其後必殃。夫大利者反爲害。天之道也。關尹子曰。人之平日。目忽見非常之物者。皆精有所結而使之然。人之病日。目忽見非常之物者。皆心有所歉而使之然。

　爲則曰。精可謂結也。氣不可謂結也。何則。氣者無形。精者有形。無形不可結也。此語勝班固遠矣。

曰。心臆者猶忘饑。心忿者猶忘寒。心養者猶忘病。心激者猶忘痛。苟吸氣以養其和。孰能饑之。存神以滋其煖。孰能寒之。養五臟以五行。則無傷也。孰能病之。歸五臟於五行。則無知之。孰能痛之。

曰。人之一呼一吸。日行四十萬里。化可謂速矣。唯聖人不存不變。

　爲則曰。並皆論說之辭。

曰。爪之生。髮之長。榮衛之行。無頃刻止。衆人皆見之於著。不能見之於微。聖人任化。所以不化。

曰。金玉難捐。土石易捨。學道之士。遇徵（徵當作微）言妙行。愼勿執之。是可爲而不可執。若執之。則腹心之疾。無藥可療。

　爲則曰。榮衛二字。古書始見焉。榮衛者蓋氣血也。

曰。聖人大言金玉。小言桔梗芣苡。用之當。桔梗芣苡生之。不當。金玉斃之。

亢倉子曰。終生之者天地也。養成之者人也云云。草鬱則爲腐。樹鬱則爲蠹。人鬱則爲病。國鬱則百慝竝起。

　爲則曰。是亦道家之說。非疾醫之語。

子華子曰。醫者理也。理者意也。藥者淪也。淪者養也。腑臟之伏也。血氣之留也。空竅之塞也。關鬲之礙也。意其所未然也。意其所將然也。察於四然者而謹訓於理。夫是之謂醫。以其所有餘也。而養其所乏也。

　爲則曰。是陰陽醫之說。而非疾醫之論也。蓋子華子。晉人程本撰。有僞作之說。然劉向校定其書。則其所來尚矣。而此論今之醫家。許叔微以降。據此以爲大害疾醫之道。故不必問真實。唯以古語辨斥其誤。醫者理也。理者意也。是誤也。夫醫者掌治疾病。治疾病者方也。方者聚毒藥以爲方。扁鵲曰。視毒之所在。病應見于大表。蓋醫者技也。何以意爲。其誤已見於王充論衡。藥者瀹也。瀹者養也。是亦誤也。藥皆毒。有攻之意。無養之意。詳辨於答問書。因亦不贅。

長短頡牾。百疾俱作。時方疾癘。道有繈屓。盲禿狂傴萬恬以生。所以然者。氣之所感故也。

爲則曰。夫氣者造化之司。而非人事也。故無益於治。是以疾醫不論。學者察諸。

劉子新論曰。利害者得失之本也。得失者成敗之源也云云。夫內熱者飲毒藥。非不害也。疽痤用砭石。非不痛也。然而爲之者。以小痛來而大痛滅。則細害至巨害除也。

鄧析子曰。患生於宦成。病始於少瘳。禍生於懈慢。孝衰於妻子。此四者愼終如始也。

鬼谷子曰。病者感衰氣。是不神也。

爲則曰。是亦非疾醫之語。

戰國策曰。醫扁鵲見秦武王。王示之病。扁鵲請除。左右曰。君之病。在耳之前目之下。除之未必已也。將使耳不聽目不明。君以告扁鵲。扁鵲怒而投其石。石砭曰。君與知之者謀之。而與不知者敗之。使此秦國之政也。則君一舉而亡國矣。

爲則曰。今世亦然。治療誠難知。其知之人療之。而不知之人妄評之。是扁鵲所謂一舉亡之之謂乎。以天下譬之。譬猶以千鈞之弩潰癰也。

良醫知病人之生死。

爲則曰。知死生非疾醫之事。知之不知。醫者病者。皆共無益。學者思諸。

臣未嘗聞指大於臂。臂大於股。若有此。則病必甚矣。今求茈胡桔梗於沮澤。則累世不得一焉。及之睾黍梁父之陰。則鄰車而載耳。

客有獻不死之藥於荆王者。謁者操以入。中射之士問曰。可食乎。曰可。因奪而食之。王怒使人殺中射之士。中射之士。使人說王曰。臣問謁者。曰可食。臣故食之。是臣無罪而罪在謁者也。且客獻不死之藥。臣食之而王殺臣。是死藥也。王殺無罪之臣。而明人之欺王。王乃不殺。

病鉤短也 所謂臂 身大臂短。不能及地。

謂韓相國曰。人之所以善扁鵲者。爲有臃腫也。使善扁鵲而無臃腫也。則人莫之爲之也。臣隣家有遠爲吏者。其妻私人。其夫且歸。其私之者憂之。其妻曰。公勿憂也。吾已爲藥酒。以待之矣。

韓非子曰。秦之有韓。若人之有心腹之病也。虛處則悈然也。悈妨也。而爲妨。心腹虛 若居濕地。著而不去。以極走則發矣。

天有大命。人有大命。夫香美脆味。厚酒肥肉。甘口而疾形。曼理皓齒。說情而捐精。故去甚去泰。身乃無害。

與死人同病者。不可生也。與亡國同事者。不可存也。

醫善吮人之傷。含人之血。非骨肉之親也。利所加也。

　爲則曰。非疾醫之事。

人有禍則心畏恐。心畏恐則行端直。行端直則思慮熟。思慮熟則得事理。行端直則無禍害。無禍害則盡天年。得事理則必成功。盡天年則全而壽。必成功則富與貴。全壽富貴之爲福。而福本於有禍。故曰。禍兮福之所倚。以成其功也。

人處疾則貴醫。有禍則畏鬼。聖人在上。則民少欲。民少欲則血氣治。而舉動理。舉動理則少禍害。

夫內無痤疽癉痔之害。而外無刑罪法誅之禍者。

憂則疾生。疾生而智慧衰。智慧衰則失度量。失度量則妄舉動。妄舉動則禍害至。禍害至而疾嬰內。疾嬰內則痛禍薄外。痛禍薄外。則苦痛雜於腸胃之間。苦痛雜於腸胃之間。則傷人也。

嗜慾無限。動靜不節。則痤疽之爪角害之。
良醫之治病也。攻之於腠理。此皆爭之於小者也。
　爲則曰。非疾醫之辭。腠理卽表也。
勾踐入宦於吳。身執干戈爲吳王洗馬。故能殺夫差於姑蘇。文王見詈於王門。顏色不變。而武王擒紂於牧野。故曰守柔曰強。越王之霸也。不病宦。武王之王也。不病詈。故曰。聖人之不病也。以其不病病。是以無病也。
扁鵲診桓公云云。
　爲則曰。扁鵲診桓公。韓非子與史記頗有異同。各傳其所聞。是以不一也。故解書非其人則難爲信可知矣。凡事不躬親爲而得。則謹不可言。故曰。君子行言。小人舌言。不爲而言之。是非聖門之學。而漢儒往往有此弊也。
諺云。巫咸雖善祝。不能自祓。秦醫雖善除。不能身彈。
聞古扁鵲之治病也。以刀刺骨。聖人之救危國也。以忠拂耳。刺骨故小痛在體。而長利在身。拂耳故小逆在心。而久福在國。故甚病之人。利在忍痛。猛毅之君。福以拂耳。忍痛故扁鵲盡巧。拂耳則子胥不失壽安之術也。病而不忍痛。則失扁鵲之巧。危而不拂耳。則失聖人之意。如此長利不遠垂。功名不久立。
夫良藥苦口。而智者勸而飲之。知其入而已疾也。忠言拂於耳。而明主聽之。知其可以致功也。
　爲則曰。史記漢書。竝良作毒。今從之。
能使彈疽者。必其忍痛者也。
夫痤疽之痛也。非刺骨髓則煩心不可支也。非如是不能使人以半寸砥石彈之。今人主之於治亦然。
今有法曰。斬首者。令爲醫匠。則屋不成而病不已。夫匠者手巧也。而醫者齊藥也。而以斬首之巧爲之。則不當其能。
夫彈痤者痛。飲藥者苦。爲苦憊之不故。彈痤飲藥。則身不活。病不已矣。

慈母之於弱子也。愛不可爲前。（不可先以愛養之也）而弱子有僻行。使之隨師。有惡病。使之事醫。不隨師則陷於刑。不事醫則疑於死。慈母雖愛。無益於振刑救死。則存子者非愛也。

是以明主以功論之內。而以利資之外。是故國治而敵亂。即亂亡之道。臣憎則起外若眩。臣愛則起內若藥。

民食果蓏蜯蛤。腥臊惡臭而傷害腸胃。民多疾病。有聖人作。鑽燧取火以化腥臊。而民說之。使王天下。號之曰燧人氏。

夫嬰兒不剔首則腹痛。（首病不治則加痛也。）不揊痤則寖益。（謂癰也。揊威而潰之。披揊也。）剔首揊痤必一人抱之。慈母治之。然猶啼呼不止。嬰兒子不知犯其所小苦致其所大利也。

呂氏春秋曰。肥肉厚酒。務以相彊。命之曰爛腸之食。（老子曰。五味入口爽傷。故謂之爛腸之食也。）

爲則曰。嘗治嗜酒人之病。諸證盡治。苦煩皆止。而猶未復。故正氣昏盲如安睡。於是無術可施。無奈之何。果死則吐濁水數升矣。因悟數飲過酒之人。若肥滿充盈。非肉而腫也。爾後療酒客。顯症治而後用紫圓。必吐黑水濁水。羸瘠日甚而壯健日愈也。宜哉曰爛腸之食。

室大則多陰。臺高則多陽。多陰則蹷。多陽則痿。此陰陽不適之患也。是故先王不處大室。不爲高臺。味不衆珍。衣不燀熱。燀熱則理塞。（腠理）理塞則氣不達。味衆珍則胃充。胃充則中大鞔。（鞔讀曰懣。不勝食氣。爲懣病也。）中大鞔而氣不達。以此長生可得乎。

爲則按蹷痿高誘註爲疾。非也。蹷蹶同跳蹶也。痿不能行也。室大則暗處多而蹶。臺高則痿弱而不能行。此正所禁陰陽不適之患也。

聖人深慮天下莫貴於生。夫耳目鼻口生之役也。耳雖欲聲。目雖欲色。鼻雖欲芬香。口雖欲滋味。害於生則止。在四官者。不欲利於生者。則弗爲。由此觀之。耳目鼻口不得擅行。必有所制。譬之若官職。不得擅爲。必有所制。此貴生之術也。

天生人而使有貪有欲。欲有情。情有節。聖人修節以制欲。故不過行其情也。

百病怒起云云。

爲則曰。是非疾醫之論也。夫怒者非病。情也。病者非情。毒也。故因怒而毒動則病。毒不動則雖怒不病。

天生陰陽寒暑燥濕。四時之化。萬物之變。莫不爲利。莫不爲害。聖人察陰陽之宜。辨萬物之利。以便生。故精神安乎形。而年壽得長焉。長也者非短而續之也。畢其數也。

爲則曰。順者利時。逆者害時。精神內守。情欲外節。則形性安。形性安。則壽命長。

畢數之務。在乎去害。何謂去害。大甘大酸大苦大辛大鹹。五者克形。則生害矣。大喜大怒大憂大恐大哀。五者接神。則生害矣。大寒大熱大燥大風大濕大霖大霧。七者動情。則生害矣。故凡養生。莫若知本。知本則疾無由至矣。

爲則曰。夫人生可入于形體內者。飲食也。而守節不過。則無病壯健也。失節大過。則病生羸弱也。而又其飲食不通利于二便。則糟粕留滯于內爲穢物。命之曰鬱毒。是卽病也。故疾醫爲萬物唯一毒。而去其毒。其毒以汗吐下而解去。則諸病疾苦盡治焉。扁鵲沒而後。未曾聞有爲一毒治疾者。宜哉。漢諺有病而不服藥當中醫之識矣。

精氣之集也。必有入也。集於羽鳥。與爲飛揚。集於走獸。與爲流行。集於珠玉。與爲精朗。集於樹木。與爲茂長。集於聖人。與爲敻明。（集皆成也。敻大也遠也。）精氣之來也。因輕而揚之。因走而行之。因美而良之。因長而養之。因智而明之。流水不腐。戶樞不螻。動也。形氣亦然。形不動則精不流。精不流則氣鬱。（爲則曰。氣非可鬱。精不流。鬱而爲毒。有毒則氣不行也。）則鬱處頭則爲腫爲風。處耳則爲挶爲聾。處目則爲䁾爲盲。處鼻則爲鼽爲窒。處腹則爲張爲府。（府跳動皆腹疾。）處足則爲痿爲蹷。輕水所多禿與癭人。（癭咽疾）重水所多尰與躄人。（尰足也）甘水所多好與美人。辛水所多疽與痤人。苦水所多尪與傴人。（尪突胸。仰向疾也。傴脊疾也。）凡食無彊厚味。無以烈味重酒。是以謂之疾首。（疾之首也）食能以時。身必無災。凡食之道無饑無飽。是之謂五藏之葆。（安也）口必甘味和精端容。將之以神氣。（養也）百節虞歡。咸進受氣。飲必小咽。端直無戾。今世上卜筮禱祠。故疾病愈來。譬之若射者射而不中。反修於招。一作的何益於中。夫以湯止沸。沸愈不止。去其火則止矣。故巫醫毒藥。逐除治之。故古之人賤之也。爲其末也。

爲則曰。夫疾者因情欲妄動。飲食過度。而毒生焉。聖人憂之。作禮以遠其害也。建男女之別。戒以色欲。建飲酒之禮。避以沈酗。建食餌之禮。節以飲食。從之則毒不生。病不至。盡天數矣。蓋既毒生則病至。病至則以毒藥治之。其原率莫不由飲食情欲。故古之人賤之也。治病爲其末也。吾於是益知萬病唯一毒。退見扁鵲傳。扁鵲亦然。於是治萬病無違戾矣。

問曰。常無病而有好食河豚魚者。常有病而好食河豚魚者。而終俱不毒。或時俱食而多病之人者不毒。無病之人者毒而死。如何。

答曰。生死者我不知。於是藥之瞑眩可知也。毒動則瞑眩。疾乃瘳。弗動則弗瞑眩。弗瞑眩則疾乃弗瘳。今食河豚魚。瞑眩吐瀉而死。或吐血而死。死同矣。故謂死生不可知也。蓋死病有其證。用大毒藥死。病者不瞑眩。瞑眩則疾乃瘳。以是大病用大毒。何爲束手俟斃也哉。

四月聚蓄百藥。靡草死。

是救病而飲之以堇也。

文王寢疾五日而地動。東南西北不出國郊。百吏皆請曰。臣聞地之動爲人主也。今王寢疾五日而地動。四面不出周郊。羣臣皆恐曰。請移之。文王曰。不可。夫天之見妖也。以罰有罪也。我必有罪。故天以此罰我也。今故興事動衆。以增國城。是重吾罪也。不可。文王曰。昌也請改行重善以移之。其可以免乎。於是謹其禮秩皮革。以交諸侯。飾其辭令幣帛。以禮豪士。頒其爵列等級田疇。以賞羣臣。無幾何疾乃止。文王即位八年而地動。已動之後四十三年。凡文王立國五十一年而終。此文王之所以止殃翦妖也。

若用藥者然。得良藥則活人。中于病毒爲良得惡藥則殺人。不中于病毒爲惡義兵之爲天下良藥也。亦大矣。

陽城胥渠處。廣門之官夜款門而謁曰。主君之臣胥渠有疾。醫教之曰。得白騾之肝。病則止。不得則死。謁者入通。董安于御於側。慍曰。譆胥渠也。期吾君騾。請即刑焉。簡子曰。夫殺人以活畜。不亦不仁乎。殺畜以活人。不亦仁乎。於是召庖人殺白騾。取肝以與陽城胥渠。處無幾何。趙興兵而攻翟。廣門之官左七百人右七百人皆先登而獲甲者。人主其胡可以不好士。

人或曰。兔絲無根。兔絲非無根也。其根不屬也。茯苓是。慈石召鐵。或引之也。

　爲則曰。是之謂論說之辭。

仁人之得飴。以養疾侍老也。跖與企足。企足。莊蹻也。大盜人得飴以開閉取楗也。發蓋藏。起大衆。地氣沮泄。是謂發天地之房。諸蟄則死。民多疾疫。又隨以喪。命之曰暢月。齊王疾痏。使人之宋迎文摯。文摯至。視王之疾。謂太子曰。王之疾必可已也。雖然王疾已則必殺摯也。太子曰。何故。文摯對曰。非怒王疾不可治。怒王則摯必死。太子頓首彊請曰。苟已王之疾。臣與臣之母以死爭之於王。王必幸臣與臣之母。願先生之勿患也。文摯曰。諾。請以死爲王。與太子期。而將往不當者三。齊王固已怒矣。文摯至。不解屨登牀。履王衣。問王之病。王怒而不與言。文摯因出辭。以重怒王。王叱而起。疾乃遂已。王大怒不說。將生烹文摯。太子與王后急爭之而不能得。果以鼎生烹文摯。爨之三日三夜。顏色不變。文摯曰。誠欲殺我。則胡不覆之以絕陰陽之氣。王使覆之。文摯乃死。夫忠於治世易。忠於濁世難。文摯非不知活王之疾而身獲死也。爲太子行難以成其義也。

　爲則曰。是亦非疾醫之事。

樂正子春下堂而傷足。瘳而數月不出。猶有憂色。門人問之曰。夫子下堂而傷足。瘳而數月不出。猶有憂色。敢問其故。樂正子春曰。善乎而問之。吾聞之曾子。曾子聞之仲尼。父母全而生之。子全而歸之。不虧其身。不損其形。可謂孝矣。君子無行咫步而忘之。余忘孝道。是以憂。故曰。身者非其私有也。嚴親之遺躬也。民之本教曰孝。其行孝曰養。養可能也。敬爲難。敬可能也。安爲難。安可能也。卒爲難。父母既沒。敬行其身。無遺父母惡名。可謂能終矣。

譬之若良醫。病萬變。藥亦萬變。病變而藥不變。嚮之壽民。今爲殤子矣。

爲則曰。此語無實見而用。則爲迷亂之端也。實見何也。自爲而實得之。卽是也。如陰陽之醫不然。以陰陽五行爲定則矣。彼陰陽五行者天事也。不可爲人事之法則矣。病者人事也。以天事不可測度也。然而陰陽之醫以此爲法則。故病證同。而師弟所見必異也。如疾醫以毒之所在處方。證若變則方隨變。乃扁鵲所謂病應見于大表是也。故病證同。則師弟所見必同。儻異非法也。夫病者毒也。治之方無它。去其毒而已矣。欲識以此方去此毒。自爲而後可知也。躬不親爲。而徒以師傳欲爲之。譬如長劍未嘗學人而期斷於鏌鎁。豈可得乎。知毒之所在。處方而不知應見于大表。但處方欲治病。譬如刻於舟求劍。亦何可得乎。蓋視毒之所在。隨發其毒之證而處方。仍毒之所在如故。而證異於毒之所在。則因其異而異其方。是故苟無實見。書不可解也。人孰謂之妄言。

曰。常之巫審於死生。能去苛病。猶尙可疑耶。管仲對曰。死生命也。苛病失也。君不任其命守其本。而恃常之巫。彼將以此無不爲也。

爲則曰。失養生修身之節。則毒生。是卽病也。奚用巫哉。無益於病。反爲妖惑。宜哉。管仲之言乎巫彭作醫。

凡人三百六十節九竅五臟六腑。肌膚欲其比也。血脈欲其通也。筋骨欲其固也。心志欲其和也。精氣欲其行也。若此則病無所居。而惡無因生矣。病之留。惡之生也。精氣鬱也。故水鬱則爲污。樹鬱則爲蠹。草鬱則爲蕢。國亦有鬱。主德不通。民欲不達。此國之鬱也。國鬱處久。則百惡竝起。而萬災叢至矣。

今有良醫於此。治十人而起九人。所以求之萬也。故賢者之致功名也。比乎良醫。而君人者。不知疾求。豈不過乎。越之於吳也。譬若心腹之疾也。雖無作其傷。深而在內也。夫齊之於吳也。疥癬之病也。不苦其已也。且其無傷也。知不知上矣。過者之患。不知而自以爲知。物多類。然而不然。故亡國僇民無已。夫草有莘有藟。獨食之則殺人。合而食之則益壽。萬堇不殺。漆淖水合兩淖。則蹇。溼之則爲乾。金柔錫柔合兩柔則爲剛。燔之則爲焯。或溼而乾。或燔而淖類固不必可推知也。小方太方之類也。小馬大馬之類也。小智非大智之類也。魯人有公孫悼者。告人曰。我能起死人。人問其故。對曰。我固能治偏枯。今吾倍所以爲偏枯之藥。則可以起死人矣。物固有可以爲小。不可以爲大。可以爲半。不可以爲全者也。

爲則曰。余嘗繼父祖之業。旣欲行之。無規矩準繩。以臆傳之。固不可爲。於是乎廣尋醫之可以爲規矩準繩者矣。而漢以降疾醫之道熄而不炳。陰陽之醫隆而不息。夫陰陽醫者以五行爲規矩準繩。滔滔者天下皆是也。蓋陰陽五行者造化之事。而非人事也。何爲以是爲人之疾病之法則哉。嗚呼甚矣我之愚。世咸爲之。我獨不能。唯忙忙然如望大洋。無奈之何。已而奮發曰。書不言乎。學于古訓有獲。於是乎涉獵漢以上之書。至呂氏春秋盡數鬱達二篇。拍節仰天而嘆曰。嗟聖人之言。信而有徵。是治病之大本。艮又萬病唯一毒之樞機也。旣已獲治病之大本爲一毒。則盡獲治之規則。嗟是天乎。聖人乎。抑亦求之之誠乎。夫誠者天之道也。誠之者人之道也。故誠之外無天。誠之外無聖人。誠學之之外無君子。夫誠者不思而得。不勉而中。故求而不止。則自然得乎其身。是誠也。誠者天之道也。敬天守天職者。人之道也。勉不息則有獲。有獲謂之有誠於身。誠者無賢愚一也。何憂我愚哉。唯誠學古訓。在乎獲之而已矣。

又曰。或問曰。鬱從何起。答曰萬事節。則國家治。身體修。百殃不起。故飮食起居。萬端愼節。惟養生最節第一也。

史記三皇本紀曰。以赭鞭鞭草木。始嘗百草。始有醫藥。

爲則曰。以赭鞭鞭草木。聖人之事無論。然不可以爲訓。夫教者教常人之事也。常人不能爲訓。非教也。因疑此世傳爲。且夫方也者。天下萬民之方。而非一人之所能製也。何則。用而有徵。然後爲方。苟不試而爲方。是臆耳。豈足爲方哉。爲則謹謂。蓋神農氏憂萬民之疾病之聖人也。故聚其方以備焉。孔子曰。周鑑於二代。郁郁乎文哉。吾從周。方之雖聖人不成於一人之手。可以知矣。今傳于世神農本經疑僞作也。

始皇本紀曰。使韓終侯公石生求仙人不死之藥。所不去者。醫藥卜筮種樹之書。

爲則曰。始皇求仙藥。雖百方終毫無有效。不足道耳。

高祖本紀曰。漢王傷胸乃捫足曰。虜中吾指。漢王病創。臥。張良彊請漢王。起行勞軍。以安士卒。毋令楚乘勝於漢。漢王出行軍。病甚。因馳入成皐。

高祖擊布時。爲流矢所中。行道病。病甚。呂后迎良醫。醫入見。高祖問醫。醫曰。病可治。於是高祖嫚罵之曰。吾以布衣持三尺劍取天下。此非天命乎。命乃在天。雖扁鵲何益。遂不使治病。

孝武本紀曰。天子病鼎湖。甚。巫醫無所不致。至不愈。游水發根。乃言曰。上郡有巫。病而鬼下之。上召置。祠之甘泉。及病使人問神君。神君言曰。天子毋憂病。病少愈。強與我會甘泉。於是病愈。遂幸甘泉。病良已。大赦天下。置壽宮神君。

天地之道。寒暑不時則疾。

古者天地順而四時當。民有德而五穀昌。疾疢不作而無祆祥。此之謂大當。

趙世家曰。趙簡子疾。五日不知人。大夫皆懼。醫扁鵲視之出。董安于問扁鵲曰。血脈治也。而何怪。云云。

爲則曰。扁鵲之言可學焉。其它無論。語曰。不語怪力亂神。

留侯世家曰。毒藥苦口利於病。

爲則曰。毒藥。家語又作良藥。疑後人之儳入。史漢皆作毒藥。可從。

商君列傳曰。語有之矣。貌言華也。至言實也。苦言藥也。甘言疾也。夫子果肯終日正言。鞅之藥也。

蘇秦列傳曰。臣聞。飢人所以飢而不食烏喙者。爲其愈充腹而與餓死同患也。

扁鵲傳評

莊周有言曰。道爲天下裂。豈唯聖人之道而已。疾醫擢而陰陽醫作。陰陽醫破而神仙醫興。自扁鵲沒數千載于茲。道之云廢。茅塞極矣。悲夫。疾醫則扁鵲。陰陽醫則淳于意。神仙醫則葛洪孫思邈。皆其選也。而淳于葛孫二家之爲方也。無益於治療。有害於古訓。獨有扁鵲氏耳。今之人非質辨三家者之異同而明解之。披荆棘而脫陷澤之厄。欲以身實彼周行。豈可得乎哉。周行也者。大道也。謂疾醫之道也。扁鵲傳中。言之與事不可屬諸疾醫。而屬諸疾醫者有之。可附諸陰陽醫。而不附諸陰陽醫者有之。是班固所謂疏略牴牾者邪。太史公素不知扁鵲之爲與淳于意相反。粗謂無大逕庭。方其撰傳。唯採舊記書序列之耳。未遑是正。至若乳長桑君之藥卜趙簡子之夢。即太史公豈不知之謷說也。顧欲傳其信。故可信者存焉。疑者亦存焉。是其所以馳騁古今上下數千載之間。而該博浩大也。乃班之呫嗶反脣。又庸傷乎。雖然。信信剖析真僞。而後傳可讀道可明也。學者思諸。自扁鵲者。至爲名耳。爲第一段。長桑君事妄誕固不足信矣。若曰飲彼懷中藥。因得以聖于醫。則今之人非遇神人。不可得而爲扁鵲耶。孔子曰。道不遠人。人之爲道而遠人。不可以爲道。又曰。夫婦之愚可以與知焉。及其至也。雖聖人亦有所不知焉。夫婦之不肖。可以能行焉。及其至也。雖聖人亦有所不能焉。即扁鵲聖于醫。亦學而至焉耳。何用戀戀顧念神人爲。自爲醫至四萬畝。爲第二段。趙簡子事亦黠譎。孟子所謂齊東野人之語。自其後至使起耳。爲第三段。中庶子之言。即陰陽醫之言。宜哉扁鵲不取也。切脈望色。聽聲寫形。是素問所重。望問聞切之四術也。乃扁鵲則曰不俟四者。言病之所在。可見素問之說。不與扁鵲相吻合。竝與聞病之陽。論得其陰。聞病之陰。論得其陽。及病應見於大表。皆疾醫之古訓。而扁鵲之所以聖于醫也。其說疾醫之道。至矣。盡矣。莫以尙焉。乃今之人不古訓是依。而欲直爲扁鵲。多見其不知量也。何謂病之所爲陰陽及見于大表。人告我以顯於外者。我乃診得伏于內者。人告我以伏於內者。我乃診得顯於外者。陰陽兩得之。隨證理劑。則其於已病。猶承蜩也。但論得語。疑非疾醫辭氣。診論相似。無乃有文字訛謬乎。尸蹷說。亦陰陽醫之言。竝與治方皆不足信矣。至曰越人非能生死人也。此自當生者。越人能使之起耳。何其言之愿款也。乃葛孫之徒真人自待。猥以長生可致。何其言之詐諼也。自扁鵲至侯遂死。爲第四段。亦實齊東野人之語。自聖人至難治也。爲第五段。蓋記者因事立論。以諷喻垂戒也。秦漢文每多此例。人之所病病疾多而醫之所病病道少。是必古語。

何則。病狀之爲變也。其麗弗億。莫有底止。苟非知所以爲毒也一。則其於已病。猶拾瀋也。古之人或觀於醫乏承蜩之術。人抱拾瀋之憂。因發此歎也。病有六不治。第四之不治說。亦必陰陽醫之言也。自扁鵲至扁鵲也、亦爲一小段。按周官醫科有四。食醫也。疾醫也。瘍醫也。獸醫也。夫療帶下。療小兒。療耳目痹。是皆關疾醫手者。豈可區別。而後世立科名家。沾沾自矜。至相謂曰某疾吾長於療之。某疾彼長於療之。各得扁鵲一體。夫隨俗爲變。自稱其科。淳于意猶所不屑也。而況扁鵲乎。道聽塗說。實攘公揄。卑卑陋識。職此之由。不可不熟。凡五段。中間疏略。

讀扁鵲之傳

正義曰。秦越人與軒轅時扁鵲相類。乃號之曰扁鵲。又家於盧。因命之曰盧醫也。自扁鵲者至以診脈爲名耳一段。記姓名出處。世傳也。長桑君之事。不足信矣。以言飲神人之禁方。而眼目瞭然。果然則不遇於神人則不成。遇神人則不學而可至。豈可尊信扁鵲哉。夫大道者無賢愚。學而可行。唯賢者特諭於大。愚者亦諭於小。故謂大道也。扁鵲可學。若不可學。則非所以稱古今名醫也。自爲醫至田四萬畝二段。亦世傳也。自其後扁鵲至越人能使之起耳三段。中庶子所謂皆盡陰陽醫之論也。故扁鵲不取。自扁鵲仰天歎曰。至尙溫也又一段。是越人之真言。末代醫家之龜鑑也。學之在茲。思之在茲。得之在茲。教之在茲。微此傳疾醫之道永捐拂地。是太史公之賜也。偉哉太史公之有功于醫。夫切脈望色聽聲寫形者。素問所謂望問聞切之四。知而不得之則不可爲醫也。而扁鵲不俟之言病之所在。則素難與扁鵲醫道之異可以見已。所謂病之所在者病毒也。聞病之陽。陽者顯也。聞病之陰。陰者隱也。聞病之顯證。搜索而知其陰毒也。譬如聞下利讝語搜索而知有燥屎聞病之隱證。搜索而知其陽毒也。譬如聞煩悸之隱證而知動之所在此語漢以降誤解。其故何也。疾醫道廢而陰陽醫舉焉。扁鵲者疾醫也。以疾醫之語。陰陽之醫解之。故多牽強。且無益于實事也。病應見於大表。是古今治法之規則也。非見于大表。則何以傳人。如陰陽醫則不見于大表。理以推其因。理者無有定軌。故見一病人。而師弟相反目無規矩準繩也。扁鵲不然。以見于大表。定治方。故師弟無異。有規矩準繩也。自扁鵲曰若太子（虢太子。說苑十八作趙太子。文亦少異可並考。）至二句而復故也。又一段。世傳。疑非疾醫之語。且其方不傳。自故天下至能使之起耳。是又扁鵲之真言也。以是爲古今之名醫可以見矣。自扁鵲過齊至桓侯遂死（裴駰云。謂是齊侯田和之子桓公午也。韓非子齊作蔡。）四段。世傳。疑非疾醫之事也。自使聖人預知微。至言脈者由扁鵲也。五段是疑太史公之言。因桓公之言太史公教戒於人也。人之所病病疾多。而醫之所病病道少。是太史公不知疾醫。故有此歎邪。嗚呼。疾醫之湮滅亦已尙矣。夫疾醫者視萬物唯爲一毒。故雖病千狀萬怪。其治之。見毒之所在而去其毒。則皆治。未嘗見不治者也。六不治之內。陰陽竝藏氣不定。四不治也。是司馬遷所以不知疾醫也。以扁鵲爲帶下醫。爲耳目醫。爲痹醫。爲小兒醫。分科之誤。不足深尤也。

扁鵲傳總論

古今評史記漢書者。曰。傳之法以爲漢書優史記。故史記廢而不行尙矣。以余觀之。史記何劣漢書乎。虛實竝存。不妄用舍。唯世傳謹記。是傳之法也。班固者。察虛實加用舍。又從是非之。此非傳法也。蓋太史公謂。醫者主於脈。故始終以脈爲文。雖然有一齟齬者。人之所諱。太史公豈不之知哉。知而書之。傳法也。偉哉。若微此傳。吾儕小人。千載之後。得知扁鵲乎。可貴可仰。其所以時有齟齬者。非醫也。古者醫有四。而太史公不之知。故扁鵲與倉公爲一傳。且以淳于氏之言。爲醫之正路。書於扁鵲之傳。以脈爲始終貫接。其中間插入越人之爲方也。不待切脈言病之所在之事。是非夫所謂文之齟齬乎。然不用取舍。唯事實謹記。傳之法也。假使太史公妄用取舍。則必去此語。則後世由何知扁鵲乎。偉哉太史公。行文之法奇而正愼之至也。固非諸子所企及也。

卷二

太倉公傳

此傳。總分四段。自太倉公至喜醫方術。第一段。記淳于氏之出處也。自高后至多怨之者第二段。記受陽慶老人之法也。言黄帝扁鵲之脈書五色診病。此書今不傳。然爲則考索其跡。淳于意之術。蓋陰陽醫而非疾醫。故其傳中往往失醫道。宜矣其所刑罪。自文帝四年至除肉刑法第三段。記淳于意坐法當刑少女緹縈敏達救刑也。自意家居至三十九歲也第四段。記治療傳書循業對問也。其論亦率非疾醫之論。又言有脈書上下經五色診奇咳術揆度陰陽外變藥論石神接陰陽禁書。亦不傳也。奇咳。正義云奇爲奇經八脈也。奇經疾醫不取矣。奇咳有說種種。要亦皆陰陽之說。非疾醫之事。所謂不知而作說之類也。

以下醫案二十九條評。

齊侍御史成之條。

爲則曰。淳于意以謂疽也。考病名其說臆而非疾醫之事。故不取也。扁鵲之法。視毒之所在。治之則病名不知不言而可也。成之病如太倉公之言。期而死。偶中耳。夫知死期病者與醫者無益。徒邀名利已。名利者諸道固可諱之。而學之。何不思之甚。五臟六腑十二經絡脈法之事。陰陽醫之事。疾醫不取。詳見于扁鵲傳。可考。

齊王中子之條。

爲則曰。此病因之論。皆臆也。下氣湯方不傳。惜哉。言治功。則其方或可用矣。然以方命推知其爲陰陽醫之方也。夫氣者天地造化之司。而非人之司也。何以毒藥得下氣哉。唯以毒藥去病毒。則無留滯而氣自升降也。何以毒藥得升降於氣。其誤可知。

齊郎中令循之條。

爲則曰。淳于意以謂湧疝也。中下熱而湧。故名湧疝。其治以中下熱爲本與。以內爲本與。此治難解。且用火齊湯火齊湯者。劉河間曰。所謂黄連解毒湯也。劉氏由何言之。其出處不可知。故亡論。然言用之則必大便下利。因知其方中必有大黄之劑。然則淳于意所論與藥齊異矣。而藥乃有功焉。是淳于氏暗投冥行。而功建。乃不知不識暗合扁鵲之則也。學者思諸。

齊中御府長信之條。

爲則曰。此病論。陰陽醫之論。而非疾醫之論也。夫疾醫不拘寒熱。苟欲從寒熱。則不能不建藥之寒熱。且視本草一味寒熱之論。人人異而不一定臆也。今用之。從曰寒與。從曰熱與。擇而不能取。又擇而不能舍。寧亦從我好惡。豈非臆而何。取其臆而爲治法。奚治之有。於是親自正之。果無徵焉。所謂靜言庸違也。吾黨不用焉。

又曰。淳于氏以入水中爲病因。是亦臆也。信冬日墮水中而病與不病無它。因其毒之有無也。宜哉。扁鵲視毒之所在爲治。

又曰。淳于氏因入水中言熱病言暑汗。而以火齊湯輩治之。以是雖陰陽醫。不拘於因。則其治可知。

齊王太后之條。

爲則曰淳于意曰。風癉客脬。又曰。病得之流汗出滫。又曰。風氣。是療流汗出滫乎。療風氣乎。蓋以火齊焉。如劉氏之說。則論與藥違矣。而有功矣。是非有淳于氏之功。而藥之有功也。凡以脈論疾。疾醫不爲見扁鵲之傳。足以知矣。

齊章武里曹山跗之條。

爲則曰。此亦陰陽醫脈論。疾醫不取。然言形弊者不當關灸鑱石及飲毒藥者。是也。形弊者蓋言精虛。古語曰。攻病以毒藥。養病以穀肉菓菜。古昔雖陰陽醫。虛者不用毒藥鍼灸。亦可以見。

齊中尉潘滿如之條。

爲則曰。此亦陰陽醫之論。於疾醫無益。其曰卒然合合也。是脾氣也。此合者乃素問所謂五臟六腑之合也。而試之治療無效。學者詳諸。

陽虛侯之相趙章之條。

爲則曰。太倉公曰。病得之酒。又曰。是內風氣也。是以酒爲主爲治乎。以風爲主爲治乎。此兩端不可辨。凡病論之無益。可以知矣。唯安穀者過期。是也。可見古人以穀肉養之。未嘗以毒藥養之矣。又曰。皆爲前分界法之句。不可解。

濟北王之條。

爲則曰。此論亦陰陽醫之論。非疾醫扁鵲等之所論也。藥酒方後世不傳。瀺水。字書曰手足濕也。

齊北宮司空命婦出於名也之條。

爲則曰。固亦非疾醫之論。其論病因。畢竟臆見。太倉公以火齊湯爲治氣疝。與它例不合。

故濟北王阿母索隱曰嬭母也服虔曰乳母也之條。

爲則曰。淳于意以謂。女子豎之病熱蹶也。刺法可試。病者與醫者無益。徒論病而無治方。皆贅言也。

齊中大夫之條。

爲則曰。齲朽也齒後世有蟲齧之說。疾醫不拘。視毒之所在。去其毒。則齒固而不痛。乃後世血蟲之論誤也。不可從矣。苦參湯出於千金方之方乎。病因或曰風。或曰臥開口。或曰食而不嗽。將從何治之。太倉公之論。摸稜乎。蓋臆也。

菑川王美人之條。

爲則曰。淳于氏不言全證。唯言不乳。因用莨礍湯。是爲後世所謂催生而用之。淳于氏實不知道。何則。藥皆毒而攻病之具也。妊娠天性而似人事非人事也。又似病非病也。毒藥不可用也明矣。大抵產前後以人事不可揣摩。唯任自然。則無難產之憂。本草中間論墮胎之藥。是食醫疾醫相混。誤矣。今妊娠十月中有病而用大毒藥。病乃愈。未嘗見有一人墮胎者。誠哉。古語曰。有故無損又無損。太倉公曰。脈躁。躁者有餘病。即飲以消石一齊。夫以脈論病。疾醫不取。然今有堅塊。則用消石。消石乃有效。此美人乃然。言出血。則因塊用之明矣。雖淳于氏不知疾醫之道。不拘其產後。視其可用。乃用消石。亦非後世陰陽醫之所可企望。

齊丞相舍人奴之條

爲則曰。望色主病。且其論以五藏相生相克之理。而言死期。反不言治法。病者與醫者無益。唯名利耳。奚學之有。

菑川王之條。

爲則曰。凡此病論盡非疾醫之論。故不足評。唯此上銜之治法。以寒水拊其頭。是可爲後世用瀑布灌觴也。

齊王黃姬兄黃長卿之條。

爲則曰。此病與治法皆難信。言病得之好持重。縱令好持重大甚。無毒之人決不病。自重何關於要。是不臆則妄也。又言要以下者枯四分所。是毒也。無毒奚枯。又言柔湯。疾醫不言剛柔之齊。

濟北王侍者韓女之條。

爲則曰。此論以天事混人事。誤也。月事者天事也。月月不違。故一曰月經。其月經或違者。以有毒也。去其毒。則如天性月事來何。今不知月事之故。安知有治法之藥哉。一曰內寒。一曰欲得男子而不可得。是臆也。而不論其治法。是謂之舌言。竄藥方不傳。

臨菑氾里女子薄吾之條。

爲則曰。淳于氏以謂蟯瘕。正義曰人腹中短蟲。夫腹大之因證用芫華。是疾醫之法。故有功矣。其他病因曰戚戚然。戚縮少貌又曰毛美奉髮。徐氏曰奉一作秦。秦謂蠑首言髮如蠑螬事蓋近也。又曰中藏無邪氣。及重病。以藏府論疾者。皆臆也。疾醫不論。爲則又曰。重病不可解也。邪毒之外無病。無病則色澤。是必然矣。

齊淳于司馬之條。

爲則曰。太倉公以謂當病迴風。是非疾醫之論。雖後如其言不取。夫飽食而疾走。不病迴風者甚多矣。無它。病與不病者。由毒之有無也。陰陽醫不知此義。以臆論病。疾醫不然。視毒之所在。治其毒。故不言病之所因。

齊中郎破石之條。

爲則曰。淳于氏以謂得之墮馬僵石上。即是墜墮之病也。以脈論之。不關墮馬。可知也。師言曰。病者安穀即過期。古人貴穀誠然。又曰陽處陰處可從病者之好矣。死之逆順。固不足論。

齊王侍醫遂之條。

爲則曰。五石煉丹。疑是服食家之方也。中熱所謂中暑也。中寒所謂傷寒也。扁鵲之論。疑亦僞作。疾醫不論石之陰陽也。又曰邪氣辟矣。而宛氣愈深。爲則云。邪之外。奚有宛。宜哉淳于意自謂。時時失之。以臆欲不失。豈可得乎。

齊王故爲陽虛侯時之條。

爲則曰。此治暗合扁鵲所謂視病之所在。故有功矣。爲則又曰。病得之內。是論與方異矣。故其所主不可知也。於是太倉公之論不可爲教也明矣。

診安陽武都里成開方之條。

爲則曰。淳于氏曰。瘖即死。瘖而未死也。是陰陽醫之論。假令刳屠腹內。而遂五藏六府不可見。理以推之。脈以爲法。宜哉其違。

安陵阪里公乘項處之條。

爲則曰。牡疝病名。非疾醫之名。其餘臆而不足論。

問臣意所診治病之條。

爲則曰。夫度量規矩權衡繩墨皆器。而雖愚夫愚婦可知。若愚夫愚婦不可知。私而非公。公者天下之規矩。而私者不可以爲公也。彼太倉公以陰陽脈理。配天地人。以別百病。此時變陰陽彷彿脈理以爲規矩。故太倉公時時失之。況乎其生徒不可學也明矣。如扁鵲疾醫不然。不俟切脈。視毒之所在。隨證處方。雖生徒莫不然矣。

又曰。周禮疾醫有焉。陰陽醫無焉。古人不用亦可知矣。又曰。病名多相類。以脈別之。病名何益之有。

問臣意曰所期病之條。

爲則曰。死生本不應期。依飲食喜怒。則論死生期無益。唯慎戒飲食喜怒。是病家養生最第一義也。

問臣意意方能知病死生之條。

爲則曰。太倉公云。臣意家貧。欲爲人治病。以是知太倉公失爲醫之心也。夫醫者不拘貧富。視病人則如己病之。何拘乎貧富之間。

問臣意知文王之條。

爲則曰。夫精不可藥治乃然。蓋本草不知此。藥皆毒。何養精之藥之有。蓄精喘。頭痛。目不明之證。吾未見焉。當慎診之勿過而可也。太倉公曰。氣者當調飲食云云。此論後世醫家之龜鑑。然夫氣者無形。故非鍼藥所治。且本草養氣藥人參之類皆誤矣。

問臣意師慶之條。

爲則曰。無病論故不評。

問臣意曰吏民之條。

爲則曰。是亦陰陽醫之論。故不評。

問臣意診病之條。

爲則曰。於是乎淳于意與扁鵲。醫道之異。益可知也。

太史公曰。

爲則曰。太史公言。若倉公者可謂近之矣。過也。淳于意既失醫心。而用毒殺之藥得其罪。奚近之有。扁鵲爲李氏雖所殺。非其罪也。淳于意雖免刑。其罪也。悲哉。

淮南子曰。夫喜怒者道之邪也。憂悲者德之失也。好憎者心之過也。嗜欲者性之累也。人大怒破陰。大喜墜陽。薄氣發瘖。驚怖爲狂。憂悲多恚病乃成。積好憎繁多。禍乃相隨。

　爲則曰。此病論非疾醫之義。

昔公牛哀轉病也。七日化爲虎。（公牛氏韓人。轉病易病也。江淮之間公牛氏有易病。化爲虎。若中國有狂疾者疾作有時也。其爲虎者便還食人。食人者因作眞虎。不食人者更復化爲人。）其兄掩戶而入。覘之則虎。搏而殺之云云。是故形傷于寒暑燥濕之虐者。形宛而神壯。神傷乎喜怒思慮之患者。神盡而形有餘。

　爲則曰。是非疾醫之論也。如易病造化之事。以人事不可論也。孔子曰。不語怪力亂神。

涷者假兼衣于春。而暍者望冷風於秋。夫有病於內者。必有色於外矣。夫梣木色青翳。而蠃瘉蝸睆。此皆治目之藥也云云。形繫而神泄。故不免於虛。

　爲則曰。梣木蝸牛治目之藥。可試。註虛爲疾。不合古訓。誤也。

養生以經世。抱德以終年。可能體道矣。若然者血脈無鬱滯。五藏無蔚氣。

五月爲小刑。薺麥亭歷枯。

山氣多男。澤氣多女。障氣多瘖。風氣多聾。林氣多癃。木氣多傴。岸下氣多腫。石氣多力。險阻氣多癭。暑氣多夭。寒氣多壽。谷氣多痹。丘氣多狂。衍（下而汚者爲衍）氣多仁。陵氣多貪。輕土多利。重土多遲。

　爲則曰。因多而言之。則可矣。以理而論之。則甚不可矣。若理以論之。則是謂之以造化混人事。必所以絕聖人之道也。吾黨小子。愼勿言焉。

立夏日聚畜百藥。

得失之度。深微窈冥。難以知論。不可以辭說也。何以知其然。今夫地黃主屬骨。而甘草主生肉之藥也。以其屬骨。責其生肉。以其生肉。論其屬骨。是猶王孫綽之欲倍偏枯之藥而以生殊死之人。亦可謂失論矣。譬若羿請不死之藥於西王母嫦娥竊以奔月。悵然有喪。無以續之。何則不知不死之藥所由生。

一月而膏。二月而胅。

爲則曰。此論在于管子及文子。大同少異。各不一定。皆論説之辭也。論説之辭。不可用於事實。況於病乎。故疾醫不取。

眞人之所游。若吹呴呼吸。吐故內新。熊經鳥伸鳧浴蝯躩鴟視虎顧。是養形人也。

天下之物莫凶於雞毒。然而良醫橐而藏之。有所用也。

物莫所不用。天雄烏喙。藥之凶毒也。良醫以活人。

爲則曰。後世以烏頭附子爲別物。誤也。詳辨于藥徵。故今不贅。

聖王以治民。造父以治馬。醫駱以治病。同材而各自取焉。

嘗之而無味。視之而無形。不可傳於人。大戟去水。亭歷愈張。用之不節。乃反病。物多類之而非。

鉗且得道以處昆崙。扁鵲以治病。

老子曰。知而不知。尙矣。不知而知。病也。

目中有疵。不害於視。不可灼也。喉中有病。無害於息。不可鑿也。

夫亂人者。芎藭之與藁本也。蛇牀之與蘪蕪也。此皆相似者。

夫戶牖者風氣之所從往來。而風氣者陰陽相桷者也。離者必病。

爲則曰。是亦非疾醫之説。

以義爲制者心也。割痤疽非不痛也。飲毒藥非不苦也。然而爲之者便於身也。渴而飲水。非不快也。饑而大飧。非不贍也。然而弗爲者。害於性也。此四者耳目鼻口不所取去。心爲之制。各得其所。

良醫者常治無病之病。故無病。

爲則曰。治無病之病。疾醫能治也。陰陽醫雖論之。臆而無徵焉。

人二氣則成病。

爲則曰。二氣。註曰。邪氣干正氣。故成病。邪氣者毒也。無毒則一氣。故不病。

千年之松。下有茯苓。上有兔絲。

好方非醫也。

治疽不擇善惡醜肉。而竝割之云云。用智如此。豈足高乎。

寒不能生寒。熱不能生熱。不寒不熱。能生寒熱。

病者寢席。醫之用針石。巫之用糈藉。所救鈞也。狸頭愈鼠。雞頭（水中黃）巳瘻。䖝散積血。斲木愈齲。此類之推者也。

爲則曰。凡物試而後可決其能之是非也。若因䖝蟲吮血言散積血之類。則臆而無徵矣。本草此類甚多。故辨之。

爲醫之不能自治其病。病而不就藥。則勃矣。

與死者同病。難爲良醫。

爲則曰。譬喻而非疾醫之辭。

人食礜石而死。蠶食之而不饑。魚食巴菽而死。鼠食之而肥。類不可必推。

蠬象之病。人之寶也。人之病將有誰寶之者乎。

病熱而強之餐。救暍而飲之寒。救經而引其索。拯溺而授之石。欲救之反爲惡云云。茯苓掘。兔絲死。

蝮蛇螫人。傅以和堇（野葛毒藥）則愈。

憂文疾者子。治之者醫。

是故人皆輕小害易微事。以多悔。患至而後憂之。是由病者巳惓（惓劇也）而索良醫也。雖有扁鵲俞跗之巧。猶不能生也。夫禍之來也人自生。福之來也人自成之。禍與福同門。利與害爲隣。病疽將死。謂其子曰云云。衆人皆知利利而病病也。唯聖人知病之爲利。知利之爲病也。夫病溫而強之食。病明而飲之寒。此衆人之爲養也。而良醫之所以爲病也。冬日則寒凍。夏日則暑傷。

爲則曰。是亦非疾醫之論也。夫寒暑不病於人。人因寒暑。毒動而病。無毒雖逢大寒大暑而不病。醫者思諸。

夫積愛成福。積怨成禍。若癰疽之必潰也。所浼者多矣。癰疽發於指。其痛遍於體。故蠹啄剖梁柱。蟁蝱走牛羊。此之謂也。人皆務於救患之備。而莫能知使患無生。知天之所爲。知人之所行。則有以任於世矣。知天而不知人。則無以與俗交。知人而不知天。則無以與道遊。單豹倍世離俗。巖居谷飲。不衣絲麻。不食五穀。行年七十。猶有童子之顏色。卒而遇飢虎。殺而食之。張毅好恭。過宮室廊廟必趨。見門閭聚衆必下。廝徒馬圉。皆與伉禮。然不終其壽。內熱而死。豹養其內。而虎食其外。毅脩其外。而疾攻其內。故直意適情。則堅強賊之。以身役物。則陰陽食之。此皆載務而戲乎其調者也。得道之士。外化而內不化。外化所以入人也。內不化所以全身也。故內有一定之操。而外能詘伸贏縮。卷舒與物推移。故萬舉而不陷。所以貴聖人者。以其能龍變也。

古者民茹草飲水。采樹木之實。食蠃蠬之肉。時多疾病毒傷之害。於是神農乃始教民播種五穀。相土地宜。燥濕肥墝高下。嘗百草之滋味。水泉之甘苦。令民知所避就。當此之時。一日而遇七十毒。

爲則曰、易曰。夫大人者與天地合其德。與日月合其明。蓋天地不可測。聖人亦難識。然故聖人之事。措而不論。論而可學。其唯法乎。孔子曰。非先王之法言。不敢道。非先王之德行。不敢行。夫先王安道理以論此事。理者無定準。故人人隔異矣。以其隔異之理。論其不測之聖人。其何有益。且不知分莫大焉。蓋學于古訓有獲。而我善知而言之。我善得而行之。則言行盡徵。所不知者日明一日。故孔子曰。由誨女知之乎。知之爲知之。不知爲不知。是知也。
以調陰陽之氣。以和四時之節。以辟疾病之留。
神清志平。百節皆寧。養性之本也。肥肌膚。充腸腹。供嗜欲。養性之末也。
所以貴扁鵲者。非貴其隨病而調藥。貴其擪息脈血知病之所從生也。
爲則曰。是不知疾醫之道而言之。學者思諸。
既瘖且聾。人道不通。故有瘖聾之病者。雖破家求醫不顧其費。豈獨形骸有瘖聾哉。心志亦有之。夫指之拘也。莫不事由也。心之塞也。莫知務通也。不明於類也。
儀狄爲酒。禹飲而甘之。遂疏儀狄。而絕嗜酒。所以遏流湎之行也。
爲則曰。聖人戒嗜酒之害如此。故飲酒之禮。不能守之。非聖人之徒也。且過飲者多有水病。死則多吐血。或吐濁水。宜哉曰爛腸之食。
列子曰。天積氣耳。
爲則曰。大抵老子莊子列子之語。往往譬喩寓言。而非疾醫之語。蓋列子云。天積氣耳是也。夫君子行而言。不能行則不言。且人不可到天。不可到而論之。虛論也。氣本無形。無形則不可積。今曰積氣。非寓言而何。後世見積塊。妄謂積氣。是不可言而言之。不可言而言之。則事不成。故後世家曰積氣不治。奚有不治之病哉。是名之誤也。何則。氣者天之司也。以人事不可治矣。吾黨後世所謂積氣者。爲積毒而治之。未曾見不治也。今依有積氣之字。正病名之誤矣。學者思諸。
斫撻無傷痛。指擿無痟癢。
爲則曰。是亦非疾醫之論。
夫醉者之墜於車也。雖疾不死。骨節與人同。而犯害與人異。其神全也云云。今肪知子黨之誕我。我內藏猜慮。外矜觀聽。追幸昔日之不焦溺也。怛然內熱。惕然震悸矣。水火豈復可近哉。自此之後。范氏門徒。路遇乞兒馬醫。弗敢辱也。必下車而揖之。

為則曰。是竝非疾醫之論。

百骸六藏。悸而不凝。

宋陽里華子中年病忘。朝取而夕忘。云云。非藥石之所攻。云云。而積年之疾。一朝都除。

秦人逢氏有子。少而惠。及壯而有迷罔之疾。

乃不知是我七孔四支之所覺。心腹六藏之所知。其自知而已矣。

龍叔謂文摯曰。子之術微矣。吾有疾。子能已乎。文摯曰唯命所聽云云。非吾淺術所能已也。

吳楚之國有大木焉。其名為櫾。碧樹而冬生。實丹而味酸。食其皮汁。已憤厥之疾。氣疾也齊州珍之。渡淮而北。化為枳焉。

為則曰。此注誤矣。氣非病也。病者毒也。憤厥之病。聚毒於心胸。以櫾皮汁治之。古方胸痹用橘皮湯。可以徵矣。

魯公扈趙齊嬰二人有疾。同請扁鵲求治。扁鵲治之。既同愈。謂公扈齊嬰曰。汝曩之所疾。自外而干府藏者。固藥石之所已。今有偕生之疾與體偕長。今為汝攻之。何如。二人曰。願先聞其驗。扁鵲謂公扈曰。汝志彊而氣弱。故足於謀而寡於斷。齊嬰志弱而氣彊。故少於慮而傷於專。若換汝之心。則均於善矣。扁鵲遂飲二人毒酒。迷死三日。剖胸探心。易而置之。投以神藥。既悟如初。二人辭歸。於是公扈反齊嬰之室。而有其妻子。妻子弗識。齊嬰亦反公扈之室。有其妻子。妻子亦弗識。二室因相與訟。求辨於扁鵲。扁鵲辨其所由。訟乃已。

為則曰。此論疑亦列子之寓言。其曰自外而干府藏者。固藥石之所已者。誠是。故辯明焉。夫人者以人道。而不以天道。是聖人之道也。蓋治天下以一於衆心為歸要。然人心不同而同於一。是天命也。以人事不可為一也。故有易者。任以天命。委以鬼神。一於衆心。孔子雖聖人。不關天下之政。故其能無所施用。雖不施用於天下之政。亦不可舍。因作十翼傳之。夫天命自然之心。以人事不可換也明矣。疾醫亦然。夫風寒暑濕燥火之六氣者。天之正令也。五藏六府者。造化之所爲也。以人事不可測也。醫之所爲因人事所生之毒。除其毒而已矣。苟去此毒。則百疾皆治焉。藥石之所已者。不在毒生之後。則無可治者。可以知耳。

季梁得疾。七日大漸。其子環而泣之。請醫。云云。

爲則曰。是亦非疾醫之論。意者列子托名而言之。

身體偏枯。手足胼胝。

一朝處以柔毛綈幕。薦以粱肉蘭橘。心痛體煩。內熱生病矣。

遂適田氏之庇。從馬醫作役而假。郭中人戲之曰。從馬醫而食。不已辱乎。乞兒曰。天下之辱。莫過於乞。乞猶不辱。豈辱馬醫哉。

老子曰。知不知上。不知知病。夫唯病病。是以不病。聖人不病。以其病病。是以不病。

莊子曰。且吾嘗試問乎。女民濕寢。則腰疾偏死。鰌然乎哉。

夫子曰。治國去之。亂國就之。醫門多疾。願以所聞。思其則庶幾其國有瘳乎。

與人有痔病者。不可以適河。云云。上有大役。則支離。以有常疾。不受功。上與病者粟。則受三鍾與十束薪。

子輿有病。子祀往問之。曰偉哉。夫造物者。將以予爲此拘拘也。曲僂發背。上有五管。頤隱於齊。肩高於項。勾贅指天。陰陽之氣。有沴。其心閒而無事。跰𨇤而鑑於井曰。嗟乎。夫造物者。又將以予爲此拘拘也。

彼以生爲附贅縣疣。以死爲決疣潰癰。

子輿曰。子桑殆病矣。裹飯而往食之。云云。

公反誒詒爲病。數日不出。云云。當之則爲病。

汝得全而形軀。具有九竅。無中道夭於聾盲跛蹇。而比於人數。亦幸矣。又何暇乎天之怨哉。

南榮趎曰。里人有病。里人問之。病者能言其病。然其病病者猶未病也。若趎之聞大道。譬猶飲藥以加病也云云。

若將盈嗜欲長好惡。則性命之情病矣。君將黜嗜欲掔好惡。則耳目病矣。

夫神者好和而惡姦。夫姦病也。故勞之。唯君所病之。何也。

子適有瞀病。有長者教予曰。若乘日之車。而遊於襄城野。今予病少痊。予又且復遊於六合之外。夫爲天下亦若此而已。予又奚事焉。

何可勝言。

古之真人。得之也生。失之也死。得之也死。失之也生。藥也。其實菫也。(川烏)桔梗也。雞癰也。(雞頭)豕零也。是時爲帝者也。

發不擇所出。漂疽疥癰。內熱溲膏。是也。

莫爲盜。莫爲殺人。榮辱立。然後覩所病。貨財聚。然後覩所爭。今立人之所病。聚人之所爭。窮困人之身使無休時。欲無至此得乎。

靜然可以補病。眥搣可以休老。

子州支父曰。以我爲天子。猶之可。雖然我適有幽憂之病。方且治之。未暇治天下也。夫天下至重也。而不以害其生。又況他物乎。唯無以天下爲者。可以託天下也。

子貢曰。嘻先生何病。原憲應之曰。憲聞之。無財謂之貧。學而不能行。謂之病。今憲貧也。非病也。子貢逡巡。而有愧色。原憲笑曰。夫希世而行。比周而友。學以爲人。教以爲己。仁義之慝。輿馬之飾。憲不忍爲也。

爲則曰。韓子外傳等書。大同小異。今不枚舉。

丘所謂無病而自灸也。疾走料虎頭。編虎須。幾不免虎口哉。

先生既來。曾不發藥乎。曰已矣。吾固告汝曰。人將保汝。果保汝矣。非汝能使人保汝。而汝不能使人無保汝也。而爲用之。感豫出異也。

秦王有病。召醫破癰潰痤者。得車一乘。舐痔者得車五乘。所治愈下。得車愈多。子豈治其痔邪。何得車之多也。子行矣。

爲則曰。老子列子莊子諸書。雖間謂病。率盡譬喻。非疾醫之義。

鹽鐵論曰。然猶人之病。水益水而疾深。知其爲秦開帝業。不知其爲秦致亡道也云云。故扁鵲不能肉白骨。微箕不能存亡國也。

爲則曰。死生存亡者天命也。故雖扁鵲俞跗微子箕子。不能救矣。蓋因病毒而死。及不仁不義而亡者。固非天命也。治之以法。及脩身以道。而死亡者。天命也。

扁鵲撫息脈。而知疾所由生。陽氣盛則損之而調陰。寒氣盛則損之調陽。是以氣脈調和。而邪氣無所留矣。夫拙醫不知脈理之腠血氣之分。妄刺而無益於疾。傷肌膚而已矣。今欲損有餘補不足。富者愈富。貧者愈病矣。嚴法任刑。欲以禁暴止姦。而姦猶不止。意者非扁鵲之用鍼石。故衆人未得其職也。

爲則曰。嘻漢儒既不知扁鵲之爲疾醫。又以陰陽醫之說目扁鵲。宜哉後世不知疾醫也。夫陰陽者天事也。非人事也。爲何損之。爲何益之。妄耶妄也。蓋人飲食起居。行正中節。則無病。而四支百骸無患。此時乃得天地神明和光同塵之化也。今如陰陽損益之說。其論似可聞。其事實不可見也。夫醫治疾病者也。病者毒也。以草根木皮解其毒。則疾病盡去而已矣。乃扁鵲之傳評辨之。故茲不贅。

扁鵲不能治不受鍼藥之疾。

爲醫以拙矣。又多求謝。

疾有固者。不能明其法勢。

政小缺。法令可以坊。古防字而必待雅頌乃治之。是猶舍鄰之醫。而求俞跗而後治病。

所貴良醫者。貴其審消息而退邪氣也。其貴其下鍼石而鑽肌膚也。云云。若癰疽之相濬。色淫之相連。一節動而百枝搖。詩曰。舍彼有罪。既伏其辜。若此無罪。淪胥以鋪。痛傷無罪而累也。

扁鵲攻於腠理。絕邪氣。故癰疽不得成形。聖人從事於未然。故亂原無由生。是以砭石藏而不施。法令設而不用。斷已然鑿已發者。凡人也。治未形覩未萌者。君子也。

爲則曰。聖人能知人之生質。疾醫能知病毒之所在。故治未形覩未萌者。其唯聖人與疾醫耳。素問雖論之。亦以陰陽之理。故無徵焉。

揚子法言曰。或問黃帝終始曰託也。昔者姒氏治水土。而巫步多禹。扁鵲盧人也。而醫多盧。夫欲售僞者。必假眞。禹乎盧乎。終始乎。

潛夫論曰。嬰兒有常病。貴臣有常禍。父母有常失。人君有常過。嬰兒常病。傷於飽也。貴臣常禍。傷於寵也。哺乳多則生癇病。

爲則曰。癇病之名。疾醫不道。爲名之不可爲治也。

凡療病者必知脈之虛實氣之所結。然後爲之方。故疾可愈而壽可長也。

爲則曰。是亦非疾醫之事。夫脈者知毒之有無也。非知病者也。

又曰。氣之所結。是漢儒以臆斷事。所以疾醫之道絕焉。氣本無形。豈得結哉。

申鑒曰。有養性乎。曰養性秉中和。守之以生已。云云。藥者療也。所以治疾也。無疾則勿藥可也。肉不勝食氣。況於藥乎。寒斯熱。熱則致滯陰。藥之用也。唯適其宜。則不爲害。若已氣平也。則必有傷。唯鍼火亦如之。故養性者不多服也。唯在乎節之而已矣。

爲則曰。是亦非疾醫之論。不知攻病與養生之道。詳辨於答問書。可考。又曰。後世所謂養生藥之誤。以此論可識得也。

夫膏肓近心而處阨。鍼之不達。藥之不中。攻之不可。二豎藏焉。是謂篤患。故治身治國者。唯是之長。

或問厲志曰。若殷高宗能葺其德藥。瞑眩以瘳疾。

中論前集曰。然彼亦知有馬必待乘之而後致遠。有醫必待行之而後愈疾。

爲則曰。是聖門之學流也。家語曰。君子者行言。小人者舌言。是之謂乎。

文子曰。嗜欲者生之累也。人大怒破陰。大喜墜陽。薄氣發音。驚怖爲狂。憂悲焦心。疾乃成積。能除此五者。卽含於神明。

爲則曰。非疾醫之論。斷不可取。

心印經曰。上藥三品。神與氣精。恍恍惚惚。杳杳冥冥。存無守有。頃刻而成。回風混合。百日功靈。默朝

參同契曰。若藥物非種。名類不同。分兩參差。失其綱紀。藥與道乖殊。丹砂水精。得金乃併。金水合處。木火爲侶。四者混混。列爲龍虎。龍陽數奇。虎陰數偶。肝青爲父。肺白爲母。腎黑爲子。離赤爲女。脾黃爲祖。云云。若以野葛一寸。巴豆一兩。入喉輒僵。不得俛仰。當此之時。周文揲蓍。孔子占象。扁鵲操鍼。巫咸叩鼓。安能令甦。復起馳走。胡粉投火中。色壞爲鉛。冰雪得溫湯。解釋成太玄。金以砂爲主。稟和於水銀。變化由其眞。終始自相因。欲作服食僊。宜以同類者。云云。石膽雲母及礬磁。硫黃燒豫章。泥汞相煉治。鼓下五石銅。以之爲輔樞。雜性不同類。安肯合體居。千擧必萬敗。欲黠反成癡。僥倖訖不遇。至人獨知之。

爲則曰。楊升菴曰。參同契爲丹經之祖。云云。心印經以下。皆是神仙服食之事。用於常人。則必有害矣。醫家猶然。愼勿混焉。

卷四

鶡冠子曰。龐煖曰。王獨不聞俞跗之爲醫乎。已成必治。鬼神避之。楚王臨朝爲隨兵。故若堯之任人也。不用親戚

而必使。能其治病也。不任所愛必使。舊醫楚王。聞傳。暮鍼病一蓋也在身必待俞跗。卓襄王曰善。龐煖曰。王其忘乎。昔伊尹醫殷。太公醫周武王。百里醫秦。申麃醫郢。原季醫晉。范蠡醫越。管仲醫齊。而五國霸。其善一也。然道不同數。卓襄王曰。願聞其數。煖曰。王獨不聞魏文王之問扁鵲邪。曰。子昆弟三人。其孰最善爲醫。扁鵲曰。長兄最善。中兄次之。扁鵲最爲下。魏文侯曰。可得聞邪。扁鵲曰。長兄於病視神。未有形而除之。故名不出於家。中兄治病。其在毫毛。故名不出於閭。若扁鵲者。鑱血脈。投毒藥。副肌膚間。而名出聞於諸侯。魏文侯曰。善。使管子行醫術。以扁鵲之道。曰。桓公幾能成其霸乎。凡此者不病病。治之無名。使之無形。至功之成。其下謂之自然。故良醫化之。拙醫敗之。雖幸不死。創伸股維。卓襄王曰善。寡人雖不能無創。孰能加秋毫寡人之上哉。

爲則曰。鶡冠子題辭曰。漢志。鶡冠子楚人。居深山。以鶡羽爲冠。著書一篇。因以名之。唐韓退之有曰。鶡冠子十九篇。其辭雜黃老刑名。其博選篇。四稽五至之說當矣。學問篇。稱賤生於無所用云云。柳子厚則謂。余讀賈誼鵩賦。嘉其詞。學者以爲盡出鶡冠子。皆前儒之確論卓見。粗足以可觀矣。

劉向新序曰。扁鵲見齊桓侯。立有間。扁鵲曰。君有疾在腠理。不治將恐深。云云。

爲則曰。與史記其文大同少異。

孔叢子曰。死病無良醫。

爲則曰。是亦非疾醫之論。夫死者天命也。雖扁鵲無奈之何。醫者主疾病。疾病則盡可治。故雖死病。若治而其死安靜矣。是謂之疾無不治。世所謂傷寒疫癘。衆醫舉言必死。其命未盡也。不藥而生矣。其生也。拙工者八九十日而復故。上工者不及三十日而復故。是其徵也。

陸賈新語曰。故制事者因其則。服藥者因其良。書不必起仲尼之門。藥不必出扁鵲之方。合之者善。可以爲法。

爲則曰。由是觀之。扁鵲之方傳于漢也明矣。由是又求之。傷寒論之方無古焉。然其書陰陽醫之選述作。而非疾醫選述作之也。故唯其方可取。而其論不可取。特於傷寒論。詳論其義焉。

昔扁鵲居宋。得罪於宋君。出亡之衛。衛人有病將死者。扁鵲至其家。欲爲治之。病者之父謂扁鵲曰。吾子病甚篤。將爲迎良醫治。非子所能治也。退而不用。乃使靈巫求福請命。對扁鵲而呪。病者卒死。靈巫不能治也。夫扁鵲天下之良醫。而不能與靈巫爭用者。知與不知也。

春秋繁露曰。今平地注水。去燥就濕。均薪施火。去濕云云。

薺麥始生。由陽升也。其尤者葶藶死於盛夏。款冬花於嚴寒云云。

敞曰。災沴之氣。其常存邪。曰。無也。時生耳。猶平人四支五藏中也。有時及其病也。四支五藏皆病也。

爲則曰。是正陰陽之論。疾醫不取。

說苑曰。銳金石。雜草藥。以攻疾。

會吉（丙吉）病甚。將使人加紳而封之。及其生也。太子太傅夏侯勝曰。此未死也。臣聞之。有陰德者。必饗其樂。以及其子孫。今此未獲其樂而病甚。非其死病也。後病果愈。封爲博陽侯。終饗其樂。

吳起爲魏將。攻中山。軍人有病疽者。吳子自吮其膿。其母泣之。旁人曰。將軍於而子如是。尙何爲泣。對曰。吳子吮此子父之創。而殺之於注水之戰。戰不旋踵而死。今又吮之。安知是子何戰而死。是以哭之矣。

爲則曰。此文與史記。大同少異。

寡人有腰脾之病。願諸大夫勿罪也。

今越腹心之疾。齊猶疥癬耳。

秦繆公嘗出而亡駿馬。自往求之。見人已殺其馬。方共食其肉。繆公謂曰。是吾駿馬也。諸人皆懼而起。繆公曰。吾聞食駿馬肉不飲酒者殺人。卽以次飲之酒。殺馬者皆慙而去。居三年。晉攻秦繆公圍之。往時食馬肉者相謂曰。可以出死報食馬得酒之恩矣。遂潰圍。繆公卒得以解難勝晉。獲惠公以歸。此德出而福反也。

常樅有疾。老子往問焉。曰。先生疾甚矣。無遺敎可以語諸弟子者乎。云云。

官怠於宦成。病加於少愈云云。

晉平公問叔向曰。歲饑民疫。翟人攻我。我將若何。對曰云云。

對曰。吾國且亡。曰。何以知也。應之曰。吾聞病之將死也。不可爲良醫。國之將亡也。不可爲計謀。

民有五死。聖人能去其三。不能除其二。饑渴死者可去也。凍寒死者可去也。罹災兵死者可去也。壽命死者不可去也。癰疽死者不可去也。

爲則曰。癰疽死者不可去。是不知疾醫之道。夫人之論也。

孔子曰。惡是何也。語不言乎。三折肱而成良醫。夫陳蔡之間。丘之幸也。二三子從丘者。皆幸人也。

扁鵲過趙。趙王太子暴疾而死云云。

爲則曰。此記同事。而其文與史記少同大異。蓋皆世傳。而記者所取必亦異也。余因曰。夫書者非有德之人則不可解也。此兩者從史記乎。從說苑乎。苟無實見而取。皆臆耳。學者思諸。

古者有菑者謂之厲。君一時素服。使有司弔死問疾。憂以巫醫。匍匐以救之。湯粥以方之。善者必先乎鰥寡孤獨。及病不能相養。死無以葬埋。則葬埋之。有親喪者。不呼其門。有齊衰大功。五月不服力役之征。有小功之喪者。未葬不服力役之征。

論衡曰。夫百草之類。皆有補益。遭醫人采掇。成爲良藥。

爲則曰。王充不知食醫與疾醫之道。此論誤矣。夫食養者隨好惡。故有補益之道。而無攻擊之理。藥用者不擇好惡。故有攻擊之道。而無補益之理也。奚曰藥有補益。

古貴良醫者。能知篤劇之病所從生起。而以針藥治而已之。如徒知病之名。而坐觀之。何以爲奇。夫人有不善。則乃性命之疾也。無其教治。而欲令變更。豈不難哉。

爲則曰。今之爲醫。不免王充坐觀之譏也。悲哉。

道家相誇曰。真人食氣。以氣而爲食。云云。

夫服食藥物。輕身益氣。頗有其驗。若夫延年度世無其效。百藥愈病。病愈而氣復。氣復而身輕矣。

爲則曰。此前後諸篇。率皆服食家之事也。夫服食者。以氣而爲食。非常之事。於人無有益。故不取矣。然葛洪陶弘景孫思邈之輩。妄尊信之。混於醫。從此而後。正去而邪來。論高而術卑。醫道絕滅。二千有餘年於此。夫憂萬民之疾病之君子。舍邪求正。斯論止斯術盛。吾黨之所願也。

病作而醫用。禍起而巫使。如自能案方和藥。入室求祟。則醫不售而巫不進矣。

子路使子羔爲費宰。孔子曰。賊夫人之子。皆以未學不見大道也。醫無方術。曰。吾能治病。問之曰。何用治病。曰。用心意。病者必不信也。吏無經學。曰。吾能治民。問之曰。何用治民。曰。以材能。是醫無方術。以心意治病也。百姓安肯信嚮。而人君信用使之乎。手中無錢。之市使貨主問曰。錢何在。對曰。無錢。貨主必不與也。夫胸中不學。猶手中無錢也。欲人君任使之。百姓信嚮之。奈何也。

爲則曰。後世許氏曰。醫者意也。是本出于子華子。而其論之非。已可見於此。

醫能治一病。謂之巧。能治百病。謂之良。是故良藥服百病之方。治百人之疾。大才懷百家之言。故能治百族之亂。扁鵲衆方。孰若巧之一伎。

孝子之於親。知病不祀神。不和藥。又知病之必不可治。治之無益。然終不肯安坐得絕。猶卜筮求祟。召醫和藥者。惻痛慇懃。冀有驗也。既死氣絕。不可如何。

夫堯之使禹治水。猶病水者之使醫也。然則堯之洪水。天地之水病也。禹之治水。洪水之良醫也。

呂后恚恨。後酖殺趙王。其後呂后出。見蒼犬噬其左腋。恠而卜之。趙王如意爲祟。遂病腋傷。不愈而死。

凡天地之間有鬼。非人死精神爲之也。皆人思念存想之所致也。致之何由。由於疾病。人病則憂懼。憂懼見鬼出。

凡人不病則不畏懼。故得病寢衽。畏懼鬼至。畏懼則存想。存想則目虛見。

爲則曰。孔子曰。不怪語力亂神。今涉獵此前後諸篇。往往此類間有病疾之事。無益於人。因不枚擧。

或問曰。天地之間。萬物之性。含血之蟲。有蝮蛇蜂蠆。咸懷毒螫。犯中人身云云。

爲則曰。考此論。毒者皆爲太陽之毒。僻論也。太陽爲毒。則太陰亦必爲毒也。凡天地之間。變於常則咸爲毒。何唯太陽哉。且論中曰。草木之中有巴豆野葛。食之湊懣頗多殺人。不知此物稟何氣於天。是誠然。王充實不自知。不知則何爲此論。唯言太陽之毒。其誤可以知矣。

孝子之養親病也。未死之時。求卜迎醫。冀禍消藥有益也。既死之後。雖審如巫咸良如扁鵲。終不復生。何則知死氣絶。終無補益。治死無益。厚葬何差乎。倍死恐傷化。絶卜拒醫。獨不傷義乎云云。

人之疾病希有不由風濕與飮食者。當風臥濕。握錢問祟。飽飯饜食。齋精解禍。而病不治。謂祟不得。命自絶。謂筮不審。俗人之知也。

爲則曰。雖謂疾病。非疾醫之論。愼不可取焉。

夫聖賢之治世也有術。得其術則功成。失其術則事廢。譬猶醫之治病也。有方篤劇猶治。無方儳微不愈。夫方猶術。病猶亂。醫猶吏。藥猶敎也。方施而藥行。術設而敎從。敎從而亂止。藥行而病愈。治病之醫。未必惠於不爲醫者。然而治國之吏。未必賢於不能治國者云云。良醫能治未當死之人命。如命窮壽盡。方用無驗矣。

前漢書平帝記曰。元始二年。民疾疫者。舍空邸第。爲置醫藥。

禮樂志曰。桑間濮上。鄭衛宋趙之聲竝出。內則致疾損壽。外則亂政傷民。

郊祀志曰。天子病鼎湖甚。巫醫無所不致。游水發根言。上郡有巫。病而鬼下之。上召置祠之甘泉。及病使人問於神君。神君言曰。天子無憂病。少瘉強與我會甘泉。於是上病瘉。遂起幸甘泉。病良巳。不死之藥可得。

五行志曰。凡貌傷者病木氣。木氣病則金沴之云云。

爲則曰。已上陰陽五行相生相剋之理。或神仙之事。皆無益於病。故疾醫不採。學者思諸。

驕近亂。替（師古曰替廢惰也）近疾。

及人則多病口喉咳。故有口舌痾。

爲則曰。評同于前。以下五行志言疾病。並皆陰陽五行之理。故疾醫不復取。

十八年秋。有蜮。劉向以爲蜮生南越。越地多婦人。男女同川。淫女爲主。亂氣所生。故聖人名之曰蜮。蜮猶惑也。在水旁能射人。射人有處。甚者至死。南方謂之短弧。

爲則曰。劉向時。嚴將取齊之淫水。爲避其禍。因蜮而爲說辭。則或可也。生短弧。如此說則臆而不可矣。

藝文志曰。侍醫李柱國校方技。每一書已。向輒條其篇目。撮其指意。錄而奏之。會向卒。哀帝復使向子侍中奉車都尉歆卒父業。歆於是總羣書而奏其七略。云云。有方技略。

黄帝內經十八卷。

爲則曰。一說。今所傳內經。素問靈樞十八卷是也。爲則嘗細閱其書。率陰陽醫之語。非疾醫之語也。然其中間有些一二古語在。謹拔粹之。而舉于篇末。

外經三十九卷。

扁鵲內經九卷。

爲則曰。據此。扁鵲之書傳于漢也明矣。悲哉今不傳。是吾黨之憂也。以陸賈新語而考之。益知扁鵲之方傳于漢。於是徧索其方。仲景所傳傷寒論之外。蓋無所見焉。就其書論定扁鵲之遺法。而作類聚方。朝考夕試而又作方極。誠哉君子之言。信而有徵夫。

外經十二卷。

白氏內經三十八卷。

外經三十六卷。
旁篇二十五卷。
爲則曰。右七部不傳。諸書亦未見所引用也。
醫經者原人血脈。云云。
爲則曰。是皆非疾醫所論。於是。疾醫既絕于漢可以知矣。
五藏六府痹十二病方三十卷。師古曰痹風濕之病
五藏六府疝十六病方四十卷。師古曰疝心腹氣病
五藏六府癉十二病方四十卷師古曰癉黃病
風寒熱十六病方二十六卷。
泰始黃帝扁鵲俞跗方二十三卷。
五藏傷中十一病方三十一卷。
客疾五藏狂顛方十七卷。
金創瘲瘛方三十卷。
婦人嬰兒方十九卷。
湯液經法三十二卷。
神農黃帝食禁七卷。
爲則曰。右十一家。今亦不傳。就其書目思之。疑非疾醫之書。悲哉。疾醫之絕之尚矣。
經方者本草石之寒溫。云云。
爲則曰。此論。亦非疾醫之論。

諺曰。有病不治。常得中醫。

爲則曰。余初見此諺。我業於醫。以爲大恥。然數世之業。輕忽不可舍焉。於是思之思之。又重思之。嗟乎。漢既疾醫絕滅。特陰陽醫行。而有此諺邪。陰陽醫之於治無益。可以知矣。則此諺亦不爲甚。於是余大發憤。涉獵古書。始見萬病唯一毒之說。因朝夕鑽研。試功日新。遂精窮此術。乃覺得免此諺之譏也。吾黨小子。愼莫惑病名醫論。縱令誦解天下醫書。諳記病名。不能治病。則焉免此諺之譏。夫顏子曰。夫道之不修也。是吾醜也。夫道既已大修而不用。是有國者之醜也。小子勉哉勉哉。不拘病名醫論。其唯知去其毒耳。病乎。疾乎。何憂靡不治。

方技者。皆生生之具。王官之一守也。太古有岐伯俞跗。中世有扁鵲秦和。蓋論病以及國。原診以知政。漢興有倉公。今其技晻昧。故能其書。以序方技爲四種。

爲則曰。由是觀之。班固著漢書時。既言倉公之技晻昧。況於扁鵲乎。

賈誼傳曰。天下之方病。大瘇。一脛之大幾如腰。一指之大幾如股。平居不可屈伸。一二指搐。身慮亡聊。失今不治。必爲錮疾。後雖有扁鵲不能爲已。病非徒瘇也。又苦踐盭云云。又類辟且病痱。夫辟者一面病。痱者一方痛云云。臣故曰。一方病矣。醫能治之而上不使。

爲則曰。是譬喻之辭。非常病之論也。且本文注解。俱非疾醫之論。

鼂錯傳曰。爲置醫巫。以救疾病。

灌夫傳曰。夫身中大創十餘。適萬金良藥。故得無死。創少瘳云云。五年十月。悉論灌夫支屬。嬰良久迺聞有效。即陽病痱不食。欲死。或聞上無意殺嬰。復食治病。議定不死云云。春蚡疾。一身盡痛。若有擊者。

爲則曰。陽病痱。是固非病。

蘇建傳曰。引佩刀自刺。衛律驚自抱持武。馳召醫。鑿地爲坎。置煴火。覆武其上。蹈其背。以出血。武氣絕半日復息。惠等哭。輿歸營。單于壯其節。朝夕遣人候問武。而收繫張勝。武益愈。

爲則曰。本邦見古戰場記。此類甚多爲。後世醫家論脫血之證。其誤可以知矣。

司馬相如傳曰。芍藥之和。具而後御之。

爲則曰。凡食醫與疾醫其所主異矣。食醫者主養精。疾醫者主攻病。本草無此別。故不取。如師古注家亦不以之知也。

厚朴。穹窮。昌蒲。江離。蘼蕪。

爲則曰。皆藥名。而亡足論。唯文章耳。

相如口吃而善著書。常有消渴病。

爲則曰。相如口吃與消渴。遂不治而卒。當時無疾醫。可以知矣。有之則相如奚不治而卒。宜哉。有有病不治之譏。

邪絕少陽而登太陰。

爲則曰。是固非疾醫之辭也。漢儒不知古有疾醫。以此論疾妄也。

廝征北僑而役羨門兮。屬岐伯使尙方。

公孫弘傳曰。臣聞之氣同則從。聲比則應。今人主和德於上。百姓和合於下。云云。故形和則無疾。無疾則不夭。

君不幸罹霜露之疾。云云。

爲則曰。是竝非疾醫之辭。

今事少閒。君其存精神。止念慮。輔助醫藥以自持。因賜告牛酒雜帛。居數月有瘳。視事。

杜欽傳曰。昭帝未寢疾。徵天下名醫延年。典領方藥。

霍光傳曰。私使乳醫淳于衍行毒藥殺許后。

爲則曰。漢既絕疾醫焉。故有乳醫之目。

趙充國傳曰。竄於風寒之地。離霜露疾疫瘃墮之患。

京翼奉傳曰。臣聞人氣內逆。則感動天地。變見於星氣日蝕。

　爲則曰。以上皆非疾醫之辭。

韓延壽傳曰。延壽聞之。對掾吏涕泣。遣吏醫治視。

野王傳曰。後遷爲東海太守。下濕病痺。

楚王囂傳曰。楚成帝河平中入朝。時被疾。天子閔之。下詔曰。蓋聞天地之性人爲貴。人之行莫大於孝。楚王囂素行孝順仁慈。之國以來二十餘年。纖介之過未嘗聞。朕甚嘉之。今迺遭命離于惡疾。夫子所痛曰蔑之命矣夫。斯人也而有斯疾也。朕甚閔焉。夫行純茂而不顯異。則有國者將何勗哉。書不言乎。用德章厥善。詩曰。煢煢在疚。云云。

王嘉傳曰。朕居位以來。寢疾未瘳。反逆之謀。相連不絕。賊亂之臣。近侍帷幄。前東平王雲與后謁呪詛。朕使侍醫伍宏等內侍案脈幾危。社稷殆莫甚焉。

游俠傳曰。樓護字君卿。齊人。父世醫也。護少隨父爲醫。長安出入貴戚家。護誦醫經本草方術數十萬言。

　爲則曰。今有神農本經。考之疑僞作。故余以古人用藥之語。集錄曰藥徵。

鄧通傳曰。文帝嘗病癰。鄧通常爲上嗽吮之。上不樂。從容問曰。天下誰最愛我者乎。通曰。宜莫若太子。太子入問疾。上使太子齰癰。太子嗽癰而色難之。已而聞通嘗爲上齰。太子慙。繇是心恨通。

許皇后外戚傳曰。明年許皇后當娠病。女醫淳于衍者。霍氏所愛。嘗入宮侍皇后疾。衍夫嘗爲掖庭戶衛。謂衍。可過辭霍夫人。行爲我求安池監。衍如言報顯。顯因生心。辟左右。字謂衍。少夫幸報我以事。我亦欲報少夫可乎。衍曰。夫人所言。何等不可者。顯曰。將軍素愛小女成君。欲奇貴之。願以累少夫。衍曰。何謂邪。顯曰。婦人免乳大故。十死一生。今皇后當免身。可因投毒藥去也。成君卽得爲皇后矣。如蒙力事成。富貴與少夫共之。衍曰。藥雜治當先嘗。安可。顧曰。在少夫爲之耳。將軍領天下。誰敢言者。緩急相護。但恐少夫無意耳。衍良久曰。願盡力。即擣附子。齎入長定宮。皇后免身後。衍取附子。併合大醫大丸以飲。皇后有頃曰。我頭岑岑也。藥中得無有毒。對曰。無有。遂加煩懣崩。

爲則曰。史記。有太倉公淳于意者。淳于衍豈其人耶。衍失醫道。爲毒殺人。宜哉罹災。夫扁鵲雖遇李醯之害。非扁鵲之罪也。太倉公雖因孝子之贖而免殺戮。何免其罪哉。吾黨小子勿以善小而不爲。惡小而爲之。愼哉。機微之失。非醫。

馮昭儀傳曰。有一男嗣爲王。時未滿歲。有眚病。太后自養視。數禱祠解。哀帝即位。遣中郎謁者張由將醫治中山小王。由素有狂易病。病發怒云云。武帝時。醫修氏刺治武帝。得二千萬耳。今愈。

王莽傳曰。病悸寖劇死。

莽。使太醫尙方與巧屠共刳剝之。量度五藏。以竹筳導其脈。知所終始。云可以治病。

爲則曰。疾醫息而陰陽醫繁。陰陽醫繁而穿鑿彌甚。彌甚而治療愈惑。悲夫。知毒之所在。而不拘五藏。因脈之動靜。而知毒之多少如斯耳。量度五藏經脈。知所終始。於治無益

莽憂懣不能食。亶飲酒。啗腹魚。

敍傳曰。道病中風。

爲則曰。中風之病名。非疾醫之辭。

和鵲發精於鍼石。

後漢書光武皇帝紀曰。高年鰥寡孤獨。及篤癃無家屬。貧不能自存者如律。

永念厥咎。內疚於心。

夏京師醴泉涌出。飲之者固疾皆愈。惟眇蹇者不瘳。

爲則曰。漢疾醫絕焉。故不知治疾之道也。夫眇者有瞳子則明。蹇有骨肉則起。醴泉亦瞑眩而吐瀉。則其毒去。眇蹇皆治焉。固無不治之病也。

孝和皇帝紀曰。幼年煢煢在疚。

寤寐永歎。用思孔疚。

朕寤寐恫矜憂釁。

詔流民。欲還歸本而無糧食者過所實稟之。疾病加。至醫藥。其不欲還歸者勿強。

孝安皇帝紀曰。會稽大疫。遣光祿大夫將大醫循行疾病。賜棺木。

孝桓皇帝紀曰。陰陽錯序。監寐寤歎。疢如疾首。今京師廝舍。死者相枕。

疾病致醫藥。死亡厚埋藏。民有不能自振。及流移者。稟穀如科。州郡檢察務崇恩施。以康我民。

皇后紀曰。帝嘗寢病危甚。陰后密言。我得意不令鄧氏復有遺類。后聞迺對左右流涕言曰。我竭誠盡心以事皇后。云云。上以報帝之恩。中以解宗族之禍。下不令陰氏有人豕之譏。即欲飲藥。宮人趙王者固禁之。因詐言。屬有使來。上疾已愈。后信以爲然。迺止。明日帝果瘳。

頃以廢病沈滯。久不侍祠。自力止原陵。加欬逆唾血。遂至不解。存亡大分。無可奈何。

安思閻皇后紀曰。朕素有心下結氣。從聞以來加以浮腫逆害。飲食寢以沈困。比使內外勞心請禱。私自忖度。日夜虛劣不能復。

爲則曰。結氣口以可言。事以不可爲不可爲而言。此非虛言而何。故疾醫不言結氣者。嗚呼。漢已不可解之語有焉。是聖門之實學絕。子游子夏之虛文存耳。傳焉足徵。學者思諸。

李通列傳曰。宜令通居職療疾。欲就諸侯不可聽。於是詔通。勉致醫藥。以時視事。其夏引拜爲大司空。通布衣唱義。助成大業。重以寧平公主故特見親重。然性歉恭。常欲避權勢。素有消疾。自爲宰相。謝病不視事。連年乞骸骨。

帝每優寵之。令以公位歸弟養疾。通復固辭。

鄧禹列傳曰。訓遂撫養其中少年勇者數百人。以爲義從。羌胡俗恥病死。每臨困輒以刀自刺。訓聞有困疾者。輒拘持縛束不與兵刃。使醫藥療之。愈者非一。小大莫不感悅。

馬援列傳曰。初援在交趾。常餌薏苡實。用能輕身省慾以勝瘴氣。南方薏苡實大。援欲以爲種。軍還載之一車。時人以爲南土珍怪。

爲則曰。薏苡考古人試功之能。治水腫小便不利。而此註引神農本經。今觀其書。往往陰陽服食家之論。疑非神農之書。故從其書試功無徵焉。是知漢既有僞書。吾黨多不可取。

又曰。本邦弘法大師歸朝。始傳其種。故和名曰弘法麥。

卓茂列傳曰。後王莽秉權。休去官歸家。及莽篡位。遣使齎玄纁束帛。請爲國師。遂嘔血託病杜門自絕。

伏湛列傳曰。讌見中暑病卒。

趙憙列傳曰。少有節操。從兄爲人所殺。無子。憙年十五。常思報之。乃挾兵結客。後遂往復仇。而仇家皆疾病。無相距者。憙以因疾報殺。非仁者心。且釋之而去。顧謂仇曰。爾曹若健。遠相避也。仇皆臥自搏。後病愈。悉自縛詣憙。憙不與相見。後竟殺之。

韋彪列傳曰。未能自割。且眩務滯疾。不堪久待。

蘇竟列傳曰。良醫不能救無命。彊梁不能與天爭。故天之所壞。人不得支。

曹褒列傳曰。時有疾疫。褒巡行病徒。爲致醫藥。經理饘粥。多蒙濟活。

第五倫列傳曰。其自食牛肉。而不以薦祠者。發病且死。先爲牛鳴。前後郡將莫敢禁。倫到官。移書屬縣。曉告百姓。其巫祝有依託鬼神詐怖愚民。皆案論之。有妄屠牛者。吏輒行罰。民初頗恐懼。或祝詛妄言。倫案之愈急。後遂斷絕。百姓以安。

吾兄子常病。一夜十往。退而安寢。吾子有疾。雖不省視。而竟夕不眠。若是者豈可謂無私乎。

鍾離意列傳曰。建武十四年。會稽大死者萬數。意獨身隱親經給醫藥。所步多蒙全濟。

宋均列傳曰。軍士多溫濕疾病。死者大半。

均嘗寢病。百姓耆老爲禱請。旦夕問起居。其爲民愛若此。

韓棱列傳曰。初爲郡功曹。太守葛興中風病不能聽政。棱陰代興視事。出入二年。

爲則曰。病名中風。疾醫不名。

班超列傳曰。超年最長。今且七十。衰老被病。云云。超素有胸脇疾。

楊終列傳曰。且南方暑濕。障毒互生。愁困之民。足以感動天地。移變陰陽矣。

霍諝列傳曰。譬猶療飢於附子。止渴於酖毒。未入腸胃。已絕咽喉。豈可爲哉。

爲則曰。此註云。附子烏喙根同。而因年狀異也。後世爲別物。其誤明矣。

黄憲列傳曰。父爲牛醫。

楊彪列傳曰。彪見漢祚將終。遂稱脚攣不復行。積十年。後子修爲曹操所殺。操見彪問曰。公何瘦之甚。對曰。愧無日磾先見之明。猶懷老牛舐犢之愛。操爲之改容。

清河孝王傳曰。慶多被病。云云。後上言。外祖母王年老遭憂病。下土無醫藥。願乞詣洛陽療疾。

陳紀列傳曰。遭父憂。每哀至。輒嘔血絕氣。雖衰服已除。而積毀消瘠。殆將滅性。

李固列傳曰。詩曰。上帝板板。下民卒癉。刺周王變祖法度。故使下民將盡病也。

劉瑜列傳曰。勞散精神。生長六疾。

爲則曰。此註引於左傳。左傳國醫之論也。以是不可論疾。

延篤列傳曰。皇子有疾。下郡縣出珍藥。而大將軍梁冀遣客齎書詣京兆。并貨牛黄。篤發書。收客曰。大將軍椒房外家。而皇子有疾。必應陳進醫方。豈當使客千里求利乎。遂殺之。冀慙而不得言。

段熲列傳曰。是爲癰疽。伏疾留滯脇下。如不誅。轉就滋大。

皇甫嵩列傳曰。符水呪說以療病。病者頗愈。百姓信向之。

董卓列傳曰。潰癰雖痛。勝於內食。

趙壹列傳曰。秦越人還虢太子云云。

　爲則曰。虢太子記事諸書各異。其世傳也明矣。而書無實見。不可解釋。縱難解釋。臆而其術難爲。其術難爲。則猶不解釋也。故聖人禁之。有不知而作之者。我不爲也。吾黨小子不能爲。則愼勿言。若欲能爲之。則以其實事解釋而可也。

劉梁列傳曰。臧武仲曰。孟孫之惡我藥石也。季孫之愛我美疢也。疢毒滋厚。石猶生我。此惡而爲美者也。

　爲則曰。美疢左傳作疾疢。爲是。

戴就列傳曰。主者窮竭酷慘無復餘方。乃臥就覆船下。以馬通薰之。

趙苞列傳曰。食祿而避難。非忠也。殺母以全義。非孝也。如是有何面目立於天下。遂嘔血而死。

　爲則曰。趙苞至誠相貫。以嘔血而死。其命也夫。

段翳列傳曰。有一生來學積年。自謂略究法術。辭歸鄉里。翳爲合膏藥。并以簡書封於筒中。告生曰。有急發視之。生到葭萌與吏爭度津。吏撾破從者頭。生開筒得書。言到葭萌與吏鬬頭破者以此膏裹之。生用其言。創者即愈。生歎服。乃還卒業。

郭玉列傳曰云云。

　爲則曰。通篇可讀。然非疾醫之所取。今世傳醫書。道家之書也。故醫不得無漢諺之譏。

華佗列傳曰云云。

爲則曰。是亦通篇可讀。然佗之術亦非疾醫之法也。悲哉。扁鵲沒後。名于醫者皆道家。醫而未嘗聞有疾醫之眞傳。然方術傳中措而不舉。以其不可學也。此傳中麻沸散不傳千古遺憾哉。咽喉塞者用萍蘁。可試。人形體勞動及諸導引之法亦皆可用。其它莫所取矣。

陳文矩妻列傳曰。漢中陳文矩妻者。同郡李法之姊也。字穆姜。有二男。而前妻四子。文矩爲安衆令。喪於官。四子以母非所生。憎毀日積。而穆姜慈愛溫仁。撫育益隆。衣食資供皆兼倍所生。或謂母曰。四子不孝甚矣。何不别居以遠之。對曰。吾方以義相導。使其自遷善也。及前妻長子興遇疾困篤。母惻隱自然。親調藥膳。恩情篤密。興疾久乃瘳。於是呼三弟謂曰。繼母慈仁。出自天愛。吾兄弟不識恩養。禽獸其心。雖母道益隆。我曹過惡亦已深矣。遂將三弟詣南鄭獄。陳母之德。狀己之過。乞就刑辟。縣言之於郡。郡守表異其母。蠲除家徭。遣散四子。許以修革。自後訓導愈明。並爲良士。

爲則曰。夫穆姜養育繼子。其疾病困篤。其恩情篤密。世猶或可能爲。至其以義方導不孝子。盡其病根。改過遷善。遂爲良士。非至誠殆不可能也。嗚呼。可謂古今之良醫。古語云。樹德莫如滋。去疾莫如盡。穆姜有焉。

南蠻西南夷列傳曰。南州水土溫暑。加有瘴氣。致死亡者十必四五。

冉駹夷傳曰。土氣多寒。在盛夏冰猶不釋。云云。有靈羊可療毒。又有食藥鹿。鹿麑有胎者其腸中糞亦療毒。云云。

特多雜藥。

湟中月氏胡傳曰。羌雖外患。實深內疾。若攻之不根。是養疾痾於心腹也。

于寘國傳曰。元嘉元年。長史趙評在于寘。病癰死。評子迎喪。道經拘彌。拘彌王成國。與于寘王建素有隙。乃語評子云。于寘王令胡醫持毒藥著創中。故致死耳。評子信之

西夜國傳云地生白草有毒。國人煎以爲藥。傅箭鏃。所中卽死。

禮儀志曰。不豫。太醫令丞將醫入。就進所宜藥。嘗藥監近臣。中常侍。小黃門。皆先嘗藥。云云。

百官志曰。太醫令一人。六百石。本註曰。掌諸醫藥丞方。丞各一人。本註曰。藥丞主藥。方丞主藥方。云云。

內經。

爲則曰。內經之眞僞。詳評于醫斷。故不贅。今但摘其古語。關係于醫事之要者。錄焉。

夫脈之小大滑濇浮沈。可以指別。

觀浮滑濇。

緩急小大滑濇。

爲則曰。夫脈者考毒之動靜也耳。以脈論疾者陰陽醫。而疾醫不爲也。故扁鵲曰。不待切脈。言病之所在。以脈不可論疾也明矣。夫內經立六脈。甚以易別。建之宜哉。雖愚夫愚婦可別規矩也。不可別則非規矩也。乃如難經及脈經之脈狀。雖上工別之至難矣。況生徒乎。不思亦甚。

齊毒藥攻其中。

風者百病之長也。

爲則曰。是固非疾醫之語也。而醫之爲恆言。而治療之害不淺鮮矣。故特評之。

毒藥攻邪。五穀爲養。五果爲助。五畜爲益。五菜爲充。氣味合而服之。以補精益氣。

爲則曰。不識得貫通於是。則不可爲醫也。夫邪攻之精養之。故攻者不避好惡。養者隨好惡也。不避好惡。則雖五穀皆毒也。隨好惡百藥亦皆養也。文王之昌歜。孔子之薑。曾晳之羊棗是也。而養者莫如守節。攻者不如盡毒。學者思諸。

邪之所湊。其氣必虛。

爲則曰。是古語也。內經布演解之大誤矣。夫氣不特虛。特虛則死矣。今邪毒湊則氣不流通。故其毒之所湊。其氣必虛。如不仁是也。苟除其所湊之毒。則氣自流通焉。然以爲不去其所湊之毒而補其氣。氣實則愈矣。奚有治也。甚哉。爲醫之至於斯也。

邪氣盛則實。精奪則虛。

爲則曰。是醫家以爲論虛實之標的。然內經布演之以陰陽也。是非疾醫之論。故其評詳于醫斷。

百病生於氣也。

是國醫之論。而非疾醫之事。

鼓脹治之以雞矢醴一劑。

岐伯曰。病名血枯。云云。以四烏鰂骨一藘茹二物。併合之。丸以雀卵。大如小豆。以五丸爲後飯。飲以鮑魚汁。

爲則曰。爲後飯。疾醫不言。是陰陽醫之理耳。不可取矣。

帝曰。有病。身熱解墮。汗出如浴。惡風少氣。云云。以澤瀉朮各十分。麋銜五分。合以三指撮。

黃帝問曰。婦人重身。毒之何如。岐伯曰。有故無殞。亦無殞也。

有毒無毒。所治爲主。適大小爲制。

爲則曰。論有毒無毒。是食醫之事。以是論藥誤矣。藥者皆毒也。雖五穀用以爲藥。則皆毒也。不可不知焉。

足中指支。脛轉筋。脚跳堅。伏兔轉筋。髀前腫。㿗疝。腹筋急。引缺盆及頰。卒口僻。急者目不合。熱則筋縱目不開。頰筋有寒。則急引頰移口。有熱則筋弛。縱緩不勝收。故僻。治之以馬膏。膏其急者。以白酒和桂。以塗其緩者。以桑鉤鉤之。卽以生桑炭。置之坎中。高下以坐等。以膏熨急頰。且飲美酒。噉美炙肉。不飲酒者自強也。爲之三拊而已。治在燔鍼劫刺。以知爲數。以痛爲輸。上工治未病。不治已病。

爲則曰。陰陽醫者。以臆論之。故無徵焉。是謂之有論無實。

其病大癰膿治之。其中乃有生肉。大如赤小豆。剉陵翹草根各一升。以水一斗六升。煑之竭。爲取三升。則強飲。厚衣坐於釜上。令汗出至足已。

傷寒論。

爲則曰。余於此書熟覽精讀。蓋有年矣。其序曰漢長沙守南陽張機著。而考其文。非漢之體格。且後漢書。有一藝名者。盡舉而錄。奚獨仲景之無傳也。歷史中。至於晉書。始曰後漢張仲景爲醫。是可言矣。撰次傷寒論人者叔和也。王叔和者西晉大醫令也。若據叔和之言記之乎。它又無所見。或疑撰次之時托名乎。是未審也。又曰。書中論與處方有乖異者。以是攙入之多可知也。蓋見于陸賈新語。傳扁鵲之方于漢也明矣。因索其方。夜以繼日。汲汲乎求之而未得也。故標的於扁鵲之傳。而撰定此書。實驗于衆庶之病。而採摭其方。爲萬病唯一毒。信而有徵。若不爲一毒而治之。徒眩傷寒中風之病名。則無寸效矣。於是益信。命男猷之正傷寒論之攙入不疑矣。蓋方雖良。非其人則功鮮。夫扁鵲何人也。古昔良醫也。良醫何爲也。能治疾也。疾不能治。奚爲良醫。故雖有良方。非其人則未嘗免馬服君之子之譏。勉哉。勉哉。勤之在獲乎巳耳。

傷寒論評。

爲則曰。嚮讀於呂氏春秋。而雖有獲於病之大本爲一毒。然未嘗獲其治法也。故孜孜汲汲。夜以繼日。久之始獲於傷寒論。不知手舞之足蹈之。是三代疾醫。治萬病一毒之法也。於是朝考夕試。視病之所在。以處其方。信而有徵。然此書西晉王叔和撰次。爲漢張仲景著。而漢書無傳。且見其書所篇述。陰陽醫而非疾醫也。唯方古也。其篇中。曰傷寒。曰中風。曰瘀血。曰食傷。等用柴胡。是病名後世之所加。而治方古人之遺法也。今醫家之病名。唐孫思邈曰。四百四病。近世之書。病名加多千有餘。爲則不佞頑愚淺陋薄識。而十之一不得記臆。不記臆則不妨於爲醫。以病名醫不可爲也。於戲命哉。由天寵靈獲見此方。此方與呂氏春秋所言同爲萬病一毒。其視毒之所在。以處其方。何病患不治哉。於是忘吾頑愚。執其方而類聚之。其疑者爲口圖方以便復古。夫空談虛論。徒害事實。醫唯治病。病不治。奚爲醫者。故以獲治術爲務。同志之士。幸行言勿舌言矣。